现代药物制剂新技术丛书

总主编　马贤鹏

预灌封注射剂技术与应用

Technology and Application of Prefilled Injection

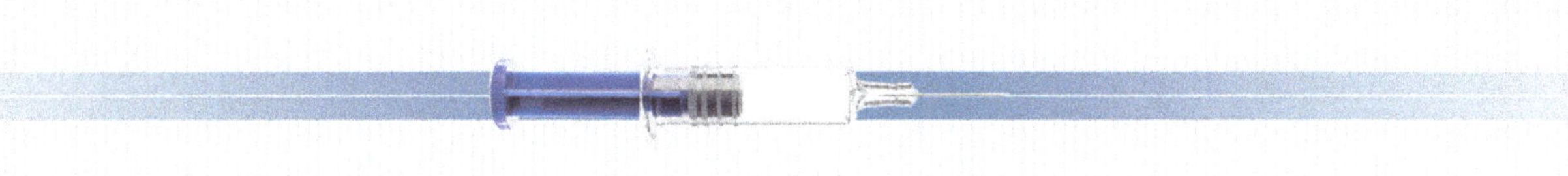

主编　马贤鹏

上海科学技术出版社

图书在版编目(CIP)数据

预灌封注射剂技术与应用 / 马贤鹏主编. —上海：
上海科学技术出版社，2017.4
（现代药物制剂新技术丛书）
ISBN 978-7-5478-3436-7

Ⅰ.①预… Ⅱ.①马… Ⅲ.①注射剂 Ⅳ.
①R944.1

中国版本图书馆 CIP 数据核字(2017)第 014584 号

预灌封注射剂技术与应用

主编 马贤鹏

上海世纪出版股份有限公司
上海 科 学 技 术 出 版 社 出版
（上海钦州南路 71 号 邮政编码 200235）
上海世纪出版股份有限公司发行中心发行
200001 上海福建中路 193 号 www.ewen.co

印张 24.00 插页 4
字数 600 千字
2017 年 4 月第 1 版 2017 年 4 月第 1 次印刷
ISBN 978-7-5478-3436-7/R·1308
定价：158.00 元

内容提要

预灌封注射剂的发展已有 30 多年，无论化学药物还是生物药物，越来越多的剂型采用预灌封包装形式。本书汇集了制药、药物包装材料和医药装备等企业先进的生产理念，以及相关技术人员数十年来工作实践与丰富的经验，以实用为准则，以技术为重点，历经两年编写而成。

本书内容主要分为三大部分：第一，详细介绍了预灌封包装材料的生产工艺和质量控制技术，以及该领域最新的研究进展和发展动态。第二，重点阐述了预灌封灌装设备的选型、设计和制造工艺，包括灌装工艺和压塞工艺的设计原理和选择。第三，全面阐述了预灌封注射剂的生产工艺和质量控制工作要点，包括制剂生产工艺、相关设备、工艺验证及质量管理等方面。

本书的读者对象为医疗器械和制药工程技术人员、医药科研人员以及医药生产和质量管理人员，也可供相关专业的大专院校学生、研究生以及科研工作者参考。

编委会名单

总主编　马贤鹏

主　编　马贤鹏

编　委　（以章节为序）

马贤鹏　王　琼　杨永超　钱正祥　黄敏敏　杨昌盛
何文汇　金修建　刘　昕　张　云

撰稿人　（以姓氏笔画为序）

马贤鹏　王　琼　王养静　田志强　朱冬开　刘　昕
孙小伟　李文政　杨永超　杨昌盛　吴明登　何文汇
汪　洋　张　云　陆佳桦　金修建　赵　曲　柏天桥
袁健中　钱正祥　倪世利　唐勇刚　黄敏敏　曾凡云
薛　亮

主编简介

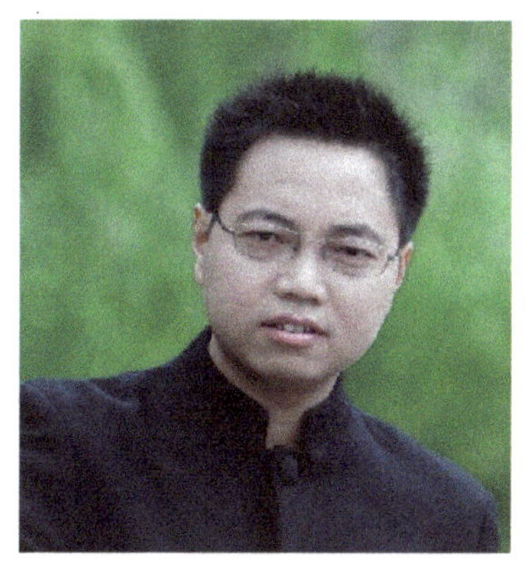

马贤鹏
高级工程师，执业药师

湖南景峰医药股份有限公司总工程师，上海景峰制药有限公司副总经理。从事医药行业的技术研发和生产管理近 20 年，2003 年开始致力于预灌封技术和无菌技术的研究与应用。在药物制剂研究、工艺放大和商业化生产中颇有建树。特别是在制药工艺和工程系统研究中，以独到的量纲分析法研究工艺放大并指导工艺概念设计，推动着工程新技术的实践；同时将国外先进制药新技术应用到车间、设备设施的设计、施工及验证等领域，推动着预灌封技术在制药行业的发展。

目前已申请专利 38 项，涵盖了制药工艺研究和工程实践，其中已授权发明专利 9 项。2012 年获得贵州省贵阳市科技进步三等奖，2013 年获得上海市发明创造专利奖，2010～2014 年连续获得上海市宝山区先进工作者称号，2015 年设计建设的工程获得贵州省贵阳市优秀技术改造项目特等奖，2016 年被评为上海市宝山区第八批拔尖人才。

序

我国《医药工业"十三五"发展规划》提出，医药工业实现升级发展的关键是核心技术的创新和突破。发展和突破的基础是新材料、生物医药等领域核心技术的研究。因此，要加快包装系统产品升级，开发应用安全性高、质量性能好的新型材料，逐步淘汰质量安全风险高的品种，重点加快注射剂包装由低硼硅玻璃瓶向中性硼硅玻璃瓶转换，发展注射器、输液袋、血袋等产品使用的环烯烃聚合物、苯乙烯类热塑性弹性体等新型材料、易潮可氧化药品用的高阻隔材料，提高医药级聚丙烯、聚乙烯和卤化丁基橡胶的质量水平。

同时，重点开发新型包装系统及给药装置，提供特定功能，满足制剂技术要求，提高患者依从性，保障用药安全，重点发展气雾剂和粉雾剂专用给药装置、自我给药注射器、预灌封注射器、自动混药装置等新型注射器，多室袋和具备去除不溶性微粒功能的输液包装，带有记忆功能、质量监控功能的智能化包装系统，家庭常用药的儿童安全包装和老年人友好包装等。

预灌封技术是注射剂包装的重要组成部分，它结合了药物包装和给药装置，相较于其他给药形式更具安全性。然而与发达国家相比，我国预灌封技术包装占比较低。大部分仍采用传统的安瓿、西林瓶包装形式。主要原因一方面在于预灌封注射器包材成本较高；另一方面药企对预灌封注射剂包装形式认识不足。

《预灌封注射剂技术与应用》一书详细阐述了预灌封注射剂的处方开

发、包装特点、生产线的设计和选型、生产和质量控制等过程。本书主编和编者团队长期从事药物的研发和生产操作，具有丰富的药品生产、设计等经验，在编写的过程中参考了 QbD 的理念和先进 GMP 法规，结合 ISPE、PDA 等指南和标准，全面阐述了预灌封注射剂整个产品周期的生产控制和质量要求。这本书对提高制药行业预灌封注射剂的生产和验证水平具有很高的借鉴价值。

制药领域的技术提升需要不断地总结和分享，来带动行业整体水平的提高。我真心感谢本书编者们的辛苦努力及为行业发展所做的贡献。

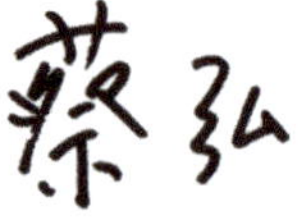

中国医药包装协会秘书长

国家 CFDA 药包材注册审评专家

2016 年 11 月

前　言

1981 年，美国 Becton Dickinson 公司发明了世界上第一支无菌、清洁、可立即灌装的预灌封注射器，正式开启药品预灌封时代。1997 年，预灌封注射器正式进入中国市场，开启了国内药品新的包装形式。预灌封注射器作为一种新型的特殊药用的注射用包装形式，目前已经被越来越多的制药企业开发并陆续应用于临床，主要用于高档药品的包装储存并直接用于注射或眼科、耳鼻喉科、骨科等手术冲洗。随着制药产业的飞速发展，未来预灌封注射器必然成为注射剂的主要包装方式，并逐步取代普通注射剂的地位。

本书系国内外第一部系统阐述和研究预灌封技术的专著。全书分为六章，分别对注射剂的处方开发、包装材料性质和设计、预灌封注射器的生产和质量控制、预灌封注射剂生产线的设备设计、预灌封注射剂的生产和质量保证以及预灌封注射剂未来的发展趋势进行了详细的讲解。本书的编写遵循质量源于设计（QbD）理念，从产品的关键质量属性到关键工艺参数，从具体工艺控制到设备的基本原理，都进行了详细的阐述。

本书汇聚了众多生产一线的技术专家多年来研究、实践的宝贵经验，可读性强。通过本书，"制药人"可以学习到预灌封针管和胶塞的生产工艺、预灌封灌装设备的设计、预灌封产品相关的工艺和设备验证以及最新的预灌封最终灭菌的解决方案等。感谢为本书编写付出努力的所有编者。希望本书的出版可以给药品的生产和研发企业提供预灌封产品技术的总结和参考。

本书编写人员来自不同单位和专业，所写内容均是其从事或熟悉的专业。内容上可能未能全面阐述预灌封注射剂的全部动态，在各章节之间的衔接、平衡及规范用语等诸多方面可能存在不足或缺陷。另外，成书时间仓促，书中难免存在不妥及错误之处，热切希望专家和广大读者不吝赐教，批评指正。

马贤鹏

2016 年 11 月

目　录

第五章
预灌封产品的质量管理   279

第六章
预灌封注射剂的未来发展趋势   357

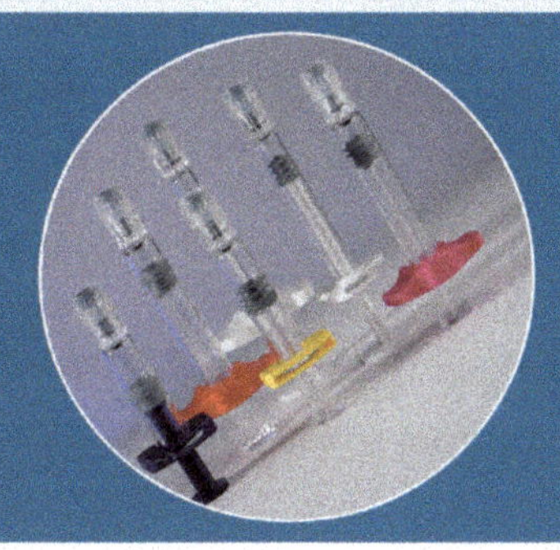

第一章

注射剂的处方开发

<h1 style="text-align:center">第一节
注射剂的发展和历史进程</h1>

"注射剂"由希腊语"para"和"enteron"合成而来,俗称针剂,是专供注入机体的一种制剂。注射剂根据其物理性质分为:① 溶液型;② 乳状液;③ 混悬液;④ 临用前配成溶液的无菌粉末;⑤ 临用前配成混悬液的无菌粉末。注射剂一般由药物、溶剂、附加剂配制而成的药液及特制的容器组成,是临床应用最广泛的剂型之一。注射剂属于无菌液体药物制剂,通过注射给药进入患者体内。

注射给药是一种相对现代的治疗手段,但其技术的发展历史可追溯到 17 世纪初。早在 1616 年,William Harvey 就公开描述了血液循环,并将被蛇咬伤的死亡归于毒素经血液循环在体内分布的结果。

据记载第一个尝试注射药物的人是 Christopher Wren 爵士,1665 年他先在动物身上进行了试验,然后 Johann Taylor 尝试在人身上进行注射试验。但不幸的是,由于当时设备器械相对落后,药物纯度达不到要求等因素导致试验失败。从 18 世纪末起,贯穿整个 19 世纪,注射剂的发展取得了重大突破,1796 年 Edward Jenner 在皮内注射牛痘病毒预防天花。18 世纪 90 年代,法国药剂师 Simousin 发明了第一个安瓿,这些变化使注射剂的制造从药剂师或医师之手移交给制药公司,正式进入工业化生产。

一、注射剂的优势和劣势

注射给药系统不同于胃肠道给药系统,注射给药可快速将药物带入人体病原组织,发挥快速治疗作用,其出现和发展填补了其他给药途径的不足,优势是显而易见的,但由于给药途径的特殊性,注射剂的使用风险也相对更大。

(一)优势

1. 可用于不宜口服用药的患者　临床上常遇到昏迷、抽搐、惊厥等状态的患者,或消化系统障碍的患者,均不能口服给药,采用注射剂是有效的给药途径。

2. 药效迅速,作用可靠　注射剂以液体状态直接注射入人体组织、血管或器官内,所以吸收快,作用迅速。特别是静脉注射,药液可直接进入血液循环,更适于抢救危重病症,并且因注射剂不经胃肠道,故不受消化系统及食物的影响,同时,剂量准确,作用可靠。

3. 可用于不宜口服的药物　某些药物由于本身的性质不易被胃肠道吸收,或具有刺激性，或易被消化液破坏，制成注射剂可完美地解决这些问题。如酶、蛋白质等生物技术药物，由于在胃肠道不稳定，常制成注射剂。

4. 可用于注射营养成分　对于一些重症病患者，可通过注射营养成分来维持患者生命。除此之外，对于一些体内水分、电解质大量丢失的患者也有很好的治疗效果。

5. 局部定位作用　如牙科和麻醉科用的局麻药等。

（二）劣势

1. 注射给药不方便且可能出现注射疼痛　注射给药时，药液会直接进入人体组织、血管或器官内，使用不当更易发生危险，所以质量要求比其他剂型更严格。应根据医嘱由技术熟练的医护工作人员注射，以保证安全。

2. 注射剂一旦用错剂量就可能发生难以逆转的伤害　胃肠道给药剂量用错时可通过洗胃或活性炭吸附等方式进行紧急处理，但注射给药无法通过这些方式进行有效处理；其次，受感染的风险更高。

3. 质量要求高　制造过程对环境和制造人员要求高，生产费用和成本也相对较高。

二、注射剂给药途径

给药途径是影响药物疗效的因素之一，给药途径不同，药物吸收的速度、分布及作用强度也不同。根据医疗需要，注射剂的给药途径主要有静脉注射、肌内注射、皮下注射和皮内注射四种。从图 1-1 中可看出不同给药途径的表观区别。

给药途径不同，作用特点也不同。注射剂的给药途径与其剂量有很大关系，表1-1 中列举了注射剂不同给药途径与其主要使用剂量的关系。

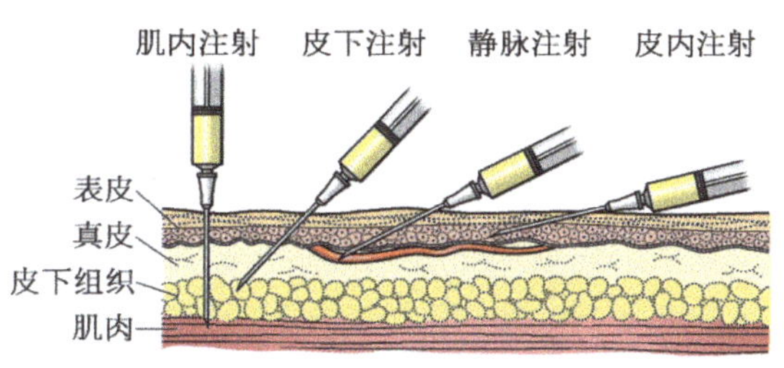

图 1-1　注射剂的不同给药途径

表 1-1　注射剂的给药途径

路　径	主 要 剂 量	路　径	主 要 剂 量
静脉滴注	通常≥100 ml	蛛网膜注射	小剂量
静脉推注	通常 5～50 ml	硬膜外注射	小剂量
脊椎腔注射	通常<10 ml	脑内注射	中等剂量
肌内注射	中等剂量，1～5 ml	动脉注射	大剂量
皮下注射	小剂量，通常<2 ml	心腔内注射	中等剂量
皮内注射	小剂量，<0.2 ml	胸腔内注射	中等剂量
玻璃体内注射	小剂量，通常<0.1 ml	腹腔注射	大剂量
关节注射	中等剂量	骨内注射	中等剂量

1. 静脉注射（intravenous injection）　分静脉推注和静脉滴注，前者用量小，后者用量大，可多至数千毫升。静脉注射药效最快，常作急救、补充体液和提供营养之用。静脉注射剂多为水溶液，非水溶液、混悬型注射液一般不能作静脉注射。药物经静脉注入后，

作用不易中途终止，故对静脉注射剂的质量要求应特别严格，以确保使用安全。除另有规定外，一次注射量超过 15 ml 的注射液，不得添加抑菌剂。静脉注射目前市场使用率较高，如葡萄糖注射液等。

2. 脊椎腔注射（intrathecal injection）　注射部位是脊椎四周蛛网膜下腔内，由于神经组织比较敏感，脊髓液循环较慢，易出现渗透压的紊乱，能很快引起头痛和呕吐，所以脊椎腔注射产品除应符合一般注射剂质量要求外，还应特别控制好渗透压和 pH，渗透压与脊髓液相等，且 pH 应与脊髓液相当。

3. 肌内注射（intramuscular injection）　除水溶液外，油溶液、混悬液、乳浊液均可作肌内注射，药效较静脉滴注稍慢，因为药物需要从注射的部位吸收进入血液循环，但刺激性太大的药物不宜肌内注射，以免引起局部刺激。

4. 皮下注射（subcutaneous injection）　注射于真皮和肌肉之间的软组织内，药物吸收速度较慢，皮下注射剂主要是水溶液，由于皮下感受器较多，具有刺激性的药物应尽量避免皮下注射。

5. 皮内注射（intracutaneous injection）　皮内注射系注射于表皮和真皮之间，常用于过敏性试验或疾病诊断，如青霉素皮试液。皮内注射一般用很小的剂量，如结核病的检测（或结核蛋白检测）。

6. 玻璃体内注射（intravitreal injection）　近年来，由于新生血管的黄斑性病变发生率越来越高，玻璃体注射也得到广泛应用，如雷珠单抗注射液。

7. 关节注射（joint injection）　起润滑的作用，可减少患者的疼痛，如皮质激素类、玻璃酸钠注射液；蛛网膜、硬膜外注射可用来麻醉、镇痛、抗感染及一些癌症的治疗。

脑内注射剂可直接作用于脑部区域。还有一些使用较少的注射途径，如动脉注射、心腔内注射、腹腔注射、骨内注射。近年来一些抗肿瘤药物采用动脉内注入，直接进入靶组织，提高了药物疗效。

三、注射剂的质量属性

人体对外源物质的进入有三道防线：① 皮肤黏膜；② 吞噬细胞；③ 免疫细胞和免疫器官。由于注射给药后药物活性成分快速进入人体血液系统，直接进入人体的第三道防线，故各国药监机构均将其视为风险程度最高的产品之一，关键质量属性包括物理、化学、生物学或微生物学性质或特点，应将其控制在适宜的限度内。表 1-2 列举了注射剂的关键质量属性，为满足注射剂的质量属性，注射剂生产使用的原辅料、工艺过程、制造人员和制造环境都必须得到严格控制。

注射剂所用的原辅料应从来源及生产工艺等环节进行严格控制，定期对重要的原辅料供应商进行质量审计，做好供应链管理。原辅料应符合注射用的质量要求，同时其选择和用量也必须说明其合理性。一般情况下，注射剂中最好使用最少的辅料和最简单的组合。注射剂在其有效期内必须保证各质量属性在药典规定的合格范围内。注射剂使用时，有时会造成注射部位的不适或组织损伤，为了减少此类事故的发生，可将注射剂配制成等渗溶液，同时在说明书中详细说明药物的各类性质及联合用药说明，以指导医护人员合理用药。

表 1-2　注射剂的关键质量属性

质量属性	内　　容
无菌	注射剂成品中不得含有任何微生物,需要达到药典中无菌检查的需求
无热原	热原是注射后能引起人体特殊致热反应物质的总称,通常细菌内毒素是注射剂控制的主要热原,无热原是注射剂的重要质量指标,特别是用量大的注射剂,热原检测合格后才能使用
可见异物	在药典规定的条件下检测,不得有任何肉眼可见的混浊和异物
pH	注射剂的 pH 要求与血液相等或接近(血液 pH 7.4),一般控制在 4~9
渗透压	与血浆的渗透压相等或接近
稳定性	物理和化学稳定性,确保产品在储存期内安全有效

　　注射剂的包装形式对其部分质量属性也有非常重要的作用,尤其是内包装。小容量注射剂的内包装形式主要有安瓿、西林瓶、卡式瓶、预灌封注射器等,各包装形式对注射剂质量的影响我们会在本书的第二章中重点讨论。

四、注射剂发展的里程碑事件

　　上文中已提到,注射剂的历史可追溯到 17 世纪初。但直到 1926 年美国处方集中正式收录可注射溶液,这才是普遍的注射治疗的真正开端。表 1-3 列举了注射剂发展史上的里程碑事件。

表 1-3　注射剂发展的里程碑事件

年份	里　程　碑　事　件
1616	William Harvey 公开描述了血液循环
1656	Johannes Escholtz 通过向人体静脉中注射药物进行疾病治疗
1796	Edward Jenner 在皮内注射牛痘病毒预防天花
1790s	Simousin 发明了第一个安瓿
1818	James Blundell 成功地为产后大出血的患者进行输血
1855	Alexander Wood 使用钢桶和空心针发明了第一个具有现代意义的注射器
1884	Charles Chamberland 发明了过滤器(瓷器),为给药前的除菌提供了解决方案
1923	Frederick Banting 和 J.J.R. Macleod 提取到胰岛素,应用于临床产生效果,并获得了诺贝尔医学奖,同年胰岛素正式上市销售
1923	Florence Siebert 证明引起机体发热反应的是来自制备注射剂的水,这导致了 1926 年美国处方集中正式收录可注射溶液
1938	20 世纪 40 年代,Lloyd A. Hall 和 Carroll L. Griffith 取得了环氧乙烷灭菌的专利,适用于无菌药品的生产
1946	注射剂药物协会成立
1961	Arvid Wretlind 和 O. Schuberth 研制成功了第一个适用于静脉滴注的英脱利匹特注射液
1964	Arvid Wretlind 发明了可注射提供人体所需的全部营养的注射剂,被称为注射营养物之父
1971	James F. Cooper,Jack Levin 和 H.N. Wagner Jr 首次使用鲎试剂检测注射剂的内毒素水平
1973	美国注射剂协会(PDA)成立
1982	FDA 批准首个重组人胰岛素在美国上市

续　表

年份	里　程　碑　事　件
1987	第一支双腔笔式注射器推出
1990	限制性进入屏障系统和隔离器应用于药品的灌装区域
1992	人用药物注册技术要求国际协调会（ICH）成立
1997	首个单克隆抗体治疗癌症的药物美罗华（利妥昔单抗）获批
2006	注射剂协会发布了注射操作的标准规范
2015	预灌封注射剂型 Humira 全球销售额超 140 亿美元，全球生物药销售额超过 900 亿美元

五、总结

　　注射剂的出现是人类疾病治疗史上的一次巨大飞跃。同时，也不能忽视这种特殊给药途径给患者带来的用药风险。所有从事注射剂生产和检验的人员一定要严格按照标准操作规范进行生产和检验，保证药品质量的 100% 合格。医护人员在对患者用药的过程中，也要遵循用药的注意事项，保证用药过程的规范。只有这样才能最大限度地降低用药风险，让患者都能用到安全有效的药物。近年来为了从设计和使用角度降低用药风险，出现了预灌封注射器，并被大量使用。预灌封注射器作为一种更高级别的药品包装材料，它不属于医疗器械，而是作为药物包装系统组成的小容量注射剂，这种"药瓶＋注射器"的方式，给制药企业和临床用药带来较多方便，具体细节见后续章节。

注射剂是原料药物或与适宜的辅料制成的供注入体内的无菌制剂,它直接经皮肤或其他组织进入人体血液循环,从而达到治疗效果。所以注射剂的质量需要达到无菌、无热原等药典要求的质量标准。

根据《关于发布化学药品注射剂和多组分生化药注射剂基本技术要求的通知》(国食药监注〔2008〕7 号),注射剂按容积可分为大容量注射剂(50 ml 以上)和小容量注射剂(20 ml 以下)。大容量注射剂主要用于补充人体营养物质或作为其他药物的载体进行静脉滴注进入人体,当患者无法口服用药或口服用药无法满足人体的营养需求时采用大容量注射剂,大容量注射剂由于体积较大,只适合静脉滴注,而小容量注射剂可有多种给药途径,故在注射剂中,小容量注射剂的产品占比较大。预灌封注射剂属于一种小容量注射剂,处方开发遵循相应的小容量注射剂的处方开发原则。本章节只讨论小容量注射剂的处方开发。

一、概述

处方开发是从临床需求出发开发出最理想的产品,它必须满足以下四点要求:安全、有效、稳定、经济。从市场营销和商业经济学的角度来看,一个好的产品还要满足工艺简单、贮存(可室温贮存)和使用方便、有效期长的要求。为方便最终使用,注射剂最优的剂型选择为水溶液,但由于多种因素的影响,还需综合考虑注射剂最适合的剂型。

主要考虑的因素有:① 生物因素;② 溶解性;③ 稳定性。

生物因素主要是药物的药理学、药代动力学和药物所用的剂量。剂型选择时还应考虑其与身体组织的搭配性和部分特殊的质量属性,如潜在的溶血性、注射疼痛、使用前产生沉淀等,同时还要考虑无菌、无热原及可见异物方面的要求。

溶解性也是必须考虑的因素之一,某药物 pH 在 3～10 的溶解度达不到有效治疗浓度,则该药物制剂的溶解度就是需要重点考虑的因素,这时制剂处方中需考虑加入增溶剂,如加入表面活性剂或采用合适的缓冲盐溶液溶解。

稳定性是指如何延长药物的有效期,一般至少将药物的固有保质期提升 10%。对一些易水解或氧化的药物,可在处方中适当添加一些物质,如缓冲液、螯合剂等。对于一些光敏感药物,可更换包装容器以避免光对药物的降解。

所以,一个成功的小容量注射剂应符合以下要求:① 有合适的载体(水性的,非水性的,或溶剂);② 有合适的辅料(缓冲剂,抗氧化剂,抗微生物剂,缓冲剂,螯合剂,表面活性剂等);③ 有合适的包装容器。

在产品处方开发过程中,处方需要不断地优化,既要充分考虑其安全性、有效性、经济性,同时还要有充分的数据证明其稳定性。

由于生理相容性和使用的方便性,大多数注射剂首选水溶液,《美国药典》中有超过300种注射剂,其中70%是水溶液,但并不是所有的药物都适合制成水溶液,有些药物的水溶液不稳定,需要选择其他剂型,如悬浮液、乳状液或一些新剂型脂质体、纳米混悬剂。

二、处方开发原则

小容量注射剂可直接将药物输送到细胞内外、淋巴系统、血液循环、关节腔等,可根据药物本身的理化性质和设备等因素选择最适给药路径。各种剂量适宜的给药途径见本章第一节。

药物溶剂或载体的选择直接影响药物的给药路径,静脉滴注和脊柱内注射一般只适用于较稀的水溶液,而不适用于油性的溶液。悬浮液和乳剂可肌内或皮下注射。

渗透压也是影响给药途径的重要因素。等渗溶液的优点是刺激性小、毒性小、可大幅度减小溶血的可能性,但等渗并不是注射剂必需的条件,因为在控制好给药时间的基础上,血液循环自身可以缓慢调整渗透压。但部分特殊给药途径的注射剂仍需配制成等渗溶液,如脊柱内注射剂,由于脑脊液渗透压的突然变化会引起严重的不良反应,故而必须配制成等渗溶液使用。有些给药途径适合采用高渗溶液以促进药物的吸收,如皮下和肌内注射。

部分新剂型及新的药物传递系统的开发,对注射剂尤其是目前的生物产品的发展有很大的帮助。但是必须要用充足真实的临床数据证明该注射剂的安全性、有效性、稳定性及符合注射剂规定的其他质量要求。

(一) 溶剂

注射剂所用溶剂应安全无害,并与其他药用成分兼容性良好,不得影响活性成分的疗效和质量。一般分为水性溶剂和非水性溶剂。

1. 水性溶剂　大多数注射剂,选择水作为溶剂,因为水与人体组织液有很好的相容性。此外,水的介电常数较高,可以很好地溶解离子化的电解质,同时与醇、醛、酮和胺溶液也有很好的相容性。

注射用水是注射剂最常用的溶剂(也可用0.9%氯化钠溶液或其他适宜的水溶液),它必须满足药典对注射用水的质量要求,目前最常用的制备方法为蒸馏法和反渗透法。由于注射用水很难保持纯净,易受到微生物、溶解的气体、有机和无机物质、外来颗粒物等因素的影响,注射用水一般现配现用或保持70℃以上循环保存[按《中华人民共和国药典》(2015年版)规定的方式保存]。

当药物本身的物理或化学原因导致溶解度达不到要求时,可适量添加一些助溶剂。如一些非极性物质(如生物碱)在水中的溶解度有限,必须加入助溶剂,如甘油、乙醇、丙二醇或聚乙二醇。此外,在一些情况下为了防止化学降解(水解、氧化、脱羧、外消旋等),只能使用少量或者完全不使用注射用水。

大部分蛋白质和多肽需要含水的环境,为了防止它们构象的改变往往要加入缓冲盐或其他添加剂来保持其结构的稳定。所以，注射剂处方不仅要考虑溶质和溶剂的性质，同时还要考虑溶质和溶剂间的相互作用。此外，给药路径对溶剂的选择也有很大的影响。

2. **非水性溶剂**　不溶于水的药物往往可溶于油中。类固醇、激素、维生素可溶解于植物油（花生、芝麻、玉米油、橄榄油和棉籽油）中。使用油溶剂的注射剂只能进行肌内注射，用于制造注射剂的植物油有严格的质量标准。对这些制剂的贮存环境有严格的规定，它们不能长时间放置于超过室温的环境中贮存。虽然用于注射的油都是植物来源，法规还是要求其标签或说明书中必须列出特定油的名称，因为有些患者会对部分植物油有过敏反应。

芝麻油是首选的注射油溶剂，因其含天然的抗氧化剂，除了对光敏感外，是最稳定的植物油。近年来使用油溶剂的注射剂较水溶剂的注射剂有所减少，因为过多的不饱和油可能对人体产生刺激，而水具有更少的刺激性和致敏性，表 1-4 列举了部分注射剂产品中常用的油溶剂。

表1-4　注射剂中常用油

注　射　剂	常用油	注　射　剂	常用油
醋酸去氧皮质酮	芝麻油	庚酸睾酮	芝麻油
戊酸雌二醇	芝麻油	丙酸睾酮	芝麻油
雌酮	芝麻油	二硫基丙醇（悬浮液）	花生油
葵氟奋乃静	芝麻油	丙碘酮	花生油
氟奋乃静庚酸酯	芝麻油	环戊丙酸睾酮	棉籽油
己酸羟孕酮	芝麻油	己烯雌酚	棉籽油
甲萘醌	芝麻油	环戊丙酸雌二醇	棉籽油
葵酸诺龙	芝麻油	乙碘	罂粟籽油
苯丙酸诺龙	芝麻油	青霉素 G 普鲁卡因	蔬菜油

（二）溶解度

药物的溶解度系指在一定温度（气体在一定压力）下，在一定量的溶剂中达到饱和时溶解的最大药量，是反映药物溶解性的重要指标，是衡量物质在某一溶剂里溶解性大小的尺度，是物质溶解性的定量表示方法。溶解度常用一定温度下某物质在 100 g 溶剂中溶解的最大克数表示。温度和 pH 也会影响物质的溶解度。表 1-5 列举了各种不同溶解性的代表药物。

表1-5　各种不同溶解性的代表药物

溶　解　性	定　　义	代表药物	溶解度（g/ml）
极易溶解	指 1 g(ml)溶质能在 1 ml 溶剂中溶解	水合氯醛	>8
易溶	指 1 g(ml)溶质能在 1～10 ml 溶剂中溶解	异烟肼	0.330
溶解	指 1 g(ml)溶质能在 10～30 ml 溶剂中溶解	甘油醚	0.050
略溶	指 1 g(ml)溶质能在 30～100 ml 溶剂中溶解	吡嗪酰胺	0.015
微溶	指 1 g(ml)溶质能在 100～1 000 ml 溶剂中溶解	水杨酸	0.002
极微溶解	指 1 g(ml)溶质能在 1 000～10 000 ml 溶剂中溶解	灰黄霉素	0.000 02
几乎不溶/不溶	指 1 g(ml)溶质在 10 000 ml 溶剂中不能完全溶解	双氯芬酸	0.000 002

可使用多种方式表达物质的溶解度，通常所说的溶解度指的是质量浓度，即单位体积溶液中溶质的质量（质量/体积）。溶解度还可用摩尔浓度和质量摩尔浓度表示，摩尔浓度即单位体积溶液中所含溶质的物质的量（摩尔数），又称该溶质的物质的量浓度。计算公式如下。

$$c = \frac{n}{V} \tag{1-1}$$

式中，c 为该物质的摩尔浓度（mol/L）；n 为该物质的物质的量（mol）；V 为溶液的体积（L）。

质量摩尔浓度指溶液中某溶质 B 的物质的量除以溶剂的质量。计算公式如下。

$$m_B = \frac{n_B}{W} \tag{1-2}$$

式中，m_B 为溶质 B 的质量摩尔浓度（mol/kg）；n_B 为溶质 B 的物质的量（mol）；W 为溶剂的质量（kg）。

物质的溶解度与以下几种因素密切相关。

1. 极性　物质需要通过溶剂来克服分子或离子间的相互引力，从而使药物溶解。溶剂的极性对药物的溶解度影响很大。

相似相容原理：极性溶剂易溶解极性物质；非极性溶剂能溶解非极性物质。极性药物与极性溶剂之间可形成永久偶极-永久偶极作用而溶剂化。极性比较弱的药物分子中有极性基团，能与水产生的氢键结合而溶于水。非极性药物溶于非极性溶剂中，药物分子与溶剂分子之间形成诱导偶极-诱导偶极作用。半极性药物能溶于非极性溶剂中，两者间可形成永久偶极-诱导偶极作用。溶剂的极性与介电常数相关，介电常数较高的一般为极性溶剂（如水、甘油和乙醇），介电常数较低的一般为非极性溶剂（如氯仿、苯和油），介电常数居中的溶剂一般具有半极性（如丙酮和丁醇）。大多数药物的介电常数是已知的，表 1-6 列举了部分常用溶剂在 25℃时的介电常数。

表 1-6　部分溶剂的介电常数（25℃）

溶　　剂	介　电　常　数
水[①]	78.5
甘油[①]	40.1
N,N-二甲基乙酰胺[①]	37.8
丙二醇[①]	32.0（30℃）
甲醇	31.5
聚氧乙烯蓖麻油（R）（聚氧乙烯蓖麻油 35）[①]	27
乙醇[①]	24.3
正丙醇	20.1
丙酮	19.1

续　表

溶　　剂	介 电 常 数
苯甲醇①	13.1
聚乙二醇 400①	12.5
棉籽油①	3.0
苯	2.3
二噁烷	2.2

注：① 注射剂中常用的溶剂。

很多药物的溶解度已经有比较明确的资料，图 1-2 为一种物质在不同介电常数中的理想溶解度曲线，从图中不难看出，当介电常数为 40 左右时，其溶解度最高。可以通过下面的方法来配制各种介电常数的溶剂。

例如，若要配制介电常数为 70 的溶液，可以使用水（介电常数：78.5）、丙酮（介电常数：19.1）、乙醇（介电常数：24.3）进行混合，各物质的比例按下式计算（乙醇使用 10%）。

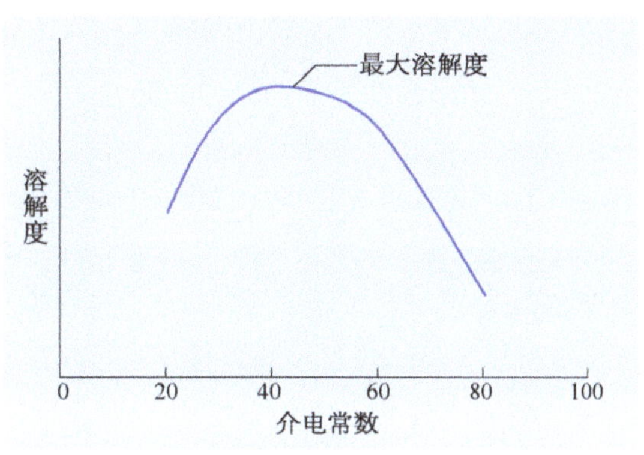

图 1-2　某物质在不同介电常数中的溶解度曲线

$$10\% \times 24.3 + 78.5X + 19.1(90\% - X) = 70 \tag{1-3}$$

式中，X 为水在溶液中占的百分比。

最终可得结果：配制介电常数为 70 的溶液，使用 10% 的乙醇时，可用 5% 的丙酮，85% 的水。

介电常数是判断化合物极性大小的重要参数，此外，其他参数也可判断化合物极性的大小，如分子体积、氢键力。

氢键：电负性原子和与另一个电负性原子共价结合的氢原子间形成的键，它与物质的溶解性有很大关系。偶极化程度是分子的一个重要性质，它决定了分子在极性溶剂中的溶解度（如水、乙醇）。一份好的极性溶解剂一般会有几个共同特征：① 高偶极矩；② 分子量小；③ 高介电常数。水符合这些特征，所以它是很好的极性溶剂。

2. 温度　温度对溶解度的影响取决于溶解过程是吸热还是放热。当溶解过程是吸热时，溶解度随温度升高而增大；当溶解过程是放热时，溶解度随温度升高而减小。当溶解过程既不吸热也不放热时，温度对溶解度几乎无影响。溶解度与温度的关系式为：

$$\frac{\mathrm{d}\mathrm{Ln}S}{\mathrm{d}T} = \frac{\Delta H}{RT^2} \tag{1-4}$$

式中，S 为溶质的摩尔分数；T 为实验温度（K）；ΔH 为固体的摩尔熔化热（J）；R 为气体常数$[J/(mol \cdot K)]$。

即：

$$\lg S = \frac{\Delta H}{2.303R} \times \frac{1}{T} + K（常数）\qquad (1-5)$$

公式(1-5)不适用于该物质熔点以上温度或熔点以下较低的温度。温度高于熔点时，物质熔化成液态，可与溶剂以任意比例混溶，而在温度很低时，摩尔熔化热不再适用。表1-7列举了部分药物的摩尔熔化热。

表1-7　部分药物的摩尔熔化热 (kJ/mol)

药　物　名　称	ΔH	药　物　名　称	ΔH
苯甲酸	18.00	碘	15.65
对氨基苯甲酸	20.92	对氨基苯甲酸甲酯	24.48
对羟基苯甲酸	31.42	对羟基苯甲酸甲酯	22.59
对羟基苯甲酸丁酯	26.82	甲睾酮	25.69
盐酸氯丙嗪	28.16	磺胺嘧啶	40.75
咖啡因	21.10	磺胺吡啶	37.36

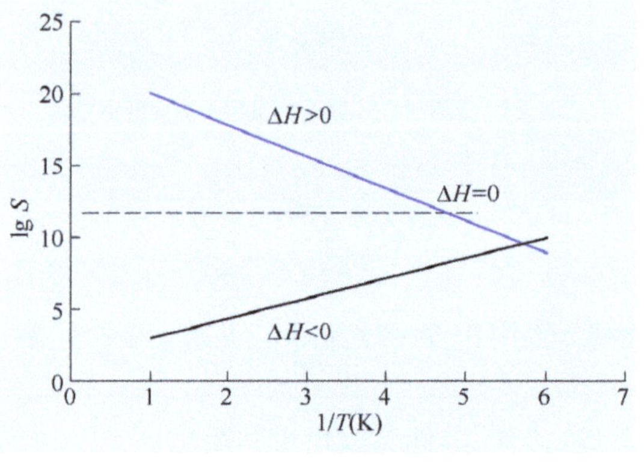

图1-3　温度对溶解度的影响

图1-3表示的是单位浓度下，温度的倒数与溶解度的对数关系图，可据此计算出斜率(k)。

$$k = - \frac{\Delta H}{2.303 \times 1.987}\qquad (1-6)$$

3. 增溶技术　注射剂处方中常常用到增溶技术，多种方法可增加难溶性药物的溶解度：① 调节溶液 pH；② 制成可溶性盐；③ 使用助溶剂；④ 添加增溶剂；⑤ 制成包合剂等。某些特定的药物还可添加植物油。除这些方法外，也可制成乳状液、悬浮液、脂质体和纳米混悬剂。

（1）pH 调节：大多数有机物都是弱电解质，因此溶液中同时存在解离和未解离部分，其比例可由 Henderson-Hasselbach 公式计算。

$$pH = pK_a + \lg \frac{[A^-]}{[HA]}\qquad (1-7)$$

pH 也影响溶液中解离和未解离部分的比例。

注射剂中使用的很多有机物都含有氮原子，如抗组胺剂、生物碱、局部麻醉剂等，这些物质几乎不溶于水，但将其制成盐溶液后变得容易溶解，增加这些溶液的 pH 会导致游离的碱形成沉淀。如硫酸阿托品、盐酸麻黄碱、盐酸利多卡因等。

氧化物中心含有一个吸电子基团，可吸引相邻的 N 原子，如果一个氢原子连接的

N—H 键被削弱，可在碱性溶液中形成溶解度更大的阴离子。如苯巴比妥和磺胺。

降低这些溶液的 pH 会导致游离的酸形成沉淀。

市售注射剂的 pH 范围多为 4～8。药物的 pH 溶解性和 pH 稳定性是确定该产品被配制成何 pH 的主要依据，药物一般溶解在缓冲体系中，因此要充分考虑缓冲体系的缓冲能力，同时要考虑药物的浓度。

（2）成盐反应：成盐后的药物往往表现出更高的溶解度，因此将药物制成可溶性盐是增大药物溶解度和溶解速率的最优选和有效的方法。

弱酸性和弱碱性药物的溶解度 pH 曲线符合 Henderson-Hasselbach 原理：在饱和溶液中可通过下式计算。

$$HA \rightleftharpoons H^+ + A^-, \quad K_a = \frac{[H^+][A^-]}{[HA]}$$

$$HA \rightleftharpoons HA, \quad S_0 = [HA] \tag{1-8}$$

式中，$[HA]$ 为未解离酸的浓度（mol/L）；$[A^-]$ 为盐浓度（mol/L）；$[H^+]$ 为氢离子浓度（mol/L）；S_0 为该酸固有的溶解度（g/ml）。

$$S = [A^-] + [HA] \tag{1-9}$$

式中，S 为特定 pH 下，各解离基团的浓度和。

将上述公式合并，得：

$$S = K_a[HA]/[H^+] + [HA]$$
$$= S_0(K_a/[H^+] + 1)$$
$$= S_0(10^{-pK_a+pH} + 1)$$

或者
$$\lg S = \lg S_0 + \lg(10^{-pK_a+pH} + 1) \tag{1-10}$$

对于弱酸性药物，其溶解度取决于 pH 和 $\lg(10^{-pK_a+pH} + 1)$，可根据下述条件改变药物的溶解度。

a. pH 远大于 pK_a

此时 $(-pK_a + pH)$ 远大于 1，公式中 1 可以忽略，则：

$$\lg(10^{-pK_a+pH} + 1) = \lg 10^{-pK_a+pH} = (-pK_a + pH)\lg 10 = -pK_a + pH;$$

因此：$\lg S = \lg S_0 - pK_a + pH（pK_a$ 是一个常数）。

b. $pH = pK_a$

此时 $(-pK_a + pH) = 0$，则：

$$\lg(10^{-pK_a+pH} + 1) = \lg(10^0 + 1) = \lg(1 + 1);$$

因此：$\lg S = \lg S_0 + 0.3$。

c. pH 远小于 pK_a

此时 $\lg(10^{-pK_a+pH} + 1)$ 接近于 0；

因此：$\lg S \approx \lg S_0$。

（3）助溶剂：助溶是难溶性药物与加入的第三种物质在溶剂中形成可溶性的分子间络合物、复盐或缔合物等，以增加药物在溶剂（主要是水）中的溶解度。第三种物质称为助溶剂。助溶剂多为低分子化合物（不是表面活性剂），与药物形成络合物，如碘在水中溶解度为 1∶2 950，如加适量的碘化钾，可明显增加碘在水中溶解度，能配成含碘 5% 的水溶液。碘化钾为助溶剂，增加碘溶解度的机制是 KI 与碘形成分子间的络合物 KI_3。

助溶剂不仅可以增加药物的溶解性，同时可以增加药物的稳定性。加入助溶剂后，可以降低水分子与药物分子的碰撞概率。溶剂的介电常数影响药物的降解速率，通过添加助溶剂可以改变溶剂的极性，从而使其溶解度增加。

（4）增溶剂：即表面活性剂，增溶是指某些难溶性的药物在表面活性剂的作用下，在溶剂中增加溶解度并形成澄清溶液的过程。具有增溶能力的表面活性剂称增溶剂，被增溶的物质称为增溶质。

增溶原理：表面活性剂之所以能增加难溶性药物在水中的溶解度，是由于表面活性剂在水中形成了"胶束"。由于胶束的内部与周围溶剂的介电常数不同，难溶性药物根据自身的化学性质，以不同方式与胶束相互作用，使药物分子分散在胶束中。例如非极性分子苯、甲苯等可溶解于胶束的非极性中心区；具有极性基团而不溶于水的药物，如水杨酸等，在胶束中定向排列，分子中的非极性部分插入胶束的非极性中心区，其极性部分则伸入胶束的亲水基团方向；对于极性较强的分子，如对羟基苯甲酸，则完全分布在胶束的亲水基之间。表 1-8 中列举了部分注射产品中常加入的表面活性剂及其性质。

表 1-8　部分注射产品中常加入的表面活性剂及其性质

表面活性剂	亲水亲油平衡值	临界胶束浓度	注射产品
聚氧乙烯蓖麻油	12～14	0.02	紫杉醇
聚山梨酯（吐温 80）	15	0.001 4	可达龙
去氧胆酸钠	16	0.08	两性霉素
十二烷基硫酸钠	40	0.03	白介素

（5）包合技术：包合技术是一种分子被包嵌于另一种分子的空穴结构内，形成包合物的技术。包合物由主分子和客分子组成，主分子具有较大的空穴结构，可以将客分子容纳进去，形成分子囊，可增加难溶性药物的溶解度。包合物中处于外层的主分子物质称为包合材料，目前最常用是环糊精及其衍生物。

环糊精是用淀粉培养嗜碱性芽孢杆菌得到的环糊精葡萄糖转位酶作用后形成的产物，由 6～12 个 D-葡萄糖分子以 1,4-糖苷键连接而成的环状低聚糖化合物。常见的有 α、β、γ 三种，分别由 6、7、8 个葡萄糖分子组成。

选择合适的包合材料可显著降低或增大药物的溶解度。当需要药物缓速释放时可使用疏水性环糊精衍生物作为包合材料，降低其溶解速率。使用亲水性环糊精衍生物作为包合材料可大大提高部分难溶性药物的溶解度，表 1-9 列举了部分药物使用羟丙基 β 环糊精[50%（g/g）]作为包合材料后在 25℃ 水中的溶解度。

表1-9　部分药物在水中和在羟丙基 β 环糊精中的溶解度（25℃）

药 物 名 称	水中的溶解度(g/L)	羟丙基β环糊精中的溶解度(g/L)
阿昔洛韦	1.7	3.9
地塞米松	0.008	44.3
地西泮	0.05	7.4
美达西泮	0.01	8.3
甲氨蝶呤	0.045	10.0
奥沙西泮	0.03	4.2
苯妥英	0.02	9.3
维生素 A	0.001	4.6

（三）其他添加物

　　注射剂的处方中经常会加入缓冲剂、抗氧化剂、防腐剂、张力调节剂、填充剂、螯合剂等，用以提高产品的稳定性和有效性。但有时处方中加入的物质会对药物的溶解性、稳定性和有效性产生不良影响，所以任何添加物都要有明确的目的和功能，同时要有大量真实的数据表明其对药物的质量无不良影响。表1-10列出了注射剂中的各种添加剂及其常用浓度。

表1-10　注射剂中各种添加剂及其常用浓度

添 加 剂		常 用 浓 度 （％）
抗菌防腐剂	苄索氯铵	0.01
	苯甲醇	1～2
	异丁醇	0.25～0.5
	氯甲酚	0.1～0.3
	间甲酚	0.1～0.3
	苯酚	0.5
	硝酸苯和醋酸	0.002
	对羟基苯甲酸甲酯	0.18
	对羟基苯甲酸丙酯	0.02
	对羟基苯甲酸丁酯	0.015
	硫柳汞	0.01
抗氧化剂	丙酮亚硫酸氢钠	0.2
	抗坏血酸	0.01
	抗坏血酸酯	0.015
	丁基羟基茴香醚	0.02
	丁基羟基甲苯	0.02
	半胱氨酸	0.5
	愈创木酸	0.01
	硫代甘油	0.5

续　表

添　加　剂		常 用 浓 度（%）
抗氧化剂	亚硫酸氢钠	0.15
	焦亚硫酸钠	0.2
	生育酚	0.5
	谷胱甘肽	0.1
螯合剂	乙二胺四乙酸盐	0.01～0.075
	DTPA	0.01～0.075
缓冲液	乙酸及其盐（pH 3.5～5.7）	1～2
	柠檬酸及其盐（pH 2.6～6）	1～5
	谷氨酸（pH 8.2～10.2）	1～2
	磷酸盐（pH 6～8.2）	0.8～2
张力调节剂	葡萄糖	4～5.5
	氯化钠	0.5～0.9
	甘露醇	4～5

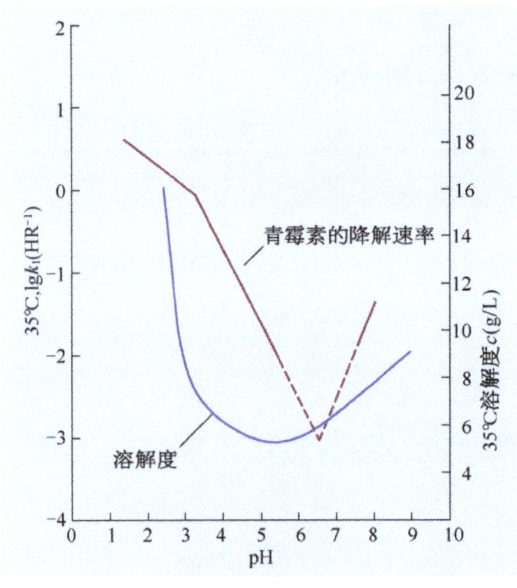

图 1-4　普鲁卡因青霉素在不同 pH 条件
下的溶解度和稳定性

1. 缓冲液　合适的 pH 对制剂的溶解性和稳定性有非常重要的作用。注射剂的贮存容器一般为玻璃或高分子材料，它们在贮存过程中可能产生影响溶液 pH 的物质，缓冲体系能有效防止 pH 的变化。一个好的缓冲体系不仅能防止注射剂贮存期内的 pH 变化，同时，当药液进入人体时也不会影响人体组织的 pH 变化。人体血液的 pH 约为 7.4，当 pH 高于 9 时会导致组织坏死，当 pH 小于 3 时，注射时会出现极度疼痛和静脉炎等不良反应。人体血液是一个很好的缓冲体系，它能迅速中和 7.4 以外的 pH，所以静脉滴注注射剂 pH 的适合范围为 3～9；其他注射途径给药的注射剂 pH 最好控制在 4～8。

从药物已知的结构信息中可以测试出该药物在不同 pH 条件下的溶解度和稳定性，从而选择一种合适的缓冲体系。如图 1-4 所示：通过普鲁卡因青霉素在不同 pH 条件下的溶解度和稳定性曲线可以看出，当 pH 在 6.6 左右时其稳定性最好，pH 为 5～7 时溶解度最差。由于产品为悬浮液，所以可以选择 pH 在 6～7 的缓冲体系。

溶液的缓冲能力可以通过以下公式计算。

$$\beta = \frac{\mathrm{d}B}{\mathrm{dpH}} = 2.303C\,\frac{K_\mathrm{a}[\mathrm{H}^+]}{K_\mathrm{a} + [\mathrm{H}^+]} \tag{1-11}$$

式中，β 为溶液的缓冲能力；dB 为酸或碱的浓度变化；dpH 为 pH 的变化；C 为缓冲体系的摩尔浓度；K_a 为缓冲液的解离常数。

2. 抗氧化剂　许多药物在溶液中会被氧化降解，氧化降解即在氧的作用下聚合物长分子链分裂成较短链的反应过程。可以通过增加药物的氧化电势来降低药物被氧化的趋势，药物的氧化电势可通过能斯特方程计算。

$$E = E^0 + \frac{RT}{2} + \lg \frac{[H^+][Ox]}{[Rd]} \qquad (1-12)$$

式中，E 为实际氧化电位；E^0 为标准氧化电位；R 为气体常数；T 为绝对温度；常数 2 代表氧化还原的电子数。

为了防止药物有效成分被氧化降解，可以在处方中加入抗氧化剂，或充入惰性气体（如氮气）置换溶液中的氧气，然后将最终容器密封。

3. 抗菌防腐剂　除药典禁止加入抗菌防腐剂或本身有抑菌作用的药物外，一般注射剂中都会加入抗菌防腐剂。表 1-11 列出了常用的防腐剂及其最低抑菌浓度。

表 1-11　常用防腐剂及其最低抑菌浓度

名　称	最低抑菌浓度范围	常用浓度（%）
苯扎氯铵	0.005～0.03	0.01
苄索氯铵	0.005～0.03	0.01
苯甲醇	1.0～10.0	1.0
异丁醇	0.2～0.8	0.5
氯甲酚	0.1～0.3	0.1～0.25
甲酚	0.1～0.6	0.3
对羟基苯甲酸甲酯	0.05～0.25	0.18
对羟基苯甲酸乙酯、对羟基苯甲酸丙酯、对羟基苯甲酸丁酯	0.005～0.03	0.02
苯酚	0.1～0.8	0.5
硝酸苯	0.001～0.05	0.002
硫柳汞	0.005～0.03	0.01

其中小容量注射剂中最常用的抗菌防腐剂为：苯酚、苯甲醇和对羟基苯甲酸酯。

苯酚是很好的抑菌剂，当溶液中含有 1% 的苯酚时就能很好地抑制分枝杆菌、真菌和病毒的生长。苯酚在 20℃ 水中的溶解比为 1：15（重量/重量），苯酚的水溶液非常稳定，可以进行高温灭菌处理，但需要避光保存。苯酚与白蛋白和明胶不兼容，可能形成沉淀导致其变性。注射剂中使用浓度较低的苯酚时产生不良反应的概率也很低。

苯甲醇属于芳香族伯醇，对大多数革兰阳性菌、酵母和霉菌有显著的抑菌效果，但对革兰阴性菌无效。其在 25℃ 水中的溶解比为 1：25（重量/重量），其抑制微生物生长的最佳 pH 范围为 pH<5，当 pH>8.3 时也表现出低抑菌作用。它可以贮存在玻璃、金属容器或表面涂有惰性氟化聚合物的容器中。

对羟基苯甲酸酯属于苯甲酸酯，在 pH 为 4～8 时具有非常广谱的抗菌作用，与细菌相比其对酵母和霉菌的抗菌性更强。对羟基苯甲酸酯与部分赋形剂（如丙二醇、苯乙醇等）联合使用可增强其抗菌作用。其水溶液的 pH 一般为 3～6，当 pH＞8 时会发生降解。羟基苯甲酸甲酯和对羟基苯甲酸丙酯在 25℃ 水中的溶解比为 1∶400，在 20℃ 水中的溶解比为 1∶2 500。由于其溶解度较低，一般制剂中是其钠盐。

大容量注射剂中一般不添加防腐剂，注射剂中是否可以添加防腐剂一般考虑两个因素：相容性和有效性。

很多文献已经报道过防腐剂与表面活性剂、药物和胶塞出现的不相容情况。如果溶液中存在聚山梨酯，则苯甲酸酯会与其结合而大大降低抗菌活性。胶塞和橡胶提取物也会显著降低防腐剂的活性。

抗菌药物的抗菌能力可通过"抗微生物效力测试"进行分析，测试方法为：先在各容器中加入 $10^5 \sim 10^6$ CFU/ml 的细菌或真菌，然后加入抗菌防腐剂，在不同的时间点检测各容器中细菌或真菌的数量来确定防腐剂的效力。其标准为：细菌，7 天后至少有 1 个对数值的菌落数降低；14 天后至少有 3 个对数值的菌落数降低；14 天后到 28 天内菌落数不会增加。霉菌和酵母，在第 7 天、第 14 天和第 28 天，菌落数未增加。

本实验可在处方的开发阶段进行，从而确定最合适的抗菌防腐剂及其最小用量。

4. 渗透压调节剂　两种不同浓度的溶液被一理想的半透膜（溶剂分子可以通过，而溶质分子不能通过）隔开，溶剂从低浓度侧向高浓度侧转移，此动力即为渗透压，溶液中质点数相等者为等渗。

为减少组织损伤和刺激，降低血细胞的溶血和防止人体电解质紊乱，小容量注射剂一般需制成等渗或接近等渗的溶液。当将血红细胞置于低渗溶液中时，水会大量进入细胞造成细胞膨胀而出现溶血；当将血红细胞置于高渗溶液中时，水分会大量流出导致细胞萎缩死亡。等渗溶液（0.9%氯化钠溶液）能够维持细胞的状态。故注射剂一般需配置成等渗溶液。

常用的渗透压调节方法有：冰点降低数据法和氯化钠等渗当量法。冰点降低数据法：血浆的冰点为 －0.52℃，因此任何溶液只要其冰点降低为 －0.52℃，即与血浆等渗。表 1-12 列举了一些药物 1%水溶液的冰点降低数据与 1 g 药物的氯化钠等渗当量数据。

表 1-12　一些药物水溶液的冰点降低数据与氯化钠等渗当量

名　　称	1 g 药物氯化钠等渗当量	1%（g/ml）水溶液冰点降低（℃）
硫酸阿托品	0.13	0.075
巴比妥钠	0.30	0.171
苯甲醇	0.17	0.09
硼酸	0.50	0.288
氯化钙	0.51	0.298
依地酸二钠钙	0.21	0.120
葡萄糖酸钙	0.16	0.191
异丁醇	0.24	0.14
柠檬酸	0.18	0.10
磷酸可待因	0.14	0.080

续　表

名　　　称	1 g 药物氯化钠等渗当量	1%(g/ml)水溶液冰点降低(℃)
葡萄糖	0.16	0.091
二甲基亚砜	0.42	0.245
乙二胺四乙酸二钠	0.23	0.132
麻黄素	0.30	0.165
硫酸异丙肾上腺素	0.14	0.078
甘露醇	0.18	0.1
青霉素 G 钾	0.18	0.102
苯酚	0.35	0.20
硝酸毛果芸香碱	0.132	0.23
聚乙二醇 300	0.12	0.069
聚乙二醇 400	0.08	0.047
亚硫酸氢钠	0.61	0.35
头孢噻吩钠	0.17	0.095
氯化钠	1.00	0.576
柠檬酸钠	0.31	0.178
磷酸钠	0.42	0.24
无水硫酸钠	0.58	0.34
蔗糖	0.08	0.047
尿素	0.59	0.34

例：用氯化钠配制 200 ml 等渗溶液，需多少克氯化钠？

从表 1-12 中可以查到，1%的氯化钠溶液的冰点降低为 0.576℃，设氯化钠在等渗溶液中的浓度为 $X\%$，则：$1\% : X\% = 0.576 : 0.52$。解得 $X = 0.9$，即配制 200 ml 的等渗氯化钠溶液需 1.8 g 氯化钠。

例：配制 100 ml 2%的葡萄糖等渗溶液，需加多少克氯化钠？

$$W = \frac{0.52 - a}{b} \tag{1-13}$$

式中，W 为配制 100 ml 等渗溶液需加入的氯化钠量（g/ml）；a 为葡萄糖溶液的冰点下降度数；b 为 1%的氯化钠溶液的冰点下降度数。

查表 1-12，得 $a = 0.182℃$，$b = 0.576℃$，带入公式，得：

$$W = \frac{0.52 - 0.182}{0.576} = 0.587$$

即需加入 0.587 g 的氯化钠。

对于成分不明或查不到冰点降低数据的注射液，可通过实验测定冰点降低数据后，再按上法计算，计算时若选用药物的冰点降低值，其浓度应与配置溶液的浓度相近，这样结果会更准确。

氯化钠等渗当量：即与 1 g 药物呈等渗效应的氯化钠的量。例如亚硫酸氢钠的氯化钠等渗当量为 0.61，即 1 g 亚硫酸氢钠能产生与 0.61 g 氯化钠相同的渗透压效应。又如磷酸钠的氯化钠等渗当量为 0.42，若配置 1% 的磷酸钠溶液 100 ml，欲使其等渗，需加入氯化钠为：0.9（0.9% 氯化钠溶液与血浆等渗）－ 0.24 ＝ 0.66 g。

三、处方开发的影响因素

（一）生物因素

注射产品容易发生的普遍问题，如红细胞的溶血、药物沉淀、静脉炎和注射部位疼痛。

一旦出现溶血，血红蛋白分子会发生分解，造成严重的生理问题，如肾功能衰竭等。溶血与制剂的渗透压有很大关系。如果处方中未考虑增溶问题，就可能发生注射部位的药物沉淀。有许多因素可能导致静脉炎的发生，如颗粒物超标、药物沉淀等，而 pH 异常最可能导致静脉炎。静脉炎有很多不良反应，压痛、水肿、红斑、局部温度升高，甚至可能导致血栓等严重并发症。

注射剂在给药过程中往往会出现疼痛和刺激，很多疼痛的原因往往是未知的，可能与个体差异有关。有些产品可以通过调节渗透压和 pH 或添加麻醉剂（如苯甲醇或盐酸利多卡因）的方式来减少疼痛和刺激。但也有些疼痛是药物的固有问题，往往很难解决。注射用混悬剂由于固体含量较高，经常会出现疼痛、酸胀和组织发炎等问题。注射剂的处方中通常要考虑如何避免此类问题的发生。

（二）生产影响因素

1. 设备　药品生产过程中通常会接触的设备有输送管道、各设备内表面、过滤器、灌装机配件（泵、灌装针头）等，它们的材质一般包括橡胶、塑料、陶瓷和金属。需要对这些材质进行评估，以确定药品不与这些材质发生相互作用，影响产品质量。

评估方法：将各材质的物品在室温下浸泡于药液中 24～96 小时，检测药液的物理化学属性（如 pH、外观、有效成分、含量等）。

2. 过滤器　注射剂的生产过程中往往要通过膜过滤，一般使用 0.22 μm 的除菌过滤器，在选择过滤器的膜材质时需充分考虑药液与膜的兼容性问题，确保产品不受膜影响，不与膜发生相互反应。通常需要通过以下验证。

（1）细菌挑战试验：使用含有＞10^7 CFU/ml 枯草芽孢杆菌的药液进行过滤，全滤出液无菌，检测合格。

（2）产品泡点值。

（3）相容性试验：将膜浸泡于药液中 24～48 小时，确定药液对膜关键参数的影响，膜通量、产品泡点、体重和外观变化；同时确定药液的成分是否发生变化。

（4）重复使用次数验证：通过最差的生产条件（如增加灭菌次数、延长与有机溶剂的接触时间），分析对膜材质的影响，确定膜的使用次数。

3. 最终灭菌　最终灭菌是无菌保证最可靠的方法，能够最终灭菌的产品不允许使用其他方式来代替最终灭菌。如果该产品无法采用最终灭菌的方式生产，则必须有足够的理由加以证实。采用何种灭菌方式是注射剂的处方开发中必须充分考虑的问题。图 1-5 和图 1-6 列举了如何选择合适的灭菌方式及选择的依据。

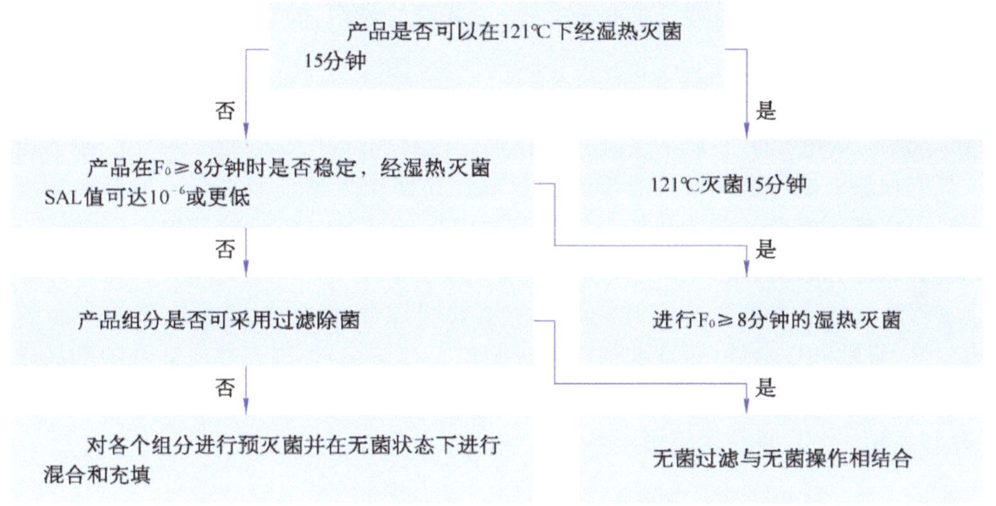

图 1-5　液体产品灭菌方法选择的决策树

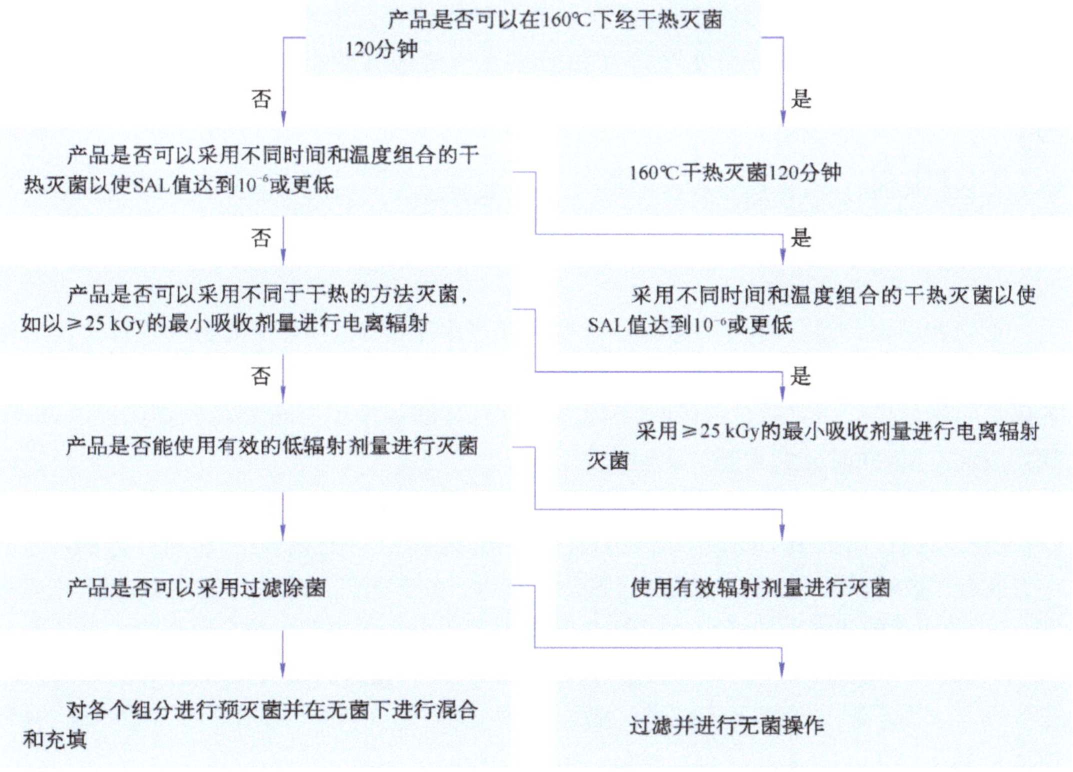

图 1-6　非液体、半固体或干粉产品灭菌方法选择的决策树

　　预灌封注射剂由于其内包装形式的特殊性，在选择灭菌方式时，还需充分考虑灭菌过程对胶塞和护帽移动或脱落的影响，灭菌方式的选择和验证内容我们将在后面的章节中具体介绍。

　　4. 光　　有些药物分子受辐射（光线）作用使分子活化而产生降解，这种反应叫光化降解，其速率与温度无关，这种易被光降解的物质叫光敏感物质。光是一种辐射能，辐射能量的单位是光子,光子的能量与波长成反比,光线波长越短,能量越大,故紫外线对光敏感物质的降解作用更强。

对于光敏感药物,在生产和贮存过程中要充分考虑光线的影响。生产过程中可以使用黄光灯或采用避光操作,以减少光降解作用。包材的选择尤为重要,对于一些光敏感的药品,其内包装一般不适用透明玻璃和塑料瓶而是使用琥珀色玻璃。一些对光高度敏感的药品,可以使用棕色的玻璃瓶作为包装容器以保护药品。药品的外包装(如纸箱)也能有效隔离光对药品的降解。

5. 包装材料　注射剂的包材是产品的重要组成部分,它能显著地影响产品的稳定性、有效性、毒性和安全性,因此要通过各种测试来评估包材,以选择最适合的药品包装材料。注射剂包装材料的主要选择依据:① 方便制造;② 保护产品的无菌和无热原;③ 方便贮存和运输;④ 方便临床使用。

四、处方开发中的实验设计

小容量注射剂的处方开发受到很多因素的影响,各个因素之间往往又会相互制约,处方的开发阶段通常需要大量的实验数据来确定最优处方。但在一个多因素、多水平实验中,如果要对每个因素的每个水平都互相搭配进行全面实验,需要做的实验次数就会很多。例如对 3 个 4 水平的因素进行全面实验,需要进行 $4^3 = 64$ 次实验,如对 5 个 6 水平的因素进行全面实验,则需进行 $6^5 = 7\,776$ 次实验。做这么多次实验需要花费大量的人力、物力和相当长的时间,显然是非常困难的,而且实验过程太长还可能导致实验的失效。故在处方开发阶段往往需进行合理的实验设计。

(一) 正交实验设计

正交实验设计是一种用正交表安排多因素多水平的实验,并用普通的统计分析方法分析实验结果,推断各因素的最佳水平的科学方法。用正交表安排多因素多水平的实验,各因素间均匀搭配,不仅可以分清各因素的作用,还能够全面分析到各因素的联合作用,找到最优方案,同时会大大减少实验次数。

正交实验设计时,可根据所需的实验因素和水平数查找相对应的正交表。正交表有两条重要性质:① 每列中不同数字出现的次数是相等的;② 任意两列中,将同一行的两个数字看成有序数时,每种数对应出现的次数是相等的。由于正交表的这两条性质,用它来安排实验时,各因素的各水平的搭配是均衡的,这样才能用较少的实验反映出全部的实验结果。

例如:为了提高某产品单步工艺的收率,需通过实验选择最好的工艺方案,经分析,主要有 3 个因素影响该步工艺收率:温度、时间、搅拌速度,每个因素都有 3 个水平,具体情况见表 1-13。

表 1-13　影响单步工艺收率的因素

水平　　　　因素	A 温度(℃)	B 时间(小时)	C 搅拌速度(r/min)
1	45	2	100
2	50	2.5	120
3	55	3	150

　　只有通过实验确定最优的方案，收率是该实验的响应指标。这里有 3 个因素，每个因素有 3 个水平，如果每个因素的每个水平都互相搭配进行全面实验，则需进行 $3^3 = 27$ 次实验，这显然需要耗费较多的人力、物力和时间。为了减少实验次数而不影响实验的目的，我们可以查找正交表（表 1 - 14）来进行相关实验。

表 1 - 14　三因素三水平正交表

实验编号 \ 因素	A	B	C
1	1	1	1
2	1	2	2
3	1	3	3
4	2	1	2
5	2	2	3
6	2	3	1
7	3	1	3
8	3	2	1
9	3	3	2

　　在这 9 个实验中，各因素的各水平搭配都是均匀的，每个因素的每个水平都进行了 3 次实验；每两个因素的每一种水平搭配都进行了 1 次实验。从这 9 组实验的结果就可以分析出各因素对实验目标的影响，也就是说这 9 组实验代表了全部实验的结果。

　　按选定的 9 组进行实验，将结果记录在表 1 - 15 中。

表 1 - 15　实验结果记录表

实验编号 \ 因素	A	B	C	收　率
1	1	1	1	95.3%
2	1	2	2	92.4%
3	1	3	3	84.8%
4	2	1	2	97.5%
5	2	2	3	90.8%
6	2	3	1	87.6%
7	3	1	3	90.5%
8	3	2	1	93.5%
9	3	3	2	91.2%
K_1	272.5%	283.3%	276.4%	—
K_2	275.9%	276.7%	281.1%	—
K_3	275.2%	263.6%	266.1%	—
k_1	90.83%	94.43%	92.13%	—
k_2	91.97%	92.23%	93.70%	—
k_3	91.73%	87.87%	88.70%	—
极差	1.13%	6.57%	5.00%	—
最优方案	A_2	B_1	C_2	—

　　表中 K_1 行的 3 个数值分别是因素 A、B、C 的第一水平所在的实验中的收率之和。如因素 A，它的第一水平为实验号 1、2、3，其收率和为 272.5%，记录在 K_1 行的第一列中；对于因素 B，它的第一水平为实验号 1、4、7，其收率和为 283.3%，记录在 K_1 行的第二列中；其他以此类推。

　　k_1、k_2、k_3 这 3 行中每一行的 3 个数分别是 K_1、K_2、K_3 这 3 行中每一行的 3 个数除以 3 得到的结果，是各水平所对应的平均值。极差为同一列中 k_1、k_2、k_3 这 3 个数中最大值减去最小值所得的差，极差越大，说明这个因素的水平改变时对实验指标的影响越大。这个因素就是我们需要考虑的主要因素。

　　通过以上分析得出的结论：各因素对收率影响的大小依次为时间、搅拌速度、温度。因此最好的方案为 $B_1C_2A_2$。B_1：时间，第一水平，2 小时；C_2：搅拌速度，第二水平，120 r/min；A_2：温度，第二水平，50℃。

　　从表 1-14 中可以看到，该方案在这 9 组实验中已经做过，为实验号 4。有时实验的最优方案不在已完成的实验中，这时可按最优方案再验证一次实验的结果是否符合预期。如不符合预期，说明理论分析与实验有差距，最终还是要接受实验的数据。

　　正交实验设计能够大大减少实验次数，从较少的实验数据中得到最优的方案，是实验设计中常用的方法之一。这种方法的主要工具是正交表，常用的正交表在相关专业书籍中能够很方便地获得。还有很多其他的实验设计方法能够科学地降低实验次数，获得最优的实验结果。在很多专业的数理统计书中都有论述，本书中不再一一赘述。

第三节
特殊小容量注射剂的处方开发

据调查,约 40% 经高通量筛选获得的药物难溶于水,这些难溶性药物的开发需要特殊的制剂技术与之配套。所以注射剂中还有一些特殊的小容量注射剂,如混悬剂、乳剂、脂质体、纳米混悬剂、注射用无菌粉末等。这些小容量注射剂由于其特殊的剂型及药物理化性质,在处方开发过程中有与常规小容量注射剂不同的考虑因素。

一、混悬剂

系指难溶性固体药物以微粒状态分散于分散介质中形成的非均匀的液体制剂,主要用于肌内注射和皮下注射。

不是所有难溶性固体药物都适宜制成混悬剂,剧毒药和剂量小的药物不宜制成混悬剂,药物制成混悬剂的适用情形为:① 难溶性固体药物或溶解后不稳定的药物需要制成液体制剂供临床使用时;② 两种溶液混合时药物的溶解度降低而析出固体药物时;③ 为了使药物产生缓释作用等,可考虑制成混悬剂。

混悬剂除需满足注射剂常规质量属性外,处方开发过程中还需要考虑产品的特殊质量要求:① 药物本身的化学性质应稳定,在使用或贮存期间含量应符合要求;② 药物微粒大小根据用途不同而有不同要求;③ 微粒大小均匀,在贮存过程中不变化;④ 粒子的沉降速度慢,沉降后不应有结块现象,轻摇后应迅速均匀分散;⑤ 有一定的黏度;⑥ 外用时应容易涂布。根据《中华人民共和国药典》的要求,混悬剂中药物微粒粒径除另有规定外一般应控制在 15 μm 以下,含 15～20 μm(间有 20～50 μm)者,不应超过 10%。

(一) 处方中的添加物

混悬剂属于热力学不稳定分散体系,其分散介质大多为水,也可用植物油。混悬剂中药物微粒分散度大,微粒与分散介质之间存在着物理界面,使混悬微粒具有较高的表面自由能。为了增加混悬剂的物理稳定性,处方中可加入稳定剂,如助悬剂、润湿剂、絮凝剂和反絮凝剂等。

1. **助悬剂** 系指能增加分散介质的黏度以降低微粒的沉降速度或增加微粒亲水性的附加剂。按其分子量大小主要分为:① 低分子助悬剂,如甘油、糖浆剂等低分子化合物;② 高分子助悬剂,如树胶类、纤维素类等。助悬剂主要通过增加分散介质的黏度,降低微粒的沉降速度,增加微粒的亲水性,防止结晶转型达到助悬的效果。使用助悬剂时需注意防腐问题。

2. 润湿剂　系指能使疏水性药物微粒容易被水润湿的附加剂。润湿剂可被吸附于微粒表面,增加其亲水性,产生更好的分散效果。许多疏水性药物如阿司匹林等不易被水润湿,加上微粒表面常吸附有空气,在制备混悬剂时适当加入润湿剂可起到很好的效果。常用的润湿剂为 HLB 在 7~11 的表面活性剂。

3. 絮凝剂和反絮凝剂　系指使混悬剂产生絮凝作用的附加剂,反絮凝剂则指使混悬剂产生反絮凝作用的附加剂。混悬剂的处方中常加入絮凝剂,可使混悬剂处于絮凝状态,能够增加其稳定性。但絮凝剂和反絮凝剂的种类、性质、用量与混悬剂所带的电荷以及其他附加剂等可能产生相互影响,故需在大量实验的基础上进行筛选。

(二) 质量评价

1. 微粒大小　混悬剂中微粒的大小不仅影响混悬剂的稳定性,同时也会对药效和生物利用度产生影响,故混悬剂中微粒的大小及其分布是判断混悬剂质量的重要指标之一。有很多方法可以测定混悬剂中微粒的大小及分布,如浊度法、光散射法、显微镜法、库尔特计数法等。

2. 沉降体积比　系指沉降物的体积与沉降前混悬剂的体积之比。测定方法:将混悬剂置于量筒中,均匀混合,记录混悬剂的总体积 $V_{总}$,静置至沉降面不再改变时记录沉降物的体积 $V_{沉}$,其沉降体积比 F 可用下式计算。

$$F = \frac{V_{沉}}{V_{总}} = \frac{H_{沉}}{H_{总}} \tag{1-14}$$

式中,$H_{总}$ 为沉降前混悬液的高度;$H_{沉}$ 为沉降后沉降面的高度。

沉降体积比可用来比较两种混悬剂的稳定性,可用于评价助悬剂和絮凝剂的效果以及处方设计中的相关问题。F 的数值在 $0~1$,F 值越大,混悬剂越稳定。当混悬液开始沉降时,其沉降高度 $H_{沉}$ 随时间减小,故以 $H_{沉}/H_{总}$ 为纵坐标,沉降时间为横坐标作图,可得该药物的沉降曲线。当沉降曲线平和缓慢降低时说明该处方设计优良,当沉降曲线比较剧烈时说明该处方的设计存在缺陷,但值得注意的是较浓的混悬剂不适宜用沉降曲线判断处方的优劣。

3. 絮凝度　是比较混悬剂絮凝程度的重要参数,可通过如下公式计算。

$$\beta = \frac{F}{F_\infty} = \frac{V_{沉}/V_{总}}{V_\infty/V_{总}} = \frac{V_{沉}}{V_\infty} \tag{1-15}$$

式中,β 为由絮凝引起的沉降物体积增加的倍数;F 为絮凝混悬剂的沉降体积比;F_∞ 为去絮凝混悬剂的沉降体积比;$V_{沉}$ 为絮凝混悬剂沉降后沉降物的体积;$V_{总}$ 为混悬剂的总体积;V_∞ 为去絮凝混悬剂沉降后沉降物的体积。

β 值越大,絮凝效果越好。絮凝度对评价絮凝剂的效果、预测混悬剂的稳定性有非常重要的价值。

4. 其他　① 重新分散性:混悬剂经贮存后再振摇,沉降物应能很快重新分散,这样才能保证使用时的均匀性和剂量的准确性。② 流变学特性:混悬剂的流变学特性能反应混悬剂微粒的沉降速度，可用旋转黏度计测定混悬剂的流动特性曲线，通过曲线的形状判断混悬剂的流变学特性，触变流动、塑性流动和假塑性流动能有效地降低微粒沉降的速度。

二、乳剂

乳剂系指互不相溶的两相液体混合，其中一相以液滴状态分散于另一相中形成的非均相分散体系。液滴状液体称为分散相、内相或非连续相，另一液体则称为分散介质、外相或连续相。乳剂的特点为：① 油性药物制成乳剂能保证剂量，且使用方便；② O/W 型乳剂可掩盖药物不良臭味，外相可加矫味剂，使口感更适宜；③ 外用乳剂可改善对皮肤、黏膜的渗透性，减少刺激性；④ 静脉注射乳剂分布较快、药效高、有靶向性；⑤ 乳剂中液滴的分散度很大，药物吸收和药效发挥很快，生物利用度高。常用的乳剂类型有 O/W（水包油）型和 W/O（油包水）型，复方乳剂有 W/O/W 型和 O/W/O 型。

（一）乳化剂的选择

乳剂属于热力学不稳定的分散体系，为了保持乳剂的分散状态和稳定性，需最大限度地降低两相间的表面张力和表面自由能，故必须加入乳化剂。乳化剂的选择应根据乳剂的类型、给药途径及乳化剂的性能等因素综合考虑。

1. 根据乳剂的类型选择　在乳剂处方开发时应先确定所制备的乳剂类型，然后根据确定的乳剂类型选择合适的乳化剂。O/W 型乳剂应选择 O/W 型乳化剂，W/O 型乳剂应选择 W/O 型乳化剂。乳化剂的 HLB（亲水亲油平衡值）为这种选择提供了重要依据，各乳化剂的 HLB 很容易查到。

2. 根据乳剂的给药途径选择　不同给药途径对乳化剂的选择也有影响，口服乳剂应选择无毒的天然乳化剂或亲水性高的乳化剂；外用乳剂应选择局部无刺激性的乳化剂；注射用乳剂应选择磷脂、泊洛沙姆等乳化剂。

3. 根据乳化剂的性能选择　乳化剂的种类有很多，其性能各不相同，在选择乳化剂时应选择乳化性能强、性质稳定、受外界因素如 pH、盐离子浓度等影响小、无毒、无刺激性的乳化剂。

4. 混合乳化剂的选择　乳化剂混合使用有许多特点：① 改变 HLB，改变乳化剂的亲水、亲油性，使其具有更大的适应性；② 增大乳化膜的牢固性，增强乳剂的稳定性；③ 非离子型乳化剂混合使用；④ 非离子型乳化剂与离子型乳化剂混合使用；⑤ 阴离子型乳化剂不能与阳离子型乳化剂混合使用，因为它们混合后通常会形成溶解度很低的化合物，导致有沉淀析出。乳化剂混合使用必须符合乳化油相对 HLB 的要求，乳化油相所需的 HLB 可通过表 1－16 查找。

混合乳化剂 HLB 的计算公式如下。

$$HLB_{AB} = \frac{HLB_A \cdot W_A + HLB_B \cdot W_B}{W_A + W_B} \tag{1-16}$$

HLB_{AB} 为混合乳化剂的 HLB；HLB_A、HLB_B 为 A、B 乳化剂的 HLB；W_A、W_B 为 A、B 乳化剂的质量。

表 1-16　乳化油相所需的 HLB

名　称	所需 HLB	
	W/O 型	O/W 型
液状石蜡(轻)	4	10.5
液状石蜡(重)	4	10~12
棉籽油	5	10
植物油	—	7~12
挥发油	—	9~16
鲸蜡醇	—	15
硬脂醇	—	14
硬脂酸	—	15
精制羊毛脂	8	15
蜂蜡	5	10~16

由公式可知,混合乳化剂的 HLB 为各乳化剂 HLB 的加权平均值。

(二) 乳剂中的常见问题

乳剂由于其剂型的特殊性在处方开发时常出现以下问题:

1. 分层　指乳剂在放置过程中,乳滴逐渐聚集在上层或下层的现象。分层的主要原因是分散相和分散介质之间存在密度差。可以通过增加分散介质的黏度,调整相体积比等措施改善分层现象。

2. 絮凝　指分散相的乳滴发生可逆的聚集。原因可能是电解质和离子型乳化剂使乳滴的电荷减少,ζ电位降低从而发生絮凝。可以通过调整ζ电位解决絮凝问题。

3. 转相　系指 O/W 型乳剂转成 W/O 型乳剂或出现相反的变化称为转相(又称转型)。加入外加物质、改变相体积比或温度都可能导致乳剂转相。转相是由乳化剂的改变引起的。如油酸钠是 O/W 型乳化剂,遇氯化钙后生成油酸钙,变为 W/O 型乳化剂,乳剂则由 O/W 型变为 W/O 型。

4. 合并与破裂　指分散相乳滴合并且与连续相分离成不相混溶的油、水两层液体的现象。形成原因是温度增高或乳滴的大小不均。可在制备乳剂时尽可能地保持乳滴均一性或增加分散介质的黏度来解决。

5. 酸败　指乳剂受外界因素(光、热、空气等)及微生物作用,使体系中油或乳化剂发生变质的现象。如油相酸败,水相长霉,药物变化。通过加入抗氧剂和防腐剂,可防止氧化或酸败。

(三) 质量评价

1. 粒径大小　乳剂粒径大小是衡量乳剂质量的重要指标。不同用途的乳剂对粒径大小的要求也不相同,静脉注射乳剂的粒径应控制在 0.5 μm 以下。可通过以下方法测定乳剂的粒径。

(1)显微镜测定法:用光学显微镜可测定粒径范围在 0.2~100 μm 的粒子,本法测定的粒子数应不少于 600 个。可通过如下公式计算平均粒径。

$$D_m = \frac{\sqrt[s]{\sum n_t d_t^B}}{n} \qquad (1-17)$$

式中，D_m 为平均粒径；n 为总粒子数；粒径为 d_1 的粒子数目为 n_1。

（2）库尔特计数器测定法：库尔特计数器可测定粒径大小和粒度分布，方法渐变、速度快、可自动记录并绘制分布图。

（3）激光散射光谱法：样品制备简单，测定速度快，可测定 $0.01\sim2~\mu m$ 的粒子，很适合静脉乳剂粒子大小的测定。

（4）透射电镜法：可测定粒子大小及分布，观察粒子形态。可测定粒子的粒径范围为 $0.01\sim20~\mu m$。

2. 分层现象　乳剂分层过程的快慢是衡量乳剂稳定性的重要指标，可通过乳剂的分层情况评估其稳定性。由于乳剂分层较慢，可使用离心机加速其分层。以 $4\,000~r/min$ 离心 15 分钟，如不分层则可认为乳剂的质量稳定。

3. 乳滴合并速度　乳剂的乳滴合并速度符合一级动力学规律，可通过如下公式计算。

$$\lg N = \lg N_0 - \frac{kt}{2.303} \qquad (1-18)$$

式中，N 为 t 时间的乳滴数；N_0 为 t_0 时间的乳滴数；k 为合并速度常数；t 为时间。

通过公式计算出合并常数 k，再预估出乳滴的合并速度，以评价乳剂稳定性的大小。

4. 稳定常数　系指乳剂离心前后光密度变化百分率，用 K_e 表示，可通过如下公式计算。

$$K_e = \frac{A_0 - A}{A_0} \times 100\% \qquad (1-19)$$

式中，A_0 为未离心乳剂稀释液的吸光度；A 为离心后乳剂稀释液的吸光度。

测定方法：以蒸馏水为对照，用比色法在可见光波长下测定原乳剂稀释液吸光度 A_0，取适量乳剂于离心管中，以一定速度离心一定时间后，从离心管底部取出少量乳剂，稀释一定倍数，同法测定其吸光度 A，代入公式计算 K_e。离心速度和波长可通过实验确定，K_e 值越小乳剂越稳定。此方法是乳剂稳定性的定量检测方法。

三、脂质体

脂质体系指将药物包封于类脂质双分子层内形成的微型泡囊。根据脂质体包含的类脂质双分子层的层数，分为单室脂质体和多室脂质体。含单一双分子层的泡囊称为单室脂质体或小分子脂质体，粒径为 $20\sim80~nm$；大单室脂质体为单层大泡囊，粒径为 $100\sim1\,000~nm$；含有两层双分子层的泡囊称为多室脂质体，粒径为 $1\sim5~\mu m$。

脂质体作为药物的载体有其特别的优势，它既能包封脂溶性药物又能包封水溶性药物。被脂质体包封的药物有以下特性：① 靶向性和淋巴定向性；② 缓释性；③ 细胞亲和性与组织相容性；④ 可降低药物毒性；⑤ 保护药物提高药物稳定性。

（一）脂质体的制备方法及其影响因素

制备脂质体的膜材主要由磷脂与胆固醇构成，其制备方法有：① 注入法；② 薄膜分散法；③ 过膜挤压法；④ 逆相蒸发法；⑤ 冷冻干燥法等。不同制备方法制得的脂质体的载药量或体积包封率不同，其影响因素主要有：① 类脂质膜材料的投料比，可通过增加胆固醇含量提高水溶性药物的载药量；② 脂质体电荷的影响，当相同电荷的药物包封于脂质体双层膜中时，同电相斥使得双层膜之间的距离增大，可包封更多的亲水性药物；③ 脂质体粒径大小的影响，当类脂质的量不变，类脂质双分子层的空间体积越大，载药量越多；④ 药物溶解度的影响，极性药物在水中溶解度越大，在脂质体水层中的溶解度越高。

脂质体由于结构不稳定，不能使用高温灭菌的方式进行无菌处理，一般采用两级 $0.22\ \mu m$ 膜冗余过滤的方式进行无菌保证。

（二）质量评价

1. 包封率与载药量　包封率又称重量包封率，系指包入脂质体内的药物量与投料量的重量百分比，计算公式为：

$$Q_w = \frac{W_e}{W_t} \times 100\% \tag{1-20}$$

式中，Q_w 为药物包封率；W_e 为包封于脂质体内的药物；W_t 为药物投料量。

一般采用葡聚糖凝胶电泳、超速离心、透析等方法将溶液中游离药物和脂质体分离，分别测定，计算包封率。通常要求脂质体的药物包封率达 80% 以上。

载药量系指脂质体中所包封药物的百分比，其计算公式为：

$$LE = \frac{W_e}{W_m} \times 100\% \tag{1-21}$$

式中，LE 为脂质体中药物的载药量百分比；W_e 为包封于脂质体内的药物；W_m 为载药脂质体的总重量。

载药量的大小直接影响到药物的临床应用剂量，载药量越大，越易满足临床需要。

2. 形态与粒径　脂质体形态与粒径的检查方法主要有：① 光学显微镜法，该方法只适用于粒径较大的脂质体；② 电子显微镜法，分为负染和冷冻蚀刻，可用于检测小脂质体，是直接测定脂质体粒径最精确的方法；③ 激光散射法，此方法能快速简单地测定脂质体的粒径，但其只能测出脂质体样品的平均粒径。

脂质体粒径大小和分布均匀程度与其包封率和稳定性有很大关系，直接影响脂质体在机体组织内的分布和代谢，影响脂质体的治疗效果。

3. 泄漏率　系指脂质体在贮存期间包封率的变化情况，是衡量脂质体稳定性的重要指标，其计算公式为：

$$泄漏率 = \frac{贮存后泄露到介质中的药量}{贮存前包封的药量} \times 100\% \tag{1-22}$$

胆固醇可以加固脂质体双分子膜，降低膜流动，减小泄漏率。

　　4. 磷脂的氧化程度　磷脂容易被氧化，在含有不饱和脂肪酸的脂质体混合物中，磷脂的氧化分为三个阶段：单个双键的耦合、氧化产物的形成、乙醛的形成和键的断裂。可通过测定氧化指数和氧化产物反映磷脂氧化的程度。

　　（1）氧化指数：是检测双键耦合的指标。氧化耦合后的磷脂在 230 nm 波长处具有紫外吸收峰，因而与其他未氧化的磷脂不同。检测时，将磷脂溶于无水乙醇中，配制成一定浓度的澄明溶液，分别测定其在 233 nm 及 215 nm 波长处的吸光度，其计算公式为：

$$氧化指数 = \frac{A_{233}}{A_{215}} \tag{1-23}$$

磷脂的氧化指数一般应低于 0.2。

　　（2）氧化产物：卵磷脂氧化产生丙二醛和溶血磷脂，丙二醛在酸性条件下可与硫巴比妥反应，生成红色化合物，该化合物在 535 nm 波长处有特异性吸收，吸收值的大小可反映磷脂的氧化程度。

四、纳米混悬剂

（一）概述

　　目前 40% 以上的在研药物存在水溶性差的问题，这使潜在的优良品种不能上市或者不能充分发挥疗效。因此解决难溶性药物生物利用度低的问题非常迫切。目前常用的共溶剂增溶、环糊精包合和乳剂等技术都有一定的局限性，例如共溶剂存在有机溶剂毒副作用、配伍时药物析出等问题；环糊精包合对药物分子的大小有特殊要求；乳剂则要求药物在油相中有较高的溶解度。纳米混悬剂是纳米药物的胶态分散体系，无须载体材料，通过表面活性剂的稳定作用，将纳米级的药物粒子分散在水中形成稳定体系。纳米混悬剂不仅可用于制备水溶性差的药物，同时也可制备既难溶于水又难溶于油的药物。纳米混悬剂最大的优势为：能提高制剂中的药物含量，特别适合大剂量、难溶性药物的口服和注射给药，同时处方中可不添加载体和其他共溶剂，从而减少给药后的毒副作用。

（二）质量评价

　　理想的粒径分布和选择最适表面活性剂的种类及用量是制备稳定的纳米混悬剂的重要条件。

　　1. 粒径　在选择合适的粒径时，可通过高压均质机进行，可调节高压均质机的压力和循环次数来制备不同粒径的纳米混悬剂，再检测不同压力和循环次数下的粒径分布，最后通过加速试验确定其稳定性最佳的粒径分布范围。也可通过其他制备方式制备不同粒径的纳米混悬剂，如微量沉淀法等，但采用直接均质法可避免有机溶剂的加入，适用于难溶于水又难溶于油的药物，同时具有较高的工艺重现性。

　　2. 表面活性剂　一般可选择离子型表面活性剂和非离子型表面活性剂，离子型表面活性剂可使纳米粒子间产生静电排斥；非离子型表面活性剂可使纳米粒子间产生立体排斥。研究表明，两种表面活性剂联合使用时可提高纳米混悬剂的稳定性。

五、注射用无菌粉末

注射用无菌粉末俗称粉针剂，系指将药物的灭菌粉末分装在西林瓶或其他适宜的容器中，临用前用适当的溶剂溶解或混悬的制剂。根据其生产工艺的不同一般分为注射用冷冻干燥制品（冻干粉针）和注射用无菌分装制品。

（一）注射用冻干制品

冷冻干燥是将需要干燥的药物溶液预先冻结成固体，然后在低温低压条件下，从冻结状态不经过液态直接升华除去水分的一种干燥方法，其优点为：① 可避免药物因高热分解变质；② 所得产品质地疏松，加水后迅速溶解恢复药液原有的特性；③ 含水量低，同时在真空状态下干燥，故不易氧化，有利于产品长期贮存；④ 产品剂量准确，外观优良；⑤ 因为污染机会少，产品中的微粒物质较其他方法生产的少。但在其处方和工艺开发中常需考虑以下问题。

1. 含水量　　冻干粉针往往会因装载的液层过厚出现含水量偏高的情况，冻干产品的液层厚度一般不应超过 10～15 mm，液层装载过厚可能导致水分无法完全干燥；此外还因干燥过程中热量供给不足导致蒸发量减少，水分未完全干燥及真空度低、冷凝气温度太高等。可采用旋转冷冻机或其他方法解决。

2. 喷瓶　　喷瓶主要由于预冻温度过高，产品冻结不实，升华过程中供热太快，局部温度过高，部分干粉熔化为液体，在真空条件下，少量液体从干燥的固体界面下喷出造成。为了防止喷瓶，必须控制好预冻温度，预冻温度一般控制在共熔点以下 10～20℃，同时加热升华。

3. 产品外形不饱满或萎缩成团粒　　导致此现象的原因可能是冻干时，在表面形成了一层致密的干燥层，升华的水蒸气穿过的阻力变大，水蒸气在干燥层停滞的时间过长，导致部分药品潮解、体积收缩。黏度大的产品更易出现此类状况，可在处方中适量加入甘露醇、氯化钠等填充剂，或在冻干工艺中采用反复预冻升华法，改善结晶状态和产品的通气性，使水蒸气顺利逸出。

（二）注射用无菌分装制品

在注射用无菌分装制品的处方开发时，首先要确定药物的理化性质，如① 热稳定性，主要目的是确定药物最终能否进行灭菌处理；② 药物的临界相对湿度，药物分装环境的湿度必须控制在临界相对湿度以下，防止药物吸潮变质；③ 粉末晶型，粉末晶型与生产工艺密切相关，球形分装时易于控制，针形较难控制，分装时易发生较大的装量差异；④ 粉末的松密度，即单位体积内药物的重量，一般情况下粉末的松密度越大，分装时越易于控制。在其处方和工艺开发过程中常需考虑以下问题。

1. 装量差异　　药粉因吸潮黏性增加，导致流动性下降，药粉的物理性质如晶型、粒度、比热容及机械性能等因素均能影响装量差异。可根据具体情况采取相应措施。

2. 澄明度　　由于药粉未经过预处理，导致污染的机会增多，可能在粉末溶解后出现可见异物导致澄明度不合规定。因此应从原料的处理开始，控制好环境，防止污染。

3. 贮存过程中的吸潮变质　　主要是由天然橡胶的透气性所致，故在工艺开发阶段需选择性能较好的橡胶胶塞，同时需对胶塞的密封性进行性能测定，也可考虑在铝盖压紧后瓶口烫蜡，防止水汽进入。

六、总结

随着医药行业的发展和各种不良反应的发生，药品的质量越来越受到各方的关注，而处方设计与产品质量是密切相关的。

将"质量源于设计"的理念贯穿于药品的处方开发中对药品的质量有至关重要的作用，负责处方开发的团队应具备以下能力和支持：① 标准操作规程；② 技术文件支持；③ 验证方案设计；④ 过程分析技术；⑤ 验证实施；⑥ 技术文件和授权。

同时，药物的安全性评价受到越来越广泛的关注。各国都出台了相应的法律法规和指导意见，用于评估药品的质量可控性、安全性和有效性，同时也给出了药物稳定性研究方法、取样原则、贮存条件和数据评估等指导意见。

为保证持续稳定地生产出合格的产品，还需考虑以下几点要求。

（1）最终产品可生产成已知的质量稳定的剂型。

（2）生产设备的可靠性、工艺的稳定性以及生产环境的保证。

（3）全面的人员培训。

（4）完善的文件体系支持。

注射剂的处方开发不是一个简单的单因素考虑，而是一个系统的工程设计。不仅要考虑药物本身的物理和化学性质，还要充分考虑各方面的影响因素：药物的剂型、给药途径、溶剂的选择、添加的物质等，同时还要考虑各因素之间的相互影响。一个成功的注射剂处方一定会有大量、真实的数据支持其合理性，并能满足药品安全、有效、稳定、经济的要求。

预灌封注射剂的产品开发除了考虑正常小容量注射剂产品开发因素外，还要考虑预灌封注射器对产品的影响。不仅考虑产品与注射器、胶塞和护帽的相容性，还要考虑最终灭菌的问题。已经有证据证明普通胶塞吸附导致产品含量下降的事例，镀膜胶塞的出现，为这类产品的开发找到了突破口。由于预灌封胶塞的可移动性，普通灭菌过程中会产生胶塞移位或爆塞，随着空气蒸汽混合灭菌柜的出现，为这类产品的开发找到了方法，即灭菌过程中增加压缩空气防止爆塞。因为空气导热性差，为了证明终端灭菌能达到预期效果，灭菌柜的温度分布和热穿透实验要求就显得非常重要。

注射剂的包装材料及容器的设计对注射剂的质量和使用也会产生很大影响。我们会在后续的章节中具体讨论。

◇ 参 ◇ 考 ◇ 文 ◇ 献 ◇

［1］　徐晖,杨丽.药品包装技术［M］.北京：化学工业出版社,2006.

［2］　国家药典委员会.中华人民共和国药典：第四部 凡例［M］.北京：中国医药科技出版社,2015.

［3］　方亮.药剂学［M］.北京：人民卫生出版社,2016.

［4］　司书毅,洪斌,余利岩.药物微生物学［M］.北京：化学工业出版社,2007：363－364.

［5］　陈莉,汤忞,陆伟根.纳米混悬剂粒径稳定性及其控制策略［J］.综述评论,2010,31(4).

［6］　平其能.现代药剂学［M］.北京：中国医药科技出版社,1998.

［7］　Foex B A. Discovery of the intraosseous route for fluid administration［J］. J Accid Emerg Med, 2000, 17：

136 - 137.

[8] Dudrick S J. History of vascular access[J]. Parenteral & Enteral Nutrition，2006，30(1)：47 - 56.

[9] Millam D. The history of intravenous therapy[J]. Intravenous Nursing，1996.

[10] Helmstadter A. 350 years of intravenous injection[J]. Pharmaceutical Historian，2006.

[11] Helmstadter A，Van Zundert A. 1656 - 2006：350 years of intravenous injection[J]. Acta Anaesth Belg，2006.

[12] Strickley Robert G. Solubilizing excipients in oral and injectable formulations[J]. Pharm Res，2004.

[13] Bowker M J，Stahl P H. Preparation of water-soluble compounds through salt formation[J]. Practice of Medicinal Chemistry，2008：747 - 765.

[14] Avdeef A. Solubility of sparingly-soluble ionizable drugs[J]. Adv Drug Del Rev，2007，59：568 - 590.

[15] Nema S，Ludwig J D. Pharmaceutical dosage forms：parenteral medications[M]. 2016.

第二章

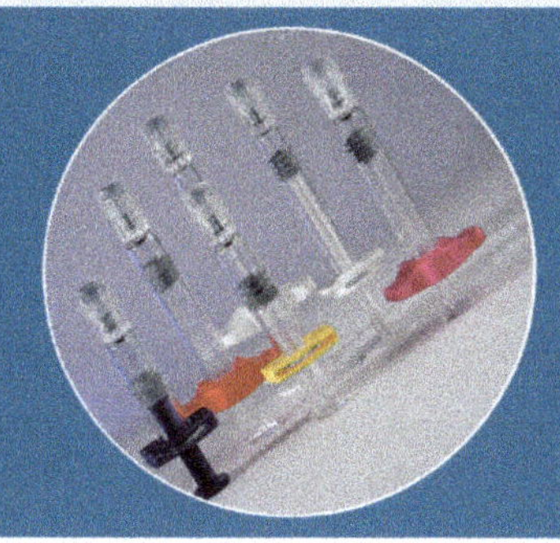

注射药品的包装

第一节
注射剂的包装要求

一、概述

　　包装的发展过程是社会历史演变的缩影。它由最初的保护、贮存功能，发展到药品在流通过程中增加的方便运输、识别和使用功能。目前，各国对药品的包装策略以保证药品的安全性、有效性作为重点，同时兼顾药品的保护功能、美观以及在携带和使用上的便利性。对于药品来说，药品经生产、检验后，无论在贮存、运输中还是分发使用等过程中，都必须有适当和完整的包装。随着科学技术的发展及新型包装材料的不断开发和应用，药品包装不单单作为盛装药品的附属工具或辅助项目，而是已经成为方便临床给药的重要形式。如预灌封注射剂的一次性使用包装，不仅能提高药物的治疗效果，还能够降低一些用药过程的不良反应。

二、注射剂包装的分类

　　无菌注射剂包装的快速发展从 18 世纪 90 年代开始，无菌过滤技术的发展以及安瓿的发明，将注射液的制造由药剂师转移至制药公司，从而催生了研究和生产无菌制剂产品包装的企业。

　　包装在贮藏、运输、展示、销售及使用方面发挥着诸多功能，按照流通领域的作用可以分为内包装和外包装。

　　1. 内包装　指直接与药品接触的包装（如安瓿、注射剂瓶、预灌封注射器等）。内包装应该能满足药品在生产、运输、贮存及使用过程中的质量要求，并便于临床使用。

　　2. 外包装　指除了内包装以外的包装。通常按照由里向外顺序，可分为中包装和大包装。特殊产品为了适应装盒的要求，需要进行泡罩，便于药品的固定和保护。外包装需要根据内包装的包装形式、材料特性进行选择和设计，并能保证药品运输、贮存、使用分发等过程的质量要求。

　　本章主要讨论注射药品的内包装部分，而泡罩、外箱部分不在本章节的范围内。目前大容量注射剂和小容量注射剂的包装材料主要是玻璃和塑料，玻璃由于具有良好的化学稳定性、耐热稳定性以及容易清洗消毒、密封性好等特点，成为注射药品的主要包装材料。当然由于玻璃在防护性和隔热性等方面的缺陷，随着近 30 年来高分子聚合塑料的发展，塑料已成为小容量注射剂和大容量注射剂包装的新选择。

　　大容量注射剂的包装形式有玻璃瓶，聚氯乙烯（PVC）软袋，聚丙烯（PP）、聚乙烯（PE）硬塑料瓶，以及目前最为先进且完全符合环保的非 PVC 复合膜软袋等，如图 2-1 所示。

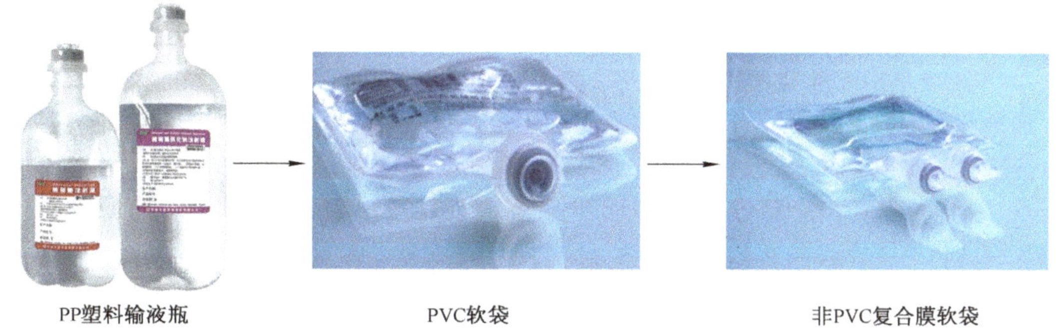

图 2-1　塑料输液的发展趋势

　　小容量注射剂的包装形式有安瓿瓶、西林瓶、预灌封注射器、卡式瓶等，如图 2-2 所示。其中预灌封注射器和卡式瓶的出现，避免了终端用户使用时再次配液带来的污染风险。并且卡式瓶可以进行多次给药，目前在胰岛素治疗中应用广泛。

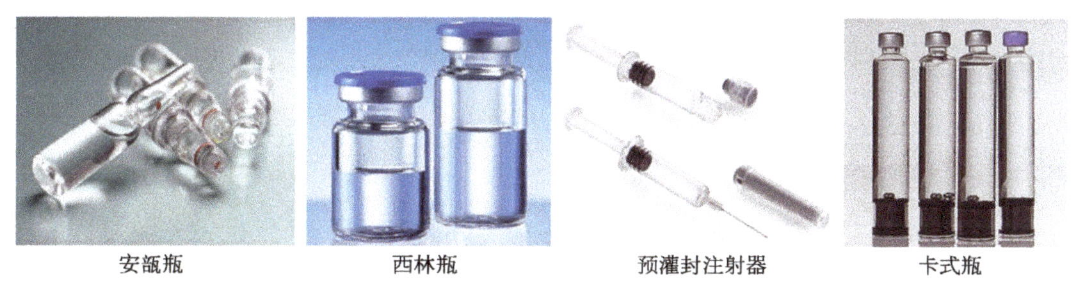

图 2-2　小容量注射剂各种包装形式

　　综上所述，注射剂研究不仅要考虑产品本身的性质，还需要考虑与包装材料之间的相互作用和终端用户的运输、使用等因素。我们可以把注射剂包装概括为两个方面：一是包装所需的物料、容器和一些辅助物品；二是包装药品的操作过程，它包括包装方法和包装技术，例如预灌封技术、吹填封技术等。本章主要研究注射药物包装中内包装材料的具体生产过程、质量要求，供药学人员选择注射剂包装形式时参考。

三、注射剂包装的作用和要求

　　同普通产品包装相比，注射剂的包装标准更为严格，必须符合产品质量属性要求。例如，药品的有效性、安全性、均一性、完整性、纯度、最小副作用、最低的质量风险以及良好的贮藏稳定性。因此，包装技术不仅要对药品本身，包括对处方、剂型的特征和药物的理化性质，进行深入了解；还应考虑医学和市场投入相关的因素、生产和包装方法、贮藏和流通、销售、最终患者用于特定的用途等。其中的每一个阶段，都应符合国家法律法规的要求。

（一）注射药品包装目的

　　1. 均一性　　是指同一批次或不同批次产品间活性成分、辅料和杂质/降解产物的定量。均一性表示不同产品和剂量之间差别的最小值，既包括活性成分和辅料，也包括药物的溶解和生物利用度等因素。均一性可用初始目标数据的百分比来表示。因此，任何与贮藏时间、温度等的关系均可定量。但是，贮藏后均一性的变化可能与药品、包装或环境的变化有关。

2. 纯度　指活性成分的百分比，如有可能还应包括杂质的鉴别和含量的测定。回顾以前的药典标准，很容易发现所收载品种的纯度为 99.0%、98.5% 或 98%，极少关注剩余百分之几的物质是什么，它可能是杂质或降解产物。如今药典更多关注"其他成分"。通过现代分析方法可对杂质进行定量，同样，主要杂质也可以通过现代化学手段进行分离。现在制药科学家不仅研究制造出高纯度的药物，而且对于含量 ≥0.1% 的杂质，都进行鉴别和定量。包装必须满足药品在质保期的纯度要求，同时不能释放出新的杂质。

3. 完整性　涵盖了能够确保各组分的质量以及相关数据准确性的各方面；配方准确，同时具有所要求的生物利用度；包装应符合规范且与药品的数量相匹配，并且对产品包装进行正确的标示和识别。因此，完整性包括所有与质量、数量及安全性相关的方面，是生产和质量控制及改进的基础信息。近来，药品安全性防伪包装越来越受到重视。

4. 副作用　对于大多数药物来说都有副作用。如果某种药品的副作用很小，那么该药品通常可被患者接受。但对于治疗较轻微疾病的患者来说，用药时的副作用通常是无法接受的。这些副作用可能是由药物本身及其他辅料、包材和用药不当引起的。就此而言，任何对处方的简化，例如去掉着色剂、调味剂、防腐剂等，均可能降低与副作用有关的风险。由于包装可通过相互作用、提取或迁移使产品发生变化，甚至导致产品减少，因此包装被认为是产生副作用的因素之一。

5. 稳定性和有效期　不论采用何种包装，药品的有效期仍然有限。但也有药物制剂本身很稳定的情况，这种情况下，包装用于防止外界环境的直接污染（如粉尘、灰尘、细菌等）和容纳药品。然而，几乎没有一种药品无须包装的保护作用，这是由于上述产品的关键质量属性不仅与包装相互依赖，而且最终表现在这些关键质量属性在药品使用过程中的风险评估。目前，一般稳定性是以国际协调委员会（ICH）的指南为依据制定的。

注射剂的药物包装不仅需要满足上述质量属性要求，其本身也需要进行过程质量控制。各国对药品质量的控制，除了按药典产品项下的规定进行控制外，对药品包装材料同样进行控制。如《中华人民共和国药典》（ChP）、《日本药局方》（JP）、《欧洲药典》（EP）、《美国药典》（USP）均收载对药品包装材料、容器的要求。直接接触注射剂的包装材料和容器是药品不可分割的一部分，它起到对药品的包装和保护作用，还对部分保护作用提出更高要求，如防止污染和危害的发生，保护产品无菌和不受到内毒素污染，确保注射剂在使用前的安全性不受到破坏。注射剂的包装，伴随药品生产、流通及使用的全过程。

（二）注射剂包装环境保护

注射剂由于直接注射给药，绕过了机体的自然防御，所以对于使用者或患者而言存在很大的风险。故在包装材料的使用、灌装和包装操作的工艺过程方面对包装提出了特别的挑战。内包装是产品生产的重要工艺步骤，分析包装的影响因素对降低产品污染风险、提高产品的保护能力尤为重要。

在讨论产品-包装如何抵抗某些危害，以及在对包装进行全面的研究开始之前，假设药物本身、与处方相关的成分以及最终的处方均已通过一系列条件的挑战。由此可知，产品对温度、压力、氧气、二氧化碳、重金属、细菌、霉菌以及 pH 等的敏感性提供了关于产品及其组分的敏感度的指标。这些信息更清楚地指明了药品所需的"保护"。这对于包装技术人员来说是非常必要的。

1. **温度**　首先要指出的是，温度不能按照简单的方法进行分类，即"室内"或"室外"。事实上，许多药品所处恶劣环境的温湿度对药品的影响非常大。企业还应注意的是，使用汽车运输货物时，温度有时可超过 60℃。如果考虑北极或南极的户外条件，药品可能暴露在 −60～60℃。

如今，40℃、相对湿度 75% 已被广泛采纳作为实践应用的加速条件。以上内容构成了欧洲、日本和美国协调化组织（International Conference on Harmonization of Technical Requirements for Registration of Pharmaceuticals for Human Use，ICH）研究的基础。

研究过程中采用间隔 10℃ 的一系列条件可清晰地分辨遵循 Arrhenius 方程的化学变化。但是，由于实验的费用不断增加，逐渐趋向于缩小贮藏温度的范围，或者，即使产品−包装体系在一定范围的条件下贮藏，也只对一两个条件进行全面分析，并且当发现或怀疑药品−包装性能发生变化时，即终止实验。实际上，没有按预定期限进行加速实验，尤其当塑料处于应变状态时。在此情况下，降温可减小应变，而升温可增大应变。此外，相当多包装材料若持续贮存在 45℃ 或 45℃ 以上的条件下，会变得脆弱、断裂或功能紊乱。因此，有时高温实验会因包装破裂而加速产品降解，所以即使是短时间的高温贮存也常常无法提供科学的预测贮存期限的方法。同样需要注意的是，在某一精确控温条件下进行的实验与实际气候并不相符，因为温度波动会导致尺寸和压力的变化，这种变化会促进产品与外部大气之间的交换。因此，只有在包装−产品评估的可行性研究阶段，对温度、相对湿度和压力差的实际效应加以评估，在控制条件下测得的长期稳定性数据才能被认为是完全合理的。大多数稳定性实验采用静态条件，即不涉及由搬运、贮藏和销售所产生的影响。

某些情况下，药品性能的改变并不是控温条件下贮存的影响结果，而是由一些其他条件改变导致的。例如：① 包装的"呼吸"——交换作用，可以向内或向外，或两者均有；② 密封变松或变紧；③ 复合膜的分层，通常从边缘开始；④ 材料"老化"加快。

2. **水分**　水分以蒸汽或液体的形式存在。后者往往与以下因素相联系，如雨水、海水、洪水等，或者当温度下降至露点，包装内部或周围包装材料出现水滴。水汽的进出可能由许多原因引起，可导致如下差异极大的产品变化。

（1）水解，水汽进入导致产品的水解。

（2）增重，例如含糖产品变黏。

（3）失重，当水或溶剂损失时的浓度增加；可能出现易挥发组分的逸失。

（4）化学作用（如泡腾）。

（5）干透、结块、硬化、软化。

（6）微生物生长或微生物负荷的变化。

（7）包装或产品的尺寸变化，如膨胀或收缩。

（8）外观的变化，如晦暗、丧失光泽。

（9）密闭系统部分失效。

（10）所用的材料是可渗透的。所有的塑料都有一定程度的渗透性，包装也会"呼吸"。

（11）包装内部压力的上升或下降。例如，采取热填充的方式或柔性容器加盖时包装被压缩均可引起包装内压力的下降。

（12）通过吸潮（例如使用脱水剂或具有吸潮性质的物质）或释放水分，改变产品周围的大气环境，水分的吸收和释放对温度有很强的依赖性。

（13）毛细管和毛细管吸引作用。如果在密封处有折缝产生，则可以通过毛细管道发生水分交换。采用内部塞系统的瓶子也会产生类似的表面效应。容器口处的沟槽，都有可能促进毛细管型渗漏的产生。

产品水分得失与否取决于其对水的亲和力、包装和密封的性质以及产品周围的相对湿度（或水分）。上面的介绍进一步指出把水分作为一个严重危害的原因。还应明确指出水分所引起的危害远比水分的得失这样简单的后果要严重得多。

产品中和产品的生产、加工、包装、使用环境中的水分也可能有一定的影响。因此，某些情况下，在不利的环境条件下简单地开启或封闭包装也可能导致产品的变质。

3. 大气和大气中的气体　对大气的简单分析表明，其主要气体为氮气、氧气、二氧化碳等，但痕量局部滞留的气体也不可忽视。当然大多数氧化反应引起的问题应归咎于氧气。挥发油也易氧化，且氧化至某一程度时会发生树脂化，并伴随着浅棕色或黑色的颜色变化，变黏、可能带有臭味和出现残留物。某些类型的产品可吸收氧气，导致顶部空间形成负压，柔性的材料发生部分塌陷（例如低密度聚乙烯瓶的瘪陷）。有些时候，通过减少顶部空间（例如真空包装）、充入化学惰性气体（如氮气）、加上有效的密封系统和适当的屏障材料等，可以避免或降低由氧化引起的化学降解。光照、高温和催化剂均可加速氧化反应。维生素 B_1 的降解是氧化过程的典型例子，铜的存在可加速氧化。

二氧化碳的危害性虽然不如氧气，但作为弱酸性气体可引起 pH 漂移或与碱性物质发生反应（可能生成碳酸盐沉淀）。贮存在二氧化碳极易渗透的包装材料（例如低密度聚乙烯瓶）中的非缓冲水溶液极易产生 pH 漂移。

由于氮气本身为化学惰性气体，不大可能引发药品质量问题。但必须注意，简单的充填氮气操作并不能解决所有的问题，尤其当使用对氧气和二氧化碳具有渗透性的材料时。

在一般的大气条件下，应当注意到包装有两个需要加以考虑的气体环境，即包装内部和外部的气体。包装内部以及产品与外部环境之间的气体交换，通常与气体浓度"梯度"和两者之间的压力差有关。包装内部压力的变化，不论是由加工（偶尔发生或特意地）、还是由产品本身或环境引起的，均需加以严格监测。

4. 光照　太阳光包括从红外光（infrared reference，IR）到可见光直至紫外区（ultraviolet，UV）的一系列波长的光。某些包装材料，例如金属和箔片，可反射红外线，而有些颜色对其有吸收作用（例如琥珀色玻璃瓶）并可相应造成温度升高。紫外线的危害最为严重，因其可引起产品和包装的光化学变化，这些变化可能是可见的（褪色）或不易察觉的。虽然通过强化全部或部分特定波长的光源（例如 UV）可增强光照效应，但区别光照与高温效应还是有一定难度的，尤其当涉及红外波长时。虽然，某些使用加速光照设备的试验（如氙灯试验）可提供具有极好可比性的数据，但在解释实际需要的避光程度时经常遇到困难。需要注意的是，大多数产品的贮存主要是在由次级包装包裹的纸板箱中。因此只需在贮藏或使用的后期或最终的光照暴露阶段采取足够的避光措施。但是仅仅使用不透光的材料不足以挡住所有光线，例如薄板和纸板。大多数塑料（炭黑着色的除外）以及有色玻璃（即使是琥珀色和光化绿的）对某些波长的光线具有一定的穿透性。金属基材料、铝、马口铁和铝箔可完全屏蔽光线。

如果特定的琥珀色或光化绿玻璃有足够好的厚度（通常≥2 mm），可对短波长的 UV 起显著的防御作用。

5. 老化　当不能清楚地辨别原因或许多环境影响因素综合作用时，通常使用"老化"这个词。西林瓶和预灌封注射器的胶塞材料会发生老化，光照、高温、氧气、臭氧和水分的综合效应可加速其老化，使其失去弹性，最终变黏或表面出现裂纹，达到一定程度后再拉伸时会发生开裂或解体。如今许多公司定期检测包装材料以便确定长期老化过程。

（三）注射剂包装的污染防护

污染可由化学反应、产品和包装之间成分的交换、颗粒或生物-微生物因素引起。注射剂包装需要在使用前保持无菌状态和稳定的性质，降低从生产到临床使用之间的污染风险，下面分析不同的影响因素。

1. 颗粒污染　在环境污染范畴下，微生物和空气传播的颗粒污染均应加以考虑。在某种程度上，这两方面需同时考虑，原因是微生物引起的污染经常受产品和包装的"清洁度"的影响而增强或减弱，也就是说，颗粒可作为微生物的载体。

颗粒引起的污染主要通过空气传播，但当材料被切割、撕裂、摩擦、折断、刺穿或穿透时，也会引起颗粒污染。这些情况下空气传播的阶段相当短或根本不存在，也就是说可能发生直接污染。为了达到上面的目的，将颗粒污染与其可能的引发途径一一列出。

（1）环境来源——通过空气传播：粉尘、纤维、灰尘、沙砾和毛发在未过滤的空气中普遍存在，且大小可从亚微米级的不可见粒子到肉眼可见的、可清晰分辨的颗粒。通常，人的肉眼不易看清 50 μm 以下的粒子。环境引起的污染还受当前大气状况和粒子及可能被污染的材料所带电荷的影响。在干燥、相对湿度较低的情况下，所带电荷通常会增加；反之，湿度增大电荷数减少。

（2）环境来源——不通过空气传播：此类来源除了上述各项外，还包括通过直接接触引起污染的较大粒子或团块，即将产品或某一部件置于已被污染的接触面上。粒子可因重力、电荷、粒子或接触面的黏附性而发生吸附。

（3）物理作用引起的污染：如① 折断、破裂，例如在开启玻璃安瓿时产生的玻璃碎屑；② 当针穿过橡胶时会形成一种摩擦，即产生落屑；③ 摩擦/振动，介于相同或不同性质的表面之间。例如，铝与粗糙的边缘或平坦的表面均极易产生摩擦。

（4）生产过程中引起的污染：虽然生产过程已经包括了以上部分情形，某些过程仍可能进一步导致污染的发生，例如金属、纸和纸板等的修整；修整或未经修整的塑料件的溢料；转鼓或冷冻转鼓操作过程的残渣溢料；产生摩擦的过程，如成型、锻造、接缝、挤出、套扣、研磨、抛光和过度加工等。

（5）室内生产和加工过程（包括包装）中引起的污染：例如，塑料的过度摩擦可产生大量静电，从而增强了对颗粒的吸附能力。清理和印刷过程也是产生颗粒的来源。

2. 微生物污染　药品的微生物污染不仅对无菌产品，而是对所有产品都具有同样的重要性。因为不论产品的使用或给药方式如何，均要避免严重的污染。

细菌、霉菌和酵母菌是主要的污染源，热原也属于这一部分讨论的内容。细菌广泛分布于各种环境中，除非采取预防措施以消除细菌或部分细菌。细菌可以是病原性的（引发疾病的有机体）、非病原性的或共生的（即细菌在体表或体内自然生存而不引起任何明显的伤害）。某些细菌繁殖出的芽孢对热和消毒剂有很强的抵抗力，因此极难被破坏。

（1）细菌的新陈代谢：细菌细胞是由细胞壁包裹的核结构，其含水量较高（75%～90%），其他成分及元素还包括硫、硅、钠、磷、钾、镁、钙、氯、糖类、脂肪和类脂。

为了生存，细菌需要水（自由的液态水）、碳水化合物、特定的温度和环境气体。

某些细菌只能在有氧气存在的情况下生长，称为专性需氧菌。在有氧或无氧条件下均可生长的细菌称为兼性厌氧菌。只能在无氧条件下生长的细菌称为专性厌氧菌。有些细菌只有在二氧化碳含量较高的环境中才能生长。pH 对大多数细菌的生存与生长也很重要，对大多数细菌来说，最佳 pH 范围为 7.0～7.8，致病菌 pH 为 5.0～8.0。然而，某些细菌在反常低或高 pH 条件下繁殖旺盛。和人类一样，细菌也有特定的生命周期。

大多数细菌生长的正常温度是 15～40℃，病原性有机体的最佳生长温度是 37℃。而一些所谓的室温性细菌可在 45～70℃ 下生存。但细菌通常可耐受低温。将细菌暴露于高温环境中可将其杀死，可用时间-温度关系来定量：温度越高，杀灭时间越短。

（2）霉菌和真菌：霉菌和真菌由单个细胞宽度的丝状聚集体组成，该丝状物以菌丝或分枝的形态伸展，而后生长为容易观察到的菌群，称为菌丝体。随后孢子囊或分生孢子在表面生成孢子，也可通过复制生成。霉菌产生的酶可分解周围环境中的物质，然后将其吸收作为食物。真菌发酵可生成酸性物质，这些酸性分泌物可导致金属性材料的腐蚀。霉菌生长所需的条件与细菌相似，不同之处在于霉菌需要相对湿度而非液态水。霉菌的性质如下：① 最佳生长温度约为 25℃，霉菌对低温和高温的抵抗力较弱；② 霉菌无需液态水但需要适当的环境湿度，通常相对湿度需保持在 75% 或以上；③ 需要含有简单化学物质的有机物作为食物来源；④ 所有霉菌都需要氧气，有些种类在氧气浓度相对较低的条件下生长；⑤ 霉菌在光照/黑暗条件下的生长相应地受抑制/被促进；⑥ 霉菌可耐受的 pH 范围较大，喜酸性介质。某些霉菌不仅可产生酸性物质，还可在相对较低的 pH 条件下（如醋中）存活。

（3）酵母菌：基本上与霉菌和真菌类似，但它们通常以单细胞形态存在。酵母菌发酵将糖转化成醇，并且在高浓度二氧化碳下成长。

以上概括了细菌、霉菌、真菌和酵母菌的性质，需要了解的是：① 无菌产品和无菌包装的要求；② 尽可能减小微生物污染的可能性；③ 这些有机体如何生存，怎样加以控制；④ 与以上各项相关的特殊包装特征。

控制有机体的方法与洁净度、良好的卫生条件和清除或控制有机体的生存必需因素有关，即水分的除去、氧气的除去（注意某些有机体仍可生存）、养料的除去（除非产品自身可提供养料）。

包装对水分和气体而言是有效的屏障，可避免因其进入而促进微生物的生长，如果产品是灭菌的，还可阻止生物负荷增加。应用防腐剂系统也可控制微生物，包括消毒剂、杀菌剂和抑菌剂。还可能存在其他影响因素，例如与药物本身有关的效应、其他成分的存在，如 EDTA 可增强某些防腐系统的效果等（例如苯扎氯铵）。

与包装性质有关的产品变化可降低（或增强）产品的微生物效应。例如塑料对防腐剂的吸附和吸收作用，以及由透过塑料的二氧化碳引起的 pH 变化。

（4）热原：内毒素可以引起热原反应，内毒素的主要成分是脂多糖，是死亡的革兰阴性菌细胞壁的组成部分，可引起疾病和温度升高。热原难以破坏，减少热原的措施之一就是保持较低的生物负荷。防止此类污染部分（防止微生物再次污染）取决于所用的包装类型。

在适宜的包装材料和生产过程的选择方面，无菌产品面临着一系列比非无菌产品更加复杂的挑战。无菌产品可定义为一种不含任何生命形式的产品，既无繁殖体也无芽孢。其中最重要的是细菌、霉菌及酵母菌污染。在所有的药品中，应尽可能地减少微生物负荷，这包括在原料和成品中规定微生物检查限度。通常，微生物限度不包括某些病原体，例如伤寒杆菌和肉毒杆菌，但应指出的是，即使某些非病原体也会引起一些问题。

为限制或消除药物产品的微生物污染，有很多可行的方法：① 对所有原料（特别是水）和它们如何包装贮存进行严格（微生物的）的规定；② 严格执行药品生产质量管理规范（GMP）（设施、人员、工艺和文件）；③ 使用特殊生产技术，如控制空气质量、生产区分区；④ 使用抗菌防腐剂（在可接受的条件下），这对于多剂量产品是必要的；⑤ 应用灭菌过程，包括终端灭菌过程或无菌工艺；⑥ 选择适宜形式的包装，注意某些（未防腐）单剂量包装形式的优点。

无论是从官方机构如美国药品食品管理局（Food and Drug Administration，FDA）的角度，还是特殊行业协会如美国的注射药品协会（Parenteral Drug Association，PDA）的角度来说，各种指导原则，包括普遍使用的或现行的药品生产质量管理规范（Good Manufacturing Practice for Pharmaceutical Products，GMP）都存在以上几个特殊方面的相关性。

3. 化学危害和相容性　产品与包装间的相互作用包括：① 表面相互作用；② 包装和产品之间物质的浸出或迁移；③ 产品中的成分流失到包装（即容器或盖）中。

相容性基本涵盖了任何发生在产品和包装之间的相互交换。这些相容性一方面可导致器官感觉的变化、毒性和刺激性的增强、微生物效应的得失、沉淀、浑浊、颜色的变化、pH 的变化和降解等。另一方面，其他外部影响因素可催化、引发或消除化学变化。化学变化可进一步引起化学反应。如：① 低含量铜会导致氧化反应加速；② 从聚氯乙烯（PVC）管中萃取的增塑剂引起的污染，聚乙烯袋中的润滑剂引起澄明度变化等；③ 器具表面对化学物质的吸附，通常与所涉及的表面积有关，已知 EDTA 和某些防腐剂会因表面吸附而损失；④ 吸收和表面蒸发，挥发性较强的防腐剂可极快地透过低密度聚乙烯而损失，例如三氯叔丁醇、苯酚、2-苯基乙醇等；⑤ 其他可能出现在塑料中且可因为溶解、表面磨损等原因进入产品的表面活性剂成分，包括抗静电剂、助滑剂、脱模剂等。

近期，注射用药玻璃容器中出现的脱片现象已经导致了多起召回事件。尽管在这些召回事件中患者未受到不利影响，但 FDA 认为玻璃脱落的微粒物可能导致血管损伤、栓塞和血栓。另外，产品中出现玻璃脱落的微粒物也违反了 21 CFR 211.94 的规定，即产品容器不能与产品发生化学反应，不能出现脱落现象，以免影响产品质量。因此药品生产商必须尽量避免出现这些微粒。以下条件可能导致玻璃脱片。

（1）管制玻璃瓶（通常在较高温度下生产）。比起管制玻璃瓶，模制玻璃瓶不易出现玻璃脱片。

（2）pH 较高的溶液（碱性溶液）可以导致玻璃脱片现象，比如某些缓冲液（柠檬酸盐和酒石酸盐等）。

（3）产品和玻璃内表面的接触时间延长可以导致玻璃脱片现象，这直接关系到产品的有效期。

（4）常温下贮存的产品更易出现玻璃脱片，比常温低的温度下，出现玻璃脱片的可能性较低。

（5）终端灭菌过程中的热处理对玻璃的稳定性有不良影响，可以造成玻璃脱片的现象。

四、注射剂包装的法规要求

（一）药品包装的有关法规

包装是药品生产的重要环节，是保证药品安全有效的措施之一。就药品包装而言，2015 版的《中华人民共和国药品管理法》第六章中有 3 项对药品包装做了具体规定。

第五十二条中规定："直接接触药品的包装材料和容器，必须符合药用要求，符合保障人体健康、安全的标准，并由药品监督管理部门在审批药品时一并审批。""药品生产企业不得使用未经批准的直接接触药品的包装材料和容器。""对不合格的直接接触药品的包装材料和容器，由药品监督管理部门责令停止使用。"

第五十三条中规定："药品包装必须适合药品质量的要求，方便贮存、运输和医疗使用。""发运中药材必须有包装。在每件包装上，必须注明品名、产地、日期、调出单位，并附有质量合格的标志。"

第五十四条中规定："药品包装必须按照规定印有或者贴有标签并附有说明书。""标签或者说明书上必须注明药品的通用名称、成分、规格、生产企业、批准文号、产品批号、生产日期、有效期、适应证或者功能主治、用法、用量、禁忌、不良反应和注意事项。""麻醉药品、精神药品、医疗用毒性药品、放射性药品、外用药品和非处方药的标签，必须印有规定的标志。"

针对上述规定，细化管理办法《药品包装用材料、容器管理办法》（暂行）于 2000 年 3 月 17 日经国家食品药品监督管理局局务会审议通过，于 2000 年 10 月 1 日起施行。随后于 2004 年 6 月颁布了《直接接触药品的包装材料和容器管理办法》，对直接接触药包材的标准、注册、生产申请等做了明确规定。

2016 年 5 月 12 日，国家食品药品监管总局发布《关于药包材药用辅料与药品关联审评审批有关事项的公告（征求意见稿）》。简化药品审批程序，将直接接触药品的包装材料和容器、药用辅料由单独审批改为在审批药品注册申请时一并审评审批。提交资料必须不仅包含包装系统的基本信息，如系统名称、类型、包装组件和配方、基本特性和国内外药典收载使用情况等；还需要包含包装材料的具体生产工艺和质量控制，如关键物料属性、关键的生产工艺控制点等。

（二）FDA 对药品包装的规定

美国国家食品与药物管理局（FDA）规定，在评价一种药物时，必须确定此药物使用的包装能在整个使用期内保持其药效、纯度、一致性、浓度和质量。美国政府对食品、药物及化妆品规定的条例中，虽然对容器或容器塞子没有提出规格或标准，但是条例规定制造厂有责任证明包装材料的安全性，在用此材料包装任何食品或药物前必须获得批准。

FDA 对容器所用材料而不是仅对容器进行审批。FDA 公布"一般认为安全"（generally recognized as safe，GRAS）的材料名单。专家们的意见认为这些材料在一定条件下是安全的，假定它们是质量良好的商品。如采用 GRAS 中不包括的或以前批准的任何材料包装药品或食品时，必须由制造厂进行试验，并向 FDA 提供数据。FDA 公布的规定（第 133 条）是食品、药物及化妆品条例第 501 条中"现行药品生产与质量管理规范"中的具体要求。规定第 133 条第 9 项中公布的包装容器标准，可用作生产、加工、包装或贮存药品的指导原则。FDA 有关药物的这项规则是"容器、塞子及其他包装的组成部分，为了适合预期的用途，不得与药品发生反应，对药物的均一性、浓度、质量和纯度不得产生影响或不得对药物有吸收作用"。

在药品上市之前，药物所使用的任何容器必须与药物共同获得批准。制药厂应将容器及与药物接触的包装部分的数据列举在新药申请书（new drug application，NDA）中，如 FDA 能确定药物是安全有效的，并且认定包装适宜，FDA 即可批准此药物和包装。一经批准，在再次取得 FDA 批准前，任何情况下均不得改变包装。使用塑料做包装品时，多数树脂制造厂都把它们的树脂向 FDA 备案。根据树脂制造厂的请求，FDA 将以该档案作为审批制药厂申请新药的参考资料。世界各国对药品包装都十分重视，注重包装教育和推广工作，在管理方面又制定了许多法规，以保证药品包装的质量。

（三）GMP 对药品包装的要求

发达国家对于药品包装的要求均比较严格。美国最早颁布了 GMP 法规。该法规的要求之一是防止污染与混淆。规定药品的包装应达到以下要求。

（1）防止直接接触药物的容器与胶塞带来杂物与微生物。

（2）在装填和分包包装工序中防止交叉污染。

（3）防止包装作业中发生标志混淆。

（4）防止标识错误（如印刷、打印差错）。

（5）标签与说明书之类标识材料应加强管理。

（6）包装成品需进行检验。

（7）包装各工序皆应做好记录。

GMP 法规的管理效果极好，已被许多国家采纳，且越来越普遍。日本对包装十分重视，《日本药事法》中明确规定了药品包装容器、直接接触容器、包装材料、内袋、外部容器、外部包装材料、附加说明书、封口等包装术语的含义。而《日本药局方》通则的第 31～35 条也是讲有关药品包装的事项。为了促进国际标准化发展，以便国际物资交流，国际标准化组织（ISO）包装技术委员会制订了几十个包装标准，目前被世界许多国家积极采用。我国 2010 版 GMP 中第六章第四节也对包装材料进行了如下规定。

（1）与药品直接接触的包装材料和印刷包装材料的管理和控制要求与原辅料相同。

（2）包装材料应当由专人按照操作规程发放，并采取措施避免混淆和差错，确保用于药品生产的包装材料正确无误。

（3）应当建立印刷包装材料设计、审核、批准的操作规程，确保印刷包装材料印制的内容与药品监督管理部门核准的一致，并建立专门的文档，保存经签名批准的印刷包装材料原版实样。

（4）印刷包装材料的版本变更时，应当采取措施，确保产品所用印刷包装材料的版本正确无误。宜收回作废的旧版印刷模板并予以销毁。

（5）印刷的包装材料应当设置专门区域妥善存放，人员未经批准不得进入。切割式标签或其他散装印刷包装材料应当分别置于密闭容器内贮运，以防混淆。

（6）印刷包装材料应当由专人保管，并按照操作规程和需求量发放。

（7）每批或每次发放的与药品直接接触的包装材料或印刷包装材料，均应当有识别标志，标明所用产品的名称和批号。

（8）过期或废弃的印刷包装材料应当予以销毁并记录。

除此以外，2015 版《直接接触药品的包装材料和容器标准汇编》中对各种直接接触药包材的材料、规格、质量标准和检验方法都做了详细的规定。

五、注射剂包装的发展趋势

注射剂给药和应用的便利性已经越来越重要。这种倾向将持续下去，例如转向更易于应用的药物传输装置。在未来将更加关注自我给药系统。

1. 大容量注射剂的发展　随着输液治疗的普遍应用，输液方式经过了从开放式、半开放式到全封闭式的发展过程。由于玻璃瓶输液存在包装材料、输液方式等方面的缺陷，西方发达国家在 20 世纪 50 年代开始发展了软包装输液，60 年代全封闭式输液软袋投放市场，并于 1972 年大量应用于临床。目前欧美发达国家 95% 以上临床使用的常规输液均为全封闭的软袋包装，香港、台湾地区已淘汰了瓶装开放式输液系统。而我国大部分医院至今仍延续使用瓶装输液，尽管近几年有一些医院采用了硬塑料输液，但这种包装方式没有从根本上改变传统的输液方式和存在的问题。一瓶输液的质量安全取决于药液的安全和质量、输液包装容器的安全和质量以及药液与容器之间的安全和稳定。因此，开发输液产品时，如何选择合适的包装材料，是确保产品质量的关键，也是制药企业应该思考的问题。

2. 小容量注射剂的发展

（1）镀膜胶塞的使用：容器/药物传输装置不可避免地要应用大量塑料部件，所以涉及系统的装配都是复杂的。由于没有理想的橡胶替代品，橡胶部件在这种装置的成功开发中扮演着重要的角色。知名制造商所取得的进步已经消除了人们对橡胶已有缺点的一些看法，特别是对橡胶配方的改进降低了可提取物的水平。商品名为 Fluro Tec® 的系列产品具有氟聚合物涂层，可以提供理想的阻隔性能。这些产品的开发简化了橡胶塞选择的复杂过程，并提供了传统塞子所不具有的安全性水平。可以预测，在未来这类胶塞的使用会增加，特别是用于存放生物制品的密闭系统。

（2）预灌封注射器的发展将成为新的亮点：预灌封注射器是国外在 20 世纪 90 年代开发的一种新型药品包装形式，经过三十多年的推广使用，对于预防传染病的传播和推动医疗事业的发展，起到了很好的作用。预灌封注射器主要用于小容量注射剂的包装，在药品、医疗器械和美容产品上都有很好的应用。

　　长期以来注射用药物的包装一直采用西林瓶或安瓿，使用时抽入注射器后再进行注射。预灌封注射器的概念产生于欧美发达国家，至今已有 30 多年的历史。它把液体药物直接装入注射器中保存，使用时简单方便。高品质的预灌封注射器组件与药物有良好的相容性，同时预灌封注射器本身具有很好的密封性，药品可以长期贮存。现今在注射用药物包装领域，预灌封注射器大大地方便了药液的灌装和医护工作者的使用。随着经济的发展，已经越来越多地被制药企业采用并应用于临床中，预灌封注射器的应用领域将越来越宽，未来几年中预灌封注射器逐步取代传统型玻璃安瓿、西林瓶、普通注射器，成为药品的主要包装方式。

　　虽然我国药用包装材料的发展是近二十年的事情，特别是近十年来，我国药品包装材料生产通过引进技术和设备，不管药用包装材料的规模、生产技术、管理还是产品品种、质量都有质的改变和进步。落后的产品和试验方法终将被淘汰，新的适合新药发展的包装材料产品将会得到更广泛的应用。

六、总结

　　注射剂药品的包装，是药品生产的重要环节，是药品生产工艺的一部分。必须确保产品质量属性的稳定。所以各国监管机构都对注射剂的包装材料进行了规范并制定了相关的指导原则，例如《药品包装材料与药物相容性试验指导原则》等。主要目的在于规范药物包装材料的选择、验证和注册等流程，确保产品的安全性、有效性、可用性。

　　作为药物许可的一部分，对包装数据的要求越来越明确，也更加严格，并随着 ICH 的积极协调，在全球范围内逐渐一致。FDA 的指导原则对于研发过程作为参考来说非常明确。对于国内采用药包材和药品关联审评的企业来说要求会更加严格。

　　目前小容量注射剂包装材料主要分为玻璃、塑料和密封弹性体，包装形式主要有西林瓶、安瓿、预灌封注射器等。这些内容在本章第二至第四节再做详细的讨论。

　　当然，随着国际注射剂包装业的发展，越来越多的新上市生物工程药品采用安全可靠的预灌封注射器为外包装，而安瓿、西林瓶之类传统注射剂外包装的用量则在逐渐减少；可供家庭使用的笔形注射器的用量在逐年增长。所以在未来方便使用的药械合一产品将成为包装业的主导性产品。

第二节
注射剂的玻璃包装

　　玻璃容器作为食品、饮料和医药产品的包装材料有着悠久的历史。玻璃组合物可以提供良好的惰性环境来降低与产品之间的相互作用；其抗渗性可以防止污染物的进入；可进行灭菌和除热原处理；可用于冻干或冷冻贮存；其透明度便于产品的可见异物检验，如有需要，还可以通过着色来避光保护药品。从商业角度来看，玻璃容器的形状和尺寸非常宽泛，并且可大批量生产，使得其成本较合理。目前，随着市场应用的发展，很多供应商为具体的应用提供了前检查、消毒、阻隔涂层或其他所需要的专业服务。

　　本节将会研究玻璃的形态特征，工业玻璃的组成和应用范围，玻璃生产，玻管的生产制造过程。后续是对用于具体药物的玻璃组合物类型进行详细的讨论，以及它们在《美国药典》(USP)、《欧洲药典》(EP)、《中华人民共和国药典》(Ch. P)等中是如何分类和测试的。当然，对于注射剂产品的各种不同容器设计，以及它们的生产工艺，关键的质量控制方面本节也将会提到。

一、玻璃的形态

　　Boyd、Shelby、美国材料与试验协会(American Society for Testing and Materials，ASTM)C162等学者和组织对玻璃态物质进行描述和定义，他们对于玻璃态共同的观点可以归纳为以下几点。

　　(1) 一种经过凝固或无结晶冻结的过度冷冻液体。

　　(2) 一种无固定形态、液体状结构的固态物质。

　　(3) 在室温下，一种高黏度的液体，但其表现形式为固态。

　　(4) 一种缺乏长链分子顺序但表现出脆而有弹性的应力-应变特性的材料。

　　然而玻璃含有的物质复杂，既包括能够形成玻璃的有机分子，也有无机硅酸盐。商业玻璃容器是通过熔化无机硅酸盐制备而成的。因此，一种说法认为玻璃是无机材料加热到熔融液态，然后无结晶冷却到固态的材料混合物。

　　任何玻璃配方，其原理都是一个网状模型。通过金属氧化物的无结晶快速冷却形成玻璃，例如有些玻璃是用 B_2O_3、P_2O_5 或者 GeO_2 作为网状模型生产出来的。然而，在商业应用中玻璃配方(包括注射剂容器)的主要网状模型是 SiO_2。

　　硅酸盐玻璃的基础网络构建块是四面体形式的二氧化硅(SiO_2)(图 2 - 3)。理想的情况是,每个硅原子共用四个氧原子,每个氧原子共用两个硅原子。三维网络的共价键交联形成了网络结构。这些键的空间相互作用导致黏度随着温度的降低而迅速增加,并抑制了分子重排,使从液体状态的随机结构(图2-4)过渡到规则的、长程有序的结晶固体(图2-5)。最后这种网络状态冷却成刚性的玻璃态。

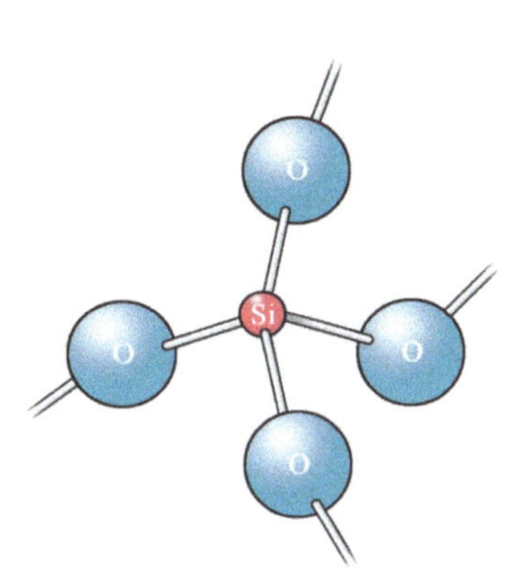

图2-3　以 SiO_2 四面体构建的硅酸盐玻璃网络

　　每个氧原子结合到中心硅原子上,作为桥接或非桥接到相邻的硅原子的氧离子而存在

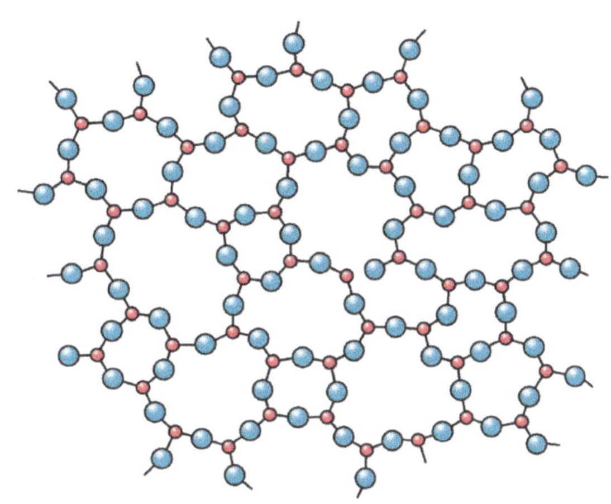

图2-4　四面体 SiO_2 的随机三维网络形成玻璃态的二维示意图

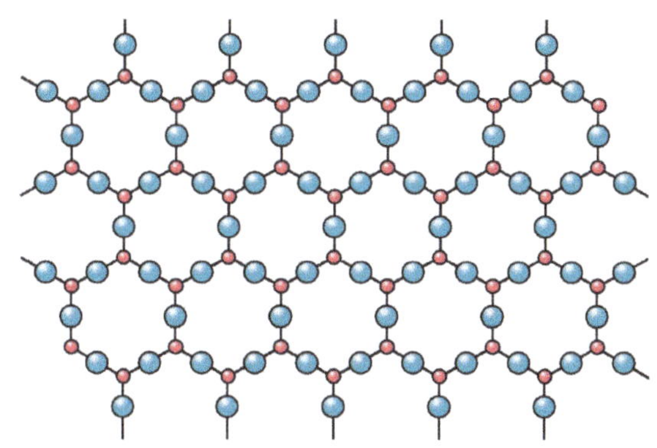

图2-5　具有长程结构的四面体 SiO_2 组成三维结晶 SiO_2 的二维示意图

二、硅酸盐玻璃分类

　　玻璃态二氧化硅和结晶二氧化硅(石英),都可以在自然界中发现。然而,商用玻璃熔化技术所需要的熔液黏度要求在 1 dPa·s(1 dPa·s＝10 mPa·s)的范围内。对于纯二氧化硅,该黏度相当的温度约 2 300℃,对于工业生产来说无法实现。同样,在冷却时,熔融二氧化硅黏度的迅速增加导致不能使用常规的生产方式制成容器。所以,容器的玻璃处方是通过将其他矿物和二氧化硅混合降低熔点和改变玻璃的性能来提高生产可行性。

　　当然,这种网状改性剂对玻璃的物理和化学性质以及所得的成品玻璃制品的质量影响最大。基于这个原因,玻璃配方在主要网状改性剂的基础上被分成的种类很多。以下部分描述了用于容器的玻璃种类及各种网状改性剂的作用。

（一）碱石灰硅酸盐玻璃

钠钙硅酸盐玻璃是使用最古老和最广泛的熔融玻璃。通常在原料混合物处理中，加入苏打灰（碳酸钠）和石灰石（碳酸钙）作为氧化物。因此，常称之为"钠钙"玻璃。苏打水和石灰是主要的网络改性剂，按重量计大约占组合物的 25%。这类玻璃中通常也加部分白云石（碳酸钙镁）、钾氧化物、钾碱（碳酸钾）等碱性氧化物。（Na^+ 和 K^+）满足非桥接氧原子的电荷（改性剂阳离子 M_1 在图 2-6 中）。这减少了二氧化硅骨架交联程度从而降低其熔点。

钠或钾阳离子的移动是相对的，并且可以从其表面浸出从而限制了玻璃的化学耐久性。二价阳离子，或称为碱土金属氧化物，（Ca^{2+} 和 Mg^{2+}）与二氧化硅基质以类似的方式进行交互占据相邻两个氧原子（改性剂阳离子 M_2 在图 2-6 中）的位置，并且更耐受浸出。一般，加入 2%～3% 的铝氧化物［氧化铝可以促进熔化和改善化学耐久性。铝离子能够在二氧化硅基质中形成共价键（改性阳离子 M_3 在图 2-6 中）］，更耐受浸出。当产品需要避光保护时，配方中加入氧化铁可以让玻璃产生琥珀色，其吸收紫外线能力比无色玻璃更有效。常见几种钠钙玻璃容器成分和性能示于表 2-1 中。

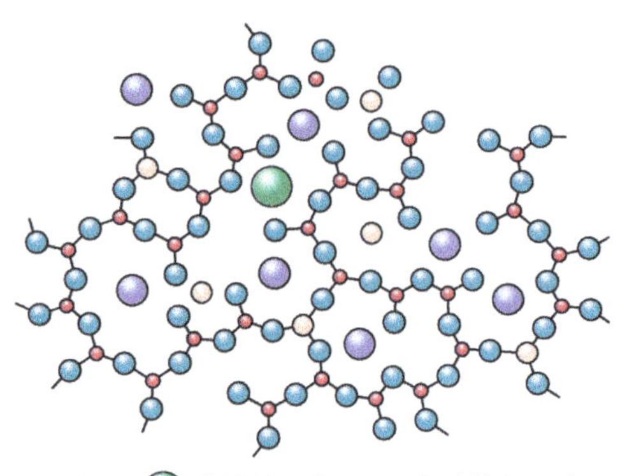

图 2-6　多组分玻璃 3D 结构的二维示意图

表 2-1　普通钠钙玻璃和硼硅酸盐的管制及模制容器的成分与性能表

化学组分(w%)	硼硅酸盐玻璃							钠钙玻璃	
	管制					模制		模制	
	透明			琥珀色		透明	琥珀色	透明	琥珀色
硅（SiO_2）	81	75	74.7	69	70	69	66	73	72
硼（B_2O_3）	13	10.5	11.1	10	7	12	11		0.5
钠（Na_2O）	4	7	7.3	6	7	10	8	14	14.2
铝（Al_2O_3）	2	5	6.1	6	6	6	6	2	2
钙（CaO）		1.5	0.4	0.5	<1	1	1	10.5	10
钾（K_2O）			0.8	2	1				
镁（MgO）				0.5					
钡（BaO）				2		2	1		
钛（TiO_2）				3	5				
锰（MnO）									
铁（Fe_2O_3）					1	<0.1	5	<0.05	0.3
锌（ZnO）				1			1		
氯（Cl^-）和氟（F^-）			0.4						

续　表

化学组分（w%）	硼硅酸盐玻璃							钠钙玻璃	
	管制					模制		模制	
	透明			琥珀色		透明	琥珀色	透明	琥珀色
硫（SO_3）				0.2				0.2	
物理性质									
热膨胀系数 $0\sim300℃（\times10^{-7}）$	33	49	51	54	55	60	62	88	91
软化点（℃） $（10^{7.6}\ dPa\cdot s）$	825	785	783	765	770	739	745	729	713
退火点 $（10^{13}\ dPa\cdot s）$	560	565	566	558	560	567	530	548	536
应变点 $（10^{14.5}\ dPa\cdot s）$	525	不公布	518	520	不公布	528	515	510	496
密度（g/cm^3）	2.23	2.34	2.32	2.39	2.42	2.41	2.48	2.48	2.5

（二）硼硅酸盐玻璃

19 世纪晚期，德国化学家和玻璃研究员 Otto Schott 对各种矿物和氧化物在光学、化学以及硅酸盐玻璃热性能等方面的影响进行了系统的研究。他发现用氧化硼取代一些钠和钙，玻璃会产生优异的化学耐久性和耐热性，包括电阻或热冲击。随着时间的推移，硼硅酸盐玻璃等特种玻璃已被开发为各种形式的应用，包括药物容器，以及熟悉的 Duran®、Kimax® 和 Pyrex® 品牌实验室玻璃器皿。在稍后有关玻璃容器性质特征的章节中，将更详细地描述热冲击和热膨胀系数的相关属性。

硼硅酸盐玻璃比钠钙玻璃需要更高的熔融和成形温度。但是，在耐久性方面，如通过对萃取碱测量，对热过程，如去热原、冻干和终端灭菌的高耐受性，改进了十倍。目前硼硅酸盐玻璃几乎占据了所有小容量注射容器。氧化铁（Fe_2O_3）和钛氧化物（Ti_2O_3）或氧化锰（MnO）可以添加到配方中产生琥珀色硼硅酸盐玻璃，从而保护产品免受紫外线照射。普通和硼硅容器玻璃组分性质示于表 2-1 中。

（三）药典中的分类和测试方法

世界各地的药典都认可上述两个种类的玻璃组合物作为药品容器的合适材料。基于对这些组合物概述的类别，很多药典都规定了玻璃的"类型"。例如，在《美国药典》（USP）中，Ⅰ型容器被描述为"具有高度抗性，硼硅酸盐玻璃"；而Ⅲ型容器被描述为"钠钙玻璃"。通过测量玻璃容器中提取的碱性离子的含量来区分硼硅酸盐和碱石灰玻璃容器。

《美国药典》"玻璃粉末"试验，通过压碎容器以获得特定粒度的粉末，并通过高压灭菌从玻璃粉末中进行提取，来评估玻璃配方的固有化学抗性。所得提取液中碱的含量用酸滴定法测定。钠钙玻璃相对硼硅酸盐玻璃来说可以提取出更大更显著数量的碱，该方法可以区分Ⅰ型硼硅酸盐玻璃和Ⅲ型钠钙玻璃。

这种测试方法测试钠钙玻璃中的钠、钙等碱金属和碱土金属氧化物比实际应用高出很高的水平。因为《美国药典》玻璃粉末测试，假定容器粉碎露出的新鲜表面代替将会与药物产品接触的内表面的整个容器。这个假设的接触面积会偏大，往往不是非常合理的。

有研究表明，可以通过在新形成的容器内表面或表面附近与碱离子进行化学反应来降低碱的浸出。二氧化硫(SO_2)、三氧化硫(SO_3)气体,硫酸铵[$(NH_4)_2SO_4$]颗粒或溶液可以在退火前注入容器中。在高温和水蒸气的存在下,这些物质产生的硫酸与玻璃表面上的碱性离子反应,形成可容易通过使用前的漂洗除去的盐残留物。这种方式可以显著降低药物填充后碱的浸出水平。钠钙玻璃制成的Ⅲ型容器就是通过这种方式处理,提高表面电阻,药典为了分开识别它们称之为第Ⅱ类型的玻璃或容器。例如,《美国药典》(USP)〈660〉将"处理过的钠钙玻璃"表示为Ⅱ型玻璃。《欧洲药典》(EP)也按照类似的方法进行分类和描述。

因为处理过程只改善玻璃表面电阻,玻璃粉末测试方法不能评估处理过程的有效性。所以对于钠钙玻璃处理过的容器,需采用替代测试方法,如《欧洲药典》《美国药典》中将表面试验水的温度提高到121℃进行表面耐水解性的测试。在这些试验中,使用完整的、填充的容器进行水萃取,而不是玻璃粉末。与玻璃粉末的方法一样,结果通常用酸提取物的滴定法测定。一些方法中允许使用光谱来直接测量提取的碱离子的浓度。

如果容器玻璃的成分是已知的(例如钠钙玻璃),一个可以执行的表面试验方法,应当有相应的限度接受值,来确认该种化学处理工艺的使用和效果。当既没有明确的玻璃配方也不使用化学处理,就可能需要同时对容器执行一个表面测试和玻璃粉末测试来进行正确分类。不过许多制药公司在供应商的测试结果和符合性证书的基础上来确认容器类型。

正如"玻璃容器的性质特征"中所述,玻璃的内表面化学耐受性不同于玻璃配方中内在的阻力。即便使用硼硅酸盐玻璃,容器成型工艺可使其内表面的化学和物理性质发生下降。《欧洲药典》表面耐水解测试,《美国药典》中的表面测试或其他相似的方法可用来评价硼硅酸盐玻璃在Ⅰ类容器内表面的化学耐受性的残余碱度。用户在"处理"硼硅酸盐玻璃容器时应咨询他们的供应商,了解"脱碱"过程控制,以确保结果的一致性。

碱石灰玻璃和硼硅酸盐玻璃在具体的应用开发中配方非常广泛。特别是硼硅酸盐玻璃已经用于2个亚科肠外容器的使用。在行业内,这些亚科经常被称为"33 扩展"和"51 扩展"。这些数字来自于玻璃典型的膨胀系数。美国材料实验协会(ASTM)E－438－92定义了实验室玻璃器皿的范围和物理性质。该标准区分硼硅酸盐玻璃为两个亚科,"Ⅰ型,A 类"和"Ⅰ型,B 类"。

国际标准 ISO 12775－1997《正常大规模生产合成的玻璃成分分类指南及其试验方法》规定的大批量生产玻璃主要类型的成分(表2－2),其中钠钙玻璃、硼硅玻璃(3.3 硼硅玻璃和中性玻璃)为常用的药用玻璃类型。

表2－2　ISO 玻璃按照化学组分分类表

化学组成及性能	碱性或碱土硅酸盐玻璃	硼 硅 玻 璃		碱土/铝硅酸盐玻璃	碱铝硅酸盐玻璃
		3.3 硼硅玻璃	中性玻璃		
w(氧化物)/%	$Na_2O>10$ $CaO>10$	$B_2O_3>8$	$B_2O_3>8$	$Al_2O_3>8$	$PbO>8$
典型成分					
$w(SiO_2)$	70～75	约 81	约 75	52～60	54～58
$w(Na_2O+K_2O)$	12～16	约 4	4～8	—	<15
$w(MgO+CaO+SrO)$	10～15	—	<5	<15	<4
$w(Al_2O_3)$	0.5～2.5	2～3	17～25	17～25	<4
$w(B_2O_3)$	—	12～13	—	—	—
$w(PbO)$	—	—	—	—	<35

续　表

化学组成 及性能	碱性或碱土 硅酸盐玻璃	硼 硅 玻 璃		碱土/铝硅 酸盐玻璃	碱铝硅 酸盐玻璃
		3.3 硼硅玻璃	中性玻璃		
平均线性膨胀系数 $(20\sim300℃)\times10^{-6}K^{-1}$	8～10	3.3	4～5	约 4	7～9
抗水性	中等,弱	很强	很强	强,很强	中等
耐酸性	很强	很强	很强	弱	弱,中等
耐碱性	中等	中等	中等	弱	中等

　　注射剂一般都采用 ISO 12775 - 1997 中的"中性玻璃",故将其称为"国际中性玻璃"。由于生产技术限制,我国在国际中性玻璃配方的基础上,降低氧化硼(B_2O_3)和氧化硅(Si_2O_3)的含量,增加氧化钾(K_2O)和氧化钠(Na_2O)的含量,并将之称为中性玻璃 2 (表 2-3)。另外将 ISO 12775 - 1997 中的中性玻璃称为中性玻璃 1。根据国家食品药品监督管理局颁布的 YBB 标准,将硼硅玻璃中的氧化硼含量确定为 8%～12%,低硼硅玻璃即中性玻璃 2 的氧化硼含量定为 5%～8%。

表 2-3　玻璃分类、化学组成及性能（国内）

化学组成和性能	玻 璃 分 类			
	硼 硅 玻 璃		低硼硅玻璃	钠钙玻璃
	3.3 硼硅玻璃	中性玻璃 1	中性玻璃 2	
$w(B_2O_3)$	12～13	8～12	5.0～8.0	0～3.5
$w(SiO_2)$	约 81	约 75	约 71	约 70
$w(Na_2O+K_2O)$	约 4	4～8	约 11.5	12～16
$w(MgO+CaO+BaO+(SrO))$	—	约 5	约 5.5	约 12
$w(Al_2O_3)$	2～3	2～7	3～6	0～3.5
平均线性膨胀系数（20～ $300℃)\times10^{-6}K^{-1}$	3.2～3.4	4.0～5.0	6.2～7.5	7.6～9.0
抗水性	很强	很强	强	中等、弱
耐酸性	很强	很强	很强	很强
耐碱性	中等	中等	中等	中等

　　注：本表中玻璃的性能是玻璃材质的性能。中性玻璃 2 中,棕色玻璃（适用于针剂瓶）与无色玻璃的技术指标相同。钠钙玻璃制成瓶要经过内表面"脱碱"处理。

三、玻璃及玻管生产工艺

（一）玻璃生产工艺

　　各种玻璃、玻璃容器的生产起初都是在含有耐火砖内衬的大型炉中将无机原料转化成熔融态玻璃。简化的横截面如图 2-7 所示。

　　硼硅酸盐、硼酸钠玻璃熔融成型工艺包括粒状高纯石英砂、氧化铝、碳酸盐的转换,涉及一系列复杂的化学反应,超出了本章描述的范围。但是主要的工艺步骤可以归纳如下：批量的原料进行称量、混合后输送到熔化炉子。通常情况下,一批次中含有部分回收的碎玻璃,便于批次材料的融化。具体的配料流程如图 2-8 所示。随着材料不断加热,融化

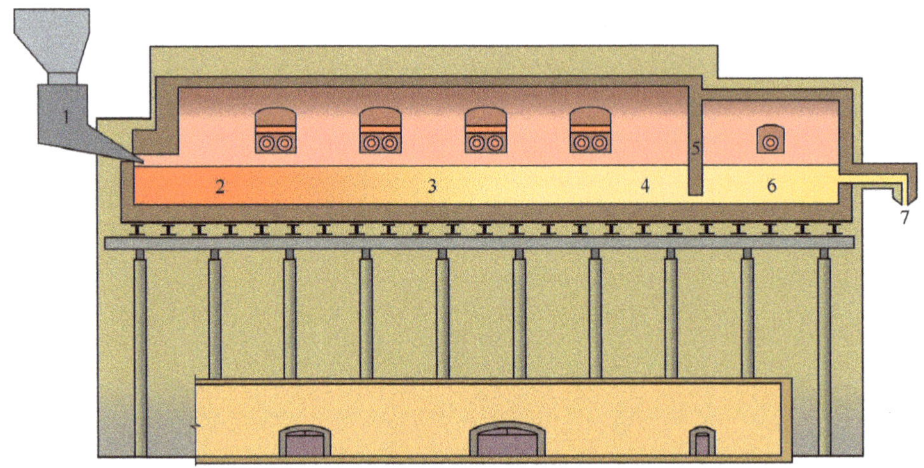

图2-7　大型工业玻璃熔窑的纵向截面

1：间歇式进料装置；2：熔化；3：精炼；4：均质；5：熔融状态玻璃流量调节部分；6：调节部分；7：转移至吹塑或者拉管的通路

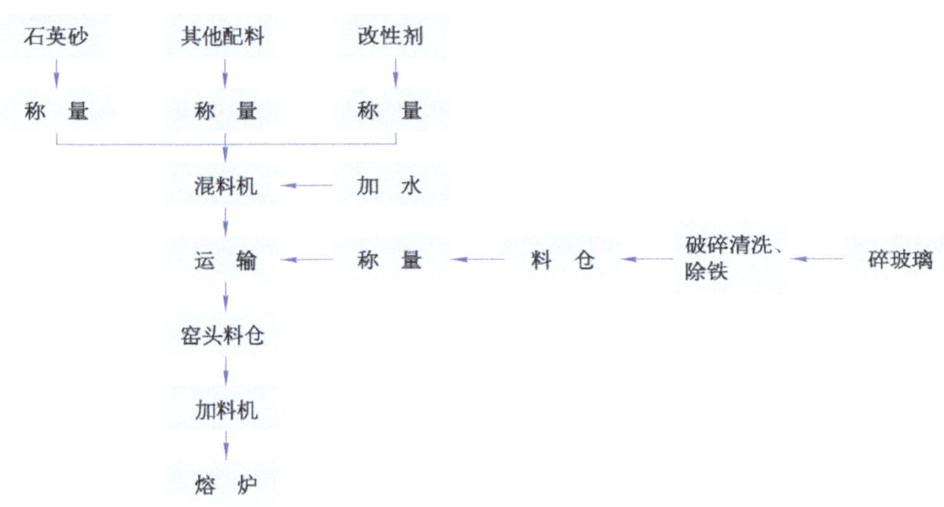

图2-8　玻璃配料工艺流程

过程开始，随着碳酸盐的分解，CO_2和H_2O开始释放。整个融化过程在很大程度上是CO_2，H_2O和其他气体溢出的精炼过程。在精炼中进行均质对流。最终，均质玻璃液缓慢均匀地冷却到最终成型所需要的黏度。

　　玻璃混合的控制，主要通过监测原料混合物的比例然后进行相应的调整。对玻璃的化学成分进行分析是耗时且困难的，所以在日常监测过程中通过测量物理性质来代替化学分析，如密度和热膨胀系数。因为它们对组分变化非常敏感。同时也需要对均匀性和气泡进行监测，还需要通过对后续的质量控制来检查模制容器或管道。

（二）玻璃管生产工艺

　　注射用玻璃管使用丹纳（Danner）工艺、维洛（Vello）工艺或垂直引下法，它们之间优缺点的比较见表2-4。丹纳法适于制造ϕ1～100 mm薄壁玻璃管；垂直引下法主要用于大直径玻璃管,也可生产小直径玻管,成型玻管直径范围 $\phi6\sim600\ \mathrm{mm}$。随着拉管工艺的发展,后面出现生产效率较高的维洛法,它可以拉制 $\phi8\sim60\ \mathrm{mm}$ 的高精度玻璃管和其他低精度以及异性空腔玻璃管。当然维洛法生产的玻管不会因操作产生"螺纹"、气泡、气线的缺陷,相对于丹纳法,气线缺陷仅为其 1/3 的水平,外径变化也优于丹纳法。本章后面主要介绍丹纳法和维洛法,垂直引下法本节不做详细介绍。

表 2-4　医药玻管三种成型方法优缺点比较

项　　　目	丹　纳　法	维　洛　法	垂 直 引 下 法
进料系统	简单	复杂、成本高、控制要求高	简单
玻璃流量控制	闸板升降	端头升降	端头升降
玻璃液距离地面高度	约 4.5 m	3.5～5 m	8～10 m
玻管管径 ϕ	1～100 mm	高精度 8～60 mm 低精度 100 mm 以上	6～600 mm
产品外观缺陷	结石、颗粒、析晶、气泡、壁厚偏差、不圆度、螺旋	气线、水波纹、维洛线	气线、水波纹

1. 玻璃拉管理论　玻璃管成型是将熔融态的玻璃液拉制成断面为圆形或异性空腔玻璃制品的过程。它是在一定的温度和黏度范围内进行的,玻璃液除做机械运动外,还有与周围空气进行换热和热传递的过程,当然玻璃也会从黏稠液态转变为塑性态,然后再转变为刚性状态。因此玻璃成型涉及物质物理形态的转变、热传递过程,受玻璃黏度、表面张力、吹气流量与压力、温度等因素影响。

（1）黏度:玻管拉管的工艺基础是玻璃的黏度,把玻璃液冷却到满足玻管成型要求的温度与黏度,利用其高温可塑性,使玻璃液形成圆形或者异性的空腔。所以在成型过程中需要参考玻璃温度与黏度的曲线来制订参数。

如前面所述,玻璃没有熔点,随着温度的升高黏度越来越小,温度低时,黏度越来越大,其温度和黏度关系符合富切尔方程,见式(2-1)。图 2-9 为中硼硅玻璃温度-黏度曲线,在较高的温度范围内,其黏度增长速度缓慢,随着温度的下降,黏度骤然增加,曲线成倒置指数。

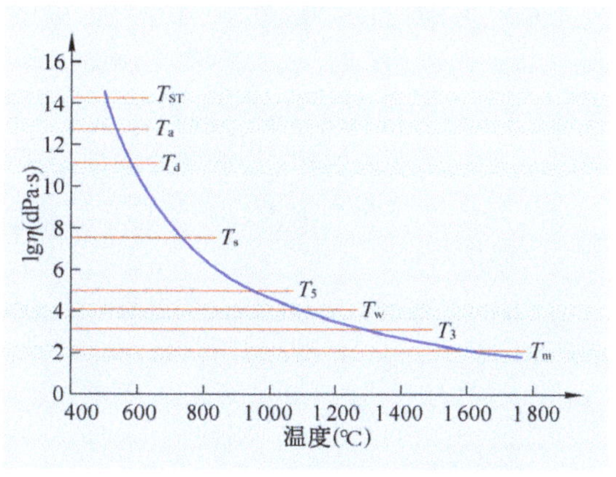

图 2-9　中硼硅玻璃温度-黏度曲线

$$\lg \eta = -A + B/(T - T_0) \tag{2-1}$$

式中,η 为玻璃黏度(dPa·s);T 为温度(℃);A、B、T_0 为特定参数。

玻璃温度-黏度特性曲线对玻管制造和加工过程起着重要的指导作用,在玻璃加工中需要严格遵循该曲线。在曲线上有一系列的温度点,它们的符号和具体的含义见表 2-5。

表 2-5　特征黏度点含义和用途

黏度(dPa·s)	特征黏度点	符　号	含　义　和　作　用
$10^{14.5}$	应变点	T_{st}	该温度以下,玻璃内部质点不能松弛,在该温度下 3 分钟内消除 5%的应力,为玻璃退火下限
$10^{13.4}$	转变点	T_g	玻璃状态和性质发生剧烈变化的温度点,如热容、密度、膨胀系数;玻璃从脆固态转变成塑性状态
10^{13}	退火点	T_a	退火上限温度,可以在 3 分钟内消除 95%以上应力,实现质点快速移动
$10^{11.2}$	膨胀软化点	T_d	空心玻璃制品在受热时,出现形态变形的起始温度,制品退火温度的极限
$10^{7.6}$	软化点	T_s	玻璃在自重状态下的软化特征点
10^{5}	流动点	T_5	玻璃焊接温度
10^{4}	工作点	T_w	玻璃液供给成型时温度
10^{3}	火焰加工温度	T_3	玻璃管火焰加工切断温度
10^{2}	熔融温度	T_m	玻璃的溶解、澄清和气泡排除温度

　　玻璃成型从供料开始,供料温度为 T_w,不同的拉管工艺对应不同的黏度要求,例如丹纳法玻璃供料黏度为 $10^{3.8}$ dPa·s,而维洛法要求 $10^{5.0}$ dPa·s。玻璃成型终止温度为玻璃膨胀软化点温度 T_d,T_d 所对应的黏度为 $10^{11.5}$ dPa·s。当温度低于 T_d 时,玻璃很难在外力的作用下进行大幅度形变,此时玻璃没有塑性变形能力,所以 T_w 和 T_d 之间的温度对应的黏度是玻璃可以自由拉管的黏度范围。

　　(2) 表面张力:系指玻璃与另一相(空气、模具等)接触时,相界面在恒温、恒容下增加一个单位表面积时所做的功,用符号 σ 表示,单位是 N/m。玻璃表面原子的能量较内部原子的能量高,原子从内部迁移到表面需要一定的能量。玻璃表面张力范围一般为220～380 mN/m,在室温条件下水的表面张力仅为 72.8 mN/m,所以玻璃的表面张力很大。

　　通过表面张力的作用,玻璃表面质点在内部质点的牵引下形成内聚力。表面张力促使玻璃液表面收缩到最小。对于独立形状而言,球的表面积最小,对于一个有棱角的形状而言,圆弧表面积最小。

　　所以,表面张力在玻璃成型过程中起着积极的作用。例如,玻璃制品表面的火焰抛光和火焰爆口均是充分借助表面张力作用而使玻璃表面变得圆滑光洁;拉制玻璃管时,由于表面张力的作用,玻璃本身即可收缩成圆形外表。

　　玻璃的表面张力与玻璃化学成分密切相关。玻璃表面张力符合加成公式(2-2)。各种氧化物对玻璃的表面张力有不同的影响,如 Al_2O_3、CaO、MgO 能提高表面张力;K_2O、B_2O_3 等在加入量较大时会降低表面张力,如图 2-10 所示。

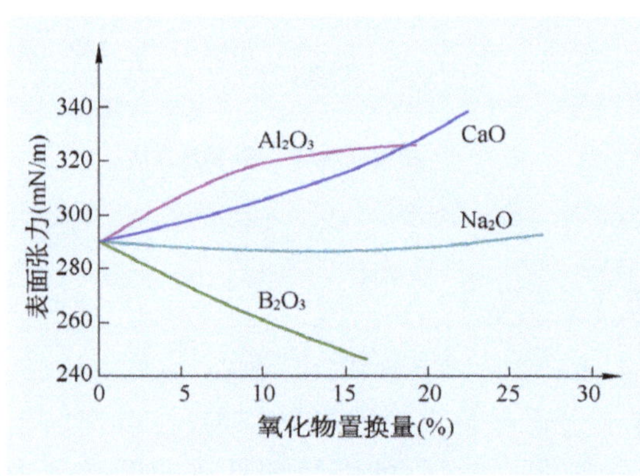

图 2-10　各种氧化物对玻璃表面张力的影响

$$\sigma = \sum \sigma_i a_i \qquad (2-2)$$

式中，σ_i 为玻璃氧化物表面张力因子；a_i 为玻璃氧化物质量百分比。

此外玻璃熔化气氛对玻璃液的表面张力也会产生影响。一般来说还原气氛下表面张力较氧化气氛下增加 20% 左右。表面张力的增大使玻璃熔体表面收缩，这样促使新鲜的玻璃液进行覆盖，加速了玻璃液的循环，从而保证了玻璃的均匀性。

（3）冷却：玻璃管成型为无模成型，冷却介质主要是空气，所以温度场均匀性对玻管的成型至关重要。温度场均匀性与加热方式、控制精度、吹气流量和压力稳定性相关，因此保持玻璃管温度的均匀和运动方向的温度均匀非常重要。在玻管成型中，只有玻璃管温度和黏度均匀变化，才能最终保证玻璃管的圆度、同心度、壁厚均匀度、直线度等。

2. 玻璃管的成型

（1）丹纳法：丹纳法是较常用的玻璃拉管工艺，常用来生产外径为 $1\sim100$ mm、壁厚为 $0.4\sim3.0$ mm 的玻璃管，丹纳法常用于生产钠钙玻璃管、硼硅玻璃管等薄壁产品，是中国药用玻璃管生产最多的拉管工艺。

丹纳法拉管成型工艺原理（图 2-11）：熔融的玻璃液从进料道末端的供料嘴流淌出来，其流量通过耐火材料的闸板控制，玻璃液呈带状垂落、缠绕在低速转动的旋转管上。初始在旋转管上的玻璃带为凹凸不平的料垄状态，随后在马弗炉加热下，逐渐展开。当离开旋转管端头时已形成光滑的玻璃表面。成型气体（芯轴风）压力控制在 $60\sim1\,200$ Pa，通过支撑旋转管的固定轴送入，在成型气体的

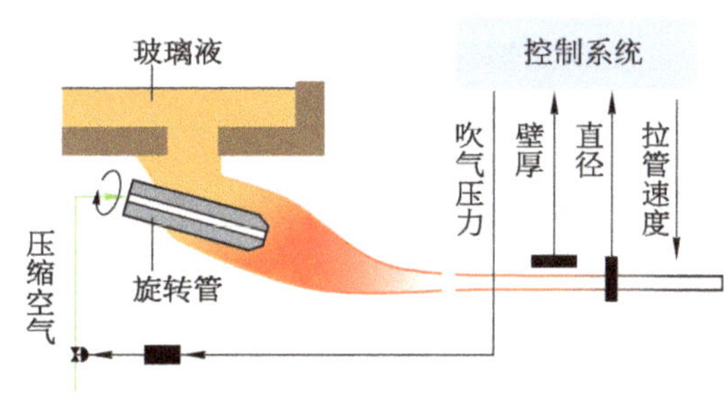

图 2-11　丹纳法拉管原理图

流量和压力作用下使旋转管末端的玻璃液形成中空的玻璃管，然后在牵引机的作用下，逐步冷却成型。

丹纳法拉管成型工艺过程包括供料与控制、丹纳成型、切断、圆口、包装等，如图 2-12 所示。管的直径和壁厚通过控制炉子内玻璃的流量和吹空气的压力以及拉丝机的速度三者的平衡来控制。玻璃的流量不能直接控制，需要通过控制供料道温度来控制。玻璃管最后通过拉丝机后通过火焰修剪，防止剥落和开裂，分散成一定长度的玻璃管，然后进行打包和运输。

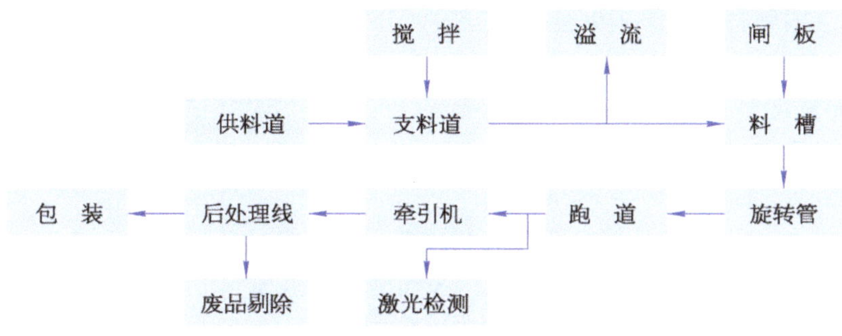

图 2-12　丹纳法拉管成型工艺过程

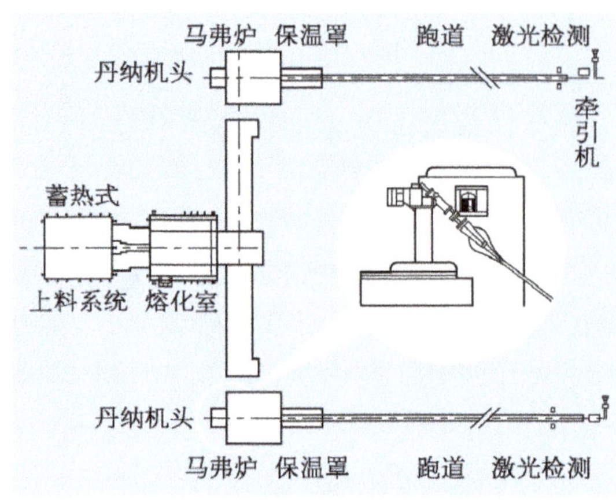

图 2-13　丹纳法拉管设备布局图

丹纳法玻璃管生产线基本配置要求如图 2-13 所示，目前最常见的丹纳法生产医药玻璃管平面工艺布置为"一窑两线"模式。

1) 料道：连接工作池和流料槽，其主要作用是使澄清后的玻璃液进行温度调整和进一步的均化，考虑出料流量和温度控制的梯度要求，料道长度一般控制在 4～6 m，如果过短较难控制料道的温度梯度。生产硼硅玻璃时，料道还需要安装玻璃搅拌设备和玻璃液溢流装置，保证玻璃液的质量。

料道搅拌器距离供料位置 1.0～1.5 m，主要促进玻璃液温度和化学成分的均化，避免玻璃分层，强制引导优质玻璃液按照要求的方向流动。

玻璃在熔化过程中由于 B_2O_3 等组分的挥发，玻璃表面会形成变质玻璃，即富硅玻璃，如果不及时处理会使玻璃管表面产生缺陷。

2) 料槽闸板系统：主要作用是控制流料槽的开度，严格准确地控制玻璃液的流量。对玻管的成型质量和产量起着重要作用。生产过程中闸板控制采用刚性连接，通过涡轮手动升降料道闸板，通过链轮系统刚性连接传动装置，来调节料槽开度以控制玻璃液供给量。它可以进行微量的提升和降低。

料槽嘴即玻璃液流向旋转管的出口，其宽度决定玻璃的流量。横断面为椭圆形的玻璃料带形状，其温度分布较为均匀；大而扁平的料带两边的温度较低，易形成条纹。

3) 马弗炉：主要作用是使缠绕在旋转管上堆积成带状的玻璃层受热和均化，从而保证玻璃管管壁的均匀性、直线度。马弗炉温度控制精度要求为 ±0.5℃；马弗炉内腔即旋转管表面，所以禁止明火加热。马弗炉常用燃气或者电辐射进行加热。

4) 旋转管：主要作用是将玻璃带展平、摊开，所以对玻璃管的质量至关重要。它必须外形尺寸准确、加工精度高、同心度符合要求，并且表面平整、无裂纹、无划痕、结构致密。当然旋转管应具有足够大的表面积，才能将玻璃带展开得更加均匀。因此，旋转管的长度越长，直径越大，后面生产的玻管的直径精度也越高。其主要结构如图 2-14 所示。

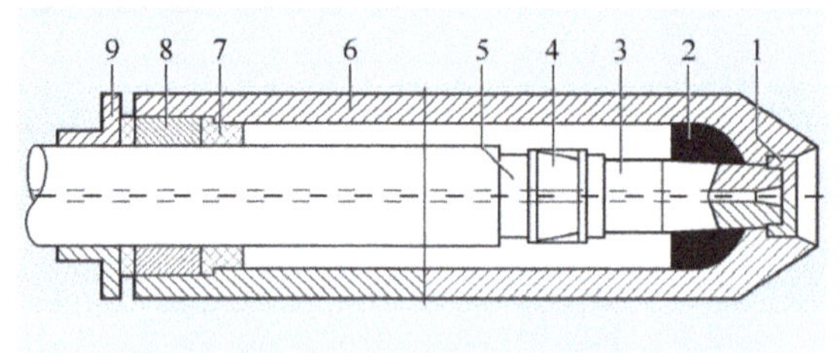

图 2-14　旋转管的构造图

1：芯轴螺母；2：耐火纤维；3：填充料；4：中心固定装置；5：芯轴；6：旋转管；7：耐火纤维；8：端头压盖；9：挡火盘

5) 牵引机系统：包括拉管装置和切割装置。在医药玻璃中常用的牵引机主要有带式牵引机和轮式牵引机两种。分别如图 2-15 和图 2-16 所示。

牵引机将玻璃管从马弗炉内牵引出来，使玻璃管由粗变细。拉制不同直径的玻璃管，则需采用不同的牵引机。玻璃直径的大小与拉管的速度密切相关，生产管径大的玻璃管，则牵引机速度降低；生产管径小的玻璃管，牵引机的速度则加快。通常拉制管径 10 mm 的玻璃管，牵引速度可达 250 m/min；当管径达到 30 mm 时，牵引速度降到 100 m/min。

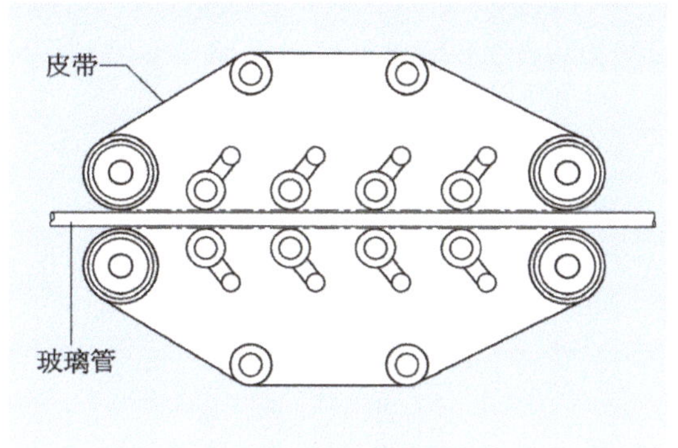
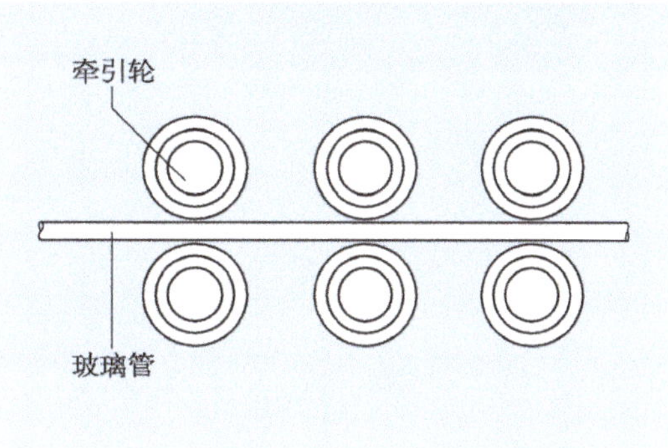

图 2 - 15　带式牵引机　　　　　　　　图 2 - 16　轮式牵引机

6）管径检测装置：医药玻璃管对管径的要求非常严格，其在线直径检测是必须进行的检查项目之一，用以保证玻璃管外径稳定在标准要求的范围内。目前在线检测系统常用的为激光测径仪，它集激光、精密机械、计算机于一体，通过激光高速扫描玻管，然后以计算机进行采样处理，实现玻璃管直径在线非接触检测、控制。测量范围为 0.5～60 mm，测量精度为 ±0.01 mm。在线检测一旦发现超过偏差，即发出调整芯轴风的指令和玻管剔除指令。采用二维或三维的激光检测系统还可以检测玻璃管的不圆度和玻璃管壁厚。

7）精切圆口系统：包括三个相互连接的设备：① 前梳理机，保证检测分选后外径合格的玻璃管不产生撞击和堆积，防止玻璃管外壁划痕，使玻璃管排列有序地进入精切圆口机。② 精切圆口机，玻管被细带状火焰连续加热，玻璃管以旋转的方式前行，使玻璃管在圆周方向被加热，然后与带水切刀轮做反方向运动，使玻璃管因热冲击作用而断开。然后玻管继续前行，断口被火焰加热、烧熔、圆滑，通常可对两端进行密封。③ 后梳理机，将已完成的玻管运送至检验包装工位，进行包装入库。

（2）维洛法：在高硼硅玻璃管和部分中硼硅玻璃的生产中，常采用维洛法拉管。后者相对于丹纳法具有很多显著的技术优势，是未来医药玻璃管成型方法的趋势，需要不断地探索和研究。

维洛法拉管工艺原理如图 2 - 17 所示，玻璃液经料盆、料碗从漏料孔沿着带有空心（用于吹气）的锥形轴端头流出，轴端头内连续送入芯轴风，使玻璃液形成玻璃管雏形，玻璃管垂直下降到一定高度后，在水平牵引机作用下，形成悬垂线，玻璃管由垂直方向转为水平方向，此刻玻璃管断面呈椭圆形态，玻璃管进入真空跑道后，玻璃管在负压作用下由椭圆转变成圆形截面，并在真空箱出口处定型固化，然后进入保温跑道，后续的工艺、设备与丹纳法相同。

维洛法拉管装置可以拉制外径 Φ8～60 mm、壁厚 0.1～2.4 mm 的高精度玻璃管。与丹纳法成型工艺不同，维洛法生产能力大、生产的玻璃管管壁厚度均匀，并且没有螺旋线，玻璃管的质量高。拉管的速度随着外径及壁厚的增加而降低，拉管速度一般为 120～240 m/min，但是生产过程控制要求较高，设备成本大。

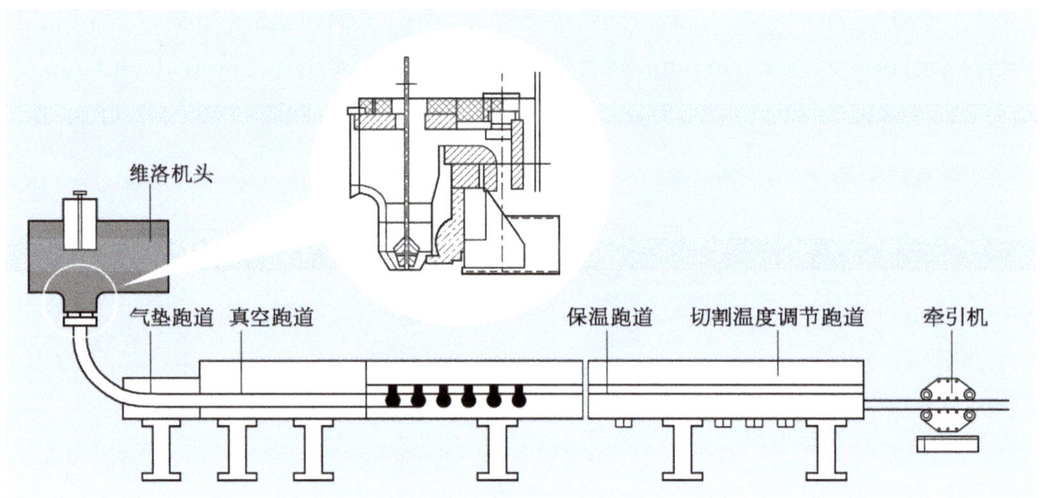

图 2-17　维洛法工艺原理图

维洛法拉管生产线布局基本包括下面几种模式：一窑一线，一窑二线，一窑三线等。图 2-18 为一窑二线的维洛法拉管生产工艺设备图，拉管线沿窑炉中心轴线布置。包括供料道、料盆、锥形轴、马弗炉、气垫跑道、真空跑道、激光外径检测仪、牵引机、后处理等。从保温跑道至后处理与丹纳法相同，因此这里不重复介绍。

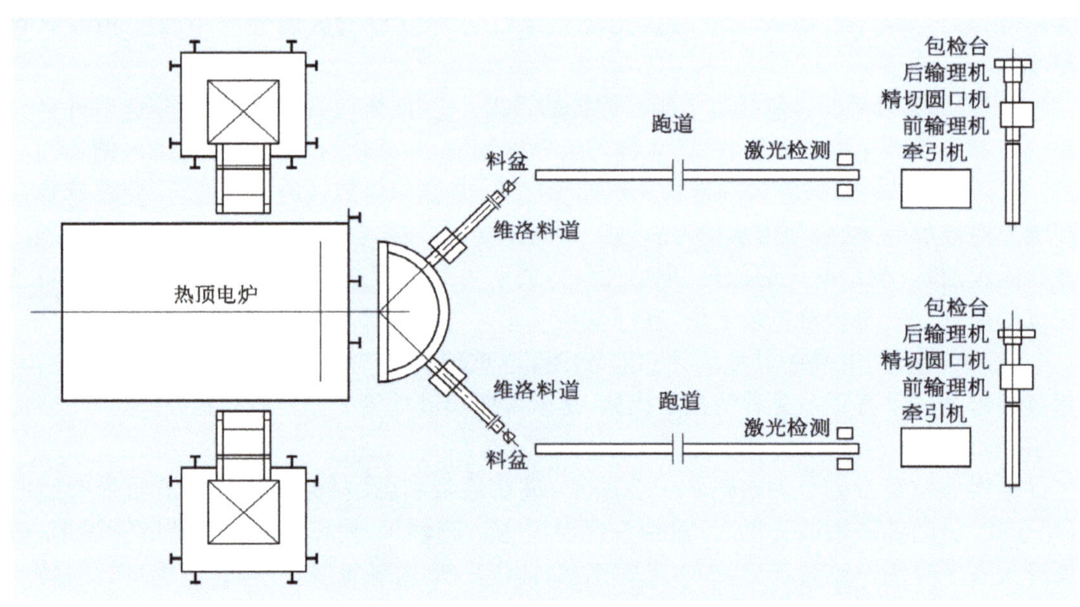

图 2-18　"一窑二线"的维洛法生产拉管工艺设备图

1）供料道：用于连接工作池和成型部（料碗和端头）的通道，主要用于玻璃液黏度调节和均匀性调节。料盆前端设置有溢流装置，将变质的玻璃除去。

2）定位系统：主要用于锥形轴的左右、前后调整，使锥形轴和料碗保持同心度，从而使两者之间形成的截面均匀，使截面的玻璃流量各处相同，解决了玻璃管壁不均匀的问题；并且可以上下调节，从而整体调节玻璃的流量。

3）锥形轴：在一个中空的耐热钢轴（芯轴）下端套上维洛成型端头，如图 2-19 所示。为了保护芯轴，使芯轴和玻璃液隔离，使其避免氧化，防止金属的污染，在芯轴上需要安装耐火材料护管。芯轴的上部安装空气接管，通入芯轴风，锥形轴整体由锥形轴定位器固定，由定位系统进行调节。

4）马弗炉：与丹纳法不同，维洛法拉管的马弗炉直接垂直衔接在料盆下方，并且形状尺寸相对较小，但两者作用机理相同。

5）气垫跑道：玻璃管自成型端头出来，在重力和牵引力综合作用下向下运动，形成像丹纳法那样的玻璃管悬垂线，此时玻璃管处于红热状态，尚未固化成型。塑性状态下的玻管处于转向的关键，若玻璃管重力作用超过水平机械牵引力，就会造成玻璃管下垂状态的失控，影响玻管的成型，气垫跑道起到对下垂玻璃管的承托作用。利用气体形成气垫将玻璃管托起，送入真空跑道，还可以防止表面的划伤和变形。气垫跑道的构造如图 2-20 所示。

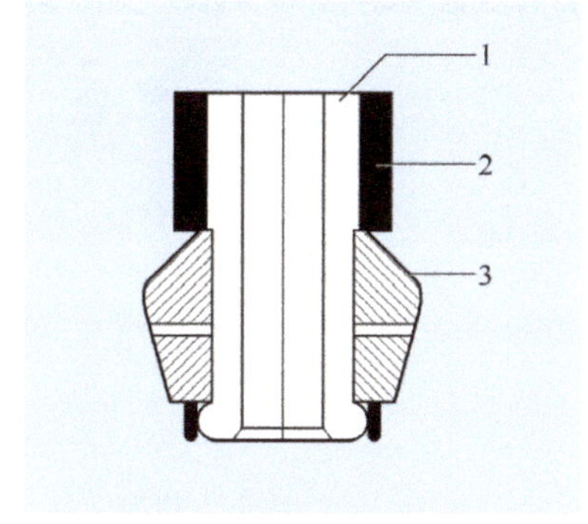

图 2-19　玻璃管生产的维洛端头、芯轴和护管图

1：耐热钢芯轴；2：耐火材料炉管；3：包铂金端头

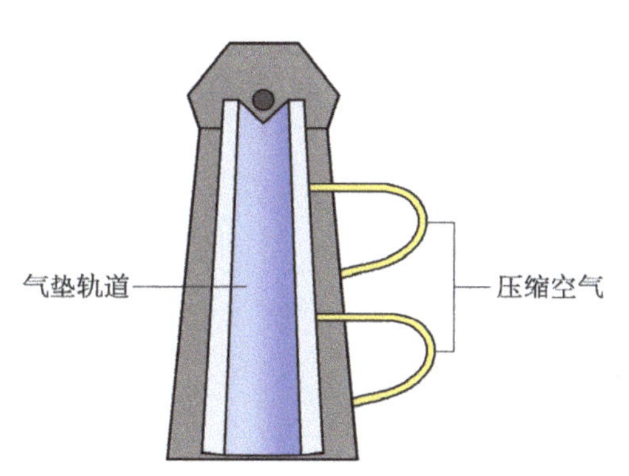

图 2-20　气垫跑道结构示意图

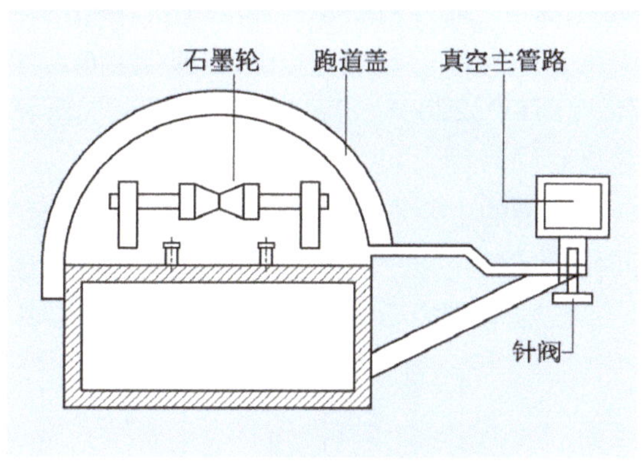

图 2-21　真空箱结构示意图

6）真空跑道：用离心风机将真空箱内空气抽走，使其呈现负压状态，促进玻管恢复成圆形状态，图 2-21 为真空箱结构示意图。根据玻璃管的规格和玻管的拉制速度，在真空箱由玻璃管入口到出口设置真空梯度。离气垫跑道最近的地方采用较高的真空度：-250～500 Pa，然后以 250～500 Pa 的梯度逐渐增加到牵引机最近端，真空箱达到 1.5～3.0 kPa。

真空箱的作用原理：尚未定型的玻璃管进入水平运动时，由于重力作用玻璃管会变扁。进入真空箱后，由于玻璃管内吹进的芯轴风呈正压，而玻璃管呈负压，所以将玻管吹圆。当然负压的调节直接影响玻璃管的圆度，需要进行准确控制。

在生产过程中，要对各个具体的关键工艺进行控制，以制造出高精度的玻璃管。关键工艺参数和玻管尺寸的关系，见表 2-6。

表 2-6　维洛法拉制玻璃工艺参数和尺寸关系

尺　寸　要　求	参　数　控　制
壁厚（增加）	1. 降低拉管机速度 2. 减少芯轴风速 3. 降低马弗炉温度
壁厚（减小）	1. 增加拉管机速度 2. 增加芯轴风速 3. 升高马弗炉温度
外径（增加）	1. 降低拉管机速度 2. 增大芯轴风速
外径（减小）	1. 增加拉管机速度 2. 减小芯轴风速

四、玻璃容器的设计和制造工艺

用于注射剂药物容器的设计主要分为四个类别，每一个类别有很多尺寸和规格。

1. 安瓿　安瓿是一个完整的单剂量玻璃容器系统。安瓿最常见的容量范围是 0.5～2 ml，某些特殊情况下也可能达到 20 ml 或更大。市场上，它的规格和配置已经成为标准。此外，国际标准化组织（ISO）在《ISO 9187-1 注射产品玻璃安瓿包装要求》中定义了安瓿的材料、尺寸、容量、性能。中国国家药包材标准《YBB00332002-2015》和《YBB00322005-2-2015》也规定了低硼硅安瓿和中硼硅安瓿的相关材料、尺寸、规格和检验项目等。

成型的主要步骤如图 2-22 所示。安瓿尖或茎的壁较薄，在成形过程中需要严格控制。同样，收缩的壁也需严格控制。收缩一般通过预先弱化或运用色环，从而方便折断安瓿。

安瓿制造的质量控制包括在线 100% 临界尺寸的测量。安瓿生产商通过测量结果的

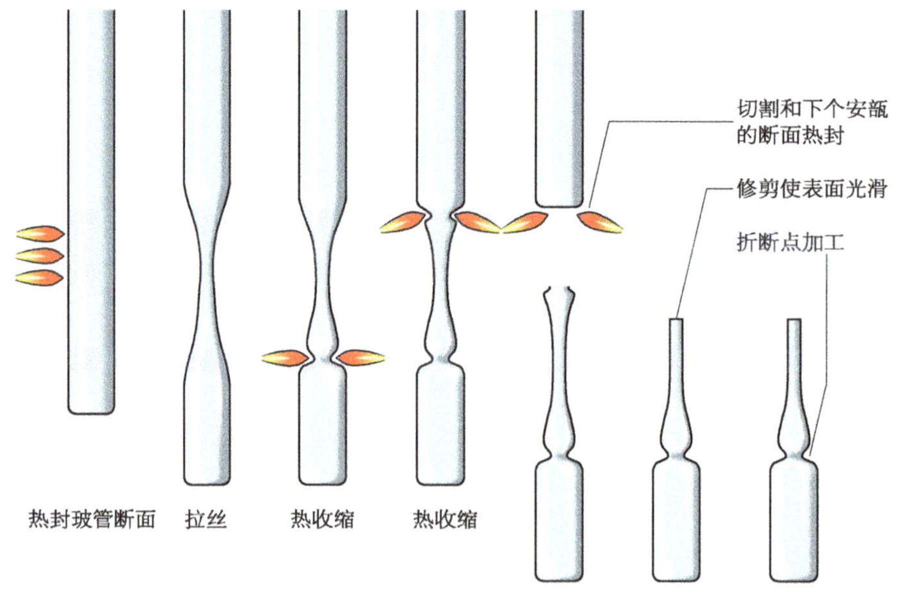

图 2-22　安瓿玻璃管成型工艺

反馈来控制火焰大小，以保持玻璃管的直径和管壁厚度，最大限度地减少在药物生产过程中密封性的变化。通过 100% 的摄像检验，剔除瑕疵安瓿，减少灌封后安瓿容器与药品相关的排斥反应。成品安瓿需要额外的质量控制，包括定期的尺寸检查、外观属性和断裂强度测试。在一般情况下，使用 AQL 抽样计划，确定产品的可接受限度。

安瓿在灌装完成后，通过火焰加热熔化进行密封。其密封过程一直被认为是一个难以控制（高风险）的过程，需要 100% 在线检漏。用户在使用时通过打断收缩段，用一次性注射器抽取相应的剂量使用。

安瓿容器系统的主要优势是产品在药品的保质期中只接触高惰性的硼硅酸盐玻璃。然而打破玻璃的方式对于最终用户来说非常不友好；并且密封后需要在线 100% 完整性测试；还必须考虑开瓶后，通过一次性注射器的转移问题；此外打开的安瓿瓶边缘锋利可能会引起安全问题。因此，在发展中国家安瓿仍然被广泛用于药品生产，但是新产品的开发采用安瓿包装的越来越少。

2. 管制注射剂瓶或抗生素瓶　由一个玻璃瓶以及弹性胶塞和铝制密封结构构成。玻璃容器可由玻璃管生产。管制瓶的容量一般限制在 30 ml 以下。ISO 8362 - 1 定义了 1~30 ml 玻璃管制瓶的材料、形状、尺寸、容量要求。当然其他高度、直径和壁厚的产品使用也比较广泛。另外，特别设计的成型机可使玻管的直径达到 50 mm，这样有可能生产容量 100 ml 或更大的玻璃瓶。

图 2 - 23 描述了玻璃管到注射剂瓶的生产步骤。通过成型工艺，保持原管的直径和壁厚，从而保持容器的尺寸。管的壁厚和直径必须是均匀的并且得到良好控制的，因为这可能会影响灌装和包装速度的提高，也便于进行摄像检查。形成的肩膀和瓶子的底部可能会有偶尔的轻微的尺寸变化，这可能会影响加工效率。此外，管制瓶重量轻，可避免原本设计用于处理较重的模制瓶而产生的问题。

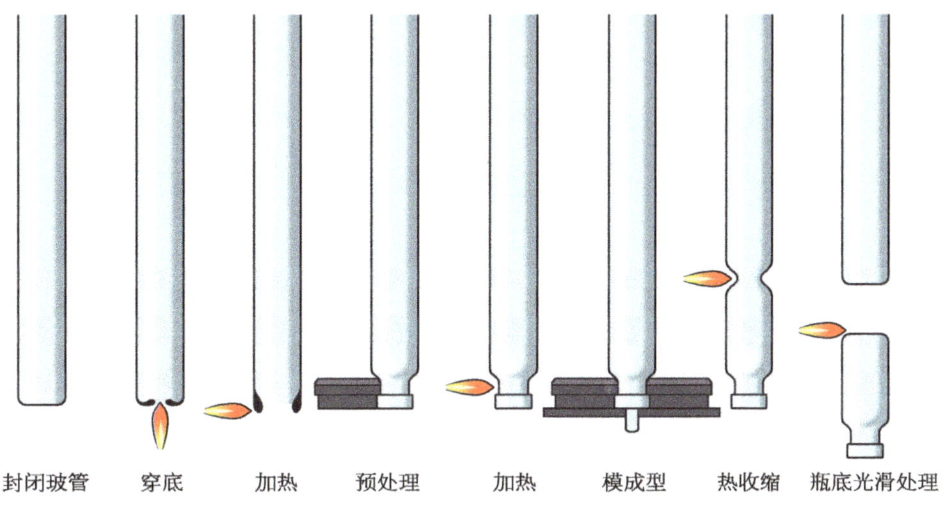

图 2 - 23　管制注射剂瓶的生产工艺

管制注射剂瓶主要生产商一般通过摄像系统，直接对成品进行 100% 尺寸检查，以及胶塞与接口的密封。同安瓿一样，通过 100% 的摄像检验，剔除瑕疵管制注射剂瓶，减少灌封后容器与药品相关的排斥反应。额外的质量控制，如尺寸与外观属性检查定期按照

AQL 抽样计划进行。

　　橡胶塞和铝制盖密封的瓶子也可以采用模制瓶。模制瓶容量可以从 2～1 000 ml 或者更大。ISO 8362 - 4 定义了注射模制玻璃瓶在材料、形状、尺寸、容量上的性能要求。同管制瓶一样，其他规格和尺寸也广泛应用。典型的工艺步骤如图 2 - 24 所示，同管制瓶相比，模制瓶有较高的模具成本和较长的转换时间，并且需要和熔炼炉相邻。模制瓶的质量控制步骤类似管制瓶。

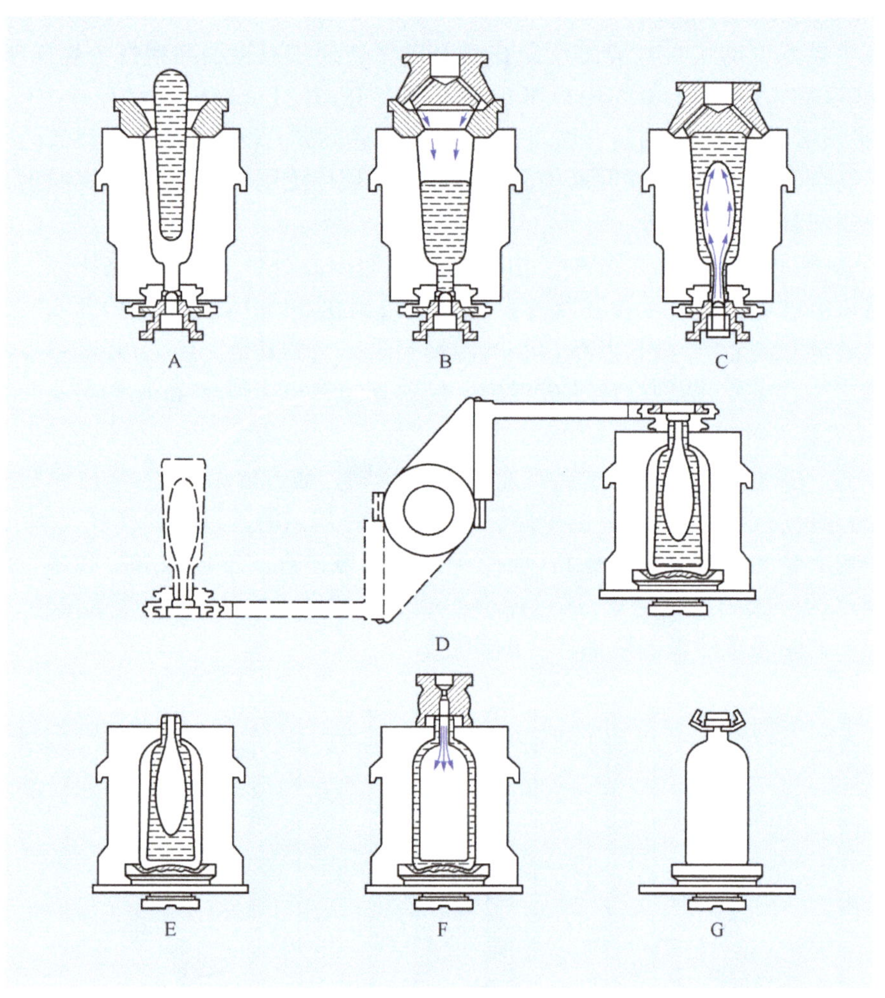

图 2 - 24　模制瓶的典型吹塑生产工艺

A. 坯料落入毛坯模具；B. 颈成型吹制；C. 毛坯反向吹制；D. 将毛坯转移至吹制模具；E. 再次加热；F. 吹制成型；G. 出瓶

　　吹制的过程，相对于管制瓶来说，是一个影响壁厚的关键工艺。并且壁厚的变化会影响光学畸变，从而使检查变得复杂，特别是使用自动化摄像系统。吹塑的硼硅酸盐玻璃的配方与同类管制玻璃配方相比钠和硼含量往往稍高。另外，模制瓶因为瓶壁厚，抗破损和抗不当使用的能力更强。

　　瓶、弹性密封、铝制密封是总密封系统的一部分。一个完整的密封有三个部分，瓶口、胶塞以及胶塞和瓶之间的密封。一方面瓶子的内径必须确保胶塞插头的插入，另一方面小瓶的瓶口和胶塞的厚度及直径必须满足后续的轧盖要求，即与铝盖的直径和裙长相匹配。按照惯例，所有的这些参数基于外径进行确定。小容量注射剂和典型的容器系统采用 13 mm 或 20 mm 法兰公称直径。

ISO 8362-1 和 ISO 8362-4，为注射瓶提供了详细的设计参数，包括直径、总高度、壁厚等。ISO 8362 的第 2、3、5 和第 6 部分提供了弹性胶塞、铝盖和铝塑组合盖的标准。

我国国家药包材标准中《YBB00332003 - 2015 钠钙玻璃管制注射剂瓶》《YBB00302002 - 2015 低硼硅玻璃管制注射剂瓶》《YBB00292005 - 2 - 2015 中硼硅玻璃管制注射剂瓶》《YBB00292005 - 1 - 2015 高硼硅玻璃管制注射剂瓶》《YBB00312002 - 2015 钠钙玻璃模制注射剂瓶》《YBB00322003 - 2015 低硼硅玻璃模制注射剂瓶》《YBB00062005 - 2 - 2015 中硼硅玻璃模制注射剂瓶》分别对各类注射剂瓶的规格、质量要求和相关的检测方法做了规定。

3. 预充卡式瓶　玻璃卡式瓶包装容器的一端，是一个合适的弹性柱塞。另一端加工成颈和法兰。灌装后，颈状部分通过压塞和轧盖进行密封。使用时，通过一个双向针头进行连接，然后进行药物的输送。牙科麻醉药物和胰岛素治疗是预充卡式瓶的两个重要应用市场。为方便使用，该系统通常结合可重复用的注射笔设备。与相同容量的西林瓶相比，卡式瓶系统的玻管更长，直径更小，从而灌装时可以达到很少或没有顶部空间气体残留。ISO 11040 定义了卡式瓶产品接触组件的材料、尺寸、性能和测试方法等。第 1、第 4 部分是玻璃管部分的标准，而第 2、3、5 部分是底部柱塞、隔膜胶塞和铝盖部分的标准。笔式注射器系统中使用的组件的附加要求在 ISO 13926 第 1 至第 3 部分进行了定义。我国国家药包材标准《YBB00132004 - 2015 笔式注射器用硼硅玻璃套筒》规定了卡式瓶各种尺寸、规格和要求。

卡式瓶的形成过程类似于管制瓶的颈部和法兰的形成部分。在线 100% 质量检验和离线的质量控制都是相似的。通过热冲击和火焰抛光对玻管进行切割，然后在生产线上形成颈部和法兰。

卡式瓶除了在药品保质期内保护药品外，在使用时，它也是药品输送的一部分。为了实现这个功能，必须对卡式瓶本身进行润滑，从而减少弹性柱塞和玻璃管之间的静态和动态摩擦。一般来说，将聚二甲基硅氧烷润滑油添加到干热除热原的乳液中。玻璃表面、硅油、药物制品和弹性柱塞之间的相互作用是复杂的。这种相互作用过程对药品的影响，应进行彻底的验证和监测，以确保在整个保质期功能的一致性。

4. 预灌封注射器　在某些方面，预灌封注射器可以认为是卡式瓶的扩展，它也是通过玻璃管形成。相对卡式瓶，两者都有一端是弹性柱塞，而另一端，预灌封注射器是一个鲁尔锁或者一个带针头的护帽。这个装置在灌装前进行清洗、硅化和灭菌。关于预灌封注射器的生产工艺、设计要求和质量控制，我们将在第三章详细进行讨论。

五、玻璃容器的性质特征

（一）玻璃容器的表面化学性质

当水溶液与玻璃容器的表面接触时，会发生两种基本机制的化学侵蚀。通过离子交换，H_3O^+ 离子在溶液中可以取代玻璃中的 Na^+ 离子。离子交换是大多数酸性和中性配方玻璃侵蚀的主导机制。另一种机制是羟基和其他碱性物攻击二氧化硅网络本身破坏

Si—O键。攻击率高度依赖于玻璃配方和包装液体的 pH。

　　此外,容器表面的化学耐受性也有所不同。如前所述,容器成型的过程可以改变容器表面的组成、形态和物理化学特性。在成型过程中,特别是在安瓿管瓶的底部,其内表面温度可能超过该配方中易挥发成分(主要是钠和硼)的沸点。这些元素从底部热表面挥发,随后凝结在冷壁上形成硼酸钠。然后,成品容器通过退火炉,其可以部分融入底层二氧化硅网络。因此,不会被制药公司的清洗过程完全去除。在一定程度上,这种现象将发生在任何玻璃管容器的生产中。模制的硼硅玻璃瓶,因为玻璃的峰值温度很低,它汽化和冷凝的碱性成分一般不显著。由此产生的碱残留量可以通过生产速度、升温速率和最大玻璃温度进行控制。残余碱度可以通过测试成品容器的表面电阻来监测。

　　碱性残留物通过三个独立但相关的机制影响药物产品。首先,局部碱性区域或浸出离子可以直接与制剂发生反应。其次,通过离子交换玻璃中的 Na^+,使 H_3O^+ 损失可以增加溶液的 pH 或导致缓冲液缓冲能力下降。再次,在极端的情况下,相互作用可以引起玻璃状颗粒脱落,常称之为脱片。图 2-25 是玻璃表面脱片的示意图。图 2-26 是玻璃脱片结构变化图。其中 USP⟨1660⟩对预测玻璃可能形成的玻屑和脱片提供了推荐的方法。

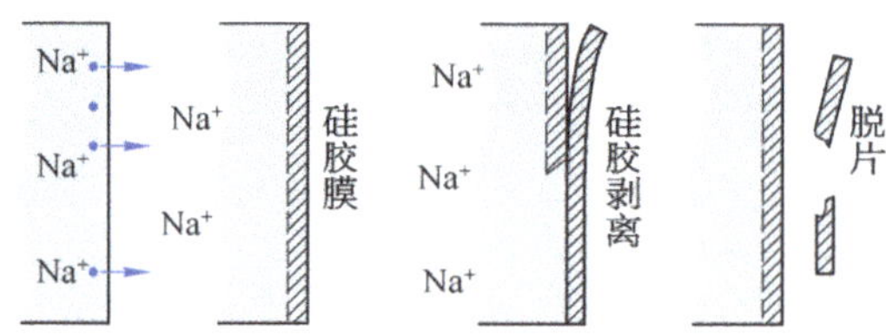

图 2-25　玻璃表面产生脱片的过程示意图

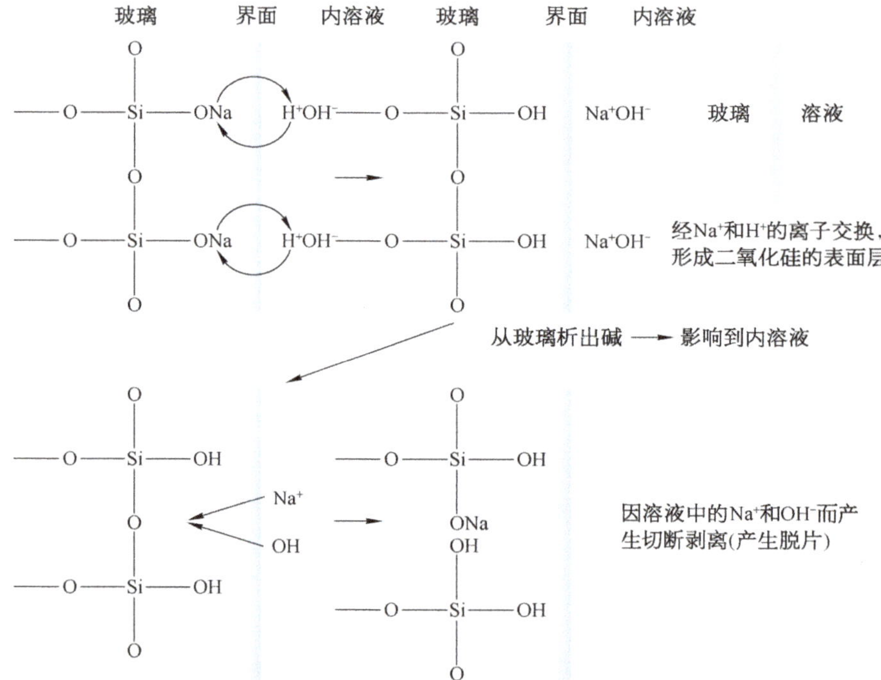

图 2-26　玻璃脱片结构变化图

化学脱碱硼硅酸盐的容器,通过退火前加入硫酸铵溶液作为一种手段来控制或减少这些影响,尤其是在美国得到了广泛的应用。这个过程已被证明可减少提取碱及对 pH 的相关影响。

成品容器内表面的化学耐受性,可以按照《美国药典》(USP)或者《欧洲药典》(EP)进行表面耐水解试验,ISO 4802 - 1 或 ISO 4802 - 2 规定了类似的定量光谱表面提取试验方法。

(二) 机械和热性能

上一节讨论了产品接触面的化学性质,药物产品贮存在容器中,物理和化学稳定性都至关重要。物理完整性是保证无菌注射剂贮存在容器中的一个重要要求。所以必须考虑玻璃的机械和热性能。在本节中,玻璃被描述成非晶态材料,表现出脆性。通常描述玻璃是一种"易碎"的材料,这与玻璃是"弹性"的概念似乎矛盾。然而,作为材料科学术语,脆性和弹性有更精确的含义,并且都适用于玻璃。

在这种情况下,脆性不是指材料的强度,而是指当局部应力超过局部强度时的破坏性。大多数金属过载后,在断裂之前,会发生永久变形,技术上称之"塑性变形"。脆性材料,如玻璃,是无法进行塑性变形的,因此会突然断裂。本质上,在压缩载荷的作用下,玻璃是非常强大的材料。然而,表面损伤显著降低了拉伸应力下的有效强度。压缩载荷挤压表面缺陷或不连续的边缘,对强度影响不大。与之相反,一个拉伸载荷拉一个表面缺陷或不连续性的玻璃,且越是集中在不连续的底部,影响就越大。因此,缺陷或不连续性显著降低了材料的实际强度。

同样,弹性是指材料对不超过自身强度的机械载荷的添加和去除的响应。当负载被去除时,弹性材料变形,然后恢复到原来的形状。材料的刚度特征是它的弹性模量,也被称为杨氏模量,这是所施加的单元的负载或应力和所得到单元的变形,或应变之间的比率。在这方面,玻璃是相对僵硬的。通常情况下,玻璃的弹性模量与铝的弹性模量相等。在冷冻过程,冷冻贮存和随后的复温,对玻璃瓶的外表面进行实时的物理变形和应力观察,发现玻璃的弹性变形响应随物理尺寸和内容物不断变化。

由于表面缺陷的刚度,脆性行为和强度降低的多重因素,在玻璃容器发生灾难性的脆性破坏之前不易观察到它的弹性变形。当发生故障时,通过弹性变形存贮的能量以快速断裂的形式形成玻璃碎片进行分散和传播。

硅酸盐玻璃具有相对较低的热导率,会导致加热和冷却过程较长,加热或者冷却的表面和底层玻璃芯之间有很大的温度差。对于确定容器的热阻,玻璃组合物的热膨胀系数非常重要。当一个容器被冷却时,外表面试图收缩。里面相对热的玻璃芯会产生对外表面拉伸应力的抵制。这种现象是通过热冲击"切割"玻璃的原理,但它也可能导致在容器生产以及制药加工过程中玻璃意外的裂缝。

六、质量属性

在前面制造过程的讨论中已经提到了质量控制的几个方面。这些描述的过程控制点和质量控制检查,不仅仅是对其质量属性的检查。然而,值得注意的是,某些缺陷类型,只能发生在特定的工艺步骤。例如,被称为结、水泡和空气线的玻璃缺陷都源于主玻璃熔化和玻管拉制过程。表面瑕疵的某些类型只能吹塑或由管进入，例如在玻璃管转换成安瓿、卡式瓶或者预灌封注射器时产生。最后，有些瑕疵更有可能是容器和灌装设备之间相互作用的结果。此外划痕、磨损、擦伤，可能发生在任何过程或处理步骤。

　　在某些情况下，可以使用更复杂的分析工具进行分析。玻璃断裂分析是确定断裂的起源和造成断裂的力的性质、方向和相对大小的科学。扫描电子显微镜的 X 射线衍射分析或类似的方法，可以用来确定表面缺陷。

第三节
注射剂的塑料包装

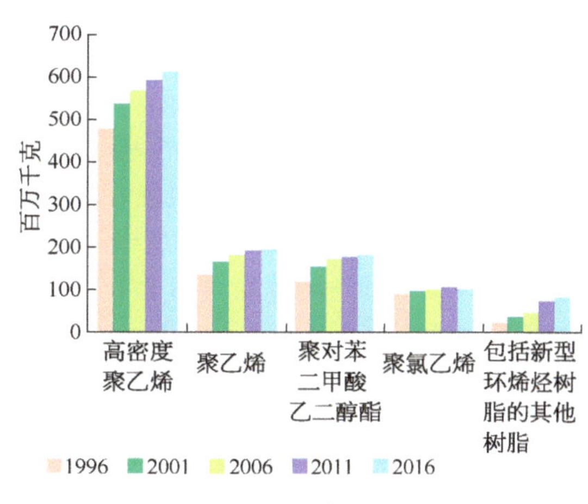

随着生物产品的发展，新型治疗药物、难溶性药物和注射给药等预计迎来强劲的发展。由于玻璃容器在洁净度、惰性、防护性和隔热方面存在一定缺陷，随着近 30 年来高分子聚合塑料的发展，塑料已成为针对小容量注射剂和大容量注射剂包装的合理选择。尽管塑料在大容量注射剂包装中得到非常好的认可，但是直到目前，塑料在小容量注射剂包装方面的应用仍受到限制。

由于其优异的隔气隔水属性，小玻璃瓶仍然是最主要的包装选择。更重要的是，针对玻璃容器，在生产流程、灌装、法规符合性以及商业可行性方面已有大量的知识和经验可循。然而，对所有的化学药物和生物药物来说，玻璃容器可能不是最好的解决方案。玻璃中含有游离的碱性物质和微量的金属元素。根据所包装药物的特点，一定时间后会因 pH 升高出现分层，从而缩短药品的保质期。蛋白质和多肽可吸附在玻璃表面而变性，或者严重影响该药物的治疗效果。预灌封针管中可能析出的硅、钨以及黏合剂影响生物药物的稳定性。在生产贮运或低温冷冻的过程中，玻璃很容易破碎。在这些方面，塑料产品在注射剂包装市场上取得了良好的成效。

随着高分子聚合物产品和工艺技术的发展，大多数针对塑料容器的缺点已经被克服，塑料包装瓶和注射器已经开始大量应用。

一、塑料制品的发展

塑料树脂是全球制药包装中使用最广泛的原材料，相对于玻璃、纸制品和铝箔纸，其占有份额达 61%。全球范围内对塑料包装的需求估计分别达 1 700 亿元和 12 亿千克。根据 2011 年原料消耗数据，高密度聚乙烯使用量高达 5.9 亿千克。其次，聚乙烯使用量达 2 亿千克。但预期增长最快的仍是新型环烯烃树脂，到 2011 年，其使用量的年增长率是 5.5%（图 2 - 27）。到 2016 年预计高密度聚乙烯为 6.2 亿千克。新型环

图 2 - 27　全球制药包装塑料需求表

烯烃树脂为 1 亿千克,这些增长的主要原因是其在制药包装等专业领域的应用。其在洁净度、高透明度、生物相容性方面的质量发展和防护性的提高推动了其快速发展。

二、塑料包装材料类型

1. 环烯烃　相对于传统的塑料树脂,环烯烃在注射剂中的应用和发展才刚刚开始。环烯烃由烯烃、环丁烷、戊烷或降冰片烯类的双环烯烃聚合而成。其理化性质得到了很大的提升,如与玻璃类似的透明度,完美的化学稳定性和阻水性。日本三井石油化工公司发明制造了乙烯和其他环烯烃共聚物。20 世纪 80 年代,三井(日本)和赫斯特(德国)开始使用单点茂金属催化环烯烃合成,促进了美国泰科纳公司的环烯烃共聚物(COC)Topas ® 的发展。在生产过程中,2-降冰片烯和乙烯在茂金属的催化下反应,随着降冰片烯含量的提高,聚合物的性能也越好。此外,还有两步法合成工艺,开环易位聚合(ROMP)双环戊二烯的双键加氢形成完整的环烯烃聚合物(COP)(图 2-28)。通过此合成工艺,Zeon 公司开发出了

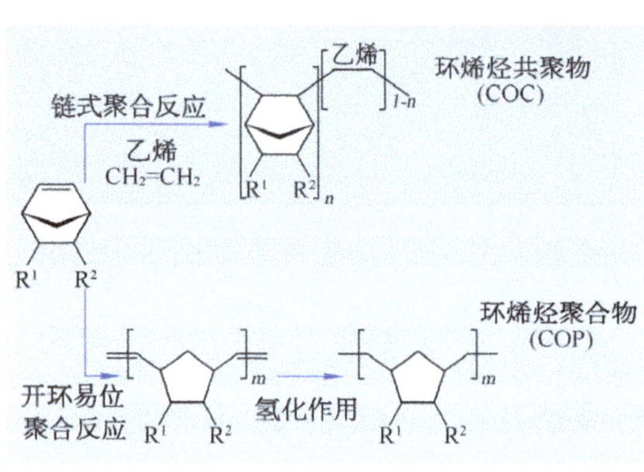

图 2-28　COP 和 COC 的合成途径

Zeonexland ® 和 Zeonor ® 系列 COP 产品。

环烯烃聚合物 COP 和环烯烃共聚物 COC 有多种理想特性,如类似玻璃的透明度,由此可以通过目视检查生产的注射药物;这种聚合物具有良好的熔体流动性,可非常容易地用于塑料制品的加工成型;COC/COP 能耐受高强度冲击,同时能形成完美的阻水层;具有良好的酸碱和有机溶剂耐受性;可用高压蒸汽、环氧乙烷和辐照灭菌。相对玻璃制品,COC 中参加高分子聚合反应的化合物较多,其可溶物和析出物较多。不同的是 COC 的析出物是有机物,玻璃制品的析出物是无机物。供应商可以提供采用适当萃取体系做出的溶出物报告。只有在稳定性研究过程中,对潜在的溶出物进行研究,才能决定是否采用 COC 作为包装。初步研究表明,相对于其他材质,采用 COP 或 COC 作为包装材料的注射剂溶出物水平是非常低的(图 2-29)。对注射器针管进行多 pH 水平的 TOC 研究显示,采用 COP 或 COC 材质的针管,其溶出物远低于采用 PP 材质或玻璃材质的针管。在这些数据和其他信息的基础上,COP 和 COC 可被认为是小容量注射剂包装的理想材料。但它也有缺点,理解这些缺点对是否选择环烯烃聚合物作为包装材料是非常重要的(表 2-7)。尽管其优于 PP、PC 等其他塑料,环烯烃塑料容器在防止氧和水分的渗入方面仍不如玻璃制品,这对易氧化产品是非常关键的。可采取二次包装,添加干燥剂和除氧剂等

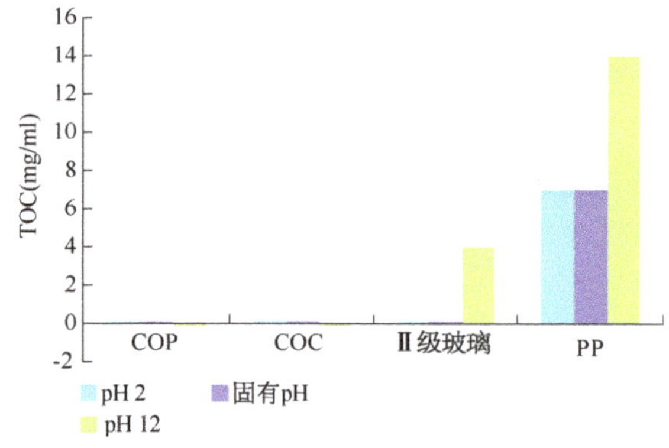

图 2-29　不同材料注射器针管在不同 pH 下的 TOC 值对比

措施避免吸潮和氧化。

表 2-7　可用于注射剂用药包装的环烯烃特性

主　要　优　点	缺　　　点
类似玻璃的透明度	气体防护性和防潮方面不如玻璃制品,但优于其他塑料
可灭菌(高压蒸汽、环氧乙烷、辐照)	对刮擦敏感
高强度	辐照下短期变色
防潮	
生物相容性(化学惰性、弱耦合、低离子析出)	
设计灵活性和良好的尺寸公差	
化学稳定性	

2. 高密度聚乙烯(HDPE)　氧分子和碳分子间简单地重复聚合后,形成高度均匀的树枝状排布。这些排布决定了高密度聚乙烯的结构特征。聚乙烯被认为是具有高聚合度的材料。在聚乙烯聚合过程中,分支结构的数量决定了其整体密度和聚合程度。与低密度聚乙烯相比,高密度聚乙烯具有高拉伸强度、高硬度、高熔点的特性。另外一个重要特性是,高密度聚乙烯相对于其他聚乙烯,具有非常理想的化学稳定性。HDPE 典型应用在中低限度接触药物的包装形式中,如瓶子、瓶盖注射剂外包装或固体制剂的泡罩。HDPE 具有耐强冲击、化学稳定性、口服药物的相容性和耐热性能。高密度聚乙烯和低密度聚乙烯常用于吹填封药物,主要是眼科和鼻喉科药物,但是现在也应用于小容量注射剂和大容量注射剂产品中。

3. 聚丙烯　聚丙烯主导了塑料在容器、一次性注射器、预灌封注射器和瓶塞中的应用。聚丙烯是长线性的聚合物,它由氧和氢非常规则地排布而成。它的规则性排布赋予其高结晶度。在晶列内部,甲基赋予聚合物以强度,这使它不同于与它类似的材料聚乙烯。聚丙烯具有相当高的强度,其抗撕裂强度要高于高密度聚乙烯。其高强度和高达 165℃ 的熔点对它能成为药品包装材料非常重要。因此,它可以经受若干次的高温蒸汽消毒。另外,室温下的聚丙烯可耐受有机溶剂和强酸强碱。因为烯烃结晶等级的原因,其不能实现高的澄明度:其晶格的位点是折射光的,所以使其看起来模糊。所以这种材料的主要用途是制造吹塑的瓶子、包装袋、复合袋及其他塑料容器。由于其在防潮和化学稳定性方面的改进,聚丙烯可作为一次性容器和包装应用。不过聚丙烯在低温时强度会变低,并增加了杂质的析出风险。同时,其透明度限制了在需长时间贮存的注射剂或生物产品中的应用。

4. 聚对苯二甲酸乙二醇酯(PET)　是一种高质量的热塑性聚酯,具有高的强度、化学稳定性和加工性能,主要应用在需泡罩或吹塑包装药品的生产中。相对于高密度聚乙烯和聚氯乙烯,在加工小瓶或泡罩膜方面 PET 具有成本优势。PET 由乙二醇和对苯二甲酸或对苯二甲酸二甲酯高度聚合而成,乙二醇的制造原料是乙烷,对苯二甲酸由对二甲苯反应而来。对苯二甲酸可由甲醇对苯二甲酸二甲酯提纯而得。PET 可分别以非结晶状态、趋向结晶状态、结晶状态和高度结晶状态存在。由于低玻璃转化温度,PET 不能耐受高温高压灭菌。但由于耐受高强度 γ 射线辐照,故可通过这种方法灭菌。PET 同样也可以耐受环氧乙烷灭菌。PET 可替代 PVC 材质在大容量注射剂袋的复合层中使用。

5. 聚碳酸酯　众所周知聚碳酸酯（PC）材质的高机械延展性和低阻隔性。PC 是由脂肪族分子以多种形式聚合而成，在 40～60℃内 PC 会变得非常软。双酚 A－PC 在常规条件下极难降解。PC 的可加工性能非常好，并具有非常好的结构强度。PC 广泛应用于塑料瓶和注射剂药物容器的制造中。PC 包含具有重复的芳香环的主链结构，这种材质由碳酸，通过二羟基或多羟基的多元酚与适当的碳酸盐前体，如二氯甲烷发生界面反应制备得到。现在 PC 主要由双酚 A 和碳酰氯发生界面反应制备而得。添加其他多元酚制备的特殊 PC 可用作其他用途。这种材质非常适合注塑工艺。PC 在较大的温度范围内展现了完美的延展性，这使其可在以往只有其他高热塑性材质才能应用的领域中使用。但是，在某些领域 PC 的使用受到限制，其化学稳定性、防刮擦性较低，与其他塑料相比，其水透过率高，防水性较差。另外，长时间光照和辐射灭菌后，PC 会有变黄的趋势。

6. 聚氯乙烯（PVC）　较少在注射剂包装中使用。PVC 由氯乙烯气体以有机过氧化物或无机硫酸盐为催化剂聚合而成。其主链和支链的长度由聚合反应的温度压力和催化剂的性质决定。由于环保等因素，PVC 在制药包装方面的应用增长缓慢，主要原因是PVC 焚烧会产生二噁英。此外，二（2－乙基己基）酯（DEHP）增塑剂添加到许多种 PVC 材料中。这些邻苯二甲酸酯会增加 PVC 的可浸出物程度，具有潜在的风险。

7. 多层塑料　通常用于大容量注射剂包装，由两种或更多种材质组成的 3～5 层塑料膜复合而成。类似地，用于片剂包装的泡罩也是由多层塑料组成。将多种塑料组合，目的是形成具有高洁净度、柔韧耐用、具有较强防水性能的包装材料。

三、塑料包装容器加工

塑料颗粒要加工成设计的样式需要经过多个步骤。所有的加工工艺大概分为如下 3 个步骤。

（1）加热：改变塑料的分子间结构，以使其能够随模具的形状流动。

（2）压力：使流动的聚合物按照设计的样式成型。

（3）时间：可以让经过热处理的塑料制品有足够长的冷却过程。

1. 挤压成型法　此工艺是将融化后的塑料在一定压力下挤压成型。根据模具的安排，有几种形式的挤压成型工艺。其中广泛应用于注射剂包装的是水平板式挤压、型材-管材挤压和吹塑式挤压成型三种方式。平板式挤压是一种通用的工艺，可加工不同厚度和材质的薄板。此外，这种方法还可以通过两种或多种挤压机，加工两种或两种以上不同材质的塑料，以形成复合膜材。平板式挤压工艺可以用于泡罩成型，包装充填和密封。具有高强度性质的塑料通常采用挤压成型工艺。另外，大容量注射剂的包装通常也会采用这种方式加工。

2. 注塑成型法　是通过将熔化的塑料注入模具中成型的工艺。注塑成型的产品在注射剂包装领域替代了玻璃、金属和纸制品。新型塑料的发展和注塑成型工艺的优化为注塑成型产品的应用搭建了宽广的舞台。例如，CZ® 塑料通过注塑成型，已经被应用于大体积容器，如 1 L 体积的容器。这些新的树脂已经被用于替代传统的用于药品包装的玻璃制品。在该工艺中，首先需将树脂热熔，然后注入模具中，等其冷却凝固后便可成型。类似其他塑料加工过程，加热、压力和时间对每个步骤都非常关键。注塑成型的产品可在多种注射剂的包装中找到。注塑产品也可用于生产类似静脉给药的针和输液袋的部件。

3. 吹塑成型　近三十年来,吹塑工艺得到了快速发展。吹塑工艺中主要使用两种模具,挤压吹塑模具和注射吹塑模具。在挤压吹塑工艺中,将一端封闭的柱状树脂加热并形成管状,然后转移到另一个模具中将两端剪掉,再通过吹制形成模具的形状。注射吹塑工艺与上述概念基本相同,但其为两步处理法。首先通过第一步注塑进行预先成型,然后转移至第二个模具中,通过高压空气使其成型。注塑工艺生产的容器主要应用于医疗健康领域,如药瓶主要是用注塑工艺生产出来的。对于容量相对较小的容器制造来说,采用注射吹塑工艺的成本效益比是非常高的,相对于挤压吹塑工艺,可一次性同时制造一长排的小容器。但在制造大容量的容器时,取消了预成型过程的挤压吹塑工艺是经济的。吹塑工艺提高了产品的理化稳定性和容器的阻隔性能。比如 PET 塑料,其制造高水平的双轴向聚合物。CZ®、Zeonex® 和 Topas® 树脂同样被用于制造小瓶的吹塑工艺中。

四、新型塑料包装容器特性

1. 市场因素　细口瓶是一种具备塞子和密封的小容量注射剂容器,主要用于包装单剂量或多剂量的液体或干粉制剂。玻璃小瓶是一种典型的由一类玻璃制造的广泛应用于注射剂的包装形式。最近,大家开始关注应用新型塑料,特别是环烯烃树脂作为材料制造小瓶,因为其表面洁净并且对生物制品显惰性。由于塑料制品抗破损的属性和生物制品需要低温贮运的要求,以环烯烃为基础的塑料制品的未来是可以预见的。环烯烃聚合物(COP)和共聚物(COC)具有类似玻璃的澄明度和稳定的理化特性,并能承受消毒灭菌,所以被认为是一种理想的用于制备药瓶的材质。

COP 和 COC 小瓶已经被应用在注射剂药物制造过程中,用 COP 和 COC 小瓶替代玻璃容器的测试已经完成。这主要是因为玻璃制品不可避免地带有氧化性碱金属和痕量金属,在高 pH 环境下会出现分层,这些性状都会影响药品的稳定性。蛋白质和多肽类物质会吸附在玻璃表面,发生变性或者对治疗过程产生不良影响。玻屑会促进蛋白质微粒的生成,在生物制品的生产、贮运过程中,玻璃容器易损坏,在低温情况下尤其明显。在这些领域,塑料瓶在药品包装市场上开拓了明确的道路。

2. 蛋白质和多肽的表面吸附　大量的研究已经解决了蛋白质对包装容器的表面吸附问题。表面吸附的蛋白质和多肽类物质与所盛装的物质间发生反应,造成其损失或者降低了其稳定性。尽管限度很低,但任何附着在容器表面的含量很低的可溶性蛋白质都会造成上述问题的恶化。尽管蛋白质结合依赖于蛋白质和制剂形式,但研究表明环烯烃容器具有低蛋白质吸附的特性。

3. 低温贮存　在细胞治疗领域,干细胞研究对治疗许多重大疾病是革命性的。随着产品进入临床研究阶段,需要洁净、生物相容性和低溶出的容器。理想的药品包装瓶需要适应贮存细胞治疗产品过程中的低温,商品化灌装工艺的要求以及满足药品质量的要求。聚丙烯(PP)作为一种塑料被用于制造药瓶、贮液袋、预灌封注射器、离心管和其他容器已有几十年的时间。因为注射剂产品多方面的质量特性,塑料容器用于注射剂包装的发展缓慢。有一项采用 CZ® 塑料贮存细胞治疗产品的研究,采用 0.5 ml、5.0 ml 和 30 ml 规格的小瓶于 −85℃ 或 −196℃ 的低温下冷冻保藏 6 个月。在耐用性和完整性测试中,对小瓶进行了 1 m 高度的跌落试验,并对干细胞进行了超过贮存期限的试验,以测试其生存能力和功能性。在 1 m 高度跌落试验中,小瓶表面没有发现明显的破损。将冻融的干细胞进行染色以检测其活性,冻融 2 小时后的干细胞活性仍超过 95%。培养 5~7 天后,培养体系中干细胞占 70%,与未冻干对照相比一致,表明其功能的恢复。CZ® 小瓶能够用于保藏并维持细胞的活性和功能,表明 CZ® 小瓶能够为生物产品的贮运、临床使用和商业化生产提供良好的应用基础。

4. 冻干和溶解　以环烯烃为基础的 COC 和 CZ® 小瓶在冻干包装中的应用已经有大量的研究。使用塑料小瓶作为冻干产品的包装物,优势是显而易见的,特别是在具有细胞毒性和生物危害的产品的生产过程中。随着无菌技术的发展,结晶技术使密封小瓶用于冻干和液体灌装工艺中成为可能。使用 Daikyo 生产的 CZ® 小瓶、常用的玻璃瓶以及管状的玻璃小瓶盛装甘露醇和精氨酸进行冻干研究。采用 CZ® 小瓶包装的冻干产品与玻璃瓶包装的产品相比,其结晶效果优于或者相近似。使用 CZ® 小瓶包装后,产品在冻干周期中热力均匀性是非常一致的,冻干后形成的冻干粉块也非常均匀。但是,尽管 COC 或 CZ® 塑料为产品提供了非常好的保护屏障,但是仍建议采用铝袋或者带有铝盖和可热塑成型的薄膜制成的气泡袋作为产品的第二层包装,以保证冻干产品的保质期。对使用 COC 或者 COP 的灌装产品来说,额外的包装是没必要的,因为环烯烃链使其具有较低的水分传输速率。

现在许多药品采用冻干粉针形式销售,以确保其在保质期内的稳定性。一些药物可以在家庭环境中使用,比如治疗多发性硬化症和自身免疫疾病的药物。传统冻干粉的溶解需要许多的小药瓶和注射器针头,这对患者和未经训练的人来说是比较困难的,而且增加了被针刺伤的风险。在最近几年,越来越多安全方便的塑料装置应用于溶解冻干粉针。这可以明显简化冻干粉针的溶解过程,可在给药剂量内提高冻干粉溶解过程的有效性。现在已有多种可用于连接冻干容器(典型的是小瓶)和稀释容器(同样是小瓶或者是预灌封针)的溶解系统。该系统无菌无热原,生物相容性好,并完全符合法规监管的要求。这些装置被用于短暂接触药物,并可根据功能要求准确地选择多种药用等级的塑料制造,比如聚碳酸酯(PC)、聚丙烯(PP)等。图 2-30 展示了一种塑料溶解装置及其适配器。用于冻干小瓶的塑料适配器安全、易用且成本较低。当塑料扣取掉后,适配器与标准瓶的瓶颈对齐,一个塑料的长针刺穿这个塞子,整个过程没有用到针头。塑料的瓶与瓶间输送系统同样简单易用并且效率比较高,采用两个带塑料长针的适配器连接两个瓶的顶部。对不同尺寸的药瓶来说,这是一种理想的解决方案。这种先进的塑料溶解系统具有多项优点,对患者或护理人员来说简单易用;避免药液回流以及针头刺伤的风险;冻干粉溶解和转移过程无须针头;降低制药过程中灌装溢出的风险。

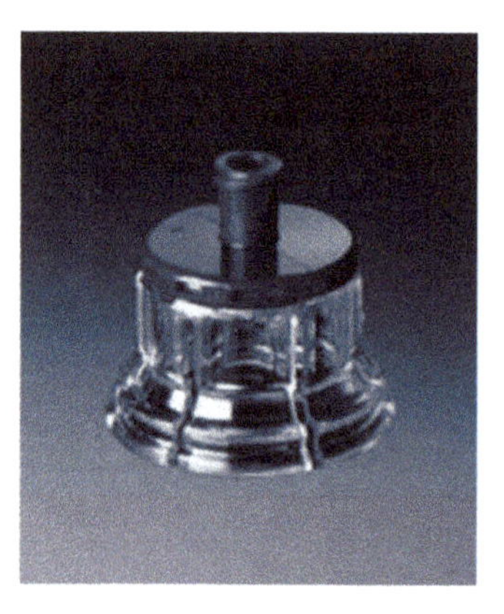

图 2-30　小瓶适配器

工艺要点:玻璃瓶在灌装前要进行清洗、除热原以及高温蒸汽灭菌。但是塑料制品不能采用干烤的方式除热原,需采用其他方法替代。塑料制品成型和包装可以在洁净室内进行,故可以控制生物负荷和尘埃粒子的水平。高压蒸汽灭菌、γ 辐照灭菌或者环氧乙烷消毒后,可用注射水除热原。因为塑料制品易被刮伤,故所有的装卸过程需要避免刮擦其外表面。为避免刮伤,塑料药瓶堆放时不宜过高。在高压灭菌过程中,塑料小瓶摆放不好会堵塞蒸汽,此处积攒的水蒸气可能需要很多天才能扩散出去,但是洁净度和完整性是不能够妥协的,良好的瓶间距可以有效地改善这种现象。供应商提供的药瓶处于随时可用的状态。这些无菌药瓶或者容器具有无热原且低尘埃粒子的特点,并可用于一期临床药品的贮运。如果掌握了塑料药瓶的特性,大多数制药商完全可以使用 COP 或 COC 塑料瓶进行灌装过程。在使用塑料药瓶灌装的过程中,导轨和药瓶处理设备的表面需要包裹,以避免刮擦塑料瓶外表面的材料。灌装较轻的药瓶时,灌装线的速度也要根据需要进行调整。

五、质量管理

　　目前,多种塑料容器已经被用于注射剂的生产过程中,其中环烯烃容器的商业化应用已经在美国、欧洲和日本得到批准。FDA 和 EMEA 已经对确认和验证的需求和程度发布了指导性文件。这些文件可普遍应用于小容量注射剂或大容量注射剂包装的确认和验证工作,包括药瓶、预灌封针和贮液袋等。FDA 发布的《人用药品和生物制品包装用容器密封系统指导原则》是塑料密闭系统验证工作的基准指南。在美国上市的药物,制造商需向 FDA 提供该药品生产过程的药物主文件,其中包括了 Ⅲ 型包装物料文件,该文件囊括了塑料的制造和组分信息。该信息是供 FDA 审核的 DMF 文件授权内容的一部分。在欧洲,EMEA 不强制要求药品制造商在 DMF 中提供塑料制品的详细信息,所以制造商通常只会提供 EMEA 要求的塑料包装的部分信息。EMEA 发布的新版《药物包装材料》中,对塑料容器的使用提供了指导意见。在《欧洲药典》和《美国药典》中,都有关于塑料材料和包装的论述。《欧洲药典》3.1 部分详细论述了包括聚烯烃在内的多种塑料的特性,3.2 部分主要关注塑料包装容器。《美国药典》〈661〉中对塑料材料和塑料容器的使用提供了指导,使用塑料容器的产品需要进行生物体内和体外反应,以验证其生物相容性。随着塑料制品在日本市场上的小容量注射剂中的广泛应用,其质量得到越来越多的重视,包括减少或消除可见异物及缺陷、安全、抗撕裂和透明度等方面的要求。《日本药局方》中对常用的检测流程和设备进行了描述。7.02 是对塑料容器检验方法的论述,综合信息中也有塑料容器和药品的相关信息。

六、总结

　　可以预见,未来几年在注射剂制造过程中,塑料将会得到更加广泛的应用。尽管 PP 因其良好的性价比得到普遍应用,但环烯烃等塑料在药品的外包装中的使用量开始激增。环烯烃的优良特性对其在小容量注射剂中的应用是非常有利的,比如抗撕裂性,类似玻璃的透明度,相对于其他塑料的优良的阻隔性。但是在易氧化和吸潮药物的制造过程中,其应用受到了一定限制,故需要在其外面添加外包装以解决该问题。另外,由于塑料制品还具有较好的可塑性和尺寸公差,以及容易将多种设计集成到一个系统当中,比如注射器推杆、活塞等。这些特性随着家庭医疗市场的快速发展,变得越来越重要。由于许多药品的主要预期使用环境是在家中,从药瓶到预灌封针的集成设计中,使用同种柔韧性的材料,可避免药物与包材间发生化学变化。近来,无菌环烯烃注射器因其类似玻璃注射器的易灌装性,故将药品生产过程中的玻璃注射器转变成塑料注射器是相对容易的,这对无菌或非无菌的药瓶和其他容器也是适用的。

　　玻璃容器也有缺陷，如会对产品的稳定性产生非常大的影响，例如容易分层的药液，或者需要维持一定 pH 的注射水。最近，塑料预灌封系统得到了迅速的发展，开发出来的无硅油和不含钨注射器，可有效降低或消除包装物的溶出。这为制剂研发人员在药品研发的早期阶段，对制剂包装的选择和优化提供了更多的选择。对药品来说，保证其包装不破损是至关重要的，特别是生物药品需要在低温下贮运，目前塑料药瓶在这一领域中开始尝试使用。此外，塑料贮药盒与具有两个独立空间的注射剂配制系统，清楚地说明了供应商能根据使用需求进行多种设计的能力，这种注射剂配制系统可适用于液-液或冻干粉-溶液等方式的注射剂配制。不过选择用于产品的塑料袋时，需要审慎进行。塑料包装可明显降低原材料的采购成本，故塑料制品将会在药品生产的整个供应链中，得到越来越广泛的应用，并有助于对药品整个生命周期进行成本等方面的控制。

第四节
注射剂包装的密封

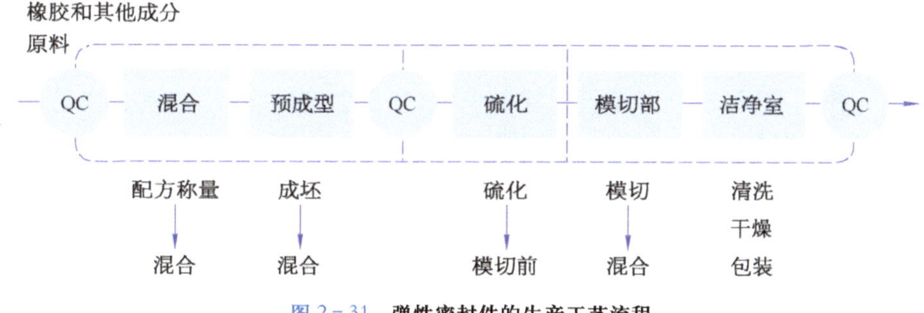

弹性密封用于注射剂包装密封可以保证药物的无菌保存。它主要通过容器和盖子之间的弹性密封，并且在用针头穿刺后有足够的再密封性能。所以它可以达到使用后的再次密封。当然，密封和再密封都不是弹性密封材料的唯一特征和功能。弹性密封的优势还在于，它们能够提供一个物理、化学以及生物性能理想组合的属性，包括可以进行微生物灭菌处理以及颗粒污染的控制。

一、弹性密封的生产工艺

下面描述了一个典型的弹性密封件的生产工艺过程。不管哪家厂商，他们的药物包装胶塞主要工艺步骤包括下面几个部分：配方称量、混合、预成型、硫化、模修整、洗涤、干燥和包装（图 2 - 31）。

图 2 - 31　弹性密封件的生产工艺流程

（一）配料称量

胶塞制造的基础是橡胶化合物的原料药。原料在接收之前通常被隔离在单独区域，然后通过一个系统的测试，包括具体的测试程序和规范，来识别原料药本身的性质和纯度。经过控制实验室的验收后，原料药被放行，分配生产和原料批号。所有相关的数据都必须存贮在一个计算机化的资料文件中。这些内容在制造商的质量管理体系中都有规定，以防止不经意使用未放行的原料药。

个别橡胶化合物按照每一种橡胶所需成分以及其重量组成配方生产。该批次配料的重量和批号都保存在批生产记录中。每一个称量的过程都是确定的。

称量通常在专门设计的房间内，以便于清洁和称量，可大大减少粉尘的污染，促进生产环境的清洁。大体积的成分，例如填料可以存贮在筒仓中，进行自动称重后，直接输送到搅拌机中。

（二）混合与炼胶

配料的混合在搅拌机中进行，如图 2－32 所示，它有一个强大的机械室，其中橡胶的各种成分在冷却的圆筒状的装置里旋转混合。在混合之前要对配料的各种成分和重量等进行复核。混合完全通过计算机控制，根据预定的"混合配方"进行高度自动化混合。混合过程的质量和性能的重要参数，通常是对混合过程不断的检测和记录。

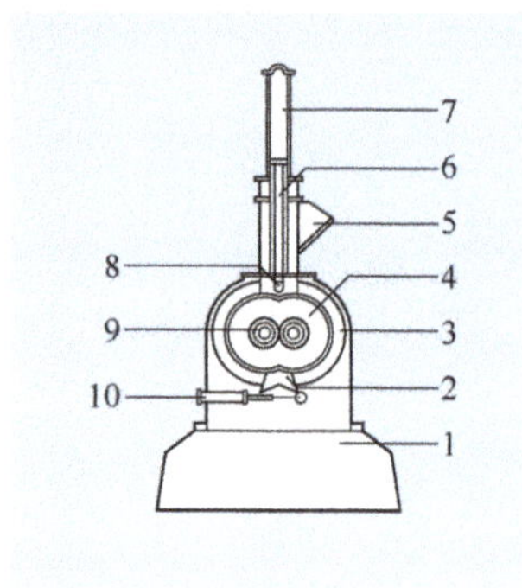

图 2－32　密炼机的构成

1：底座；2：下顶栓；3：夹套；4：密炼室；5：投料口；6：活塞杆；7：风筒；8：上顶栓；9：转子；10：卸料门控制器

在混合周期结束时，物料批量转移至均质机中进行冷却和进一步的均匀。好的配方必须依赖于严格的工艺、可靠的设备和良好的检测手段，才能转化为优良的产品。胶塞多组分复合体的特点决定了各种不同的组分与卤化丁基橡胶体系必须充分混合并分散均匀，才能保证成品胶塞内在和外观质量的稳定。通过在混炼工序现场运用硫变仪，对所投每一辊胶料进行硫化曲线实时测试。可以根据曲线的散差状况判断胶料的混炼均匀度及不同辊胶料硫化特性的一致性。出现异常情况可以及时查找原因并进行调整，从而保证产品质量的稳定性。

原料的密炼和开炼工艺是整个生产的初始过程，其工艺执行情况会直接影响下一程序。

（1）混炼温度：密炼机的混炼温度与胶料性质有关，以丁基橡胶为主的胶料，混炼温度一般控制在 100～130℃。慢速密炼机混炼排料温度在 120～130℃，快速密炼机混炼排料温度可达 160℃左右。温度太低，常会造成胶料压散，不能捏合；温度过高，会使胶料变软，机械剪切作用减弱，不利于填料团块的分散，容易引起焦烧，并加速橡胶的热氧裂解，降低胶料的物理机械性能或导致过量凝胶，不利于胶料加工。所以，必须加强对密炼机的密炼室和转子的冷却，使混炼温度控制在 110℃。

（2）混炼压力：提高上顶栓压力，不仅可以增大装胶容量，防止排料时发生散料现象，而且可使胶料与设备以及胶料内部更为迅速有效地相互接触和挤压，加速配合剂混入橡胶中的过程，从而缩短混炼时间，提高混炼效率。若上顶栓压力不足，则上顶栓会浮动，使上顶栓下方、室壁上方加料口处形成死角，在此处的胶料得不到混炼；上顶栓压力过大，会使混炼温度急剧上升，不利于配合剂分散，胶料性能受损，并且动力消耗增大。慢速密炼机上顶栓压力一般应控制在 0.50～0.60 MPa，快速密炼机（转子转速在 40 r/min 以上）上顶栓压力可达 0.60～0.80 MPa，所以混炼时的压力应控制在 0.5 MPa，才能保证胶料的混炼质量。

（3）混炼时间：密炼机对胶料的机械剪切和搅混作用比开炼机剧烈得多，同样条件下完成混炼过程所需时间短得多，并随密炼机转速和上顶栓压力增大而缩短。混炼时间过短，配合剂分散不均匀，胶料可塑度不均匀；混炼时间过长，有的会产生焦烧现象，且都会降低混炼胶质量。在保证胶料质量的前提下,适当缩短混炼时间,有利于提高生产效率和节约能耗。在混炼过程中,混炼时间应控制在 9～11 分钟。因此,在炼胶过程中必须将这三要素的关系控制好,必要时适当开启高压冷却塔,确保时间、温度、压力在正确工艺范围内。

（三）初成型

接下来通过根据需要的尺寸和重量做成的模具。预成型操作可以有不同的形式,这可能包括通过混合磨细橡胶挤出机挤出,切割成一个明确的形式和重量。当然后续也可单独做橡胶切割,从而形成有一定形状和重量的单元。在混合和预成型阶段,通常需要用流变仪来测试每个批量混合物的硫化性。此外,还需要取样,送检至实验室,进行物理和化学性质的测试。所有的检测结果,在混合批生产记录中进行记录,并且可以完全被追踪。橡胶瓶盖成型主要包括注塑和模压技术,它们的选择取决于产品本身的技术要求和特点。

（四）硫化

橡胶的预制件,在高压下经过多腔模具加热,进行橡胶硫化。在硫化过程中,由橡胶化合物中含有的交联剂作用,形成单个聚合物分子之间的橡胶弹性体。它只是在成型阶段,从塑料变成一种弹性材料,并且根据瓶塞的形式,一盒预灌封注射器胶塞,或是其他几何形态橡胶,获得其所需的形状。

胶塞在硫化过程中硫过多或过少对最终成品质量均有不好的影响,欠硫易导致产品发黏和变形,未反应的硫化剂和促进剂会产生过量析出,影响与药物的配伍性能;过硫导致产品老化,胶塞抗微粒脱落性能变差,针刺性能下降,过硫化后由于关联键断裂易产生小分子物质,这些小分子物质从胶塞内部向表面的迁移速度大大增加,也会影响与药物的配伍性能。

对已确定配方的胶料而言,影响硫化胶质量的主要因素是硫化压力、硫化温度和硫化时间。

1. **硫化压力**　硫化过程中对胶料施加压力的目的,在于使胶料在模腔内流动,充满沟槽(或花纹),防止出现气泡或缺胶现象;提高胶料的致密性;增强胶料与布层或金属的附着强度;有助于提高胶料的物理机械性能(如拉伸性能、耐磨、抗屈挠、耐老化等)。通常是根据混炼胶的可塑性、试样(产品)结构的具体情况来决定,如塑性大的,压力宜小些;厚度大、层数多、结构复杂的压力应大些。

2. **硫化温度**　直接影响硫化反应速度和硫化的质量。根据范德霍夫方程式:

$$t_1/t_2 = K^{(T_2-T_1)/10} \qquad (2-3)$$

其中,t_1 为温度为 T_1 时的硫化时间;t_2 为温度为 T_2 时的硫化时间;K 为硫化温度系数。

可以看出:当 $K = 2$ 时,温度每升高 10℃,硫化时间就减少一半,说明硫化温度对硫化速度的影响十分明显。也就是说提高硫化温度就可加快硫化速度,但是高温容易引起橡胶分子链裂解,从而产生硫化还原,导致物理机械性能下降,故硫化温度不宜过高。适宜的硫化温度要根据胶料配方而定,主要取决于橡胶的种类和硫化体系。药用胶塞硫化时下模温度一般略高于上模温度,这是因为下模硫化胶塞颈部。因胶塞颈部与药物接触,故对其要求比较高。而在硫化翻边大输液胶塞时,其温差更高,一般为 4～6℃。除了上述原因,还便于胶塞脱模。

3. 硫化时间 由胶料配方和硫化温度决定。对于给定的胶料来说,时间过长、过短都会影响硫化胶的性能。在一定的硫化温度和压力条件下,有一个最适宜的硫化时间,适宜硫化时间的选择可通过硫化仪测定。除此之外还需要注意的有:

(1)硫化排气的控制。丁基橡胶为极低透气性材料,容易卷入空气。在模压时,要采取排气措施,即在模压最初时间内反复开模、闭模加压,快速排气。这些参数根据不同厂家不同规格的胶塞确定。采取带抽真空装置的硫化机及硫化模具能有效排气,提高模压制品合格率。预压时间也要进行有效控制,如预压时间太长,硫化产品表面会有烫焦现象;预压时间太短会导致产品内外硫化程度不同。通常根据不同胶料配方及不同机器设备控制预压时间,一般硫化机器预压时间控制在 10～15 s。

(2)胶塞硫化成品不合格。主要表现在:法兰厚度不均、法兰直径插头直径不在基准内、易刺孔不符合要求,其中对药物包装影响较大的是法兰厚度不均。故对胶塞的法兰厚度有着极为严格的要求。而易刺孔厚度对胶塞的穿刺力有着重要影响,根据要穿刺胶塞所需的力均不得超过 10 N,故易刺孔厚度不可太厚,当然也不可太薄。产品的尺寸规格应有良好的控制标准。胶塞法兰部厚度不均主要由以下因素造成:胶料出片厚度不均,此原因主要针对三辊压延机出片,而挤出机成型一般不会有此现象;胶片在硫化裁片时添加不均;硫化机模具不水平;胶片在出片时太宽或太长等。

(五)清洗硅化

采用现代化、专有压缩和注塑成型技术,与自主模具制造技术相结合,可生产出窄公差和稳定标称尺寸的胶塞,根据实际需求修剪微调个性化的瓶塞,此操作可能发生在模压机的附近或在其被设计为高洁净度的一个单独的区域。模具弹性封闭的修整需要修整剂,修整剂是一个典型的硅氧烷乳液,然后对刚修剪的塞子进行清洗,或者在下一制造步骤中洗涤除去。

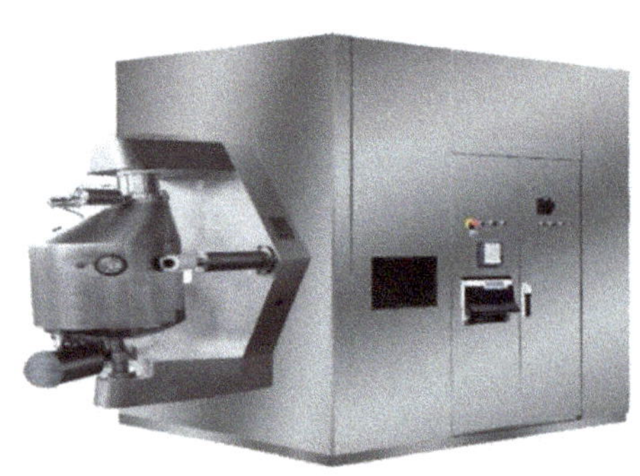

图 2-33 立筒式胶塞清洗机

胶塞进行模修边后转移至洗涤处理区。目前注射剂使用的胶塞,都需要进行清洗。胶塞清洗通常结合硅化进行。通过一个典型的橡胶配方,对胶塞进行硅化克服黏性,这对于注射剂是必要的。对胶塞进行洗涤可以改善其微生物和粒子的清洁状态。清洗和硅化有很多种设备,通常立筒式胶塞清洗机(图 2-33)用于清洗、硅化和干燥。然而实际操作中,一般是胶塞通过机械进行洗涤,清洗和上料一般发生在"脏"的区域,而卸料则是在"干净"的区域。

为保证胶塞产品具有较好的上机性能,需在胶塞清洗过程中进行必要的硅化。但长期实践表明,硅化用二甲硅油与药粉接触后会对配伍性能产生直接的影响,而将胶塞表面硅油的含量稳定控制在 1/3A 级($8～12\ \mu g/cm^2$)的水平可以实现胶塞硅化度与上机性能之间的最优化。胶塞硅化度可以通过红外分光光度法予以测定。

胶塞清洗用水的水温和水质对保证产品清洗效果具有至关重要的作用。清洗用水的选择一定要与产品级别一致，对于接触药品的胶塞来说，最终清洗水应采用符合质量要求的注射用水，清洗过程的水温、时间或其他参数应严格进行控制。在任何情况下，清洗后干燥的空气，必须控制其洁净级别。

干燥后，将胶塞立即包装在干净的聚乙烯（PE）包装袋中，传出清洗区，将胶塞袋放入纸板或者塑料盒的包装区域。在塑料袋或者框中做好标识，例如产品名称和代码，生产批号，包装日期等信息。

当然如果制造"准备灭菌"或者"准备使用"的包装胶塞，需要将其放置在专门的准备灭菌（RFS）或准备使用（RTU）袋中，然后将其放入纸板或者塑料盒中。

（六）胶塞生产的质量控制和保证

1. 过程控制　在胶塞的生产过程中需要进行很多质量控制，包括胶塞的重量范围，预构件的高度测量，以及对刚修剪过的胶塞边缘视角检查等。胶塞供应商必须确定关键的生产工艺过程，并进行记录。包括过程控制中的类别确认，以便确认材料的成分。特别是在混合过程中，制造商希望通过测试，确定材料的所有成分是否达到预期的混合效果，并验证其物理和化学性质。

物理性质包括下列部分或者全部内容：① 比重；② 灰分百分比；③ 硬度；④ 外观（颜色和均匀性评价）；⑤ 流变性。值得注意的是，上述内容仅包括称重、混合、成型的操作对胶塞的影响，不涉及纯物质性质，如透气性等。

化学性质测试可以按照《美国药典》（USP）〈381〉、《欧洲药典》3.2.9 或 ISO 8871－1 进行。上述任何一个标准都有橡胶化合物成分确定的方法。此外，通过执行材料成分测试产生的数据可用于产品化验证明书或者材料的合格证书。

2. 成品检验　成品检验描述生产过程结束后的检验活动。这个阶段的测试包括下面部分或者全部内容。

（1）外观检查：通过肉眼对胶塞的外观进行检查，包括不影响产品性能的外观缺陷。外观缺陷可进一步分为关键的、主要的和次要的缺陷。通常按照大小进行分级。在任何情况下，对细分的类别要做出详细的定义。

（2）性能检查：通过肉眼对胶塞的性能进行检查。功能缺陷可细分为重要的、主要的和次要的缺陷。同上所述，要对细分的类别详细定义。

（3）尺寸检查：检查产品的尺寸是否符合要求。包括产品制造过程中工艺影响部分和不受工艺影响部分。一个典型的例子是，胶塞的总高度是前一个部分，而空腔的深度是后一个部分。成品检验至少要检查一个受制造工艺影响的尺寸，通常是总高度或法兰厚度。

（4）使用性能检查：包括取芯测试、自密封和渗透性测试。也包括一些特定的产品测试，如针帽对预灌封注射器桶夹持力的测定。

（5）硅化检查：通过化学分析技术，同已知胶塞的硅化程度进行比较。

（6）颗粒检查：主要包括光阻法和显微镜法。

（7）微生物清洁度检查：主要是确定内毒素的负载。

（8）化学测试：制造商可以对成品的化学清洁度进行测试。

成品检查水平的确定按照以军用标准 MIL – STD – 105E 作为基础的 ISO 2859 – 1，"抽样检验程序 1 部分：按接收质量限（AQL）抽样计划的逐批检验"。两个标准都提到可接受质量限度概念。产品批次放行的基础是，在某个批次的样本统计中，出现可接受数量的缺陷；而拒绝某个批次产品的基础是，缺陷的数量超过可接受的限制。抽样方案，样本大小，可接受的缺陷数量等，都需要按照标准进行。

二、注射剂弹性密封件的设计和类型

本节主要概述注射剂包装中最重要和最常见的弹性密封件的类型和设计，没有涉及二次辅助包装的铝盖或者塑料瓶盖等。由于部分弹性密封件是密封件厂商特有或者最终用户定制，所以不可能将所有的设计和类型罗列在内。

（一）抗生素瓶和小瓶的胶塞

1. 抗生素瓶的密封件　这些胶塞密封件适用于液体或者干粉填充的玻璃或者塑料小瓶的橡胶塞的密封（图 2 – 34）。

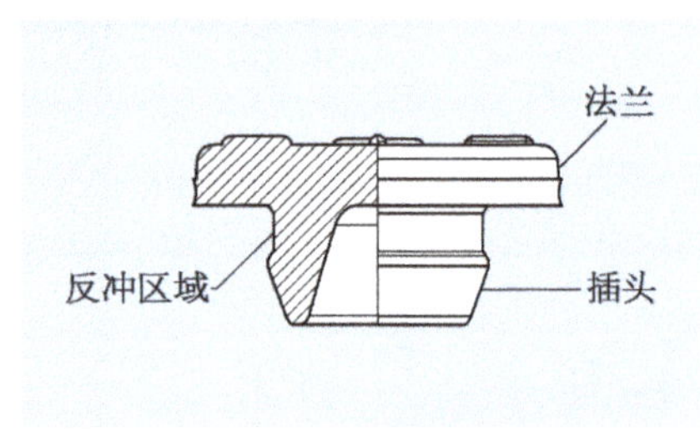

图 2 – 34　抗生素瓶瓶塞结构

密封件包括一个较大直径的法兰和一个较小直径的插头。插头部分装配到小瓶颈部而部分法兰搁置在小瓶的边缘。

胶塞密封件通常按照尺寸大小进行分类。这些细分包括小容量注射剂（SVP）使用的 13 mm 和 20 mm 的瓶塞，大容量注射剂（SVP）使用的 28 mm、29 mm 以及 32 mm 的瓶塞。这些尺寸不与瓶塞本身的任何直径相对应，它们表示所配套的小瓶颈部的外径。例如，一个 20 mm 的瓶塞用于小瓶颈部外径 20 mm 的密封，而瓶塞法兰直径通常为 18.8～19.1 mm。

此外，这类瓶塞还有两个特点。

（1）法兰的顶部含有一个防粘的标记。因为橡胶有黏性，特别是注射剂使用的胶塞。该标记的作用是防止胶塞在贮存、蒸汽灭菌以及灌装压塞过程中两个大法兰表面粘在一起。一个精心设计的防粘标记有助于预防上述所有阶段的胶塞结块。该防粘标记也常常描绘出用针头或者钉刺穿的目标区域。

（2）在法兰下方可能有一个收缩区域，称为"反冲"。它的作用是，当胶塞插头插入瓶子后，防止胶塞弹出瓶颈。

这类胶塞的重要尺寸控制点如下。

（1）法兰直径：这个直径要和小瓶或者玻璃瓶口的外径兼容。

（2）插头直径：充分匹配瓶颈的内径，以及瓶子压塞后瓶塞的反作用。

（3）法兰厚度：这个维度对瓶塞在灌装生产线的压塞性能是最重要的。瓶塞生产商需要对法兰厚度进行控制。

（4）总塞高度：主要配合灌装机发挥作用。

（5）穿透厚度（在穿透区域的胶塞厚度）：此厚度是决定取药的重要因素，主要是重新密封和渗透特性。此外,此种厚度瓶塞,决定了塞、瓶、盖的气体渗透性的组合。给定一个特定的橡胶材料,较高的穿透厚度可以增加空气和水分渗透到药物的阻力。

所有的这些尺寸都按照 ISO 标准,如 ISO 8362 - 2(注射瓶的封口)和 ISO 8536 - 2(输液瓶瓶盖),进行标称值和相应的公差标注。

对于铝盖包瓶的情况,由于铝盖压在帽塞法兰上面,会对瓶子颈部边缘产生挤压力,从而构成密封结构,这种密封即使瓶子发生弯曲也可以达到有效密封。更多关于密封相关的内容在本书密封完整性章节中有具体描述。

2. **冻干胶塞密封件**　这种胶塞不适用于普通液体和粉末的灌装密封,而适用于冷冻干燥产品的灌装密封。在冻干的过程中,液体先灌装至西林瓶中,然后进行半压塞。冻干前的压塞是压到瓶塞一半的位置,瓶子内部和周围环境有一个瓶塞和西林瓶形成的通风口。通过这个开口,在冻干过程中,液体发生升华,被负压抽到冷井中,通过换热器进行能量交换。冻干结束后,在冻干机中将胶塞完全压在西林瓶中(图 2 - 35、图 2 - 36)。

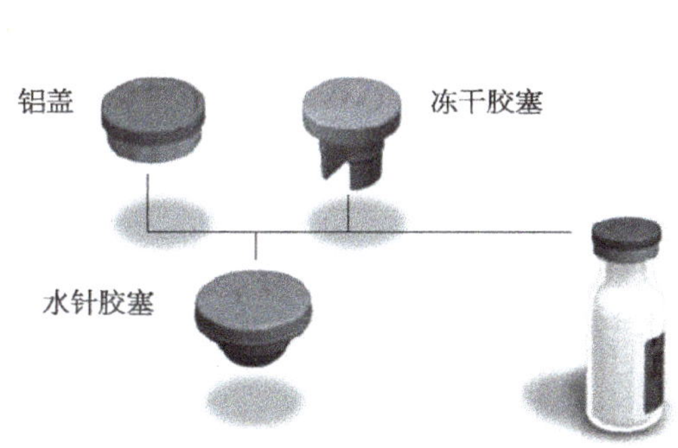

图 2 - 35　抗生素瓶冻干胶塞结构

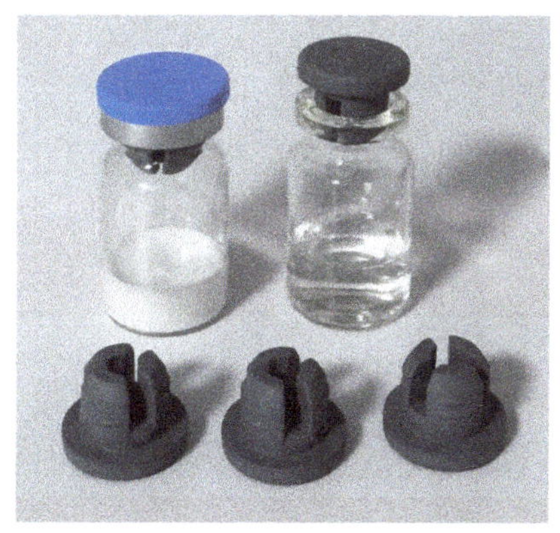

图 2 - 36　冻干瓶和瓶塞,左边为冻干后全压塞,右边为冻干前半压塞

冻干用瓶塞在半压塞的过程中必须是稳定的,并允许适当的传质过程(升华),可以防止液体灌装站至冻干室之间的运输过程中胶塞的脱落。

该密封塞的尺寸,包括带排气口插头的直径和高度等,必须提供足够的接触表面积,来支撑从冻干结束转至轧盖过程中产品的密封性。冻干在实际操作过程中的时间可能间隔几个小时。然而,如果密封接触的尺寸过大的话,可能会影响灌装后初始半压塞过程和后续冻干结束的全压塞过程。

防粘标记是胶塞的一部分,主要是防止胶塞在运输和灌装压塞过程中的结块和粘连。冻干防粘标记的另一个作用是防止在冻干结束全压塞后的出料过程中,板层和瓶塞之间的粘连。如果发生粘连,在全压塞后的板层上升过程中会导致倒瓶或者瓶塞被粘到板层上,造成不可接受的产品损失(图 2 - 37)。

许多冻干药品对水分极度敏感,所以水针、抗生素的冻干产品在密封时,对渗透厚度的控制尤为重要。

不论是抗生素塞还是冻干胶塞,都可以根据尺寸进行细分。最常见的是 13 mm 和

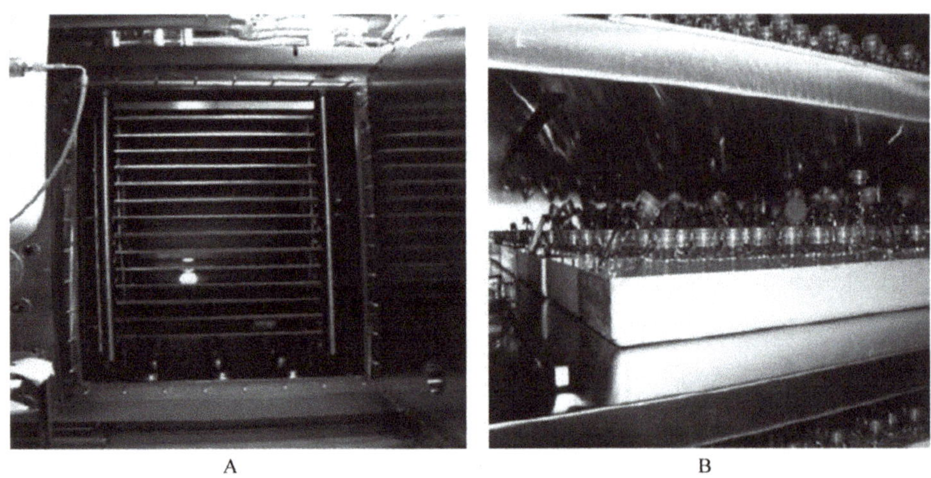

图 2 - 37　胶塞粘在板层上的图片

A. 冻干室；B. 冻干压塞后

20 mm 的塞子。冻干产品的胶塞设计可以检索 ISO 8536 - 6(输液瓶塞干燥)和 ISO 8362 - 6(输液瓶塞)。然而市场上提供的冷冻干燥胶塞在设计上各种各样,特别是插头部分。这些设计("冰屋设计""二腿设计""三腿设计"等)在压塞稳定等方面有特定的优势,是对西林瓶等冻干密封的补充(图 2 - 38)。

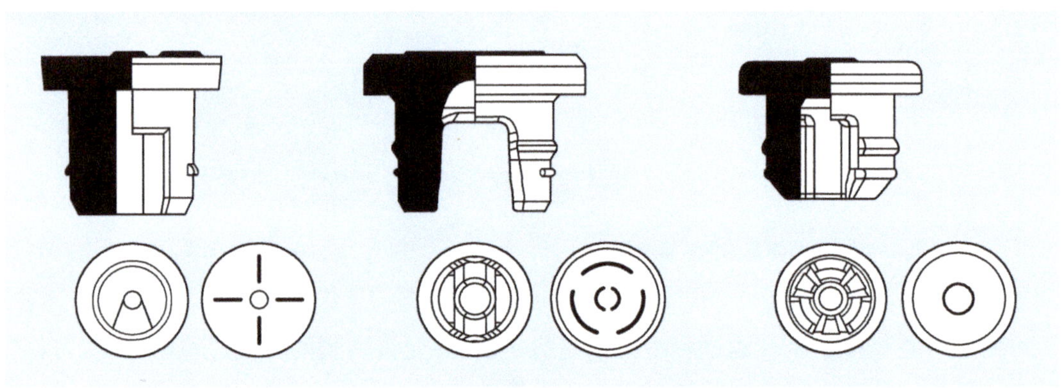

图 2 - 38　20 mm 胶塞不同的冻干设计

(二) 预灌封注射器和卡式瓶弹性密封

越来越多的药物采用预灌封和卡式瓶的包装形式来代替西林瓶包装。预灌封注射器相对于西林瓶有独特的优势,包括易用性、包装剂量的准确性,并且能将产品的损失降到最低。

市场上提供的卡式瓶和预灌封注射器各种各样,难以全部进行罗列。它们至少有一个塑料或者玻璃桶,再加上(至少)两个不同的弹性密封件。

(1) 一个"内部"的组件,该组件在针管的内径上进行密封,通常称该组件为"橡胶活塞",有时也称之为"柱塞"。它和整个包装的针管一样,在灌装压塞后长期"亲密接触"药物。在药物的保质期中,柱塞在针管内侧保持足够的密封。然而在患者使用药品的时候,柱塞必须能够在针管内有效地滑动,从而将药液充分转移至患者体内。

（2）一个"外部"的组件，该组件在注射器和外部环境之间进行密封。基本上注射器在交付使用过程中，已经带有针头"押针"或者在给药的时候安装针头。在第一种情况下，针由一个橡胶的针帽保护。预装的针尖会放在橡胶针帽的内部，针头护帽的开启形成了注射器尖端的密封件。

（3）另一种情况就是没有注射器针头，后者由一种橡胶成分，称为"护帽"的密封件形成对注射器的密封。

（4）即使注射器内部和外部的橡胶密封件之间的接触面积可能不为"零"，但是与弹性密封的柱塞相比，这个值是很小的（图 2 - 39）。

在过去，针帽和护帽基本上纯粹使用橡胶制造。目前的趋势是对这些项目增加塑料的盖子，并且以这种方式组装，然后安装到注射器针管上。这种情况就是，市场谈到的"刚性针帽"和"刚性护帽"。刚性针帽和护帽的设计可以增强产品的性能，包括可以作为防止注射器使用篡改的证据，以及在药品管理过程中提供额外的保护防止针头刺伤。

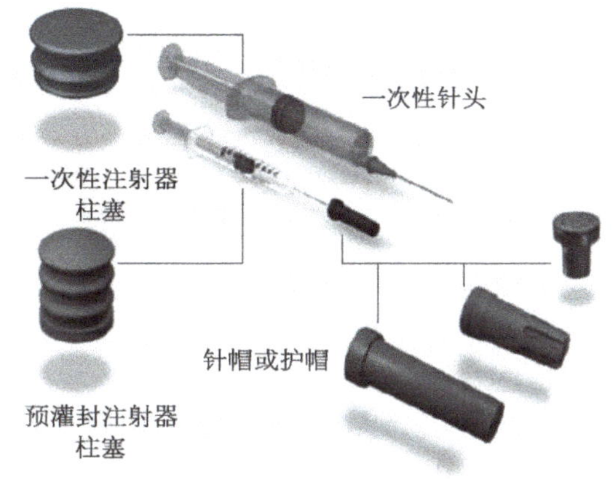

图 2 - 39　一次性注射器和预灌封注射器的弹性元件

预灌封注射器的柱塞由 ISO 11040 - 5 进行规范。目前还没有针对护帽或者针帽的规范。

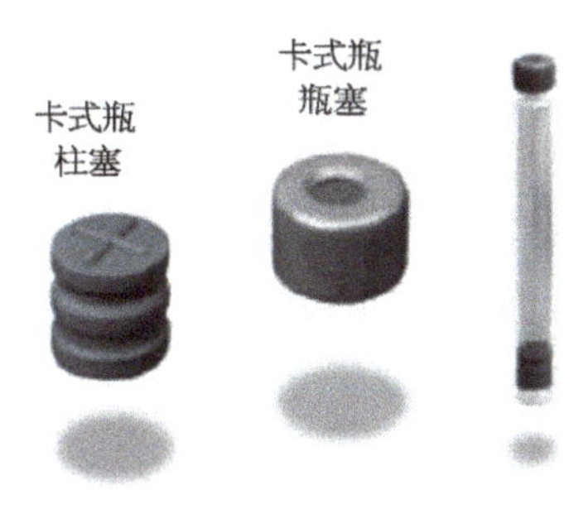

图 2 - 40　卡式瓶的弹性元件

另一个突出的趋势就是将药物包装在卡式瓶中，这些卡式瓶配合相应的给药装置，例如胰岛素笔或者生长激素笔，或者由医务人员使用。最著名的例子就是牙科麻醉药筒，像预灌封注射器一样，卡式瓶里有柱塞。二次密封的元件最常见的是一个由橡胶盘组装的铝帽。组合的弹性橡胶密封被轧盖在卡式瓶的前端。在这种情况下，橡胶组件（柱塞和橡胶盘）是长期接触药物的。在使用的时候，用的是双端针头，一端与卡式瓶中的药物接触，一端与患者接触（图 2 - 40）。

对于非牙科使用的案例，如胰岛素和生长激素卡式瓶，每个卡式瓶包含了多个药物剂量。各次药物剂量给药后，橡胶盘必须封装用以保证药品的无菌，并在每一次剂量使用后，柱塞必须可以再次顺利移动一段距离。

对于卡式瓶的橡胶盘和柱塞，标准化信息在 ISO 11040 - 2 和 ISO 13926 - 2 中分别进行了规范。

三、弹性密封的橡胶化合物

弹性材料的主要特性就是弹性。弹性主要通过交联剂将弹性体基体和聚合物链进行交联实现。这种交联也称之为"硫化"或者"固化"。在硫化前，弹性体是一个塑料性的物质,在一定机械力的挤压下,会永久变形。通过交联剂的交联,将弹性体转化成橡胶。硫化后的橡胶具有弹性。如果对它施加一定的机械力将会变形。但当机械力移除时,它能恢复至原来的形状。

1. 橡胶化合物的组成成分　可用于橡胶化合物的材料有如下几种。

(1)弹性体:橡胶化合物的聚合物基团。一种橡胶可以是单一的弹性体或者多个不同弹性体组成的混合物。弹性体的量将对所生产的橡胶的特性产生重大的影响。

(2)硫化体系:一组特定的化学物质,用于交联反应。它不仅包括可以将化学键进行交联的交联剂,还包括加速和催化交联反应的物质。

在许多类型的交联剂中,硫黄是已知的最好的交联剂。其他类型的有:苯酚-甲醛树脂、过氧化氢和胺。硬脂酸锌或氧化锌和硬脂酸混合物是一个非常有效的催化系统。所以在很多橡胶材料的提取物中可以很容易地发现锌离子。

注射用的橡胶材料在使用催化剂时需要特别注意。事实上,一些催化剂例如秋兰姆类、亚磺酰胺和噻唑类较容易被析出。其中,2-巯基苯并噻唑可以发生化学反应产生亚硝胺,直接危害健康。目前,常规的用于注射剂的橡胶化合物在硫化过程中,应避免使用此类催化剂。

(3)填充物:用以增强橡胶化合物的机械强度。目前,在注射用橡胶中最常见的就是无机矿物质,如硅酸铝(黏土)和硅酸镁(滑石粉)。炭黑常用在其他橡胶的生产中,避免作为注射剂橡胶材料的填充物,这主要是由于多环芳烃(PNAS)可能危害健康。

(4)色素:可赋予橡胶化合物某种颜色。在注射剂中,大多数使用灰色、红色或者黑色。灰色主要由钛氧化物(白色)和少量的成分明确的炭黑组成。红色主要使用红色氧化铁。在注射剂中用以改变橡胶颜色的色素优先使用非有机物质,因为有机的自然色素很容易被析出。

(5)其他橡胶助剂:主要指影响橡胶物理性质的物质,如增塑剂;或者影响理化稳定性的各种材料,如抗氧化剂和抗臭氧剂;或者影响成型品的表面状态,例如可迁移的增塑剂或蜡。现在注射剂使用的胶塞对橡胶配方的性质提出了更为严格的要求,需要对橡胶化合物开发过程中的成分进行考虑。

2. 卤化丁基橡胶化合物　对于注射剂使用的橡胶来说,单一的卤化丁基橡胶化合物或主要的卤化丁基橡胶共混聚合物(弹性体)广泛应用于生产长期接触药品的材料,包括用于预灌封和卡式瓶的柱塞等。

这里主要有3个原因:首先,在世界范围内,卤化丁基弹性体是气体渗透性极低的聚合物。在注射剂中,氧和水分的渗透性是最重要的考虑因素。卤化丁基弹性体不仅有着低渗透性和低吸收性,而且防腐性能好,和药物接触后有着较低的浸出物。其次,卤化丁基橡胶化合物允许使用单一的干净的硫化系统。因此,它可以使用最少的交联剂。所以它潜在的可萃取性也较低。第三,卤化丁基弹性体,由于其较低的不饱和程度,具有非常好的稳定性。这允许它在使用时有很好的抗氧化水平,又可避免浸出物问题,还可以实现长达多年的保质期。

氯化丁基胶塞与溴化丁基胶塞因其橡胶中的卤素原子不同,胶塞成品也有着不同的特性。溴化丁基胶塞中的溴元素比较活泼,硫化体系选择范围广泛,一般的硫化体系都可以使用,而且硫化速度快,溴化丁基胶塞一般采用硫黄硫化,耐热性差,贮存稳定性低;另外溴化丁基胶塞可以采用低含量硫化剂且无须添加增塑剂，与氯化丁基胶塞相比，洁净度更高，对药物的影响更小。氯化丁基胶塞中的氯元素惰性比溴元素强，氯化丁基胶塞一般采用洁净的非硫硫化体系，产品耐热性好，贮存稳定性高，一般不加稳定剂。

3. 聚异戊二烯化合物　尽管卤化丁基橡胶化合物具有抗渗、化学清洁以及稳定性高的优势，但是它仍然很难实现某些注射应用所需的弹性要求，最明显的为多次穿刺使用。如遇到用于包装胰岛素和生长激素的橡胶密封件，如果穿刺使用的次数在几十次到100 次以上，使用卤化丁基化合物不能确保适当的密封功能。卤化丁基橡胶和聚异戊二烯的混合应用越来越多。

尽管机械方面的性能优于卤化丁基化合物，聚异戊二烯化合物在其他方面有所欠缺，导致高性能的卤化丁基化合物在药物上的应用广泛。聚异戊二烯化合物的氧气和水蒸气渗透性高于卤化丁基橡胶 $1\sim2$ 个数量级。聚异戊二烯化合物也需要更复杂的硫化系统，这往往意味着不纯净或高浓缩的交联剂。在许多情况下，硫化交联剂的系统残渣可迁移至聚异戊二烯零部件表面。在以后的使用中，聚异戊二烯化合物由于其老化特性需要引入更高水平的抗氧化剂和抗臭氧剂来进行改进。

在多个密封组件中将不同的卤化丁基化合物层和聚异戊二烯化合物层结合使用，提供了最好的两个性能。这种类型的解决方案，可以应用于对胰岛素胶塞密封的情况，在胶塞叠层中卤化丁基橡胶材料接触药物与聚异戊二烯侧不接触药物，但是确保在多个穿刺后的密封性能。

4. 其他化合物　虽然大多数注射应用程序要求低渗透性的化合物，但是有些正好相反。最重要的例子是，一个预灌封注射器的弹性针帽。在很多情况下，这些针帽预装在清洗和硅化后的针管里，然后装在透气的密封盒里进行环氧乙烷灭菌。由于针头的开口端在注射器的中心线上形成了一个密封的密封件，所以环氧乙烷必须可以透过橡胶的针帽对针进行消毒。因此针帽必须有高的透气性。用于这些针帽的化合物，采用聚异戊二烯化合物，或者基于丁苯橡胶化合物［苯乙烯-丁二烯橡胶（SBR）］，用于此应用中，后者也达到了合适的气体渗透性。

相对于丁基橡胶化合物，聚异戊二烯和 SBR 在注射使用过程中往往受限制。例如，使用矿物油为基础的药物配方组合成的丁腈橡胶，往往应用于兽医或者眼科。

5. 镀膜密封胶塞　对于长期接触药物的弹性密封件，要求没有或者最小的药物相互作用。对于大多数注射药物，卤化丁基的配方能够满足这一要求。然而，也有部分要求更高的药物，卤化丁基橡胶化合物是达不到要求的。在这方面值得一提的是，生物技术药物由于剂量小，不允许瓶塞对其有相互作用。另一个例子是头孢菌素类，它与卤化丁基胶塞接触后产生一定的混浊度。

针对此类情况，市场上提供了镀膜瓶塞和镀膜柱塞的解决方案。这两种产品，利用含氟聚合物涂料，至少涂在药物的接触区，建立了一个公认的市场认可。此外，在所有情况下，涂层将作为橡胶成分和药物之间的有效屏障。这就意味着，从橡胶中浸出的物质进入药物中的情况被进一步地抑制。这是由于所使用的含氟聚合物具有惰性从而使胶塞与药物更好地配伍。

需要指出的是镀膜的屏障功能不是绝对的。虽然萃取物和溶出物的量将减少，但不会降低到零。提取物质的水平依赖于所提取的物质和镀膜屏障的强弱。含氟聚合物涂料对水蒸气没有屏障作用,所以含氟聚合物涂层不适合蒸汽灭菌。

市场中的两类镀膜胶塞之间的差别,除了含氟聚合物本身,还有屏障的区域和屏障的应用。

第一类含氟聚合物薄膜,由特定的成型工艺应用于药液直接接触面的密封(用于瓶塞插头部分的最大区域)。这种胶塞没有涂层,其他部分包括顶部、侧壁、法兰底面和部分的插头下方法兰。这允许使用较厚的含氟高分子薄膜材料对药物实现兼容性改进。对这种胶塞的法兰顶部仍需要一些硅化,以避免胶塞在运输和加工中聚集,但整个药液接触的区域是否都需要镀膜值得商榷。

第二类含氟聚合物镀膜胶塞,是将胶塞放在一个专门的喷涂工艺下进行喷涂,这种情况下,涂层虽然薄,但是仍然可产生一个明显的屏障作用。在这个过程中,不仅对药物接触的区域,而且对胶塞的所有区域都进行镀膜。由于涂层本身是不黏的,故这类胶塞不需要任何的硅化,在对某些对硅敏感药物的使用上有着非常高的价值。当然在胶塞法兰和侧壁的涂层也可以预防压塞过程中颗粒的污染。

含氟聚合物涂层的密封可作为西林瓶的瓶塞,也可作为预灌封注射器的柱塞。西林瓶的镀膜胶塞只需要细微地调整灌装机的设置,不需要其他的操作。但是柱塞则不同,尤其是在它们受到强烈机械力下插入注射器时。在这个阶段涂层可能开始出现起皱,最坏的情况下可能会导致边缘密封功能产生缺陷。为了预防这种情况,无论是使用一个合适的填充技术,或使用适用的机器零件进行压塞都是必要的。具体的压塞技术在第四章会详细介绍。

镀膜胶塞大多在高价值的产品中应用,如生物技术药物,或者对硅敏感的药物,如某些蛋白质药物。由于生产这类胶塞,需要用昂贵的含氟聚合物进行额外的工艺加工,涂层本身的成本远高于未涂层胶塞的成本。因为镀膜胶塞的卓越性能,这种高成本的工艺仍然得到了广泛的应用,但是在正常的情况下,胶塞组件的成本相对于药物的成本来说是不可忽略的。

四、药用橡胶的性能和胶塞

(一)物理性质

1. 硬度　硬度是一种橡胶的物理性质,对用户来说,最明显的是密闭操作或者用针进行刺穿时的感觉。橡胶的硬度是由若干因素决定的。最重要的是弹性体填料的比例,有没有添加增塑剂。对于一个给定的复合系统来说,随着弹性体填充量的增加,硬度会增加。通常注射用胶塞的硬度分为 3 种类型:软、硬和一般。一方面,软的配方在再次密封中至关重要,如在柔性袋的注入点,这类配方往往没有或只有少量的填充物。另一方面,大多数瓶塞的硬度在中间范围。不含增塑剂的软塞,配方所需的填料较少,而硬塞的弹性填料率较高。最硬的橡胶用于预灌封注射器的柱塞。因为硬的胶塞相对软塞滑动更容易。

硬度的表示有很多方法。注射用胶塞的硬度用 Shore A 表示。在实践中遇到的橡胶硬度为 30～50,相对于 Shore A 中的 65°～70°。

橡胶配方的硬度是按照标准化方法进行测量的,ISO 7619 - 1 - 2010"硫化橡胶或热塑性橡胶——压痕硬度的测定——第一部分:硬度计法(邵氏硬度)"就是这样的一种方法。正如标题所述,橡胶的硬度是测量一个标准的"销"到测试按钮的压痕深度。这种方法的结果不能通过测量橡胶制品(塞或活塞)本身再现。对于胶塞测量的硬度值,胶塞供应商在数据表中给定特定的范围。

2.　灰分　　橡胶的灰分是橡胶中不燃烧材料的比例。这归结于测量橡胶材料有机物质中的无机物的部分。注射用胶塞橡胶化合物的无机物质主要是填料,然后是色素和一些潜在的硫化体系。橡胶化合物中的有机质材料大多数是弹性体,也可能是一种增塑剂。由于橡胶中无机成分和有机成分主要是填料和弹性体,而硬度也主要取决于这两者的比例,所以硬度和灰分是彼此相关的。所以对相同信息的橡胶来说,硬度测量比灰度更省时省力。一个衡量橡胶中灰分的标准化方法为 ISO 247"橡胶-灰分的测定"。

3.　压缩形变　　橡胶因其弹性,即在机械压缩后可恢复其原有的形式的特性而用于注射药品的封闭。然而,橡胶的弹性是不完美的。如果一个弹性元件被施加了很长一段时间的机械压缩,它将 100% 返回不到它的原始形式。原来的和最终的形式之间的区别被称为"永久变形"。有一个标准化的测试(ISO 815),在标准化条件下测试橡胶永久变形。它表示测试部分永久变形的变形百分比。这个百分比被称为"压缩形变"。

橡胶的压缩形变越高,在机械力的作用下,其永久变形越高,越能适应环境的形状。对于预灌封注射器的柱塞来说,长时间在针管内压缩,这要求必须有一个适应橡胶柱塞外径和针管内径的压缩形变。柱塞在针管的内部会产生一个足够大的力,以保证密封完整性,并保证产品的有效期。

因此,注射用胶塞需要尽可能低的压缩形变,根据 ISO-815(24 小时,70℃)用于注射使用的胶塞压缩形变在 10%～50%。根据不同的产品,要求不同。卤化丁基橡胶化合物一个典型的压缩形变范围在 15%～40%。

值得注意的是,橡胶的 γ 辐射对其永久变形有显著影响。这说明,当橡胶收到机械压缩和 γ 辐射时其永久变形大于单独压缩状态。两者之间的区别,即辐射量和橡胶性质对压缩形变有着显著的作用。在一个可接受的压缩形变的条件下,有一个不可接受的"辐射剂量",说明在压缩和辐射的双重作用下,永久变形较大,需要通过橡胶的配方保证密封功能。所以对预灌封注射器弹性体胶塞进行辐射时要考虑这方面的相互作用。

4.　气体渗透性　　气体的渗透率是一个胶塞的重要性质。注射剂使用胶塞大部分要求低透气性(西林瓶瓶塞和预灌封柱塞),但是正如先前的部分所述,本章中一些应用的要求正好相反(预灌封注射器的针帽部分)。

在注射应用的橡胶渗透率的两个极端,一个是卤化丁基橡胶的低渗透性,一个是聚异戊二烯橡胶或天然橡胶的高渗透性。丁苯橡胶(SBR)的渗透性介于它们之间。根据文献资料,在 40℃,卤化丁基橡胶的渗透率为 1 的情况下,SBR 为 10,而聚异戊二烯为 20～30。这种排名也适用于相同温度下的水气渗透率。决定橡胶渗透率的主要因素取决于橡胶的类型,但也取决于填料的类型和一些其他的因素。当然我们在考虑气体渗透率的时候,需注意温度的影响,因为温度越高气体渗透率越高。

测定气体渗透率的标准参考 ISO 2782。常见的医药橡胶参照 ASTM 标准 ASTM D3985(氧)和 ASTM F1249(水蒸气)。

值得一提的是,最新市场上开发出基于激光吸收光谱法无损测量个别瓶顶湿空气或者氧气残留量的技术。

    5. 吸湿/解吸　　橡胶化合物由于水蒸气渗透性产生的水,随着时间的推移,会渗透到一个装有药用产品的玻璃瓶中。此外,胶塞本身的含水量,即压塞过程中渗透到橡胶胶塞中的水,这种水分长时间过多,会部分地转移到药物中。对于水溶液来说没有问题,不过对于对水分敏感的产品,如粉末填充或者冷冻干燥产品,由于产品中活性药物的含量较低,情况就较严重。因此,在药物制剂对水分敏感的情况下,必须在填充时监测弹性体的水分含量。

    制药公司通常控制卤化丁基橡胶胶塞的水分含量在 0.3%～1%。必须强调的是,无菌灌装的胶塞通过湿热蒸汽灭菌后,大量额外的水会被抽入到胶塞中。对于对水分敏感的药物来说,这种额外的水分必须被干燥到一定的水平。目前,已经有"干"的卤化丁基胶塞提供给市场,采取了蒸汽灭菌过程中吸收少量的水从而保持胶塞的干燥状态。这些化合物具体应用于冻干产品的使用。图 2 - 41 描述了一个干式复合和两个"传统"的卤化丁基配方橡胶的水分吸收/解吸行为的比较。时间点 $t = 0$ 表示塞子在 121℃灭菌 30 分钟时增加的重量百分比。其他的代表 80℃ 的情况。应该指出的是,由于胶塞在高压灭菌前本身含有水分,所以干燥部分的曲线为负值是可能的。

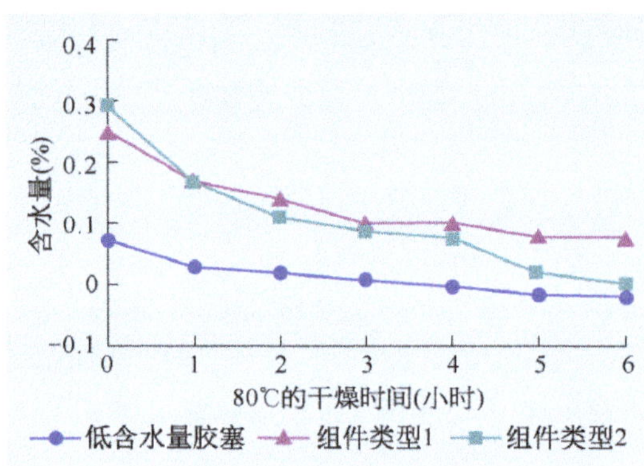

图 2 - 41　三种不同配方橡胶的吸湿性和解湿性

    测量胶塞的水分可以按照 ISO 8362 - 5 标准化方法"注射剂和配件第 5 部分注入容器:冷冻干燥注射瓶瓶盖"的方法。该方法的原理是 Karl-Fisher 法测量胶塞中干燥的水分。这种方法的优点是适合用来测定水分。当然简单的重量变化方法,在测量胶塞的吸湿和解吸过程也经常使用。

    6. 防腐剂吸收量　　许多药物制剂含有防腐剂,如苯甲酸酯、间甲酚、苯扎氯铵,被用来提高产品的稳定性。这些防腐剂在添加时浓度都较低,但是它们有被橡胶吸收的趋势,从而影响其在药液中的作用。吸收量取决于防腐剂的类型、浓度和橡胶的类型之间的组合。这种吸收防腐剂的作用可能会越来越明显。开发新的橡胶化合物以及药物制剂的时候,必须考虑这一情况。

    7. 肿胀　　许多药物制剂都是水溶液。水在一定程度上可被胶塞吸收。胶塞接触水后,可能造成局部变色,深灰色塞子可褪色至浅灰色。这种变色对功能没有任何影响,将胶塞干燥后颜色可以恢复。

    与水相比,其他药物的稀释剂可能显示较高的吸收量,进入胶塞。它们造成可测量重量的明显增加。在这种情况下,橡胶胶塞的尺寸会发生肿胀。肿胀通常被表示为一个重量增益百分比的胶塞。

    众所周知,油可以造成胶塞肿胀。例如胶塞放入植物油中一个月通常造成卤化丁基胶塞 3%～4% 的重量增加。这通常不会影响胶塞的封闭功能。另外,矿物油可以使卤化丁基胶塞的肿胀高得多,因此无法和瓶子兼容。在这种情况下,可以使用特殊的橡胶配方

（丁腈橡胶）或镀膜胶塞。

除了肿胀的物理效果，稀释剂通过胶塞可能会溶解橡胶化合物和作为药物溶液溶出物的载体。

（二）化学性质

1. 萃取物的药典方法　正如先前所指出的，橡胶化合物由不同的材料组成，在高温下进一步硫化形成。接触药液后，这些材料、杂质、反应产物以及热击穿物质可以从橡胶胶塞中提取出来。

医用橡胶萃取物评估的一种常用方法是在定义好的模型条件下，通过湿化学方法，测定萃取物。这种方法在各种药典中都可以找到，《美国药典》（USP）〈381〉"注射用胶塞"，《欧洲药典》3.2.9"注射剂、粉、冻干胶塞"，《日本药局方》7.03"水针剂的胶塞"。或者 ISO 8871－1"注射剂药用部分 1 设备的弹性部分：水针胶塞的萃取物"就是这种方法。

上述三个方法都使用水作为溶剂，采用高压模型在 30 分钟，121℃，橡胶暴露面积 1 cm^2，每 2 ml 水的比例提取橡胶。在水提取液中，测量酸碱物质、测量还原性物质、评估提取物的紫外吸收光谱和挥发性硫化物和锌的测定。测试结果必须符合限度要求（Ⅰ型或Ⅱ型），或者复测达到要求。目的是使注射用橡胶尽可能干净，从而满足"Ⅰ型"的要求。然而，在机械要求较高、使用干净的交联系统的橡胶制品不能满足时，Ⅱ型限制让这些化合物仍有资格作为"药典标准"或"ISO 标准"使用。

事实上对于《美国药典》〈381〉、《欧洲药典》3.2.9 和 ISO 8871－1，每单位橡胶面积水的体积比是恒定的。但是《日本药局方》不同，虽然它也指定水作为溶剂，但是它的提取比例是每 1 g 橡胶对应 10 ml 水。作为检测结果，对于重量较轻的橡胶部件，暴露于提取溶液中的表面积会越大。因此这样的胶塞更难通过《日本药局方》7.03。所以《日本药局方》和其他药典不同，只有一个限度要求。

2. 萃取物和溶出物　药典规定的方法可以很清楚地区分洁净Ⅰ型和非洁净的Ⅱ型，但是用它们来区分低可提取物的配方是不适合的，特别是在药物制剂开发中应尽可能减少可释放物质的配方。制药企业需要更多地了解包装材料释放物性质，以便进行适当的毒理学评估。

越来越多的策略显示一个基础的提取物水平必须辅以越来越多的具体信息，目前没有标准的方法来描述如何得到这样的额外的可提取数据。然而产品质量研究所（PQRI）对萃取物和溶出物的工作正在进行中。这些措施，随着时间的推移，可以确定溶剂萃取物模型，最有可能根据毒理学评估确定萃取物安全阈值。留下的任务是评估化合物的包装材料的标准化方法在药物产品，而不是在模型溶剂中的情况，换句话说，就是如何评估溶出物而不是可提取物。

（三）功能特性

1. 容器、密封件的密封完整性　注射应用胶塞密封的主要功能是，保证胶塞压塞后和瓶子形成密封完整性。只有以这种方式，才能保证瓶子内的药品被无菌保存，并符合标签的内容。USP〈1〉"注射剂"在这方面指出，"容器的密封必须要防止药品的污染和损失"。西林瓶的密封主要依靠胶塞下面的法兰面和瓶子口上面接触形成的密封进行密封。预灌封注射器的柱塞密封主要是通过柱塞的"环形肋骨"和内表面的玻璃或塑料接触密封。预灌封的针帽或者护帽密封也必须具有完整性。

USP 通则〈1207〉"无菌产品包装的完整性评价"对无菌产品包装在药品生命周期内进行微生物的完整性维护。完整性测试应在三个阶段进行：产品开发阶段、常规制造阶段和市场产品稳定阶段。

密封瓶密封完整性测试方法分为两类：微生物方法和物理方法。微生物方法包括液体浸泡挑战试验和空气微生物挑战试验。物理方法下有一系列方法，包括公认的染料迁移的方法，气体泄漏的方法，真空或压力衰减或保留的方法和相对简单的减重/增重的方法。

由于瓶密封的完整性和微生物的完整性及无菌保存密切相关，人们希望，开发标准化的微生物挑战试验方法，并可以在主要药典和国际标准中规定。然而，事实并非如此。在药典没有任何微生物侵入试验方法的具体文字描述，而现有的 ISO 标准中瓶的密封完整性测试的方法是物理方法，特别是染料的进入方法。

这里没有广泛地概述密封瓶密封完整性的方法。下节将重点讨论该方面内容。同时 PDA 技术报告 27 号《药品包装的完整性 1998》是一个非常有用的参考资料。

2. 取芯　胶塞的弹性密封的功能测试、取芯、渗透和再密封在药典中有很好的描述。一种被用于皮下注射针穿刺的测试方法在《欧洲药典》3.2.9 和 USP〈381〉中均有描述。方法和 ISO 8871-5"注射和药用部分 5 设备的弹性部分：功能需求和测试"相同。

取芯有时也被称为"碎片化"现象，在穿刺瓶塞时，封闭的小零件脱落或磨损。这些小颗粒有最终被注入患者的风险。

准备 SVP 密封的小瓶和皮下注射针头，取芯实验方法包括固定的胶塞数量和穿刺次数，然后通过过滤器收集穿刺形成的颗粒，肉眼可见的颗粒数量不得大于某一限度要求。

影响 SVP 胶塞取芯的实验因素很复杂，不限于下面所列的内容。

（1）胶塞的物理性质：在这方面最重要的是胶塞的硬度和撕裂强度，这两者都与胶塞的组成相关。一般较软的胶塞不容易取芯。因此胶塞的橡胶配方需要满足高撕裂强度要求。当然它们和取芯之间的关系不是唯一的，某些胶塞有更高的硬度，仍然可以接受。

（2）密闭性：其他条件维持不变的话，较高的穿透厚度增加取芯倾向。

（3）多次穿孔：一个胶塞上的多次穿刺可以增加取芯行为，对于一个要求多次穿刺的胶塞，需要使用专门的橡胶配方。

（4）胶塞的辐射灭菌：许多胶塞在 γ 射线辐照后，穿刺取芯行为会增加。剂量越高，增加得越多。然而，典型的 25 kGy 剂量，足以导致取芯的结果超出药典规定的范围。在某些情况下，需要使用专门的橡胶配方。

（5）针的质量和尺寸：针尖和针管边缘的加工，以及针的表面状态都是非常重要的。钝的针尖和锋利的边缘会导致取芯行为增加，针管的表面应该足够光洁，从而在穿刺的时候不易引起胶塞的磨损。较厚的针往往会导致更高的取芯效率。

（6）胶塞的表面状态：胶塞的表面必须足够光滑，这个可以通过硅化或者对胶塞表面进行镀膜来实现。

（7）穿刺的方式：当针头和胶塞非垂直状态穿刺或者穿刺速度过快时都可能导致取芯风险增加。

当然 LVP 取芯也是一个问题，如果制剂包装在玻璃瓶或者一个吹填封包装的袋子中。相对于皮下注射针头来说，胶塞将被大直径的针头穿刺。并且这类针头基本上都是塑料的。当然影响 LVP 取芯的因素和 SVP 是相同的。塑料针头的取芯在任何药典中都没有描述，实验方法可以参考 ISO 8536-2"医用输液设备 2 部分：输液瓶"和 ISO 15759"医用输液设备用吹-充-封（BFS）法制造的容器用嵌有弹性垫的塑料盖"。这次测试方法指定了针头的尺寸。

3. **穿刺阻力**　注射用胶塞必须有足够的穿透力或者在穿刺过程中感受到一些阻力，但更重要的是阻力不能太大。对于单次穿刺和多次穿刺来说，它们的穿刺阻力是不同的。但是影响因素可以用相同的列表表示。SVP 和 LVP 关于穿透力的测试同取芯一样，在药典和 ISO 标准中是一致的。典型的 SVP 胶塞的穿透力为 2～3 N。

4. **再次密封**　是胶塞被刺破后和拔针后，胶塞可以再次密封的能力。再次密封必须保证下次穿刺前药品的无菌。当然，胶塞被穿刺的次数不止一次。SVP 弹性密封的再次密封在药典和标准中一致。常见的方法为染料迁移法，假设渗透次数为 10，实际上一些药物的渗透系数更高，在药品开发的过程必须考虑这些内容。例如，SVP 的塞子，在瓶子上穿刺 10 次后，放置于染缸内，经受一定的大气压力，发现胶塞已重新密封，并且没有染料通过穿孔位置进入瓶子内。

卡式瓶的穿刺数量肯定大于 10 次，例如胰岛素和生长激素。这种卡式瓶用注射笔使用，由患者进行自我管理。它一边是橡胶活塞，一边是 1.5～2 mm 的胶塞，并用铝盖固定。通常利用一个双端针，一端穿刺橡胶胶塞，一端穿透患者皮肤。这种形式的穿刺一般在 50 次以上。所以在密封性测试的开发过程中，要考虑该种情况。当然可能一个类型橡胶密封难以实现这样的功能，我们可以使用复合衬垫，用两层不同的橡胶配方来达到多次穿透使用以及减少取芯行为。在实践中，再密封层一般用聚异戊二烯配方，接触药液层用卤化丁基配方。

5. **针头固定力**　对于 LVP 注射液来说，塑料针头穿刺后，要在输液过程中保持稳定，防止挂起后针头滑出，以及保证在患者走动时的稳定性。这个力我们称之为针头固定力。

固定力的测试分为静态和动态。静态就是针头穿刺后，在一定的时间内针头不会滑出瓶子或者袋子。动态测试就是施加一个力，测量针头拔出时的力的大小。测试方法参考 ISO 15759 和 ISO 8536-2。

6. **滑动**　西林瓶瓶塞的密封作用主要是保证保质期内产品的无菌和稳定性，在使用的时候它们被针头刺穿。而注射剂柱塞部分则有不同的功能。它们虽然保证了产品的密封稳定性，但不需要被穿透。而注射器在患者给药的时候，还需要保证推杆在注射器内的滑动。

注射器的滑动行为需要两个力，一个是活塞开始移动的力，一个是维持活塞移动的力。前者通常被称为"起始力"，后者称为"维持力"。

预灌封注射器柱塞活动的一个典型的力的曲线如图 2-42 所示。该曲线表示柱

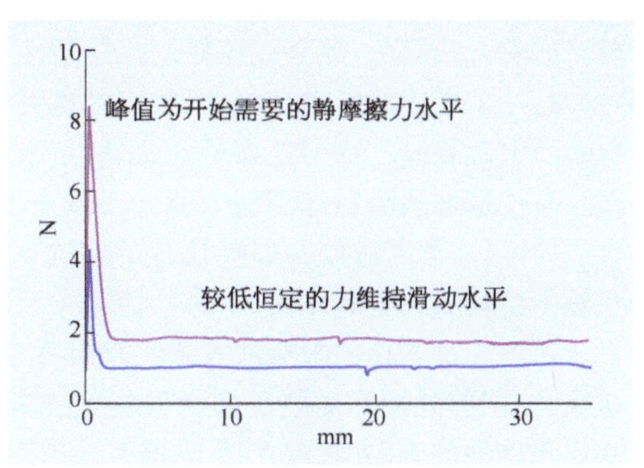

图 2-42　**不同胶塞的柱塞滑动曲线**

塞在注射筒内移动的距离和所需要的力的关系。从这个曲线可以看出，它需要一个特定的力开始柱塞的移动，此后维持这个运动，所需要的力会逐渐减少。因此滑动力通常低于起始力。此外滑动过程必须是连续的，不能明显增加或减少，从而保证患者的舒适性。

（四）生物学特性

弹性密封的生物学特性参考《美国药典》USP⟨1031⟩"药物容器用材料的生物相容性"，有单独部分对弹性密封的描述。规定弹性体材料的生物相容性按照 USP⟨381⟩"生物实验规程"，进行二级测试，不像塑料那样分为Ⅰ～Ⅵ级。

USP⟨381⟩"注射剂的弹性密封"，指按照 USP⟨87⟩"生物活性试验，体外"进行第一阶段测试。如果复核 USP⟨87⟩的要求，不需要进一步的测试。如果弹性材料不能满足 USP⟨87⟩，但能通过 USP⟨88⟩"生物活性测试，体内"的第二阶段测试，仍有资格作为生物相容性材料。与弹性密封的化学性质不同，没有按照材料进行分类，只有是否满足一级或者二级要求的条件。

USP⟨87⟩列出了三种可能的测试方法：琼脂扩散试验、直接接触试验和洗脱试验。在实践中，经常使用洗脱试验。

USP⟨88⟩同样列出了三个可能的测试方法：全身注射试验、皮内试验和植入试验。弹性密封常使用第二种方法。

不符合 USP⟨87⟩的要求，但仍然通过 USP⟨88⟩是典型的弹性体材料，使用一定的橡胶助剂，特别是加速剂，根据哺乳动物细胞的细胞毒性作用，按照 USP⟨87⟩"洗脱试验"测试。

胶塞生物材料性能相关的 ISO 标准，ISO 8871‑4"非肠道和药用部分 4 设备的弹性部分：生物试验方法和要求"本质上和 USP 相同。

（五）老化

弹性体的老化是其性质的演化，随着时间的推移胶塞的某些部分会发生恶化。但是通过充分的研究，可确保这种恶化不和产品的保质期相冲突。老化对胶塞的影响主要针对胶塞表面的性质和功能。

对胶塞表面的各种影响。首先，随着时间的推移，橡胶成分迁移至表面，并形成一层不同的组合物。容易迁移的成分通常是低分子量的，如催化剂、油和蜡、脂肪酸和它们的盐，如硬脂酸锌。迁移会对胶塞的化学性质产生影响，所以在橡胶配方中需要考虑这一情况。如果无法避免，只有在良好的控制条件下才可能有助于抑制表面迁移。

另一个老化的影响是，由于氧或者臭氧导致的弹性密封表面的变化，在某些配方的胶塞表面引起裂缝。特别是在使用组件、有机械力的情况下，裂缝可能会延伸到弹性体内部。有报道称预灌封针帽整个侧壁出现臭氧裂纹的情况。特别是典型的天然橡胶、聚异戊二烯橡胶、丁苯橡胶和那些没有足够抗氧剂和抗臭氧剂的橡胶类型。而卤化丁基橡胶一般不会被氧和臭氧作用。

还有一个老化的影响涉及弹性密封件表面的硅化。胶塞表面硅化主要是防止胶塞在运输、使用前处理和灌装压塞过程中造成聚集。随着时间的推移，硅油可以被吸收，这个主要和硅油的类型、橡胶的类型相关。表面上的硅油被吸收后，易造成胶塞聚集，甚至引起胶塞的变形。通常通过使用高分子量的有机硅油或者对其进行交联增加分子量来避免硅油吸收。当然聚异戊二烯因为其高渗透性更容易吸收硅油，而卤化丁基胶塞在这方面因为其低渗透性而避免了这个问题。

最后，弹性密封的功能也会引起老化，特别是穿刺、取芯或者再次密封。这方面卤化丁基胶塞恶化的时间最为缓慢。实践表明它们的老化时间远大于药品 2～3 年的保质期。

目前还没有一个专门的标准来规定橡胶的老化。一般是按照 ISO 2230"橡胶制品贮存指南"。卤化丁基橡胶在适当的温度和避光的条件下，有 7 年以上的保质期。而聚异戊二烯保质期为 3～5 年。

（六）机械配合性

机械配合性主要是指胶塞在机械上和西林瓶或预灌封注射器完成压塞过程。首先胶塞被放在一个胶塞锅里进行旋转，所以要求胶塞尽可能地避免聚集。然后就是理塞，最后由机械将胶塞转移至小瓶或者预灌封注射器上，完成压塞过程。注射器和机械部件都很好地适应了彼此，才能保证产品的合格率。

五、注射用弹性胶塞的标准

注射用弹性胶塞有很多标准，在某些情况下，有很明确的药典标准和 ISO 标准。但是在某些情况下 FDA 的标准不明确，这部分只讨论药典标准和部分 ISO 标准。

（一）药典标准

有三个主要的药典标准，《美国药典》（USP）、《欧洲药典》和《日本药局方》。USP〈381〉、《欧洲药典》3.2.9 和《日本药局方》7.03。三个标准的具体比较见表 2－8。

表 2－8　《美国药典》《欧洲药典》和《日本药局方》的胶塞标准比较

标　　准	化学（萃取物）	功　　能	生　物　性
《美国药典》（USP）〈381〉	是 从 2009 年 5 月 1 日起，只用水提取，与欧盟对齐	是 从 2009 年 5 月 1 日，完全符合欧盟标准	是 参考 USP〈87〉和 USP〈88〉
《欧洲药典》3.2.9	是	是	无
《日本药局方》7.03	是（不同于 USP 和《欧洲药典》）	无	是（溶血和热原）

（二）ISO 标准

ISO 中规定了注射器密封件相关的设计、检验等内容的具体标准。可以参考表 2－9。

表 2－9　ISO 中关于注射器密封件的相关标准

ISO 247	橡胶——灰分的测定
ISO 2230	橡胶制品——贮存指南
ISO 2859－1	计数抽样检验程序——第 1 部分：按接收质量限（AQL）抽样计划逐批检验
ISO 7619－1	橡胶、硫化橡胶或热塑性——压痕硬度测定——第 1 部分：硬度计法（邵氏硬度）
ISO 8362－2	注射剂容器和配件——第 2 部分：注射瓶的密封
ISO 8362－5	注射剂容器和配件——第 5 部分：冷冻干燥瓶塞的密封
ISO 8536－2	医用输液设备——第 2 部分：输液瓶的密封

续　表

ISO 8536 - 6	医用输液设备——第 6 部分：冷冻干燥瓶塞输液瓶的密封
ISO 8871 - 1	非肠道及制药设备弹性件——第 1 部分：水溶剂可提取物
ISO 8871 - 2	非肠道及制药设备弹性件——第 2 部分：识别和表征
ISO 8871 - 3	非肠道及制药设备弹性件——第 3 部分：粒子计数的测定
ISO 8871 - 4	非肠道及制药设备弹性件——第 4 部分：生物试验方法和要求
ISO 8871 - 5	非肠道及制药设备弹性件——第 5 部分：功能要求和测试
ISO 9001	质量管理体系要求
ISO 11040 - 2	预灌封注射器——第 2 部分：牙科局部麻醉药筒柱塞和圆盘
ISO 11040 - 5	预灌封注射器——第 5 部分：柱塞注射
ISO 11137	卫生保健产品辐射灭菌（第 3 部分）
ISO 11608	医疗用钢笔注射器（第 3 部分）
ISO 13926 - 2	笔系统——第 2 部分：医疗用笔式注射器柱塞和圆盘
ISO 14644 - 1	洁净室和相关受控环境——第 1 部分：空气洁净度等级
ISO 15378	医药产品初级包装材料——对 ISO 9001：2000 应用的特殊要求，参考良好生产规范（GMP）
ISO 15759	医用输液设备——塑料帽弹性件的吹填密封容器（BFS）制造过程

注射剂包装密封的完整性测试

一、概述

容器包装密封完整性的定义仅仅是一个容器防止内容物丢失以及外界污染的能力。但是由于注射剂型以及包装的多样性和复杂性，其密封完整性的概念非常复杂。

注射剂包装的要求远高于其他剂型。虽然所有医药产品的包装都必须防止内容物泄漏或者溢出，但对于一些注射剂包装，产品损失包括真空损失、惰性气体或溶剂蒸汽损失。所有的药品包装都必须能防止环境中的污垢或碎屑的污染，但是注射剂还要求防止微生物污染。对于一些注射剂来说，污染还包括不需要的化学物质、源于外部环境或者胶塞本身的浸出水分等。

包装完整性的另一个复杂因素是因为注射剂包装的多样性。比如，很多产品都用西林瓶作为包装，一个典型的西林瓶包装就是用弹性胶塞对玻璃和塑料的小瓶进行密封，然后通过铝盖轧盖挤压胶塞和瓶子上表面密封。当然由塑料或者玻璃制造的预灌封注射器越来越受欢迎。这样的系统包装一个胶塞或者柱塞，不仅要充分包含和保护产品的内容，还需要在药物传递时，仍然可以沿着针管壁顺畅地滑动。卡式瓶和预灌封注射器顶端还需要一个和针尖密封的弹性针帽或者护帽。其常用 Luer 锁或者塑料盖进行保护。还有在过去非常常见的火焰密封的安瓿瓶，但很少用于今天的新产品。

由于包装多样性以及产品不同的完整性要求，一个统一的完整性测试方法是不存在的。甚至对于一个给定的产品包装系统来说，选择一个合适的方法来测定系统的完整性都比较困难。虽然越来越多的物理化学方法用来测包装的泄漏，但是微生物挑战实验仍然一直使用。当我们验证物理化学的测试方法，必须与传统的微生物挑战实验进行比较，并且明确相关的接受标准。

二、泄漏理论

泄漏发生在密封包的壁上，由于密封壁上存在缺口或者间隙，从而允许气体在浓度差或者压力的作用下穿过密封壁。泄漏不同于渗透，它是通过障碍物质本身的流动发生的。泄漏和渗透在注射剂包装完整性的研究中都起着重要作用。

（一）渗透

渗透是流体通过一个屏障，并通过较小通道或孔径流出的过程。这个过程通常包括扩散,并可能涉及其他现象,如吸附、迁移、溶解、解离和解吸。渗透速度是渗透液浓度、阻隔材料的溶解度以及分子的物理迁移能力的函数。

$$Q = K_{\mathrm{p}}A(\Delta P/l) = (SD)A(\Delta P/l) \qquad (2-4)$$

式中,Q 是渗透速度[Pa·m³/(s·m²)];K_{p} 为渗透速度常数;S 和 D 分别为产品的溶解系数和扩散系数;A 为渗透面积(m²);渗透速率与 ΔP(Pa)成正比,与渗透路径长度成反比。

　　渗透在包装的密封完整性中起着重要的作用,特别是包装需要防止顶部空气和真空流失,限制产品溶剂或者其他成分渗透损失,或者限制外部的气体和蒸汽进入包装内部时。例如,小剂量的 BFS 雾化剂,一般是半透性的容器,需要增加一个复合袋来防止产品干燥,从而避免失效。吸湿性强的冻干产品或无菌灌装粉末包装要求限制外部环境中的水分渗入到包装。对于遇氧气降解的药品还要限制环境中氧气的渗透,需要对小瓶充惰性气体进行稀释,然后抽真空。因此大气的气体渗透可能导致产品包装的真空损失,导致产品失效而无法使用,从而导致用户使用时的质量问题。

(二) 泄漏

1. 扩散　　通常定义为通过一个或者多个屏障中的间隙扩散而导致的分子运动。气体和液体扩散时,通过扩散路径的动力是障碍两侧的压力差。如果没有压差的话,扩散的动力来自扩散溶液两侧的浓度差。

$$J = -D(\delta C/\delta x)_t \qquad (2-5)$$

式中,D 为扩散系数(m²/s);C 为扩散物质(组元)的体积浓度(原子数/m³ 或 kg/m³);$\delta C/\delta x$ 为浓度梯度;"$-$"号表示扩散方向为浓度梯度的反方向,即扩散组元由高浓度区向低浓度区扩散;扩散通量 J 的单位是 kg/(m²·s)。

　　气体扩散遵循 Fick 定律。Fick 第一定律定义:在单位时间内通过垂直于扩散方向的单位截面积的扩散物质流量(称为扩散通量 Diffusion flux,用 J 表示)与该截面处的浓度梯度(Concentration gradient)成正比,也就是说,浓度梯度越大,扩散通量越大。

　　Fick 第二定律是在第一定律的基础上推导出来的。Fick 第二定律指出,在非稳态扩散过程中,在距离 x 处,浓度随时间的变化率等于该处的扩散通量随距离变化率的负值,代入上式,得

$$\delta C/\delta t = D(\delta^2 C/\delta x^2) \qquad (2-6)$$

　　举个注射剂灌装氮气后密封的例子,在这种情况下,瓶子内部含有高浓度的氮气和低浓度的氧气。因此氮气会扩散到瓶子外部,而氧气则会扩散到瓶子内部。虽然研究表明胶塞可以防止环境中微生物的污染,但是气体分子可以通过微小的孔径扩散至瓶中。

2. 对流　　在大多数情况下,注射剂包装的完整性针对的是完全密闭的系统。通过对泄漏导致的产品损失和微生物污染情况的调查发现,泄漏的主要原因是对流,很少或者基本没有扩散。故在下面的讨论中,除非另有规定,"泄漏"指的是气体从高压侧到低压侧的边界对流,没有扩散或者渗透成分。

　　根据物理定律,泄漏主要和压差梯度以及泄漏气体的性质相关。气体泄漏的 5 种类

型主要是湍流、层流、分子、过渡和流阻，这些类型下的气体流量见表2-10。

表2-10　气体泄漏的五种类型的气体流量

类　　型	气体流量（Pa·m³/s）
湍流	$>10^{-3}$
层流	$10^{-2}\sim10^{-7}$
分子	$<10^{-6}$
过渡	分子和层流之间
流阻	流速接近气体中的流速

层流和湍流是两类黏性流动。本章着重从湍流到分子流来讲无孔外包装的泄漏率。层流主要发生在泄漏自由路径长度 λ 比泄漏通道的直径 $D(\lambda/D)<0.01$ 的情况。层流泊肃叶定律如下。

$$Q = [(\pi r^4)/(8nl)][P_a(P_1 - P_2)] \tag{2-7}$$

或

$$Q = [(\pi r^4)/(16nl)](P_1^2 - P_2^2) \tag{2-8}$$

式中，Q 为气体流速（Pa·m³/s）；R 为泄漏半径（m）；l 为泄漏长度（m）；n 为泄漏气体的黏度（Pa·s）；P_1 为上游压力（Pa）；P_2 为下游压力（Pa）；P_a 为平均压力（Pa），$P_a = (P_1 + P_2)/2$。

当气体的平均自由程长度大于泄漏通道的横截面直径（$\lambda/D > 1$）时，发生分子流动。分子流动遵循诺森定律，通过比较式（2-9）、（2-7）和（2-8）可以看出，层流是黏度的函数，而分子流是分子量的函数。

$$Q = 3.342(r^3/l)(RT/M)^{1/2}(P_1 - P_2) \tag{2-9}$$

式中，Q 为气体流速（Pa·m³/s）；r 为泄漏半径（m）；l 为泄漏长度（m）；M 为气体摩尔重量（kg/mol）；T 为温度（K）；R 为气体常数[J/(mol·K)]；P_1 为上游压力（Pa）；P_2 为下游压力（Pa）。

过渡流时发生的平均自由路径长度约等于泄漏的横断面直径（$\lambda/D = 0.01 - 1$）。过渡流的方程可以是相当复杂的。关于对流通量的进一步讨论见非破坏性检测手册。

3. 实际应用　上述方程和概念在包装完整性的研究中各有作用。例如，通过假设泄漏为层流或者分子流，可以对泄漏通量和泄漏率计算出泄漏路径的大小。爱荷华大学的研究人员通过各种毛细管嵌入玻璃瓶壁测量了氦泄漏率，然后估计这些人工缺陷的直径。

另一个例子是，通过对一个假设缺陷包装的泄漏率与真实包装进行对比，判断包装是否泄漏。例如，研究冻干产品的密封时，小瓶在真空的情况下，通过任何间隙将空气吸入包装。通过测量瓶子顶空的压力，然后比较一个给定大小泄漏理论的顶空压力。如果数值低则证明瓶子的完整性。同样也可以根据 Fick 定律预测惰性气体中的氧气渗入率来判断完整性。这两种预测模型在本章中都有进一步的探讨。

（三）泄漏测量单位

泄漏率是在特定的温度和压力下通过泄漏路径的气体量（质量或体积）。泄漏率（SI）

的国际单位是帕斯卡立方米每秒（Pa·m³/s），泄漏率是质量流量单位，而不是体积流量单位，结果必须转换为 101 kPa（即 760 Torr，1 Torr = 133.322 Pa）的标准条件和 0℃（32F）的质量。当表达泄漏体积时，需要规定试验压力和温度条件。

三、包装泄漏接受范围

由于泄漏指的是气体通过泄漏路径的通量，所以说一个包装没有泄漏或者零泄漏率的规范都是没有意义的。这与药物成分是纯粹的，晚餐的盘子是干净的是一个道理。与某些纯度或者清洁度指标相比，才有意义。同样，一个无泄漏的包装只是意味着包装的泄漏率在可接受的范围内。泄漏率的设置要有意义，同时避免昂贵、不合理的要求。不必要的过小的泄漏率会导致使用昂贵的检测仪器，增加测试时间，以及可能拒绝可接受的产品。

设置合适的泄漏率需要了解注射剂包装密封的机制，以及根据产品剂量规格和包装性能要求，选择合适的完整性测试方法。例如，注射剂产品要求无菌，因此所有包装必须要防止液体和空气中微生物的入侵。也需要防止产品的损失。因此液体剂型包装需要防止液体泄漏。研究表面液体泄漏可能会带入微生物污染的风险，泄漏越大，污染风险越高。相反液体不能泄漏时，微生物也不能通过。对于这个原因，泄漏测试能够识别最小的液体泄漏路径或根据允许的液体流量来验证微生物的完整性。这种微生物污染和液体泄漏的关系，本章只做简单介绍，它贯穿本章节。

一些泄漏测试，如氦质谱法，提供定量气体流量计算结果。因此，在使用这种方法时，重要的是要知道气体泄漏率如何关联到关键的封装性能要求。例如，氦微量气体泄漏试验研究气体流量为 10^{-6} Pa·m³/s 的最小泄漏能够允许漏液和微生物侵入。防水密封泄漏检测定义为限制约 10^{-4} Pa·m³/s，而比较大的泄漏或损坏的货物最常见为 10^{-4} Pa·m³/s 以上。

气顶保护是一种实用的包装密封性能要求和泄漏验收标准。例如，如果该产品需要低氧气容器的空间保护产品，那么氧气渗透和空气泄漏必须保持低于规定的限度。同样，吸湿产品的包装必须限制水分渗入。在这种情况下，完整性测试，特别是监测气体或蒸汽迁移是合理的选择。对于包装密封的负压下，仪器监测顶空压力是首选。

四、泄漏检测方法

存在很多泄漏检测方法，从软的饮料罐到真空泵到心脏起搏器。即使在注射剂包装领域，也存在大量的泄漏测试方法。本章不对所有可用的泄漏检测方法提供详尽的调查。而是将重点放在常见的注射剂包装的应用，如西林瓶、预灌封注射器、滴管瓶、塑料瓶或者玻璃安瓿等。

1. 微生物挑战方法　微生物挑战包括用培养基或者产品灌装，然后将密封容器放入细菌悬浮液、雾化的细菌或者孢子中。然后将密封容器放在适宜微生物生长的条件下，检查容器内部微生物生长的证据。微生物挑战是包装泄漏的重要指标。

目前，没有标准的微生物挑战实验方法存在。在现实中，任何一个可能的微生物挑战的方法只要能科学评估包装类型和保护功能，产品的预期的曝光条件的处理，分布和存贮，就可证明是有效的。下面的讨论旨在探讨设计一个微生物挑战实验时要考虑的因素。

（1）挑战模式：如果一个包装能够耐受液体浸泡，那么这种方法通常选择肠外包装系统测试，因为它对包装密封件提出了最大的挑战。气溶胶挑战测试适用于依靠曲折路径的密封和没有防止液体泄漏的密封。气溶胶挑战常用于食品和医疗器械行业。静态测试，包装介质简单地贮存在正常的仓库条件下或者稳定的贮存室，没有明确的细菌挑战和显著的压力差。如果将长期贮存作为完整性验证的一部分，在包装贮存期结束进行挑战是必要的。

（2）挑战参数：液体浸泡挑战实验优选真空、压力循环模拟产品生命周期的处理、分配、贮存期间的压力变化。这些周期可以导致产品在泄漏路径流动，从而产生微生物污染。所以挑战测试密封件确保接触区密封。气溶胶挑战实验室的大小和设计应保证可行雾化吸入细菌或孢子在测试包均匀分布，需要考虑室内温度和湿度等因素，以及气流模式和速度。

（3）挑战微生物：液体浸泡挑战的微生物大小、流动性和包装介质都是考虑因素。在最初的时间点，培养基的细菌浓度保证挑战实验中的生物高浓度（例如最后测试浓度为$>10^5$ CFU/ml）。出版用于研究浸入挑战的细菌包括，但不限于大肠杆菌、黏质沙雷氏菌，产芽孢梭状芽孢杆菌、铜绿假单胞菌、表皮葡萄球菌和缺陷短波单胞菌。气溶胶进行挑战测试时，雾化吸入的微生物浓度和均匀性，以及包装培养基的活力是重要因素。据介绍，气溶胶挑战测试通常使用萎缩芽孢杆菌和假单胞菌属。

（4）促生长培养基：所有的挑战测试要求测试容器充满了促生长培养基或产品，支持微生物的增长。产品配方本身或产品安慰剂是优选的，因为它最真实地模拟产品密封系统。然而在验证各种类型的包装中是不实际的。验证培养基的促生长能力在完整性测试中是很重要的，特别是测试样本保持时间较长的情况。

（5）测试包装的准备：通过对测试的包装进行无菌灌装或者包装完成后再次灭菌都是可行的。如果可行的话，所选择的灭菌程序和包装的装配过程应反映实际产品的使用情况。否则，在某些方面，市场上的产品包装系统和测试包装、密封可能会有所不同。例如，密封瓶密封端在玻璃瓶的法兰密封面上具有一定的密封力。这个余留密封力在终端灭菌下将显著地衰减，从而改变密封质量。同样，塑料袋试验样品暴露于 γ 射线照射后热密封可能不代表产品袋密封后用环氧乙烷灭菌的材料。

（6）测试包装的数量：即使没有微生物入侵，也不能完全代表密封无缺陷，因为微生物的生长是一个随机现象。所以在测试时需要一个足够大的样本和相适应的阳性对照。

十几年来，微生物挑战实验已被用于测试包装系统的密封完整性，然而仅仅依靠这个方法还是有许多问题。首先，微生物挑战实验，特别是液体浸泡，不模拟现实中的包装条件。即现实中产品不会处于如此高的生物负荷下。也不会存在这种让微生物和液体入侵的压力。其次，微生物的生长是一个概率事件，泄漏路径宽与几倍微生物可能不会导致微生物入侵。此外，在一个非常严重的生物挑战过程中，一个包装的表面缝隙罕见地发生微生物的增长可能会否定使用其可接受的容器封闭系统，即使这样的挑战并不真实地描绘自然发生的现象。

相反，设计不当的微生物挑战实验很容易指导做出错误的判断。如果曝光时间短，最小或无差分压应用，小测试样本，阳性对照包有非常大的泄漏，所有的这些都可以帮助可疑的密封件通过微生物挑战实验，从而错误地显示包装的完整性。在某些情况下，对测试的结果一直持怀疑态度的公司采用更可靠的理化实验方法。

适当的设计和执行的微生物挑战测试，在保障开发和早期临床研究中有最大的价值。微生物挑战实验是为数不多的多孔屏障材料和曲折的路径闭合系统的完整性验证的适当测试之一。然而，在整个产品的生命周期中，对大多数包装类型的微生物挑战实验是不合适的。一方面，结果很容易出错；另一方面测试本身消耗的时间、空间、设备和工作人员的资源，意味着比材料更昂贵的成本。微生物挑战实验在某些情况下，是不实际的。例如，用于日常生产的完整性测试，召回的产品，或在研究包装组件和装配过程变量的研究。此外，除非产品配方支持微生物生长，测试不能明确验证实际产品包装系统的完整性。尽管如此，因为注射剂包装必须防止微生物污染，微生物的挑战测试在很长的一段时间内，还是包装泄漏测试的一部分。

2. 染料和液体示踪法　液体示踪检漏实验首先将包装密封件浸泡在一个染料或者化学示踪溶液中，然后在一定的压力或者真空作用下，测试一段时间。液体挑战结束后，通过视觉检查或其他适当的分析方法判断测试密封包装是否有泄漏。这种测试方法成本低，并且比较容易理解和执行。然而，对于测试来说是破坏性的，并且因为上述的几个因素，结果可能有很大差异。

增加液体示踪测试灵敏度参数包括，更长的浸泡时间、增加压力或者真空条件、较小体积的测试包装以及较低表面张力的液体。另外，在挑战实验中，液体中的颗粒等可能会阻塞小的泄漏通道，防止液体进入气闸。抑制在真空曝光下封装部件的运动（例如预灌封注射器）或胀包（例如软袋），有助于保持包内压力恒定，从而保证一致的泄漏驱动力。

需要验证染料或者示踪元素与包装材料相容性内容。染料可能会在泄漏测试后迅速褪色或者吸附到包装表面，因此需要规定泄漏测试到后续检验分析之间的时间间隔。并且染料和示踪剂的检测分析方法需要进行验证。一个可靠的目视检查结果，要求合格的检查人员在良好的照明下，按照规定的检查程序进行检测。检查包括，照明的强度、颜色、检查角度、背景颜色、检查动作和任何阴性包装密封的对照。检查员应该通过对含有泄漏的包装密封随机组合的测试。

许多发表的泄漏研究实验使用了染料或液体示踪剂测试方法。《美国药典》、欧盟标准和 ISO 国际标准均指定以亚甲基蓝染料侵入实验演示穿刺后闭合的密封性能。使用前，需要对测试参数进行优化和验证，并通过阳性和阴性对照实验。重要的是，H. Wolf 等学者证明，将 1 ml 水灌装至 5～15 mm 直径的注射器中，然后对注射器壁进行激光打孔。根据前面的标准方法，并没有完全识别出样本中的缺陷。

3. 真空衰减泄漏实验方法　是对包装无损的检漏测试方法。在真空实验室通过检测压力上升或者真空衰减来判断包装是否泄漏。一个典型的测试周期把包装放置于一个主体容器中，然后关闭开始抽真空至预定水平。在规定的时间内达到目标的真空值，然后断开真空源，检测规定时间内真空的衰减。即定义一个测试的时间段，用于监测室内随后的压力上升（真空衰变）。基线或背景噪声水平有所上升，标志着包装顶空气体泄漏和（或）产品堵塞泄漏通道的液体汽化。总测试周期通常不到 30 秒，但可能随测试系统、产品包装测试所需的敏感度不同而不同。

如果在真空衰减泄漏测试周期中发生如下几个事件中的任何一个，包装密封性即"失败"或"泄漏"。失败模式包括：① 未能实现初始目标真空，表明存在最大泄漏；② 在测试周期中，上升的压力高于定义的基准压力，表明中等大小的泄漏；③ 在最终的测试时间段，上升的压力高于定义的压差值，表明最小泄漏。图 2 - 43 显示了这些不同的故障模式。

测试设备的组合、包装密封件、每个产品独特的测试周期，以及包装的内容（液体或者固体，具有显著或者顶空进样点）和包装本身的性质（柔性或者刚性，多孔或无孔）都会影响真空压力衰减测试。

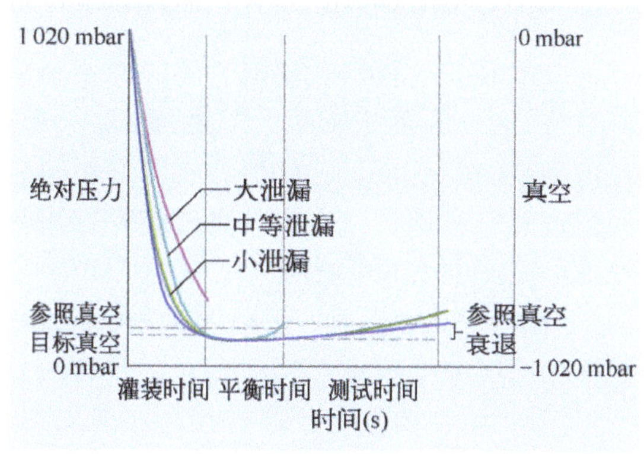

图 2 - 43　真空衰变泄漏试验方法——时间和压力的函数

实验主体需要独特设计，来减少无效腔从而最大化检测灵敏度。可能需要在测试过程中增加功能以限制包装的移动或者扩展。例如，预灌封注射器需要特殊的设备来限制柱塞的移动。一些软包的测试需要防止密封部分的膨胀可能导致的密封失败。实验室测试包含一个多孔屏障封口盘，从而让气流通过屏障，但不影响周围密封件。

测试参数需要达到每个产品包装的测试最大的灵敏度。这些参数包括：达到初始目标真空的时间、平衡时间、真空衰减的时间、真空目标的水平和压力损失限度。例如，一方面泄漏的液体需要目标真空低于液体的汽化压力，使液体汽化产生的压力显著上升。另一方面，气体泄漏检测在较低的真空设置，接近基线的压力损失使测试更为敏感，但运行的风险是可能导致假阳性的测试结果。一般情况下，总测试周期增加可以提高测试灵敏度，特别是对气体泄漏。

真空衰减泄漏测试仪有很多仪器制造商。大多数通过一个单一的 1 000 Torr 的压力传感器，或者一个 1 000 Torr 的压力传感器和一个更高分辨率的 10 Torr 的压力传感器。前面的设备采用单一的压力传感器，通过软件设置来不断调整，无泄漏基线。另一个通过利用双压力传感器中的绝对压力传感器来消除大气变化，然后调整基线。自动多工位线性或者旋转设备可达到 100% 在线测试；半自动或者手动测试装置可以用来测试一个或者多个密封包。在一般情况下离线测试小的泄漏可能需要更长的测试时间。因此在制订真空衰减测试方法的时候不仅要指定测试的样品还要考虑测试仪器型号和厂商。

测试方法的开发和仪器的功能检查采用经过校准的气流引入含有泄漏或者不泄漏的实验室。建议气流经过国家标准与技术研究所（NIST）或者其他机构的认证。检测导致压力高于背景噪声水平的限制的最小流量。当然完整性方法的开发和验证单独使用校准的气流标准是不够的。

例如，对于一个顶空体积非常小的严重泄漏的包装，如果达到初始目标的真空时间太长，顶空将迅速失去，从而在压力测试阶段阻止了泄漏的检测。然而通过使用一个流量计来维持特定的气体流量供给，虽然初始目标的真空时间长，但是测试阶段压力依然会上升。另一个例子就是感应塑料瓶针孔大小的泄漏时，需要一定的时间感应泄漏至盖子的过程。如果试验方法仅用泄漏模拟流量计，可能无法观察这种现象。此外一个校准的流量计模拟泄漏只代表气体泄漏，而不是从液体堵塞泄漏路径泄漏。一般来说，一旦实验压力低于液体的汽化压力，堵塞泄漏液体快速挥发，从而导致测试压力迅速上升。当检查气体泄漏或者液体泄漏时,这些差异的泄漏的检测需要不同的测试参数。

用于真空衰减检漏测试方法的开发和验证的阴性对照,它们可能没有泄漏,可能是固体材料,也可能是各模型。但是,在某些情况下,测试使用最大可能的填充形式或者无泄漏包装来确定基线。装有药品或者安慰剂的泄漏包装对验证测试方法和找到泄漏的类型和位置都有最重要的作用。测试前需要对测试仪器进行清洁,防止设备对包装或者内容物的污染。

ASTM F2338‑09 用真空衰减法无损检测包装泄漏的标准实验方法是美国 FDA 与设备和放射卫生中心 CDRH 公认的标准,从 2006 年 3 月 31 日起生效。根据美国 FDA 认可的标准,任何设备的消毒和包装都可以按照这个进行测试。非破坏性测试包装:刚性或者半刚性的针管托盘,刚性或者柔性的包装等。

ASTM 方法包括精密度和偏差(P&B),基于多仪器多包装的密封研究。包括塑料托盘、塑料旋盖等以及最新的玻璃预灌封注射器。测试包装由空的注射器来模拟天然气泄漏;充满水的注射器来模拟液体泄漏,以及通过激光钻孔 5~15 mm 作为阳性对照。

总之,真空衰减是一种快速、无创、无损的检测方法。真空衰减是一种实用的工具,用于优化封装的密封参数,并比较评估各种包装和材料。测试的方法是适合作为完整性试验、临床或商业制造大量中间检查的程序。虽然泄漏测试的灵敏度大大低于最敏感的离线工具,对于更大的规模,在线设备可用于所有生产批次的测试。

4. 电导率泄漏实验方法　电导率测试依赖于在测试包附近的高频电流的应用。由于液体的导电性,在包装材料或者附件泄漏时,触发了附件的探测器产生了一个电导率尖峰。即使泄漏的产品堵塞了泄漏通道也会产生电导率——不像其他的方法需要一个开放的泄漏途径。这种对液体密封的测试方法,是非常快速、无损和干净的。

检漏装置的结构及原理如下:由于高压发生电路的电压和频率都是恒定的,所以只需要测量电流的变化就能检测安瓿的裂缝。高压电源 G 产生一个低频高压电,通过电缆连接到探头上,然后指向安瓿一侧;安瓿的另一侧靠在高压电源的另一端相连的金属底座上。此时安瓿的玻璃壁可看作电容器的电介质(玻璃的介电常数为 $\varepsilon_\gamma = 5$),电路就会导通,产生电流。在图 2‑44 所示的等效电路中,一个无渗漏的安瓿的玻璃壁可模拟为电容器 C_1 和 C_2,其交流阻抗分别为 Z_1 和 Z_2。安瓿内溶液的电导率的倒数可用电阻 R 表示。根据交流电路规律,当加上电压后,得到一个电流 I_1。

$$I_1 = \frac{U}{Z_1 + Z_2 + R_1} \tag{2-10}$$

$$I_1 = \frac{U}{\dfrac{1}{2\pi\gamma C_1} + \dfrac{1}{2\pi\gamma C_2} + R_1} \tag{2-11}$$

$$I_1 = \frac{U}{\dfrac{C_1 + C_2}{2\pi\gamma C_1 C_2} + R_1} \tag{2-12}$$

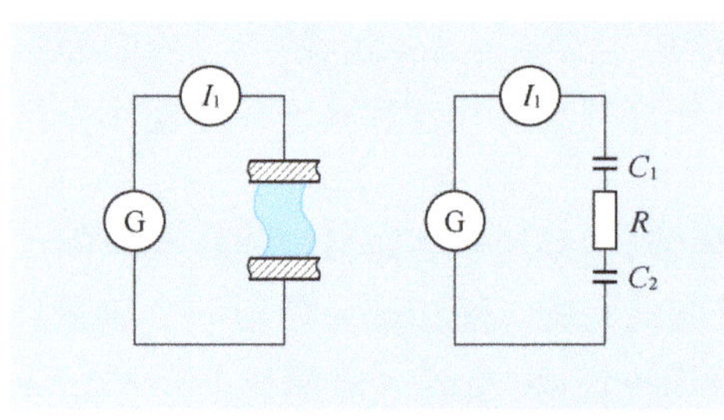

图 2‑44　无渗漏安瓿的截面简图和等效电路图

在有毛细裂缝的安瓿的等效电路(图 2‑45)中,只有 R 和 C_2。在此裂缝中不管是否充有液体,电容器 C_1 均不再存在。此时安瓿内溶液直接参与刷形放电,产生的电流值 I_2

如下。

$$I_2 = \frac{U}{Z_2 + R} \qquad (2-13)$$

$$I_2 = \frac{U}{\dfrac{1}{2\pi\gamma C_2} + R} \qquad (2-14)$$

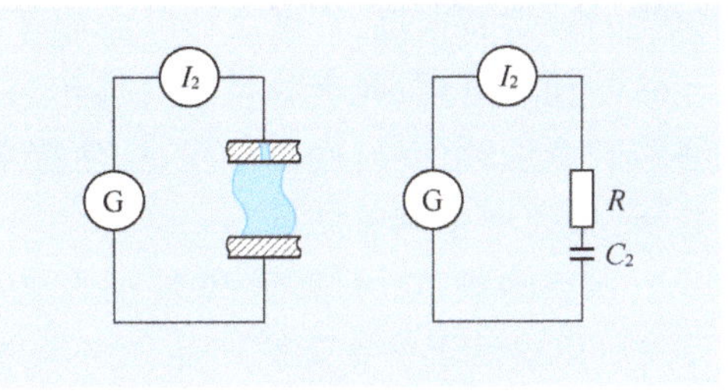

图 2 - 45　无渗漏安瓿的截面简图和等效电路图

由于存在裂缝，通过安瓿的电流增大，因而可利用电流差 $\Delta I = I_2 - I_1$ 作为检漏标准。

电导率测试适合各种各样的密闭容器系统，包括塑料或玻璃安瓿、西林瓶包装，预灌封注射器和充满液体的胶囊，不适用于易燃的液体产品。此外，只有在泄漏路径附近探测器才可识别，因此，包装表面检查需要使用多个探测器，或在泄漏的最大风险领域进行监测。在测试过程中，通过绕包装旋转来捕捉一个包装圆周上的缺陷，如图 2 - 46 所示。对于一个给定的产品包的测试方法验证要求，测试的能力可以检测包装所有位置可能存在的泄漏。

电导率测试，也称为高压泄漏检测（hvld），被广泛用于塑料 BFS 安瓿和玻璃安瓿的 100% 在线测试。Moll 和他的同事开发了凝胶填充低密度聚乙烯安瓿电导率测试验证。阳性对照组与激光钻孔定位在

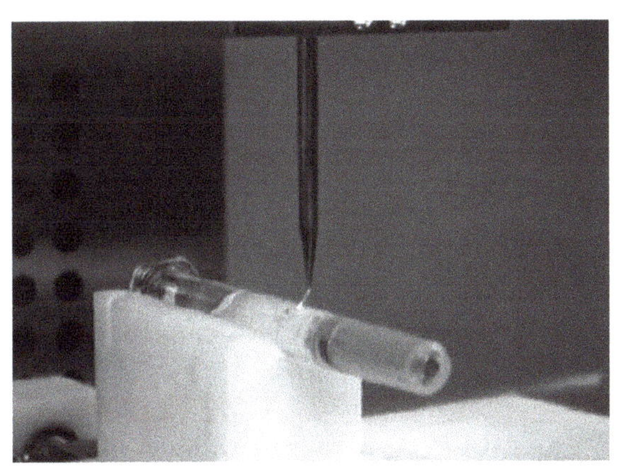

图 2 - 46　预灌封注射器加入水后激光钻孔后电导率测试

泄漏发生的最可能的区域：在安瓿底部密封区和顶部下方区域。通过对电压调整优化其灵敏度，建立一个发现所有缺陷安瓿的程序。hvld 实验"失败"的所有 210 个阳性对照安瓿（150：5～10 mm；60：10～20 mm），和"过去"3 830 个阴性对照。通过阳性和阴性对照，以及后续的染色法确认，电导率测试正确地确定了所有有缺陷的单位，并错误地拒绝了只有一个阴性的对照样品。

5．**频率调制光谱技术（FMS）**　是一种快速、无损的分析方法，通过检测氧气和水蒸气的浓度，测定无菌产品容器顶部组分。20 世纪 80 年代～90 年代，频率调制光谱在学术界和工业实验室开始开发应用。在过去的十年，这种技术通过水分监测和氧气监测，已经在制药工业的泄漏检测中应用。快速无损监测的顶空分析方法自 2000 年开始在医药行业应用。现在经常应用在产品开发、工艺开发和商业生产中。

该系统的关键部分为半导体激光器件，它通过发射红色到近红外区域波长的光，使氧气或者水蒸气产生吸收。玻璃制成的容器（黄色或无色）以及半透明的塑料袋允许近红外光的传输，从而可以应用 FMS 方法。

激光吸收光谱的基本原理是，光吸收量和特定波长的分子的气体浓度和压力成正比。因此，FMS 技术通过调整光谱的波长来匹配分子的吸收波长，然后接收信号的振幅，它和气体的浓度成正比（例如顶空的氧气和水分），信号的宽度和压力成正比（例如在一个密封

包装的顶空真空度）。图2-47给出了一个简单的FMS技术示意图。激光通过一个密封包装的顶空进样；光吸收量与气体浓度和压力相关；吸收信息通过相敏检测技术处理；混频器解调射频信号；输出电压，产生吸收线型比例，通过微处理器进行数字转换并进一步分析，最后产生测试结果。

顶空的氧气、水蒸气和总压力的吸收信号解调的曲线图见图2-48～图2-50。图2-48显示了一个无菌产品顶空氧浓度和FMS峰值信号幅度呈线性变化。图2-49显示了西林瓶不同水分装量的频率调制信号强度的关系，水分分压的面积和浓度成正比。图2-50显示了密封容器中水分的激光吸收信号。如上所述的吸收信号的宽度和总顶空压力成线性比例。由于泄漏，总压力上升，因为水分子和其他分子的碰撞频率增加导致吸收信号扩大。一般情况下，较高的顶空压力的测量要求更高的瓶内湿度。

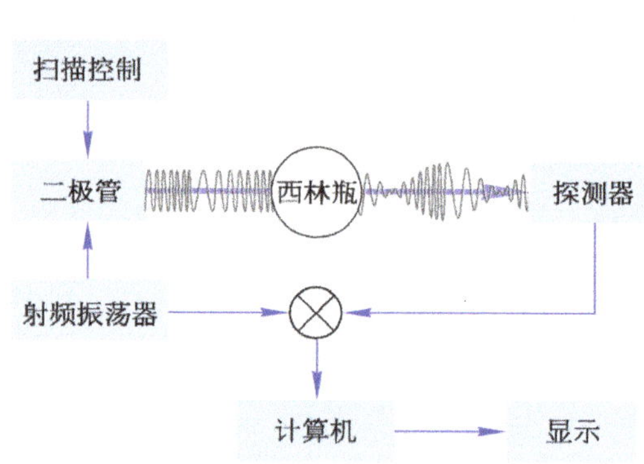

图2-47　频率调制光谱技术的原理示意图

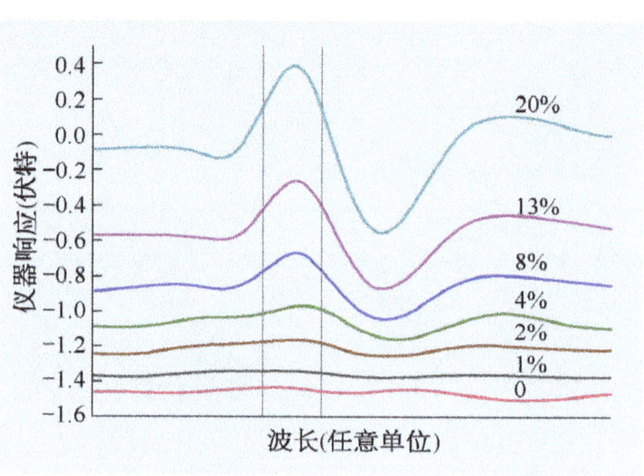

图2-48　氧吸收的频率调制信号，峰值光谱的振幅与氧浓度成正比

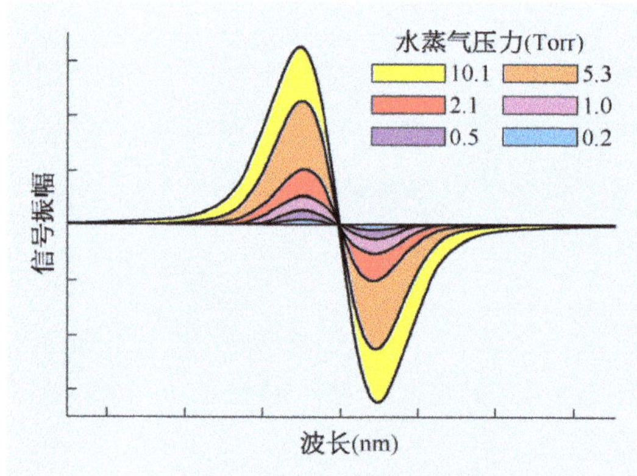

图2-49　10 ml 小瓶充满水分频率调制信号，总面积与水分的分压和浓度成正比

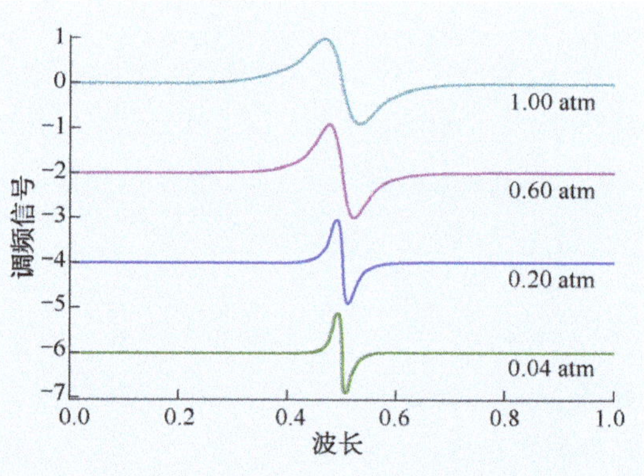

图2-50　密封容器中水分的激光吸收信号

各种半导体激光器为系统提供了基础配置，以适应过程监测和控制或者来检查单个容器的氧气、水蒸气或者真空。Lighthouse 提供实验室用的台式系统，以及可以在线100%监测、控制和检验的设备。典型的测量时间为0.1～1秒，对应的生产速度为每分钟60～600瓶。设备的最大速度取决于特定的测量程序。影响监测最大速度的关键参数有

容器的直径和拒绝规格要求。较快的速度和较小的直径会增加测量的偏差。

　　测试系统采用 NIST 的标准气体浓度或压力标准。标准通过医药药品包装容器进行构建，因此标准所代表的容器和试验样品容器相同。例如，一个氧监测仪器将已知浓度的氧气作为标准来测量相同类型和直径的测试样品。然后与标准进行比较，进行校准。后续未知样品进行测试时，将吸收信号转换成顶空的气体浓度和气体压力。系统的测试性能（方法验证）通过反复测试一组气体来验证。按照 USP 通则〈1225〉进行准确度、精确度、线性度和检测限的评估。图 2 − 51 说明了测量系统性能在 100 NIST 的氧浓度的数据生成情况。

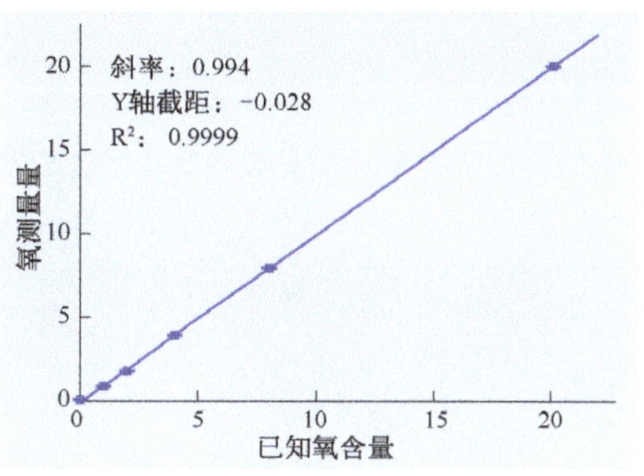

图 2 − 51　调制光谱法测定 10 ml 瓶内氧含量的线性度

　　FMS 为无菌药品的生产监测和控制提供了先进的方法。氧敏感性产品的顶空通常需要充填惰性气体，而冻干产品的顶空往往需要抽真空或者充入惰性气体。西林瓶包装系统，在封盖之前不能维持惰性气体或者真空状态。容器尺寸的变化、胶塞的硅化、气体冲洗、胶塞的插入和处理等都可能影响密封结果。虽然上游的监测和控制提供了一些成功的保证，但是仍然有部分比例不符合要求。使用离线方式来测量氧含量和真空度是破坏性的，会引起代价高昂的产品损失，并且不能及时地提供信息，从而快速纠正。此外这样的离散式测量不能区分随机故障和系统故障。与此相反，FMS 可以 100% 全自动在线进行顶空含量测试。因此系统可以提供实时的检测数据，使不合格的产品被剔除。

　　FMS 技术也可测量产品密封一段时间后的完整性情况。在产品被惰性气体覆盖、密封的情况下，由于容器外更大氧分压的驱动，泄漏的氧气进入容器是一个扩散流过程，遵循 Fick 定律（式 2 − 6）。假设一个 10 ml 的西林瓶，初始氧分压为 0 Torr。顶部和外部环境的长度为 0.1 mm，氧气的渗透和时间的函数预测见表 2 − 11。结果表明，>5 μm 的孔，一天内氧气浓度可以达到 1% 以上；>2 μm 的孔，8 天后氧含量可以达到 1% 以上。值得注意的是，根据扩散动力学可以预测包装的完整性情况。但是随着时间的增加，包装暴露的条件更加复杂，包装本身的性能会下降，所以扩散会更快，后续的预测就越来越复杂。

表 2 − 11　10 ml 西林瓶在完全压塞后的真空泄漏损失

压塞后时间（分钟）	假定泄漏尺寸，并符合层流动力学	
	5 μm 直径泄漏	2 μm 直径泄漏
0	0	0
1	13	2.4
5	63	12
10	126	24
60	756	144
300	760	720
480	760	760

另外，10 ml 西林瓶冻干后真空进行密封。在这种情况下，内部真空和外部存在压力差，会驱动空气进入密封包。根据分子或者层流动力学，泄漏取决于泄漏路径的直径、长度和西林瓶内的压力。表 2-12 给出了一个 10 ml 西林瓶最初真空（0 Torr）的泄漏情况。假设泄漏路径长度（瓶壁厚度）为 1.5 mm，按照层流进行泄漏（式 2-7）。空气温度为 15℃（1.8×10^{-7} Pa·s）。表格预测表明，通过小于 2 mm 的孔渗漏，真空在不到 8 小时就损失了。因此，FMR 光谱是对每个真空容器单元密封完整性监测的可靠和敏感的方法。

表 2-12　氧气在 10 ml 西林瓶中通过直径 2 μm 和 5 μm 孔的扩散时间

预测氧气上升量		达到预测氧浓度的时间	
外部气压	氧浓度（%）	5 μm 孔（天数）	2 μm 孔（天数）
0	0	0	0
0.005	0.5	<1	4
0.01	1	1	8
0.02	2	3	17
0.04	4	6	36
0.08	8	13	81

6. 微量气体泄漏实验方法　是最敏感的泄漏检测方法。氦是用于包装的完整性测试最常用的微量气体，当然也使用氢气。氦质谱检测能够检测大的泄漏 10^{-2} Pa·m³/s 下降到超细泄漏小如 10^{-11} Pa·m³/s。在中等至超细泄漏范围内，氦气中的微量气体检测是最有用的。其真空模式的敏感性最大，充氦的密封包装处于一个测试夹具中，在真空条件下，质谱法检测从泄漏包中抽出的氦。也可以使用嗅探器模式进行扫描，从而定位泄漏位置。ASTM F2391-05 使用氦气作为示踪气体描述真空模式和嗅探器模式测量包装密封完整性的标准实验方法。

一些错误的来源或者方法会干扰氦质谱。在测试环境中的背景氦可以掩盖包装泄漏。通过适当的通风，增加氦气瓶位置的距离或者适当的隔离夹具等措施防止实验区的高氦水平。"虚拟"泄漏造成的氦吸附在封装表面或被困在密封领域可能被误认为是真正的泄漏。"清洗"表面使用无氦惰性气体，或通过添加一个初步的真空循环减少吸附的氦气，用来避免"虚拟"泄漏。氦气容易渗透到许多材料，特别是塑料和一些弹性体。因此，氦渗透测试包装应该称为防止误判的结果。当大的泄漏产生时，应注意，因为在进行实验之前，氦可以很快失去。最后，传感器校准必须使用氦作为参考，以确保结果的准确。

氦泄漏检测在包装容器密封的完整性评价的研究和开发阶段是一个非常有用的工具。因为进行氦质谱法泄漏测试需要一些专业知识，这种技术最好由实验室的技术工人进行测试。当正确执行时，氦质谱法提供了包装的定量泄漏率以及包装的泄漏位置。

五、产品生命周期的完整性测试要求

（一）生命周期的变化要求

随着产品的开发，产品的生产、销售后产品的稳定性等不同生命周期的泄漏测试范围会改变。包装的设计和开发需要包装完整性的支持。在某些情况下，可能需要多个泄漏测试以及不同密封的各种验证要求。一旦确定包装系统和装配程序，泄漏测试仅适用于检测装配不良或者缺陷部件造成的严重泄漏情况。

例如，在包装系统的开发和设计阶段，高灵敏度的定量氦质谱测试很有效。它容易发现低于液体泄漏标准的泄漏。然而，氦示踪测试需要时间，并且对包装有破坏性，可能会导致更大的缺陷，并需要大量的专业知识。在常规生产过程中，这种方法是不切实际的。在制造阶段，更加快速、无损的真空衰减泄漏测试或电导率测试可以识别损坏，对不正确装配产生的泄漏更有意义。

示踪气体或真空衰减测试方法通常用于许多容器密闭系统，其他测试方法在具体的产品包装中也有应用。例如，导电性泄漏检测可快速检测玻璃或塑料包装的液体填充缺陷，对生产环境极为有用。频率调制光谱法非常适合用于测试西林瓶包装系统，旨在保持低氧气或低压空间。此方法是非常快速、高度敏感且无损的。在所有的产品生命周期阶段，通过 100%在线的生产批量测试对产品完整性进行研究是非常有效的。

（二）密封性是产品稳定的支持

世界各地的监管机构要求产品的密封系统的完整性验证作为稳定性功能的一部分，以支持新产品的市场应用和提供持续的售后产品质量数据。

FDA 在 1999 年颁布了《人用药物和生物制剂的包装密封系统指导规范》，要求包装必须适合其用途。适宜性的一个方面是容器能给药品提供足够的保护以避免某些因素（如温度、光）引起的降解，从而保证保质期内产品的质量。另一个方面是防止微生物和颗粒的污染。在新产品的申报中必须提供包装的适用性验证，因此必须包括包装完整性研究结果。如在指导中所述，"通过建立在包装密封系统的适用性和包装过程的最终证明进行全保质期稳定性的研究，并在应用中需提供药品的稳定性实验。容器封闭系统应能监测不稳定的现象。在适当的情况下，产品的稳定性应该包括包装系统的评价"。因此，完整性测试是稳定性研究的一部分。

FDA 对灭菌过程验证，要求提交必要的文件，证明一个容器密封系统的能力，以保持其微生物屏障的完整性，并且，确保其保质期药物产品的无菌性。

（三）分配和使用功能的完整性

一个完整的包装开发程序包括分销和与最终用户使用挑战相结合的完整性测试。无论在实验室模拟还是在现场，只有分析测试暴露条件前后的完整性，才能提供有意义的数据。因此无损监测方法是能够判断装运前后完整性情况的，即装运条件对完整性的影响。

用户测试为用户手中的包装功能和完整性提供了很多可参考意见。研究包装使用过程情况，然后制订说明书，提供相关的必要信息，从而帮助产品在后续使用中的完整性。最终用户人群应随年龄、性别、受教育程度和技能水平的不同而不同。对于家庭护理管理、用于老年人、身体受损情况的产品特别重要。

（四）生产批量测试：100%的统计过程控制

2008 年修订的欧盟 GMP 附录 1 中的无菌制品规定"熔封产品，如玻璃或者塑料安瓿要 100%的完整性测试。其他容器的样品应按适当程序检查完整性"。此外，"容器在真空条件下密封，应该测试和保持适当的和预定的时间"。关于压塞的情况，"轧盖前需要剔除少塞或者歪塞等情况"。另一个欧盟 GMP 完整性测试参考规定："填充的注射剂产品要逐个检查外界污染或其他缺陷"。采用人工灯检或"采用其他检查方法，该方法应经过验证和需要间隔检查设备的性能"。

2004 年版美国 FDA 无菌药品无菌处理制定了类似的标准。谈到容器密封系统的检查,"在最终产品密封检查时,任何损坏或有缺陷的单位应被检测到,并剔除。能够严格排除装运产品可能导致容器密封完整性和非无菌性。设备的适用性或包装容器或胶塞缺陷都能引起熔封密封完整性问题。例如,器械故障无法监测破碎瓶子或者散装成品操作不当都可能引起药品召回。如果损害不容易检测到,从而导致容器密封完整性损失,应提高检测缺陷的程序并迅速实施预防措施"。附录 2 中,吹灌封状态描述如下:"容器密封缺陷可能是高炉操作控制的一个主要问题。设备设置的均匀度是关键的操作参数。最后一个步骤中,每个单元一个批次的产品应进行可靠的、敏感的、最终产品的检验,能够识别有缺陷的单位包装(例如泄漏单位)。重大缺陷,例如由于热或机械问题造成如壁厚、容器或密封接口的不足,形成不良的密封,或其他偏差应按照§211.100 和§211.192 进行调查。"

USP〈1207〉无菌产品包装的完整性,评价了 100% 测试与样品测试的问题。本章强调的是,无论使用何种完整性测试方法,关键的生产过程控制是完整性的保证。

目前市场会对每个单位产品包装进行泄漏试验。不过,如果有缺陷的产品进入市场,制药企业要承担责任。组件质量和制造过程控制是确保整体包装产品的关键,但经验表明,即使在最佳情况下,仍会出现缺陷。基于这个原因,在统计抽样的基础上,对每一生产批次进行完整性测试都是合理的。在发现泄漏包装时,需要进一步进行大量的测试和全面的调查,以确定和纠正缺陷的原因,并消除其他缺陷的单位。由于快速和无损检测泄漏测试方法可用于各种产品包装系统,它通常作为标准的做法被执行。

(五)实验方法的选择

1. 包装的设计和制造　刚性的和无孔的包装最好采用真空或者压力挑战方法,如染料渗透实验、真空衰减测试或氦质谱真空模式测试。这种方法测试的软包装需要特殊的工具来固定,防止可能损坏密封件或包装扩展负面影响测试方法的灵敏度。对于多孔的包装件,如特卫强盖的托盘,也可以使用真空衰减方法,只不过需要实验室夹具或其他手段来掩盖多孔覆盖材料。例如,塑料或弹性体的可渗透材料制成的包装可能不适用气体如氦的微量气体测试。如果液体比包装材料具有更好的导电性,电导率泄漏检测能够发现在充液包装的缺陷。

2. 密封类型和位置　包装密封的类型和位置也影响测试方法的选择。例如,滴管瓶主要有两个密封:滴管尖端/瓶阀密封和滴管尖端/螺旋盖密封。这两个密封件都隐藏在一个螺旋线帽下,使其无法在实际密封位置检查液体泄漏。因此,一个完整的封装测试能够检测气体泄漏,如真空衰变,在这种情况下更有意义。另外,一个半透明的塑料袋是很容易检查到染料迁移通过热密封的地区的证据。当检查泄漏位置时,电导率泄漏检测是一个很好的选择,在泄漏的风险较高,如塑料安瓿瓶密封的尖端。当然,如果一个密封的严格性依赖于一个曲折的路径或多孔屏障材料,使用微生物挑战测试来证明是必要的。

3. 临界泄漏率　密封除了确保真空或惰性气体的密封外,还需要避免漏液和微生物侵入。在验证泄漏孔径 5 μm,刚性包装减少液体的损失和(或)微生物侵入风险,可行的选项包括电导率、真空衰减和液体的示踪实验。无论是在初始密封还是过产品保质期,频率调制光谱对透明或半透明的包装顶空内容的验证非常适合。通过适当的夹具和仪器仪表、氦质谱能够定量测量 $10^{-11}\sim10^{-2}$ Pa·m^3/s 的泄漏范围。此种测量微量气体的方法相对其他泄漏测试方法更容易发现泄漏，即，低于约 5^{-10} Pa·m^3/s 的泄漏，可能非常有效。

4. 产品的生命周期　测试证明决定一个包装泄漏率的最关键时期为包装设计和开发阶段。早期的研究还包括各种各样的测试，以达成特定的研究目标。一旦包装组件和组件装配工艺确定，用于检测生产随机缺陷和装配缺陷的测试方法更少。例如，西林瓶包装液体制剂在发展的早期可能使用氦质谱验证临界泄漏率；染料渗入测试作为寻找封装缺陷的视觉辅助；以及用真空衰减测试支撑分布及稳定性研究。在后来的生产中，用在线电导率测试来检查包装缺陷或不正确的组装。

5. 法规和验证要求　某些国家或者区域的法规要求会影响实验方法的选择。注射产品的批准上市要求微生物挑战实验和产品无菌检查的稳定性数据部分。然而这种形式正在改变。一个非微生物的方法可以成功地替代微生物挑战实验以及产品到期的无菌实验。它需要科学的原理以及相关的验证数据。研究相关替代微生物的挑战实验是有益的。不管怎样，使用经过验证的分析方法是非常必要的和重要的，从而来支持产品的上市。验证应包括验证方法的可操作性，可靠性，准确性和泄漏检测范围限度（灵敏度）。因此，方法易用性的验证也是影响测试方法选择的一个因素。

六、结论

容器包装的完整性是一个易于理解的概念。简单地说，包装必须包含和保护它们的内容，防止泄漏和外在污染。然而，许多注射产品的类型和包装完整性要求，使泄漏测试方法的选择和泄漏测量不是一个简单的过程。首先，泄漏不是一个简单的，有或没有的现象。所有封装的密封件都有可能在一定程度上泄漏气体，因此，了解泄漏流量和临界泄漏率的限度是必要的。在选择泄漏测试方法时，微生物挑战实验是传统的选择，但它们的应用程序烦琐，并缺乏可靠性和灵敏度。替代的物理化学泄漏测试方法越来越流行，包括染料或液体示踪剂方法，真空衰减泄漏测试，电导率测试，频率调制光谱法，微量气体检测。每一种方法都有其独特的优点和缺点。在产品生命周期阶段，往往可能超过一个测试，以提供全面的产品支持。任何测试选择在使用前必须进行适当的开发、优化和验证。此过程所需的工具包括校准基准泄漏标准以及阳性和阴性实验样品。关于微生物挑战实验和理化泄漏检测实验的争论仍在继续，为了达到这个期望的最佳方法，越来越多的证据支持远离微生物侵入的直接比较研究。总之，过去三年已经看到产品包装的完整性变成包装测试补充产品质量评价的一个重要特征。这一演变将有可能推动更可靠和敏感的包装完整性测试方法用于未来的注射产品的发展。

◇ 参 ◇ 考 ◇ 文 ◇ 献 ◇

［1］　国家食品药品监督管理局.药品生产质量管理规范［M］.2010.

［2］　国家药典委员会.中华人民共和国药典［M］.北京：中国医药科技出版社，2015.

［3］　中国食品药品检定研究院.国家药包材标准［S］.北京：中国医药科技出版社，2015.

［4］　田英良.医药玻璃［M］.北京：化学工业出版社，2015.

［5］　Boyd DC，Danielson PS，Thompson DA，et al. Glass in Kirk-Othmer Encylopedia of Chemical Technology

[J]. Hoboken: John Wiley & Sons, Inc., 2004: 565.

[6] USP 32, Chapter ⟨660⟩. Containers — glass. The U. S. Pharmacopeia[M], 2009.

[7] European Pharmacopoeia Commission. European Pharmacopoeia[M]. 6th ed., section 3. 2. 1. Glass containers for pharmaceutical use. 2007.

[8] ISO 8362 - 1: 2009. Injection containers and accessories — part 1: injection vials made of glass tubing[S]. International Organization for Standardization, 2009.

[9] ISO 8362 - 4: 2006. Injection containers and accessories — part 4: injection vials made of moulded glass[S]. International Organization for Standardization, 2006.

[10] ISO 11040 - 1: 1992. Pre-filled syringes — part 1: glass cylinders for dental local anesthetic cartridges[S]. International Organization for Standardization, 1992.

[11] ISO 11040 - 4: 2007. Pre-filled syringes — part 4: glass barrels for injectables[S]. International Organization for Standardization, 2007.

[12] ISO 13926 - 1: 2004. Pen systems — part 1: glass cylinders for pen-injectors for medical use[S]. International Organization for Standardization, 2004.

[13] Thilly J, Mayeresse Y. Freeze drying with closed vials[J]. Pharm Technol, 2008 (Supplement): S38 - S42.

[14] ISO 4802 - 1: 2010. Glassware — hydrolytic resistance of the interior surfaces of glass containers — part 1: determination by titration method and classification[S]. International Organization for Standardization, 2010.

[15] ISO 4802 - 2: 2010. Glassware — hydrolytic resistance of the interior surfaces of glass containers — part 2: determination by flame spectrometry and classification[S]. International Organization for Standardization, 2010.

第三章

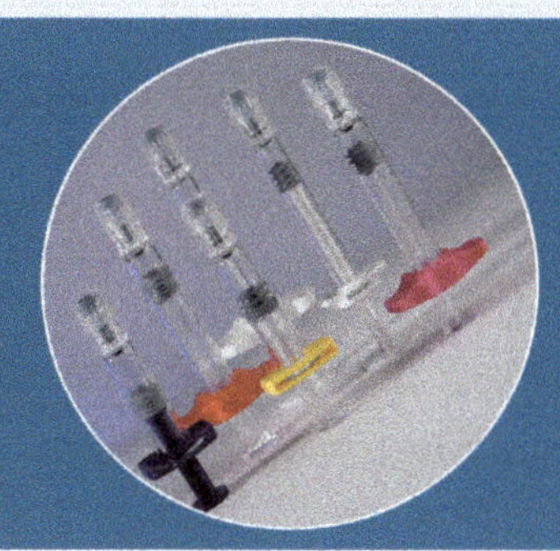

预灌封包材技术

第一节
预灌封注射器简介

一、预灌封注射器特点

预灌封注射器是由一支空心针管（可以选配预连接针头）、一个橡胶活塞、一个针头护帽或锥头护帽，再加上一根推杆组成的一种新型药物包装形式。除了作为药品给药系统外，预灌封注射器同时也是药品的贮存容器。预灌封注射器具有临床使用中免清洗、免消毒、免灌装的特点，最大限度地降低了从生产到使用中所耗费的人工和成本。

用于人体注射的注射器在世界范围内先后经历了几代产品① 多次使用的全玻璃注射器；② 一次性使用的无菌塑料注射器；③ 一次性预灌封注射器。

目前，全玻璃注射器已较少使用，一次性使用的无菌塑料注射器在全世界普遍使用，虽然具有成本低、使用方便的优点，但其自身也有缺陷，如不耐酸碱、难回收使用、污染环境等。因此，发达国家和地区已逐步推广使用预灌封注射器。例如 Humira、Enbrel、Copaxone、Neulasta、Lovenox 等全球销售额超 20 亿美元的药物，均采用预灌封注射器包装形式。

早在 1954 年，美国 Becton Dickinson 公司发明了世界上第一支一次性玻璃预灌封注射器用于疫苗注射，为临床提供了一种安全、便捷的给药方式，但此类型预灌封注射器的清洁和灭菌过程还需要在制药企业灌装前完成。

直到 1981 年，美国 Becton Dickinson 公司发明了世界上第一支无菌、清洁，即可灌装预灌封注射器，正式开启药物预灌封时代。

1997 年，预灌封注射器正式进入中国市场，在国内开启了"预灌封"新的药品包装形式。之后几年内，随着制药行业的发展，以及预灌封注射器应用领域的拓展，市场上又逐渐出现了塑料材质预灌封注射器、鼻腔给药预灌封注射器、皮内微量给药预灌封注射器、五切面预灌封注射器等新型产品。同时，也有更针对特殊药物的镀膜胶塞、低钨针尖成形工艺等高端技术被开发并应用。

预灌封注射器作为一种新型的注射用药的包装形式，目前已经越来越多地被制药企业采用并应用于临床中，未来几年中必然成为药品的主要包装形式，并逐渐取代普通注射器的地位。其特点是：

（1）采用高品质的玻璃和橡胶组件，与药物具有良好的相容性，可确保包装药物的稳定性。

（2）同时具有贮存药物和普通注射两种作用，并且采用了兼容性和稳定性良好的材料，不但安全可靠，而且相比传统的"药瓶＋注射器"的方式，最大限度地降低了从生产到使用中所耗费的人工和成本，给制药企业和临床应用带来许多优势。

（3）预灌封注射系统操作简便，临床中比使用安瓿节省一半的时间，特别适合急诊患者。

（4）从使用感受来说，相比一次性注射器，预灌封注射器可以减少针尖刺穿西林瓶橡胶帽过程中导致的针尖倒钩或损伤，降低患者的疼痛感及医务人员注射药物时的穿透力。对于一些生物技术药物，需要患者本人频繁注射给药，他们从预灌封注射器的便利中受益最深。

（5）从风险性来说，预灌封注射器与一次性注射器相比，能减少刺穿西林瓶橡胶帽过程中所引入的橡胶颗粒及异物，减少副反应的发生；还可以降低一次性注射器针尖与不洁净西林瓶橡胶帽接触过程所致的感染风险。

（6）预灌封注射系统灌装的药物可在注射容器上直接注明药品名称，临床上不易发生差错；如果使用易剥离标签，还有利于保存患者用药信息。

（7）预灌封注射器采用灌装机定量加注药液的方式，比医护人员手工抽吸灌注药液更加精确，更能减少药物因贮存及转移过程的吸附造成的浪费。

（8）预灌封注射器相比西林瓶和安瓿瓶具有更少的容器死角，可以显著减少产品的过度充填量，可以节省 10%、15%，有时甚至是 20% 的原料药。厂家降低了原料药产量，能避免药品的浪费，对于昂贵的生化制剂和不易制备的疫苗制品，具有十分重要的意义。

二、预灌封注射器的发展趋势

预灌封注射器产生至今，随着使用的玻璃材质和丁基橡胶质量的不断提高、镀膜胶塞的推广，该种产品的市场空间已经越来越大。药品的包装方式正在向小剂量包装转变，预灌封包装方式的需求量将明显增长，应用也会越来越广。预灌封注射器按是否带针头可以分为两类。

（1）带注射针：为针头嵌入式，由玻璃针管、针头护帽、活塞和推杆组成。

（2）不带注射针：① 锥头式，由玻璃针管、锥头护帽、活塞和推杆组成；② 螺旋头式，由玻璃针管、螺旋头护帽、螺旋头、活塞和推杆组成。

带针头预灌封注射器一般包含 0.5～2.25 ml 各种规格；鲁尔锥头预灌封注射器一般包含 0.5～3.0 ml 各种规格；螺口锥头预灌封注射器一般包含 1.25～20 ml 各种规格。为了提高产品安全性，规格较大的预灌封注射器会选择螺口锥头样式。鲁尔锥头预灌封注射器经过几年的发展，经历了鲁尔锥头型、鲁尔螺口型、鲁尔锁型三代演变。其中鲁尔锁型安全性最高，并逐渐被客户接受，未来必然会成为不带针的主要预灌封形式。鲁尔锁型预灌封注射器具有较多优点。

（1）内部螺纹结构确保与鲁尔锁适配器紧密连接，能防止护帽意外脱落，确保注射器无菌和密封。

（2）避免护帽移动导致的污染，直观设计可方便旋转移除护帽。

（3）内部螺纹结构确保与针头紧密连接，能防止针头意外脱落，特别适合高黏度药品的包装。

（4）透明设计，利于观察针头与锥头连接情况，可确保装针准确稳固，防止漏液。

近几年，出现了如下一些新型注射器，适用于特殊产品的包装。

（1）连续式预灌封注射系统，可以连续注射两种疫苗，保证两种疫苗不互相混合，不存在相容性问题。

（2）微量预灌封注射器用于皮内注射。

（3）双腔预灌封注射器（双室西林瓶）适用于固/液和液/液药品的包装，需要两次分装过程。

（4）鼻喷式预灌封注射器，通过推杆上设置的卡头，患者可对左右鼻孔分两次完成喷射，非常有利于均匀吸收。

（5）环保型预灌封注射器更符合职业健康安全要求。

这些预灌封注射器的设计更加人性化和灵活，更加符合特殊药品的包装需求。选择什么样的预灌封注射器，从设计开始，应按照 QbD 的理念，首先界定目标产品的质量概况（QTPP），其次研究包材受到药品生产工艺和处方的关键质量属性（CQAs）的影响，从而选择安全可靠和方便使用的包装形式。

三、预灌封注射器的组成

目前市场上使用的预灌封注射器主要由护帽、玻璃针管、胶塞、针帽、推杆组成，如图 3-1 所示。其中带针型预灌封注射器的护帽由硬质针帽护壳和橡胶针帽组成；不带针型预灌封注射器的护帽由硬锥头护帽和鲁尔锁组成，橡胶部分一般采用聚异戊二烯合成橡胶。

直接接触药品的为玻璃针管、胶塞和针头。针管一般为中性玻璃材质，胶塞主要使用卤化丁基橡胶。推杆材料有聚丙烯和聚苯乙烯，其前端应与活塞形状相匹配。

带针型预灌封注射器通常配有 AISI 304 不锈钢材料注射针，其与玻璃针管是通过光敏胶黏合成一体。目前可以生产针头的规格有 23G、25G、27G、29G，另外也可以根据特殊药物的使用要求定制其他规格针头。

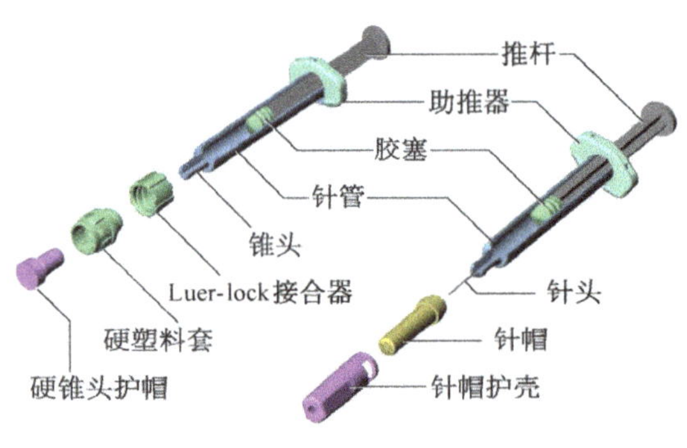

图 3-1　预灌封注射器结构分解

第二节
预灌封注射器的生产

一、预灌封注射器涉及内包材的质量标准

（一）预灌封注射器玻璃管的质量要求

预灌封注射器使用的硼硅玻管，通过加工最终成为预灌封注射器，其质量要求可参考 YBB00062004－2015 预灌封注射器用硼硅玻璃针管、USP〈660〉玻璃容器（Containers-Glass）、EP(3.2.1)药用玻璃容器（Glass Containers for Pharmaceutical use）。主要包括以下几个方面。

1. 线热膨胀系数和三氧化二硼含量　主要与玻璃本身的属性有关，目前预灌封注射器所使用的大多是中硼硅玻璃，其线热膨胀系数为 $(3.5\sim6.1)\times10^{-6}\,\mathrm{K^{-1}}(20\sim300℃)$，三氧化二硼的含量不小于 8%。

2. 121℃颗粒耐水性和内表面耐水性　按照玻璃颗粒在 121℃ 耐水性测定法和分级（YBB00252003－2015）测定，应符合 1 级。121℃ 内表面耐水性测定法和分级（YBB00242003－2015）测定，应符合 HC1 级。

121℃颗粒耐水性和内表面耐水性除了与玻璃本身有关外，还与退火工艺有关，退火工艺能影响预灌封注射器的卷边和锥头部分的耐水性。

3. 内应力　玻璃针管的内应力主要在高温退火阶段去除，内应力越大，玻璃针管越容易破碎。退火后的最大永久应力造成的光程差不得超过 40 nm/mm。

4. 砷、锑、铅、镉浸出量　主要考察玻璃管中的重金属含量。

除上述质量标准外，一方面预灌封注射器需要配合橡胶活塞的滑动。另一方面，预灌封注射器生产切割过程需要高速旋转，公差过大会使注射器重心偏移引起倒管。预灌封注射器的玻管规格尺寸的要求非常严格，如 5 ml 以下规格的内径偏差不得大于 0.1 mm。

（二）预灌封注射器胶塞的质量要求

预灌封注射器使用的橡胶胶塞其质量要求可以参考的法规有：国家标准 YBB00072004 预灌封注射器用氯化丁基橡胶活塞、YBB00082004 预灌封注射器用溴化丁基橡胶活塞、USP〈381〉注射用胶塞（Elastomeric Closures for Injections）、EP(3.2.9)注射用粉针和冻干粉末容器胶塞标准（Rubber Closures for Containers for Aqueous Parenteral Preparations，for Powders and for Freeze-dried Powders）。质量要求主要有以下几点。

1. **外观**　取本品数个，在自然光线明亮处，正视目测。表面色泽应均匀，不得有污点、杂质、气泡、裂纹、缺胶、粗糙、胶丝、胶屑、海绵状、毛边；不得有除边造成的残缺或锯齿现象；不得有模具造成的明显痕迹。如果有浇道口，不应凸出于活塞的表面。

2. **鉴别**

（1）称取本品 2.0 g，剪成小颗粒，置坩埚中，加碳酸氢钠 2.0 g 均匀覆盖试样，置电炉上，缓慢加热至炭化，放冷，置马弗炉 300℃ 炽灼至完全炭化，取出后，冷却至室温，加水 10 ml 使溶解，过滤，取后续滤液 1.5 ml，置于试管中，加硝酸酸化，加入硝酸银试液 1 滴，应产生白色沉淀。

（2）取本品适量，按照包装材料红外光谱测定法（YBB00262004 - 2015）第四法测定，应与对照图谱基本一致。

3. **胶塞与其他组件的配合性**　活塞与推杆的配合性、活塞润滑性、活塞滑动性能、器身密合性，参照预灌封注射器组合件（带注射针）（YBB00112004 - 2015）项下的方法检测，应符合规定。

4. **灰分**　取本品 1.0 g，参照橡胶灰分测定法（YBB00262005 - 2015）测定，遗留残渣不得超过 50%。

5. **挥发性硫化物**　取本品适量，参照挥发性硫化物测定法（YBB00302004 - 2015）测定，应符合规定。

6. **不溶性微粒**　取本品 10 个，加微粒检测用水 50 ml，参照包装材料不溶性微粒测定法（YBB00272004 - 2015）药用胶塞项下测定，每 1 ml 中含 10 μm 以上的微粒不得超过 60 粒，含 25 μm 以上的微粒不得超过 6 粒。

7. **化学性能**　供试液的制备：取相当于表面积 200 cm^2 的完整胶塞若干个，按样品外表面积（cm^2）与水（ml）的比例 1：2，加水浸没，煮沸 5 分钟，放冷，再用同体积水冲洗 5 次。移置于锥形瓶中，加同体积水，置高压蒸汽灭菌器中，升温至 121℃ ±2℃，保持 30 分钟，冷却至室温，移出，即得供试液，同时制备空白液，进行下列试验。

（1）澄清度与颜色：取供试液，依法检查（《中华人民共和国药典》2015 年版通则 0902、0901），溶液应澄清无色。如显浑浊，与 2 号浊度标准液比较，不得更浓；如显色，与黄绿色 5 号标准比色液比较，不得更深。

（2）pH 变化值：取供试液和空白液各 20 ml，分别加入氯化钾溶液（1→1 000）1 ml，依法测定（《中华人民共和国药典》2015 年版通则 0631），两者之差不得超过 1.0。

（3）吸光度：取供试液适量，以空白液为对照，参照紫外-可见分光光度法（《中华人民共和国药典》2015 年版通则 0401），在 220～360 nm 波长范围内，吸光度不得大于 0.1。

（4）易氧化物：精密量取供试液 20 ml，精密加入 0.002 mol/L 高锰酸钾滴定液 20 ml 与稀硫酸 2 ml，煮沸 3 分钟，迅速冷却，加碘化钾 0.1 g，在暗处放置 5 分钟，用硫化硫酸钠滴定液（0.01 mol/L）滴定至浅棕色，再加入 5 滴淀粉指示剂后滴定至无色。另取空白液同法操作，两者消耗硫代硫酸钠滴定液（0.01 mol/L）之差不得超过 3.0 ml。

（5）不挥发物：精密量取供试液及空白液各 100 ml，分别置于已恒重的蒸发皿中，在 105℃ 水浴干燥至恒重，两者之差不得超过 4.0 mg。

（6）重金属：精密量取供试液 10 ml，加醋酸盐缓冲液（pH3.5）2 ml，依法检查（《中华人民共和国药典》2015 年版通则 0821 第一法），含重金属不得超过百万分之一。

（7）铵离子：精密量取供试液 10 ml，加碱性碘化汞钾试液 2 ml，放置 15 分钟，不得显色；如显色，与氯化铵溶液（取氯化铵 31.5 mg，加无氨水适量，使溶液溶解并稀释至 1 000.0 ml）2.0 ml，加空白提取液 8 ml 与碱性碘化汞钾试液 2 ml 制成的对照液比较，不得更深（0.000 2%）。

（8）锌离子：取供试液，用孔径 0.45 μm 的滤膜过滤，精密量取后续滤液 10 ml，加 2 mol/L 盐酸 1 ml 和亚铁氰化钾试液（称取 4.2 g 亚铁氰化钾三水化合物，用水溶解并稀释至 100 ml，摇匀，即得，本品应临用时新制）3 滴混合，不得显浑浊；如显浑浊，与标准锌溶液（称取 44.0 mg 七水硫酸锌，用新煮沸并冷却的水溶解稀释至 1 000.0 ml，本品应临用新配）3.0 ml，加空白对照液 7 ml 与 2 mol/L 盐酸 1 ml 和亚铁氰化钾试液 3 滴比较，不得更深（0.000 3%）。

（9）电导率：在供试液制备后的 5 小时内，用电导率仪测试：用水冲洗测定电极（光亮铂电极或铂黑电极）数次，去空白液冲洗电极至少 2 次，测定空白液的电导率不得超过 3.0×10^{-4} s/m（20℃ ±1℃）。再用供试液冲洗电极至少 2 次，测定供试液的电导率，应不超过 4.0×10^{-3} s/m（20℃ ±1℃）。如果测定不是在 20℃ ±1℃ 下进行，则应对温度进行校正。

8. 生物实验

（1）热原：取本品，按不规则形状比例加入氯化钠注射液，置高压蒸汽灭菌器中，采用 115℃ ±2℃，保持 30 分钟，参照热原检测法（YBB00022003 – 2015）测定，应符合规定。

（2）急性全身毒性试验：取本品，按不规则形状比例加入氯化钠注射液，置高压蒸汽灭菌器中，采用 115℃ ±2℃，保持 30 分钟，按照热原检测法（YBB00042003 – 2015）测定，应符合规定。

（3）溶血：取本品，按照溶血检查法（YBB00032003 – 2015）测定，溶血率应符合规定。

（三）锥头护帽与针帽的质量要求

预灌封注射器使用的锥头护帽和针帽其质量要求可以参考的法规有：国家标准 YBB00102004 预灌封注射器用聚异戊二烯橡胶针头护帽、USP〈381〉Elastomeric Closures for Injections、EP（3.2.9）Rubber Closures for Containers for Aqueous Parenteral Preparations，for Powders and for Freeze-dried Powders。主要有以下几点要求。

1. 外观
预灌封注射器的护帽表面应色泽均匀，不得有污点、杂质、气泡、裂纹、缺胶、粗糙。护帽内不得有胶丝、胶屑。

2. 灰分
考察的是无机盐和外来杂质，按规定的方法检测，其遗留残渣不得超过 50%。

3. 挥发性硫化物
考察的是硫化过程中挥发性硫化物的控制，可参考 YBB00302004 – 2015 挥发性硫化物测定法。

4. 化学性能
考察的是预灌封注射器护帽的化学成分及其配比。

（1）pH 变化值：取供试液和空白液各 20 ml，分别加入氯化钾溶液（1→1 000）1 ml，依《中华人民共和国药典》2015 年版通则，两者之差不得超过 1.0。

（2）吸光度：波长在 220～360 nm，最大吸光度不得大于 0.3。

（3）易氧化物：精密量取供试液 20 ml，精密加入 0.002 mol/L 高锰酸钾溶液 20 ml 与稀硫酸 2 ml，煮沸 3 分钟，迅速冷却，加碘化钾 0.1 g，在暗处放置 5 分钟，用硫代硫酸钠滴定液（0.01 mol/L）滴定至浅棕色，再加入 5 滴淀粉指示液后滴定至无色。另取空白液同法操作，两者消耗硫代硫酸钠滴定液（0.01 mol/L）之差不得超过 7.0 ml。

（4）不挥发物：精密量取供试液及空白液各 100 ml，分别置于已恒重的蒸发皿中，在 105℃ 水浴干燥至恒重，两者之差不得超过 4.0 mg。

（5）重金属、铵离子、锌离子：考察护帽的重金属含量。

（6）电导率：考察终端护帽的清洗控制。

5．生物实验　热原检查、急性全身毒性试验和溶血检查。

（四）不锈钢注射针质量要求

注射用不锈钢注射针的关键技术指标可参考 YBB00092004－2015 预灌封注射器用不锈钢注射针。目前预灌封注射器所用的不锈钢注射针大多为 ANSI 304 不锈钢，ANSI 304 不锈钢硬度较大，适用于注射。主要技术指标为刚性、韧性、耐腐蚀性、化学性能和生物实验以及针尖的穿刺力。刚性、韧性、耐腐蚀性、化学性能和生物实验主要与不锈钢注射针的材质有关，针尖的穿刺力还与针尖的切面数有关。

1．外观　取本品适量，在自然光线明亮处，正视目测。注射针针管应清洁、无杂物，针管应平直。针尖必须无毛刺、弯钩等缺陷。针管表面使用润滑剂时，针管表面应无微滴形成。注射针与针座的连接应垂直，不得有明显的歪斜。

2．刚性　取与玻璃针管分离后的本品适量，置刚性实验仪器〔能通过施力推杆最大增至 60N（精度为 ±0.1N）的力，向下垂直作用在针管上。施力推杆的下端由一个互成 60°夹角的楔形和曲率半径为 1 mm 的圆柱面组成，其推杆宽度至少 5 mm，仪器的位移测量精度为 0.01 mm〕上。按如下要求调整针管和刚性实验仪：① 使跨距为表 3－1 中被测针管规格相对应的数值；② 使施力推杆的端部表面位于跨距的中心；③ 使针管与两个搁针架和施力推杆保持垂直，同时使针管中心线与搁针架中心线重合。

按表 3－1 规定的跨距和载荷条件进行试验：按表 3－1 中该针管规定相对应的力，以 1 mm/min 的速率通过施力推杆对针管向下施加弯曲力，测量并记录施力点处的针管挠度，精确到 0.01 mm，注射针应有良好的刚性，最大挠度应符合表 3－1 的规定。

表 3－1　刚性试验条件

规格	正 常 壁			薄 壁			超 薄 壁		
	跨距 ±0.1	载荷(N) ±0.1	最大挠度	跨距 ±0.1	载荷(N) ±0.1	最大挠度	跨距 ±0.1	载荷(N) ±0.1	最大挠度
0.30	5	5.5	0.40	5	5.5	0.45	—	—	—
0.33	5	5.5	0.32	5	5.5	0.37	—	—	—
0.36	5	5.5	0.25	5	5.5	0.30	—	—	—
0.40	9.5	5.5	0.60	7.5	5.5	0.65	—	—	—
0.45	10	6	0.56	10	5.5	0.61	—	—	—
0.50	10	7	0.38	10	7	0.43	—	—	—

续　表

规格	正　常　壁			薄　　壁			超　薄　壁		
	跨距±0.1	载荷(N)±0.1	最大挠度	跨距±0.1	载荷(N)±0.1	最大挠度	跨距±0.1	载荷(N)±0.1	最大挠度
0.55	10	10	0.50	10	10	0.55	—	—	—
0.60	12.5	10	0.40	12.5	10	0.45	12.5	10	0.50
0.70	15	10	0.45	15	10	0.50	15	10	0.555
0.80	15	15	0.41	15	15	0.50	*	*	*
0.90	17.5	15	0.48	17.5	15	0.65	*	*	*

3. **韧性**　取与玻璃针管分离后的本品适量,将针管一端牢固地固定在夹具(可以对针管施加一个足够大的力,使其能从正反方向在同一个平面上弯曲 25°、20°、15° 等三种角度)上。按表 3-2 的规定调整被测针管所对应的跨距并选择以下弯曲角度:正常壁 25°、薄壁 20°、超薄壁 15°。在规定跨距位置施加一个足够大的力,以 0.5 Hz 频率,双向施力 20 次,应不得折断。

表 3-2　韧性试验条件

规　　格	固定支点和载荷作用点之间的距离±0.1
0.30	8
0.33	8
0.36	8
0.40	10
0.45	10
0.50	12.5
0.55	15
0.60	17.5
0.70	20
0.80	25
0.90	27.5

4. **耐腐蚀性**　取本品适量,将针管放入盛有 23℃±2℃ 的 0.5 mol/L 氯化钠溶液的玻璃器皿中,使针管的一半长度浸入溶液中。并保持溶液和针管在 23℃±2℃ 放置 7 小时±5 分钟。取出,用水漂洗并干燥,用正常或矫正视力对浸泡部位观察比较,应不得有由浸泡导致的腐蚀痕迹。

5. **针管内表面异物**　取本品适量,取 5 ml 甘油-无水乙醇(1∶1)混合溶液通过注射针注射,流过针管内壁的混合液应无异物和脏物。

6. **针孔通畅性**　取本品适量,规定的通针可以自由通过或在不大于 100 kPa 的水压下,流量应不小于相同外径和长度及规定的最小内径的针管在相同条件下流量的 80%。

7. **针尖穿刺力**　取与玻璃针管分离后的本品适量,将注射针和模拟皮肤(聚氨酯膜,厚度:0.35 mm±0.05 mm)在 22℃±2℃ 下放置至少 24 小时,并在相同温度下进行测试。取适当尺寸的模拟皮肤夹在夹具上，不得有任何明显的拉伸或压缩力施加在模拟皮肤上，将被检针装在试验机上，其轴线垂直于模拟皮肤的表面，针尖指向圆形穿刺区域的中心，以 100 mm/min±10 mm/min 的速度垂直穿刺模拟皮肤，进行穿刺试验，同时记录最大峰值力（注：不得使用圆形穿刺区域或曾做过穿刺的膜）。针尖最大穿刺力应符合表 3-3 的规定。

表 3-3　针尖的穿刺力标准

规格（mm）	穿　刺　力（N）
0.30～0.60	≤0.70
0.70～0.90	≤0.85

8. 针与其他组件的配合性　针与针座的连接力、针头护帽的拔出力，参照预灌封注射器组合件（带注射针）（YBB00112004-2015）项下的方法检测，应符合规定。

9. 化学性能　供试液制备。将 25 支除去护帽和玻璃针管的本品浸入 250 ml 水中，在 37～40℃下浸泡 1 小时，去除注射针即得；同法制备空白液，进行下列试验：① 酸碱度，取供试液 20 ml，加入氯化钾溶液（1→1 000）1 ml，依法测定（《中华人民共和国药典》2015 年版通则 0631），与空白液之差不得超过 1.0。② 镉离子，取供试液适量，必要时可浓缩，参照原子吸收分光光度法（《中华人民共和国药典》2015 年版通则 0406）在 228.8 nm 波长处测定，不得超过千万分之一。③ 重金属，精密量取供试液 20 ml，加醋酸盐缓冲液（pH 3.5）2 ml，依法检查（《中华人民共和国药典》2015 年版通则 0821 第一法），含重金属不得超过百万分之五。

10. 生物实验　供试液的制备。将 25 支除去护帽和玻璃针管的本品浸入 250 ml 氯化钠注射液中，在 37～40℃下浸泡 1 小时，取出注射针，即得（供试液的贮存不得超过 2 小时）。

（1）细胞病毒：取上述供试液，参照细胞毒性检测法（YBB00012003-2015）第一法测定，应符合规定。

（2）皮肤致敏：取上述供试液，参照皮肤致敏检测法（YBB00052003-2015）测定，应无致敏反应。

（3）皮内刺激：取上述供试液，参照皮内刺激检测法（YBB00062003-2015）测定，应无刺激作用。

（4）急性全身毒性试验：取上述供试液，参照急性全身毒性检测法（YBB00042003-2015）测定，应无急性全身毒性。

（5）溶血：取本品，参照溶血检测法（YBB00032003-2015）测定，溶血率应符合规定。

11. 针尖技术的发展　针尖的穿刺力影响到给人体注射时，人体疼痛感的大小。针尖的穿刺力除了和不锈钢的材质有关外，最关键的因素为针尖的切面数量。针尖的切面数由最初的单切面发展到 3 个切面，直到现在的五切面技术，如图 3-2 所示，人体对注射的疼痛感在不断地减小。

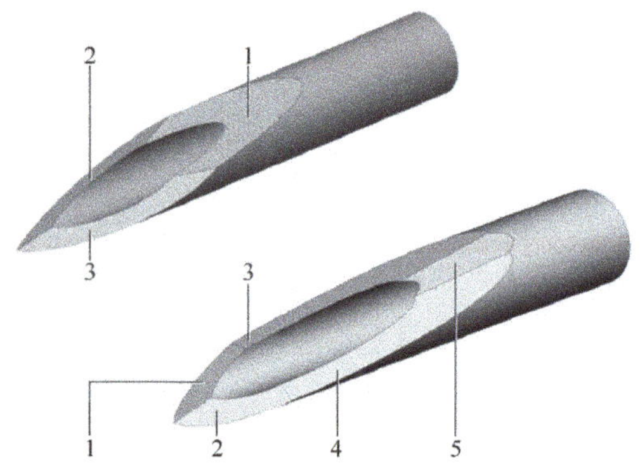

图 3-2　不同切面的针尖

（五）硅油

预灌封注射器用的硅油质量要求可参考 2015 版《中华人民共和国药典》对二甲硅油的要求，也可以参考 USP 对二甲硅油（dimethicone）和 EU 3.1.8 SILICONE OIL USED AS A LUBRICANT，《中华人民共和国药典》对二甲硅油的具体要求如下。

1. 性状　本品为无色澄清的油状液体，无臭或几乎无臭，在三氯甲烷、乙醚、甲苯或二甲苯中能任意混合，在水或乙醇中不溶。

2. 相对密度　为 0.970～0.980。

3. 折光率　为 1.400～1.410。

4. 黏度　本品运动黏度在 25℃时为 500～1 000 mm^2/s。

5. 鉴别　取本品 0.5 g，置坩埚中，加硫酸 0.5 ml 与硝酸 0.5 ml，缓缓炽灼，即形成白色状物，最后遗留白色残渣。

本品的红外光吸收图谱应与对照的图谱（光谱集 10 图）一致。

6. 酸碱度　取乙醇与三氯甲烷各 5 ml，摇匀，加酚酞指示液 1 滴，滴加氢氧化钠滴定液（0.02 mol/L）至微显粉红色，加本品 1.0 g，摇匀；如无色，加氢氧化钠滴定液（0.02 mol/L）0.15 ml，应显粉红色；如显粉红色，加硫酸滴定液（0.01 mol/L）0.15 ml，粉红色应消失。

7. 苯化物　取本品 5 g，加环己烷 10 ml，振摇使溶解，按照紫外-可见分光光度法在 250～270 nm 波长范围内测定吸光度，不得超过 0.2。

8. 干燥失重　取本品，在 150℃下干燥 3 小时，减失重量不得超过 0.5%。

9. 重金属　取本品 1.0 g，加三氯甲烷 5 ml，溶解，并用三氯甲烷稀释至 20 ml，加新配制的 0.002% 双硫腙三氯甲烷溶液 1.0 ml，加水和 0.2% 盐酸羟胺溶液（1∶9）各 0.5 ml，加三氯甲烷 20 ml，自"加新配制的 0.002% 双硫腙三氯甲烷溶液 1.0 ml"起，与同法操作所得的对照液比较，不得更深（0.000 5%）。

（六）特卫强（Tyvek）

特卫强透析纸可参照 ISO 11607-1-2006 最终灭菌医疗器械的包装第 1 部分：材料、无菌屏障系统和包装系统的要求。

1. 材料的一般性能要求　主要包括以下 6 个方面。

（1）材料在规定条件下应无可沥滤物和无味，不对与之接触的医疗器械的性能和安全性产生不良影响。

（2）材料上不应有穿孔、裂缝、开裂、皱褶或局部厚薄不均等影响材料功能的缺陷。

（3）材料的重量应与规定值一致。

（4）材料应具有可接受的清洁度、微粒污染和落絮水平。

（5）材料应满足已确立的最低化学性能，如 pH、氯化物和硫酸盐含量。

（6）在使用条件下，材料不论是在灭菌前、灭菌中或灭菌后，应不释放出足以引起健康问题的毒性物质。

2. 涂胶层的材料要求　需满足以下要求。

（1）涂层应是连续的，不应出现空白或断开，以免在密封处形成间断。

（2）涂布量应与称重量一致。

（3）当材料与另一个规定材料成型密封时，所规定的最小密封强度应得到证实。

3. 微生物屏障特性　目前尚无通用的证实微生物屏障特性的方法。多孔材料的微生物屏障特性评价，通常是在规定的实验条件下（通过材料的流速）使用携有细菌芽孢的气溶胶或微粒流经样品材料，从而对样品进行挑战实验。在此规定的实验条件下，将用通过材料后的细菌或微粒的数量与其初始数量进行比较，来确定该材料的微生物屏障特性。经确认的物理实验方法，只与经过微生物挑战法进行比对，其所得的数据也可用于微生物屏障特性。

4. 与灭菌过程的适应性　主要包括以下 7 个方面。

（1）应证实材料和预形成的无菌屏障系统与其预期使用的灭菌过程和循环参数相适应。

（2）灭菌适应性的确定应使用符合国际标准或欧洲标准设计、生产和运行的灭菌器。

（3）应评价材料的性能，以确保经受规定的灭菌过程后的材料性能在规定的范围内。

（4）规定的灭菌过程可包括多次经受同一灭菌或不同灭菌的过程。

（5）对预期用途适应性的确定，应考虑材料在正常供应中将会发生的变化。

（6）当产品用多个包裹或多层材料包装时，可根据内外层材料的性能设定不同的数量。

（7）适应性的确定与所用灭菌过程的确认同时进行。

二、预灌封注射器的生产工艺

预灌封注射器的主要生产工艺流程一般为：玻管准备（上料）→切管→成型→针头组装→清洗、硅化及针套组装→全自动包装→环氧乙烷灭菌。如图 3-3 所示。

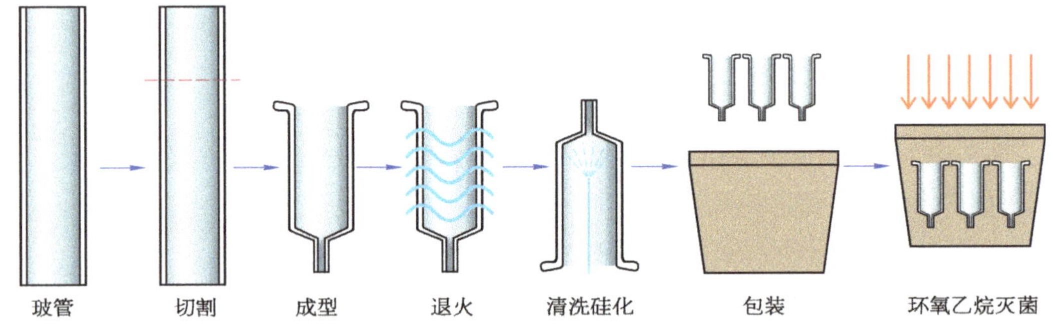

图 3-3　预灌封注射器生产工艺流程图

整个生产工艺可以分为两大部分，非洁净生产过程和洁净生产过程，其中切割成型工序可以在非洁净区完成，成型退火后，从灯检工序开始至包装工序一般在洁净区完成。需要注意的是，预灌封注射器的最终包装工序考虑到粒子的控制、包装的形式（如单层包装或双层包装）以及制剂解包区域的要求，需进行相应的洁净级别设置。下面详细介绍预灌封注射器的主要生产过程。

（一）切割成型

切割工序的主要功能是将从供应商处获得的管制玻璃管，切割成所需要的长度，并根据客户需求定制特定的卷边和锥头结构。同时需要注意的是，在成型工序完成之后退火开始前，一般会增加玻璃屑的去除工艺，清除切割过程中产生的玻璃屑。

切割成型过程可以分成 4 个部分：① 锥头成型；② 卷边成型；③ 玻璃屑去除；④ 磨边。

其中锥头成型的主要过程如图 3-4 所示：玻璃管经过定长后落瓶→马达带动切割盘上的高速切刀对定长的玻璃管进行刻划→高温对玻璃管的切割痕进行加热→冷却水喷在玻璃管划痕处使之骤冷→玻璃管上振动使玻璃管断裂→第一次预热（主要在玻璃管和锥头变径处）→第二次预热（变径部分）→第三次预热（变径末端）→通过模轮对肩部成型→锥头处整体保温→锥头处模轮成型→整体保温，并准备下一次成型→锥头处第二次成型并插针→过渡保温→第三次成型插针→自动检测。

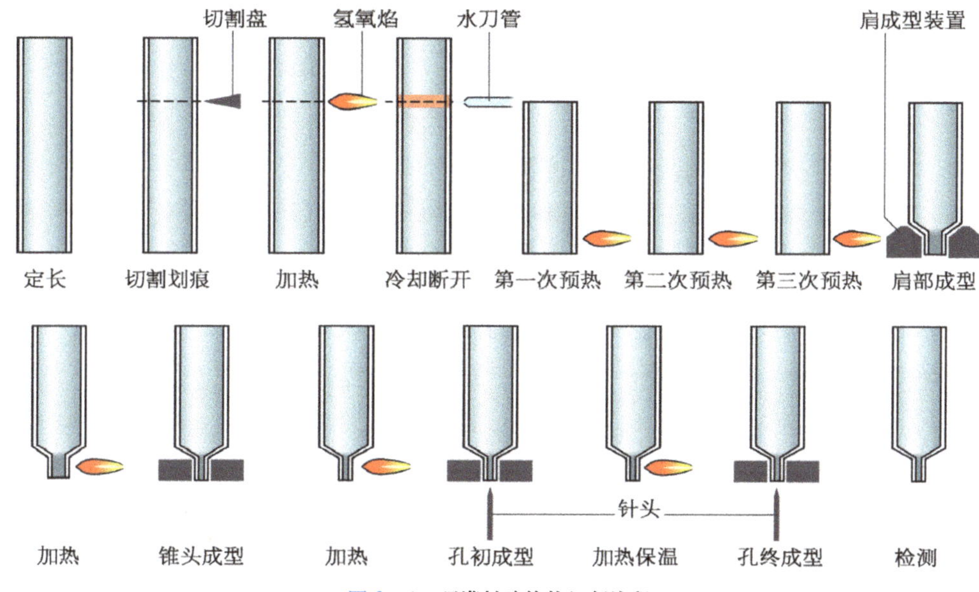

图 3-4　预灌封玻管的切割流程

从整个工艺流程可以看到，玻璃管的切割采用的是急冷切断，高温在玻璃管划线处加热后，再加薄钢轮或冷却水等方法对加热处进行冷却处理，在热应力的作用下，玻璃管断裂。

锥头成型后自动转到下一工序的机位进行卷边，其流程如图 3-5 所示：第一次预热→第二次预热→手柄处卷边成型→保温修正→成型修正→切割部位精确升温→精确切割→切割部位溶光→自然冷却→自动检测。

需要注意的是，卷边后手柄处是圆形的切边，此时的工艺流程需要根据客户需求调整，如果只需要圆形卷边，则在成型修正经过自然冷却后就可以直接进入下一工序。

成型结束后一般会设计玻璃屑的去除工艺，以减少上述过程中产生的玻璃屑。通常采用吹扫实现玻璃屑的去除。

在吹扫后，一般会在锥头处增加磨砂口，这是为了增加与护帽的摩擦以及插针时与针头的配合度，磨砂整个过程需要控制磨砂的砂轮目数、转速、时间以及磨砂轮与锥头初始高度。其中砂轮作为易耗品，需要实时关注砂轮的磨损程度并建立更换周期。

在这两部分工序中，影响成品的质量标准有：外形尺寸、划痕、玻璃屑。

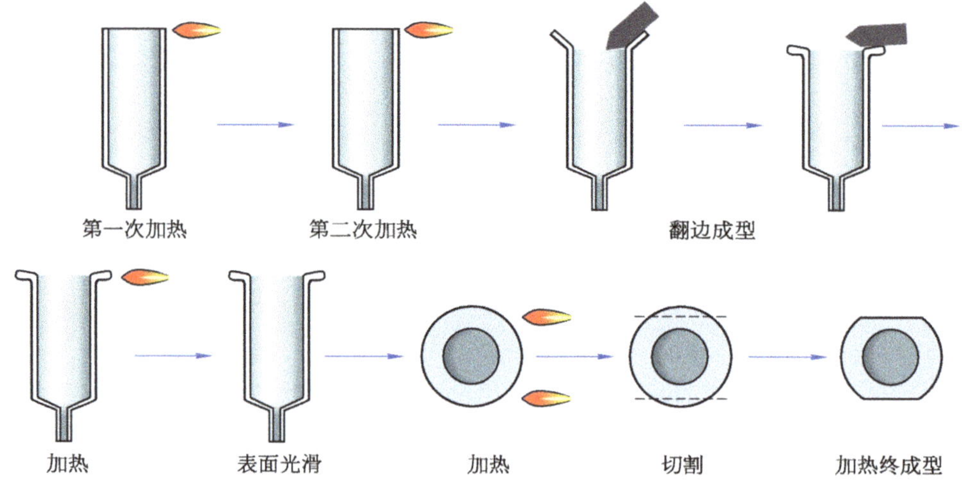

图 3-5　预灌封玻璃管的卷边流程

1. 外形尺寸　外形的长度在切割过程中受刀口划线高度、高温冷却的温度影响，成形效果受各高温加热工序的加热温度的影响。温度一般可以通过控制燃烧介质的通量进行调节，其主要参数有喷口离玻璃管的长度、火焰内焰的长度、火焰内焰与外管壁的长度、火焰离玻璃管下沿的长度。根据不同工位的功能有不同的需求，一般为 1 200～1 500℃。在整个工序完成后，会通过成像检验方式对玻管的尺寸进行检验，剔除不合格品，在整个工序完成后也会有灯检工序进行控制。这一过程需要控制的参数见表 3-4。

表 3-4　切割的关键控制参数

参　　　数	影　　　响
切口锋利程度	玻璃屑
切线的准确性	切割效果、玻璃屑
急冷前的温度	切割效果、玻璃屑
火焰灼烧的温度	切割效果、玻璃屑
各工位火焰的长度、火焰内焰与外管壁的长度、火焰离玻璃管下沿的长度	成型效果
工装模具的运动行程	成型效果

2. 划痕　在切割工序中，要充分考虑整个生产过程中如何减少玻璃的外壁划痕，划痕易造成预灌封注射器制剂制造中终端灯检过程产生的判断障碍。在人工灯检过程中，长条状的划痕有时会与硅油涂层或其他情况造成的划痕在灯检仪下的形状相似，增加灯检难度。同时，由于前段工序主要在非洁净区生产，划痕给管壁带来的不规则形状，如果有其他粒子落入其中，在退火之后容易造成黑点，这也对制剂终端灯检过程增加了判断难度。因此在这一过程中，所有与玻璃主管壁接触的部件要有一定的软防护装置。

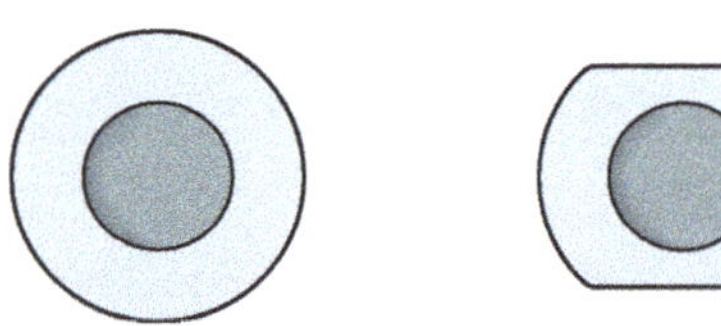

图 3-6　不同的卷边形式

3. 玻璃屑　这里首先要提到玻管切割后的卷边形式，如图 3-6 所示，一般有两种，即圆弧形卷边或是从圆弧两边进行切边的方式。两种方式在生产过程中的关键控制在于对玻璃屑的控制。从圆弧两边进行切边会使玻璃屑大大增加，故进行切割时，要注意对玻璃屑的防护。在对卷边进行切边时要有防止碎玻璃屑落入管内的装置，如可以设计装置在切边时密闭管口，同时在切割过程中增加抽吸防护装置，以抽吸这一过程产生的玻璃屑。

在定长后的切割过程中，需要对划线的切刀刀口状态及时关注，刀口不锋利时，刀口的尺寸变化与刀面的不平整，都会使切口难以保证平整的切面，会增加玻璃屑的产生，故对刀口这些状态以及更换周期应实时关注。

切口断裂的过程中，需要对切割口的平整度进行控制。首先在加热骤冷的过程中，要保证加热的火焰尖和冷却的喷水高度在切割痕的中间，要保证高温加热过程在玻璃管四周形成一个极为细小的环形的加热区域，其次对火焰的温度、控制火焰温度的气源压力、冷却的水源压力进行控制，这些是保证切割顺利完成、切割口平整的关键参数。

一般在去应力之前会增加吹扫工艺，将切割后的玻管内的玻璃屑尽可能地去除，因为之后的高温去应力工艺会使切割产生的玻璃屑牢牢地附着在管壁上，在后续的工艺（如清洗工艺）中对这些有附着力的玻璃屑几乎没有去除能力。因为无法判断这些附着在管壁上的玻璃屑在注射过程中是否会随着胶塞的推进和药液一起混入体内，或是在注射过程中玻璃屑与管壁的附着力可以克服胶塞的摩擦力停留在管壁上，如图 3-7 所示。基于风险考虑，附着在管壁的玻璃屑在制剂成品的灯检阶段只能作为不合格品剔除，为了防止这些附着在管壁上的玻璃屑影响预灌封注射器的收率，切割后的吹扫或其他的玻璃屑去除工艺尤为重要。

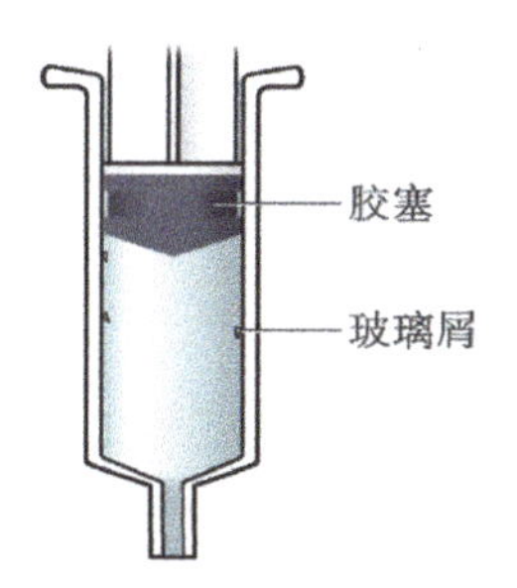

图 3-7　附着在管壁上的玻璃屑

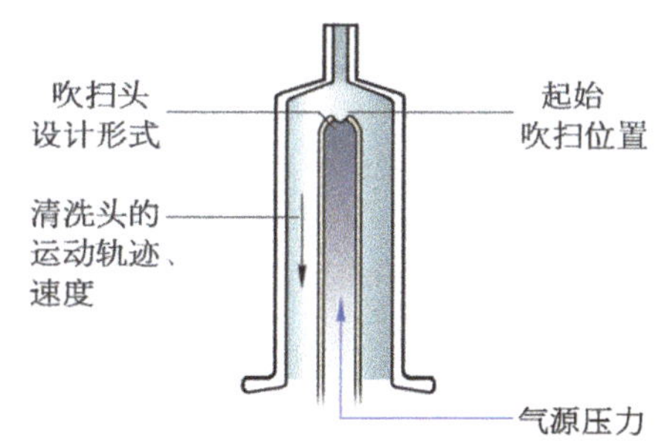

图 3-8　吹扫玻璃屑的主要参数

需要控制的参数有：压缩空气出口的形式和孔径、压缩空气的行程、压缩空气吹气时间、压缩空气的压力（图 3-8）。简单来说吹扫过程中压缩空气是否与预灌封注射器管内充分接触，在于预灌封注射器的关键部位（最差条件）如锥口处是否受到了足够的压力，整体的吹气时间是否足够。设计形式不一定要局限于一种方式，可以根据不同的生产线、生产模式和客户需要做对应性设计，而这些参数可以通过实验获得。

吹扫过程中，采用的是卧式还是立式的吹扫也会带来不同的效果，如图 3-9 所示。卧式在整

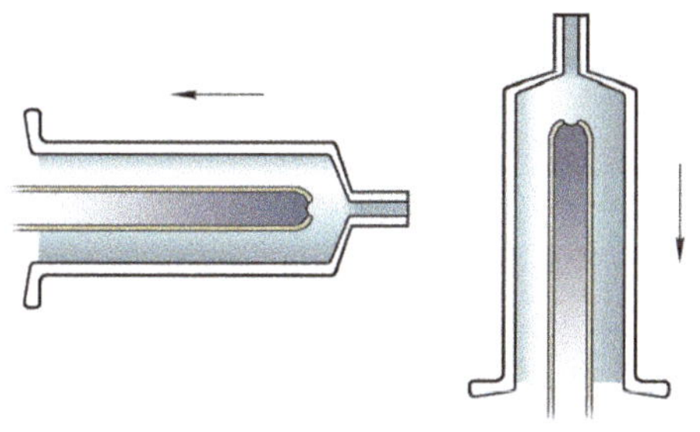

图 3-9　不同的吹扫方式

个吹扫过程中玻璃屑没有释放的空间,大多数仍停留在底部,这些小的玻璃屑如果不能通过锥口被吹出,在后续退火工艺后会大面积附着在预灌封注射器底部。而在底部的玻璃屑在灯检过程中需要将注射液翻倒才可以看清楚,这也大大增加了注射器制剂后续灯检的难度。相比而言立式吹扫效果更好,但是无论什么样的吹扫方式,一定要通过验证确认其效果,并从原理上控制玻璃屑的去除路径,且这些参数的设定一定要通过验证进行确认并固化。

预灌封注射器在切割成型过程中玻璃屑的主要控制参数见表 3 - 5。

表 3 - 5　切割成型过程控制玻璃屑的主要参数

参　　数	常用控制手段
切口锋利程度	定期更换
切线的准确性	高度调节
急冷前的温度	温度控制
手柄切边时的玻璃屑控制工艺	切割过程中的玻璃屑真空吸除 切割过程中将手柄口盖严
玻璃屑去除工艺	以吹扫形式为例: ● 吹扫方式(立式、卧式) ● 压缩空气位置 ● 吹扫压力 ● 吹扫行程 ● 吹扫品的设计

(二) 退火

预灌封注射器的切割成型工序与注射器的部分部位采用了高温处理,整个玻管受到不均匀并且较强烈的温度变化,从而使玻璃产生热应力,这种热应力的出现会降低玻管的强度和热稳定性,甚至引起玻管的自行破裂。故在切割成型之后需要增加退火工艺,降低应力。

1. 玻璃中的应力　可分为 3 类,热应力、机械应力和结构应力。

(1) 热应力:是指在玻璃冷却过程中因温度差的存在而产生的应力,可以分为暂时应力和永久应力。

1) 暂时应力:随温度梯度的存在而存在,随温度梯度的消失而消失。它是指玻璃在应变点以下经受不均匀的温度变化时所产生的热应力,它的产生是因为玻璃不是一个良好的导热体,在加热和冷却过程中,内层与外表层之间会产生温度差。它的大小取决于温度差和玻璃的热膨胀系数,当玻璃应力超过玻璃的强度极限时,玻璃会产生炸裂。

2) 永久应力:随温度梯度的存在而存在,但温度梯度消失时仍然有残留的热应力。当玻璃内的温度差消失时,高温时玻璃内部的质点没有充分的时间进行调整导致了不可消除的应力,永久应力的发生是在退火区域时质点调整松弛的结果,质点调整松弛越完全永久应力越小,它的大小取决于退火区域的冷却速度、温度梯度等。

(2) 机械应力:是指外力在玻璃中引起的应力,外力除去时,机械应力随即消失。

(3) 结构应力:是指玻璃因化学组成不均匀导致结构上不均匀而产生的应力。这种由于玻璃固有结构所造成的应力是退火工艺无法消除的。

2. 退火

（1）退火的功能：退火的主要功能是清除玻璃中的永久应力，退火可以分成两个部分：一是应力的减小或消失；二是控制永久应力在一定的范围内。

消除（或减少）永久应力需要将玻璃加热到内部质点可以移动的温度点，此时质点发生位移可以使应力减小。玻璃是没有固定熔点的，当玻璃从高温冷却到某个特殊的温度区域时，玻璃由液态转变为固态，该温度区域即是温度转变区域，它的上限是液态转变温度，下限是固态转变温度。当温度处于转变温度以下时，玻璃处于弹性体的状态，此时玻璃的质点可以移动，但其外形没有变化，这一区域是退火的最佳区域。

（2）退火温度：退火过程中必须将玻璃加热到低于玻璃转变温度的某一温度（T_g），然后在这一温度进行保温、均热，使应力松弛以消除各部分由于温度梯度而造成的结构梯度，这个保温均热温度为退火温度。玻璃的最低退火温度是指在此温度下经 3 分钟只能消除 5% 的应力的温度，此温度亦称退火下限温度；最高退火温度是指在此温度下经过 3 分钟能消除 95% 的应力的温度，此温度亦称退火上限温度；最高退火温度和最低退火温度之间为退火温度范围。低于退火温度，玻璃的质点固定，不能移动无法消减应力，其永久应力也不能随加热或冷却而变化；而高于退火温度时，玻璃会变软。

退火工艺的设计中尤其要注意，在退火区域保温一定时间使永久应力消除后，要以恰当的速度逐步将预灌封注射器冷却至退火温度下限，以防止产生新的永久应力。

（3）退火过程：退火一般可分 4 个过程（图 3 - 10）。

1）加热段：将冷却的预灌封注射器加热至玻璃的退火温度，这一阶段主要控制升温的速度和升温的终点温度。

2）保温段：即在达到退火温度的时候维持一定时间的温度，以使玻璃的各部分温度均匀，应力去除。这个阶段的主要目的是消除预灌封注射器快速加热过程中所产生的温度差，消除固有的内应力，这一阶段的主要参数是控制温度的均一性和保温的时间。

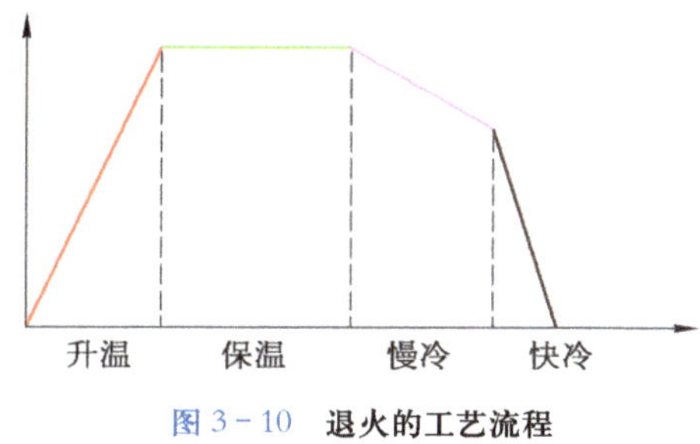

图 3 - 10　退火的工艺流程

3）缓慢冷却段：是指从退火温度缓慢冷却到最低退火温度即应变点的过程。这一过程中降温速率必须严格控制，防止降温过程中由于温度差而产生二次应力。

4）快速冷却段：当预灌封注射器表面温度降低到最低退火温度时，可以快速冷却至常温。

退火过程直接影响到预灌封注射器的 121℃ 颗粒耐水性、内表面耐水性、内应力这些质量标准。在退火炉的温度设计过程中，应充分考虑预灌封注射器的材质、规格，结合对退火炉的类型、材料、所用燃料的要求。退火过程中重要的工艺参数一般为：退火温度、保温时间、加热速度、冷却速度及传送速度，在进行预灌封注射器退火过程设计时，这些参数应结合产品的内应力标准要求逐一进行验证，同时也要考虑到退火时间过长对预灌封注射器耐水性的影响。

从上述论述中，可以总结出退火工艺的主要参数。

预灌封注射器的退火一般采用连续式网带退火炉（图 3 - 11）。连续式退火的炉体是隧道式的，网带为耐热合金制成。温度沿退火炉长度上的分布是按制品的退火工艺：

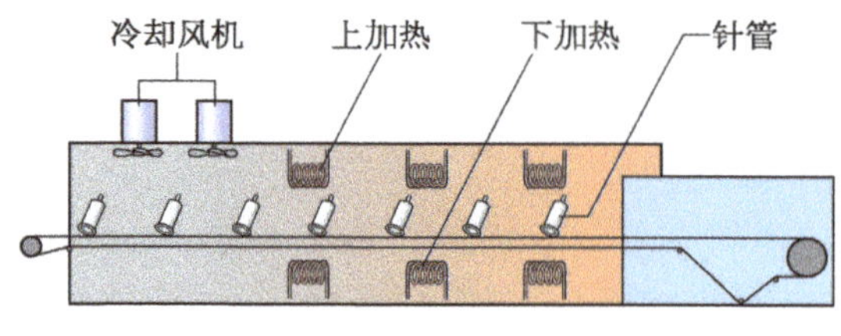

图 3 - 11　退火炉的结构原理

加热、保温、慢冷、快冷各阶段来控制，玻璃容器从入口处进入，从退火炉的末端取出，完成了整个退火过程。在退火的过程中要减少预灌封注射器的翻转，以减少划痕的产生，退火炉一般设计为上下同时加热的模式。

（三）灯检

在成型退火结束后，会设置中控工序。该工序考虑到对微粒的控制一般会设置在 D 级区，该工序的主要目的是对外针管的外观尺寸进行检查。此处检查时，由于预灌封注射器是空的，没有透明药液作为背景，细小玻璃屑不能被检出和剔除，只是做一般意义上的外观检查。

（四）印刷刻度（可选）

根据客户需求，在成型好的玻璃管壁上印刷上刻度，玻璃管的印字一般使用低温玻璃油墨。目前使用较多的是胶印快干印刷机，它将胶印印刷技术和 UV 油墨快干印刷技术相结合，利用印字头实现印字的高清晰度，UV 油墨印刷在紫外线照射时，不同波长和能量的紫外光可以使油墨连接料中的单体聚合成聚合物，使油墨快干。

（五）装针头（可选）

装针头工艺是根据客户需求进行的，其主要工艺过程（图 3 - 12）为：将注射器放置在锥头上并对成形管进行加热（120～160℃），将夹持住的不锈钢针放置于锥头上，沿锥头与针头的缝隙处喷入一定量的经加热（一般在 40～80℃）过的 UV 胶（此处的 UV 胶的量要严格控制，其使用量应不大于 UV 胶因重力作用沿缝隙落入锥头尾部的量）再通过紫外照射进行固化。其原理是 UV 胶中的光敏剂或光引发剂在吸收紫外光后产生活性自由基或阳离子，引发单体聚合、交联化学反应，使黏合剂在数秒钟内由液态转化为固态。完成固化后需要检测针头的拔除力、针与针座的连接力以及针尖弯曲度。其标准可以参考 YBB00112004 - 2015。

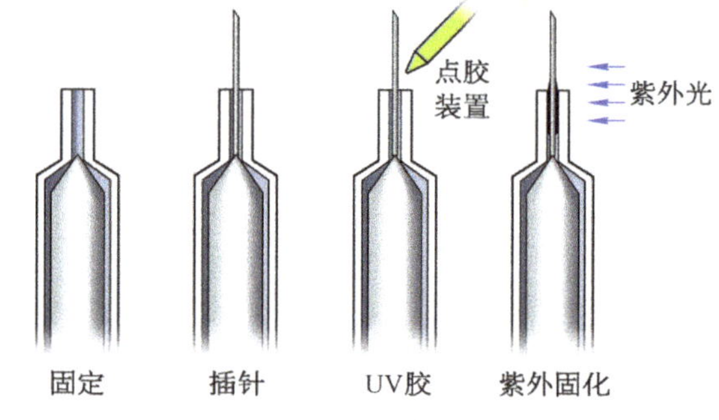

图 3 - 12　插针的主要流程

（六）清洗

完成上述工序的玻璃管还需要经过清洗工序。使用加压的纯化水、注射用水分别清洗外表面和内表面，然后用过滤的压缩空气吹干，清洗上述各工序可能引入的各类杂质。此处的清洗可采用在线清洗（CIP）模式，一般均采用高压射流的清洗原理，清洗水通过加压再由小孔径的喷射装置转换为高速的水射流。图 3 - 13 是一个基于此理论的水射流结构图。

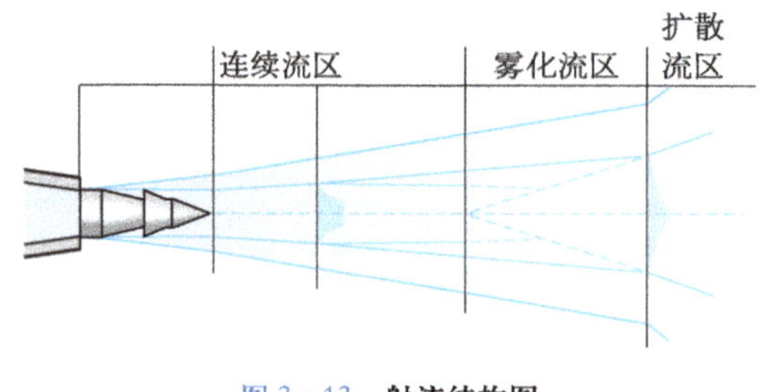

图 3 - 13　射流结构图

在喷头的出口处,清洗液的流速是均匀的,当其离开喷嘴,与周围的环境形成速度差而产生一个垂直于射流方向的力量,加上内部的湍流作用,从而形成波状分离。射流可以分为初始段、基本段和扩散段,清洗技术一般应用射流的基本段,射流凝聚的特性对清洗结果有较大的影响,其凝聚性可用射流起始的长度和扩展的直径来表达。由于射流的复杂性,还没有通用的结构参数理论表达,从原理上来说,其最主要的影响因素有射流的压力、起始段的雷诺数以及喷嘴出口的设计和加工情况。以此为基础进行清洗工艺的设计时,应充分考虑这些因素。

另外,需要注意的是终端清洗用水应选取注射用水,原因是:① 预灌封注射剂一般用在注射剂中,其内包材表面的清洗水的标准要与注射剂配液用水相一致;② 在此步骤进行注射用水清洗也是为了控制注射器的微生物限度,预灌封注射器的制剂产品往往有细菌内毒素的要求,而预灌封注射器随后的生产工艺中并没有去除细菌内毒素的工艺步骤,故在此步骤采用注射用水清洗进一步控制微生物限度和控制环氧乙烷灭菌后产品的细菌内毒素水平。同时,清洗后吹干的压缩空气应对其微粒进行控制,故需要对压缩空气进行除菌过滤。

在清洗过程中,与吹扫工艺类似,要关注生产线设计过程中清洗水的预处理、清洗水的温度、清洗过程中的压力、清洗喷头的设计、清洗过程的喷头行程。其中首先要确保清洗过程中的清洗水及其温度达到清洗要求;清洗过程中喷头的设计即喷头的运动行程和时间,要保证清洗行程覆盖整个预灌封注射器内部,没有死角,尤其是锥口部分的压力与清洗角度的保证。当然此处也不应固定于单一的结构设计,可以依据生产线的不同进行设计。同样,清洗水的压力、温度、喷头的设计结构、行程及时间这些参数(图 3 - 14)应经过对清洗结果的确认后固化。

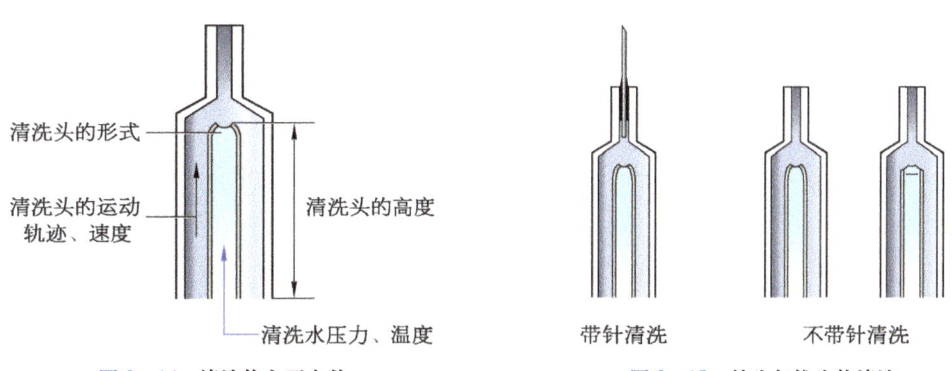

图 3 - 14　清洗的主要参数　　　　图 3 - 15　针头与锥头的清洗

其中带针头的注射器与不带针头注射器清洗管的接口(图 3 - 15)有所不同。带注射针的玻璃管由于针头比较细小,清洗水水流可以通过细小的针头在一定压力下流出,故一般选择普通的清洗口;没有针头的注射器由于锥口的存在,水流流出的口径较大,虽然仍小于清洗口,但锥头处以及底部的压力得不到有效保证,故一般采用分边的清洗口。当然,一般情况下,清洗过程会使用纯化水、注射用水,每种用水均进行多次清洗,每次清洗过程可以使用不同形式的喷头以确保清洗达到要求。另外,终端清洗水的喷淋头可以采取不同的设计形式(图3-16)。无论何种设计,其设计的基本理念是确认清洗过程对注射器覆盖率达到100%,清洗过程的压力和时间满足清洗中控要求。

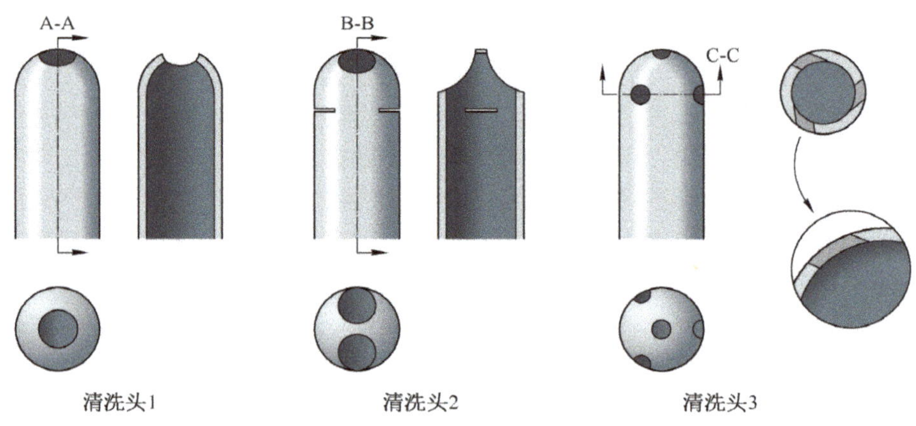

图 3 - 16　不同的清洗头

　　清洗过程中需要对针管表面的洁净度、有无水渍、针管的不溶性微粒和微生物限度进行控制。考虑到清洗水的稀释作用，也可以对细菌内毒素有一定的降低作用，故也可以在中控过程建立细菌内毒素的限度要求。

（七）硅化

　　硅化指吹干后往半成品的内部喷涂硅油。如为带针头的产品，则在针头的外表面也同时喷涂硅油。内部喷涂硅油是预灌封注射器生产的关键工序，如何保证硅油的均一度是整个工序的关键点。硅油喷涂效果与硅化喷头的运动方式、压力、喷涂时间等有关。通常在喷头运动过程中同时喷硅油，这样喷涂硅油较均匀。如果控制不好，会导致局部堆积硅油较多，在灯检仪下显示不规则的白块异物，这些异物在异常发生初期会很难判断由哪个过程引入，会浪费初期偏差调查的时间，同时硅油的不均一性也影响"活塞与推杆的配合性""活塞的润滑性"和"胶塞滑动性能"这三项质量指标。另外 YBB00112004 - 2015 也对产品的硅油量有明确的要求。也就是说，除了要保证硅油的均一性外，还需要严格控制不同规格下产品的剩余硅油量。具体要求见表 3 - 6。

表 3 - 6　不同规格针管硅油量

规格（标示容量 ml）	硅 油 量 （mg）
0.5	0.6
1.0～2.25	0.7
3.0～3.5	1.0
10	1.3
20	1.7

　　图 3 - 17 为一典型的硅油喷图装置原理图，通过泵将固定范围的硅油泵入硅油喷涂行程中。一般情况下，需要对硅油进行过滤，同时考虑到减少气泡的需要，可增加真空抽气泡的步骤，将硅油的终端储罐设计成上进下出的结构以减少硅油中气泡的产生。硅油在注射器的生产过程中需要精确控制剂量，需要采用更精密的泵配制，同时对输送速度也必须有一定的要求。其中选型过程中最重要的参数即速度和精度。图 3 - 18 为一典型的硅油计量泵形式。

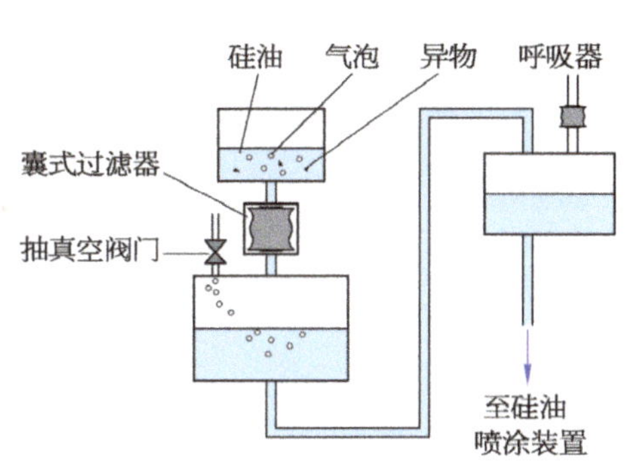

图 3 - 17　硅油的处理示意图

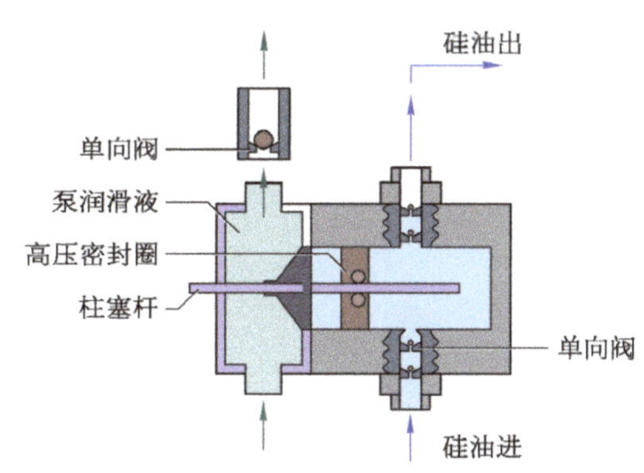

图 3 - 18　硅油计量泵的原理

一般情况下,硅油需经过处理进入工位,预灌封注射器的硅油预涂采用雾化喷涂的模式。雾化喷涂的硅颗粒更小更分散,整个喷涂过程速度快、覆盖广且更为均一。

从原理上来说液体从喷射的形态转化为喷雾形态的过程,取决于流体的雷诺数,如下所示。

$$Re = (d \times v \times \rho)/\mu \tag{3-1}$$

式中,Re 为雷诺数;d 为喷嘴孔径(m);v 为液体流速(m/s);ρ 为液体密度(kg/m^3);μ 为液体黏度(dPa·s)。

当喷口直径一定的时候,雷诺数主要受到流速的控制,流速越大越有利于液体的雾化。另外液珠的破裂又遵循如下准则。

$$D = (\rho \times \mu \times d)/\delta \tag{3-2}$$

式中,D 为破裂准则;ρ 为空气密度(kg/m^3);μ 为相对速度(m/s);d 为油珠直径(m);δ 为表面张力(Pa)。

部分资料显示当破裂准则≥1.4 时,液珠破裂的可能性大。从上述资料可以看到,液体的雾化与液体的基本性质有关,同时影响较大的就是液体的速度。

对于直射喷嘴来说,当液体压力升高时,液体的速度增加,当液体克服自身张力、黏度、重力以及空气阻力的作用时,液体会由自然滴落逐渐向平滑、迁移、波状、带状、雾状过度。一般情况下,黏液的液体 Re≥3 000 时才可以形成喷雾流。图 3 - 19 为一简单的雾化硅油的模式。

图 3 - 20 给出的是另一种雾化模式,这是一种离心雾化模式。在设计中,整个气体是以特定的推动模式对液体进行推送进而起到离心的效果。在压力较小时,液体速度小,液体虽然可以克服表面张力将液膜变成液泡,但在气动力的作用下会破碎成更大的液滴。在压力增加时,液膜失稳破裂成丝状,压缩空气压力再增加时,液膜长度缩短并扭曲破碎成小雾滴。在更高的压力下,液体射流流速会加大,在喷雾出来时就可以实现雾化。

预灌封注射器一般采用直喷式,固定量的硅油经过压缩空气雾化后再进行喷涂,雾化的硅油需要以一定的速度喷出。同时压缩空气也会有一定的路径,图 3 - 21 是一种设计成螺旋形以使压缩空气形成涡流的喷涂设备的形式,旋转的气流推着液体前进,一方面起

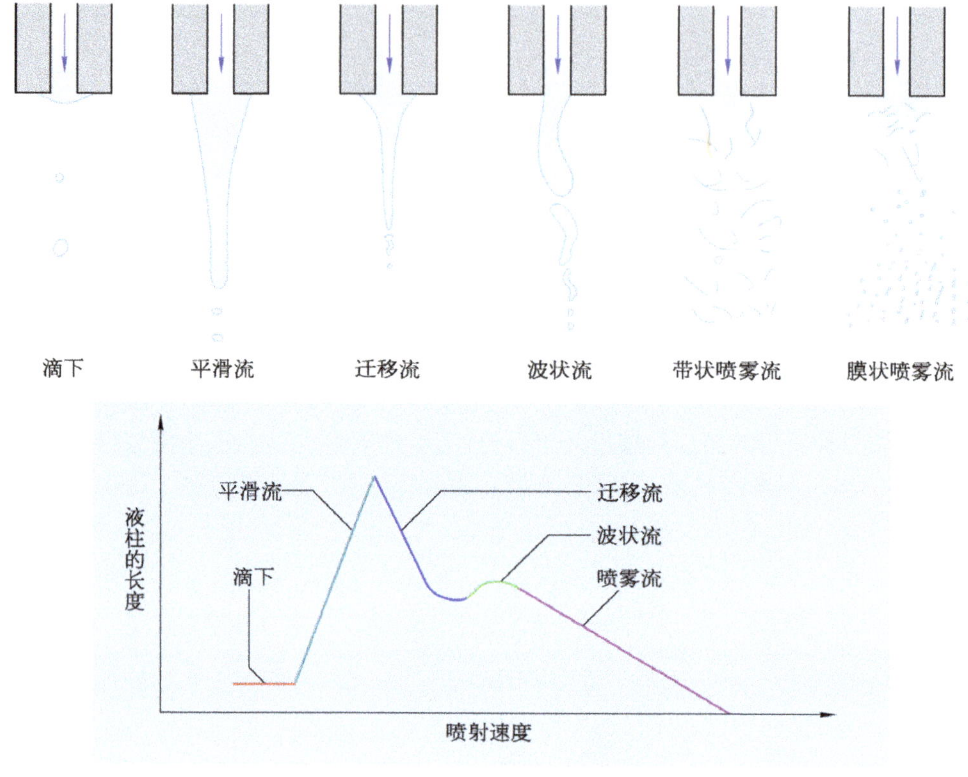

图 3-19　直射式雾化原理

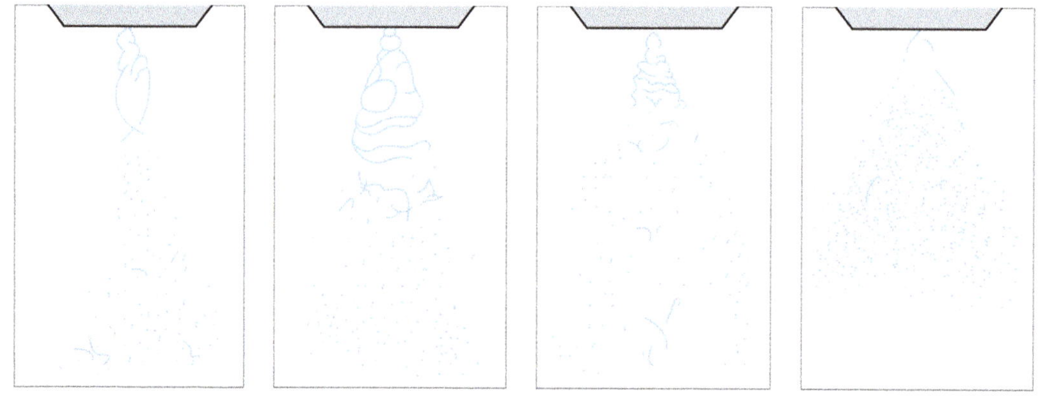

图 3-20　离心雾化的原理

到了进一步雾化的作用,另一方面增大了硅油的喷雾角度,可以使硅油更加均匀地散布在预灌封注射器内表面,在此过程中除了固有的设备设计外,最重要的参数是压缩空气压力。

　　另外,整个喷涂过程的关键工艺参数是硅油量。对于机械的行程来说,其喷涂部分的设计思路与清洗设计思路一致,如喷头的位置、压力、时间、行程等。一个典型的喷涂工艺,除了前期硅油的处理、硅油喷涂路径的设计外,其固定的参数有:硅油量、喷头的最高点、喷头的运行速度、压缩空气的压力(图 3-22)。同时考虑生产线上不同的形式的处理方式,如对于带针头的预灌封注射器需要对针头表面进行硅化处理;也要考虑最差条件下的喷涂均一性的要求,如锥头处的喷涂、喷涂过程的行程、时间及其他参数的确认。以上参数不是唯一的也不是一成不变的,根据产品的质量标准、客户需要和生产线具体情况调整。无论何种设计条件,其基本控制要点一定要明确,即保证预灌封注射器所有部分硅油的均一性以及最低硅油量的控制。当然所有这些参数及验证条件都是以此为依据的。

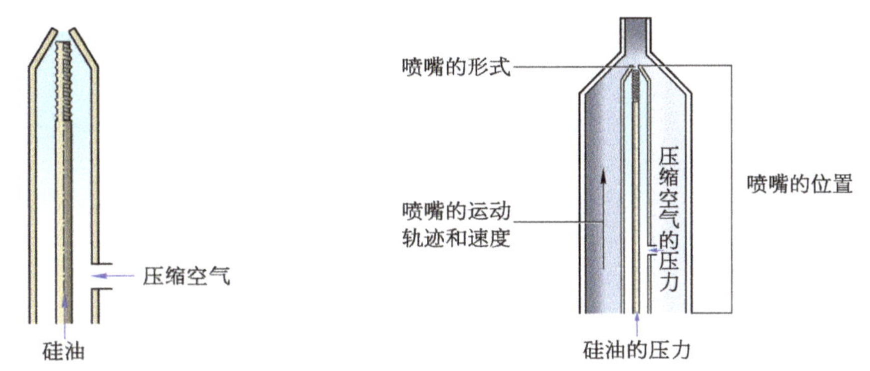

图 3-21　典型的硅油喷涂设备的原理　　　　图 3-22　硅油的喷涂原理

(八) 装针头护帽/非针头护帽

清洗硅化后的半成品如为带针产品则装上针头护帽;如为不带针产品则装上非针头护帽。装完针头护帽/非针头护帽后,单个预灌封注射器已经完成所有的生产流程,已经为成品。

(九) 包装

将单个预灌封注射器的成品装入蜂巢板中,将装好的蜂巢板放入针管盒中,用Tyvek®纸密封针管盒。在针管盒外根据客户需要套上一层呼吸袋或二层呼吸袋,其中呼吸袋的包装密封性和外管盒的密封性均应进行验证。单盒包装过程(图 3-23)结束。将单盒产品装箱,然后装托盘。

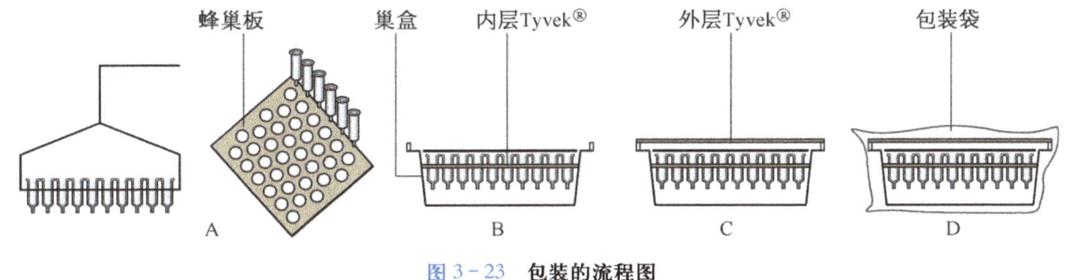

图 3-23　包装的流程图

同时在整个包装过程中,封口设备的温度、封口时间、压力,这些参数应与包装的密封性一起验证。

需要注意的是最终包装级别的微粒控制应与预灌封注射器制剂生产过程中的解包环境的微粒控制级别相一致,即如果制剂生产过程是在 A 级条件下对预灌封注射器的外包装进行解包,那么预灌封注射器的包装也应在符合 A 级无菌级别的环境下,如图 3-24所示。

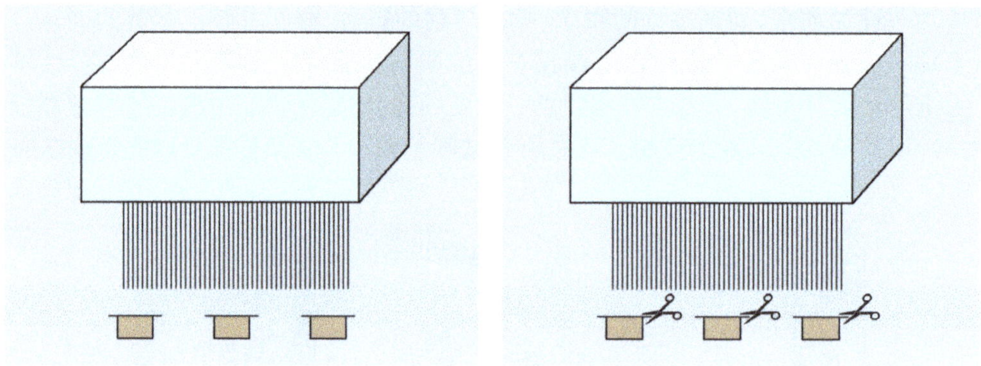

图 3-24　包装与解包环境无菌条件一致

（十）灭菌

预灌封注射器使用环氧乙烷进行灭菌，灭菌前在经过验证的位置放置生物指示剂来监控灭菌效果。需要注意的是，在验证中生物指示剂应放置在预灌封注射器内。环氧乙烷的灭菌原理在本章第三节中有详细阐述，需要注意的是此处讨论对"环氧乙烷残留量"的控制。

同时，预灌封注射器的锥头处应与护帽紧密结合，如在环氧乙烷灭菌时灭菌效果无法考察确认，可以选择与无菌检测一起进行确认。

灭菌后的预灌封注射器标记了可追溯的灭菌批号后即可发给客户，客户可直接进行灌装、压塞、灯检、插杆和贴标、放置泡罩和外包装。

（十一）COP 预灌封注射器生产工艺

随着预灌封注射器的发展，COP 预灌封注射器开始崭露头角，与玻璃预灌封注射器相比，它具有高透明性、高耐热性、易成型、低透湿性、耐药品性、高纯净度等优点。这种注射器的主要生产工艺如图 3-25 所示。

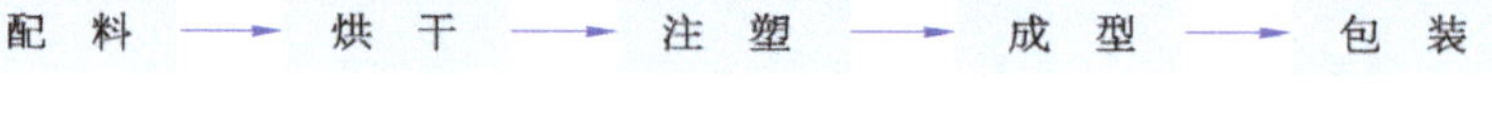

图 3-25　COP 工艺流程图

COP 材料的价格高，对热流道的设计和模具加工精度的要求比较高。同时，由于材料的特殊性质，需要在配料后注塑成型前通过烘干去除颗粒中的空气，以防止溶解空气而变色。因为材料的这一性质，在整个注塑过程中，必须充氮密封防止氧气的进入。

（十二）预灌封注射器生产线布局

前文已经提到预灌封注射器生产线包括了洁净区和非洁净区，其中切割成型至退火的工艺可选择在一般生产区完成，退火后从灯检工序至插针头工序考虑到对微粒的控制可选择在 D 级区进行布局。从清洗硅化开始，考虑到预灌封注射器是在制剂厂商拆包后直接进行灌装（本书第四章中有相关内容），从微粒控制的需求来看，其洁净级别至少应选择 C 级背景下的 A 级区才可以与制剂灌装过程中的微粒控制要求一致，同时考虑到"包装"一节中提出的，预灌封注射器的包装方式及其解包方式决定了其与封包方式的洁净级别的要求相一致。

　　表 3-7 列举了典型的预灌封注射器生产线的级别分布（假定该预灌封注射器为双层包装，在 C 级背景下的 A 级区解内包装）。

表 3-7　典型的预灌封注射器生产线洁净区分布

工　序	洁　净　级　别
切割成型	一般区
退火	一般区
灯检	D 级区
装针头	D 级区
清洗	C 级背景下的局部 A 级区
硅化	C 级背景下的局部 A 级区
装针头护帽	C 级背景下的局部 A 级区
包装	C 级背景下的局部 A 级区

三、预灌封注射器的质量要求

　　预灌封注射器为大规模工业化生产的产品，每批产品生产后要达到出厂放行的标准后才能到达客户手中。放行标准依据厂家的最终样品检测标准。

　　一般来说，根据 ISO 2859-1 单一样本计划 Ⅱ 级常规检测标准进行取样。例如，批量为 27 万支的预灌封注射器，其取样量为 800 支，此 800 支样品需要符合厂家既定的质量水平，即可接受质量限度。又如，产品的无菌性，这是非常关键的质量属性，故不允许出现无菌失败。所以无菌性的可接受质量限度为不允许。对于预灌封注射器表面的划痕，这在生产过程中是不可避免的，因为预灌封注射器在生产过程中的表面互相刮擦，故而存在一定限度的划痕。由于其不影响预灌封注射器的完整性和无菌性，划痕为一般的质量属性。所以其可接受质量限度较宽，针管外表面的划痕>1 cm 的可接受质量限度为 1.0。即 800 支中出现 14 支为可以接受，15 支为拒绝此批次，具体见表 3-8。

表 3-8　某公司部分可接受质量限度举例

质　量　标　准	接受质量限（AQL）
与订单不符，品种混淆	不允许
无菌性被破坏	不允许
注射器针管	
用过滤法得到的颗粒计数超过限度范围： 结果（平均 10 支）： 　　35 颗粒/支 ≥10 μm 　　10 颗粒/支 ≥25 μm	N/A
有可能导致橡胶活塞产生通路的空气线	0.015
针管阻塞	0.015
针管未硅化	0.015
针管内部异物>1 mm^3	0.015
用偏光器检查，玻璃上有可见的周向应力	0.015

续　表

质　　量　　标　　准	接受质量限（AQL）
内外径尺寸超出 2 倍公差	0.025
针管裂缝	0.065
锥头裂缝、破碎或锥头强度<5 kg,适用于距锥头顶端 3 mm 处	0.15
卷边裂缝或破碎	0.15
针管内壁的玻璃颗粒>400 μm	0.15
卷边变形(无法灌装压塞)	0.15
针管不符合 T 形标准规尺	0.40
总长度超出公差	0.40
锥头上异物 >0.5 mm^2	0.40
针管内部可见异物<1 mm^3	0.40
针管内表面有记号(水迹、金属、污点)	0.40
卷边碎裂>1 mm^2	0.40
内外径尺寸超出公差	0.65
锥头碎裂>1 mm^2	0.65
用定量检测法测得的硅油超出： ● 用一种溶剂提取硅油 ● 通过称量提取物进行评价 结果(每支注射器最大硅油含量)： 注射器容量(ml)　　　　硅油量(mg) 　　0.5　　　　　　　　　0.6 　　1.0～2.25　　　　　　0.7 　　3.0～5.0　　　　　　1.0 　　10.0　　　　　　　　1.3 　　20.0　　　　　　　　1.7	0.65
对于高硅油产品：注射器容量 1.0 ml,最大硅油量为 1.2 mg	0.65
针管外表面可见硅油	0.65
针管变形或者最大弯曲≤0.2 mm	1.0
其他项尺寸超出公差	1.0
针管外表面的划痕>1 cm	1.0
针管外壁有>0.5 mm^2 的疏松异物	1.0
玻璃内外表面上有>1 mm 的凹陷、气泡或结节	1.0
针管外壁或锥头有可见的外观缺陷(如记号、污渍)	2.5
密闭空气线(>10 mm)	2.5
带印刷的注射器针管(选用)	
未有印刷,颜色使用错误	0.015
针管内侧涂有瓷釉	0.15
印刷缺陷影响注射器使用(单位、数字、刻度不清)	0.15
容量精确度(用重量法)：超出范围值： ● 刻度数值：±10% ● 50%的刻度数值：±10%	0.40

续　表

质　量　标　准	接受质量限（AQL）
印刷缺陷但不影响注射器使用（颜色过重、过轻、字迹模糊、油污）	1.0
注射针	
注射针拔出力$<$22 N	0.015
注射针脱落	0.015
无注射针、注射针装反或无针尖	0.015
针尖偏差 $>$200 μm	0.015
注射针未硅化	0.015
注射针与玻璃间出现泄漏	0.065
针尖偏差为 60$\sim$200 μm	0.10
注射针上有胶水	0.40
针尖偏差为 40$\sim$60 μm	0.40
注射针弯曲$>$2°	0.40
注射针上、内异物 $>$200 μm	0.40
针尖偏差为 20$\sim$40 μm	0.65
针头护帽	
针头护帽刺穿	0.015
针头护帽变形、损坏或严重错位导致密闭性降低 通过器身密闭性试验确定	0.015
针头护帽内部出现严重划痕	0.015
针头护帽缺失	0.065
针头护帽拔出力超出 4$\sim$45 N 的范围	0.40
针头护帽内异物 $>$0.5 mm^2	0.40
针头护帽变形、损坏，但不影响密闭性	1.0
硬质针头护帽（选用）	
取下硬质针头护帽期间硬质壳分离	1.0
硬质壳破碎、丢失、损坏或不完整	1.0

预灌封包材的灭菌技术

直接接触药品且有无菌要求的预灌封注射器组件主要是预灌封注射器和预灌封注射器用橡胶活塞。预灌封注射器一般采用环氧乙烷灭菌;预灌封注射器用橡胶活塞一般采用 γ 射线辐照灭菌。

环氧乙烷(EO)是一种高活性的气体,它可以在一定的浓度、温度和湿度条件下穿透细菌细胞壁,破坏细胞中的 DNA,进而杀灭微生物。环氧乙烷灭菌工艺一般包括预处理,环氧乙烷灭菌,排化学残留气体三个阶段。预处理阶段是对需要灭菌的产品进行预湿润和预加温,以便在灭菌阶段环氧乙烷气体能够达到预期的灭菌效果。环氧乙烷灭菌阶段是在一定的腔室中控制相应的环氧乙烷浓度、温度、灭菌时间等参数,使得环氧乙烷气体分子与待灭菌物上的细菌接触,进而达到灭菌目的。排化学残留气体阶段:由于在灭菌完成后,会有一部分环氧乙烷和 2-氯乙醇等化学气体残留在预灌封注射器内,故需要在灭菌完成后,对残留气体进行去除。去除的方式一般包括:抽真空,充氮气置换,加热换气等方式。

一、环氧乙烷灭菌技术

根据历史资料,环氧乙烷是在 1859 年发现的,将其作为消毒与灭菌剂应用是在 1936 年。1936 年,Schrader 与 Bossert 发现 EO 与 CO_2 混合,可用于杀灭各种害虫和细菌。可以说,它在消毒与灭菌中的应用已久,是迄今为止唯一得到全世界公认的最可靠的化学气体灭菌剂。

(一) 环氧乙烷的性质

EO 是环氧化合物,为非特异性烷基化合物,分子式为 C_2H_4O,分子质量为 44.06。在 4℃ 时比重为 0.884,沸点为 10.8℃,冰点为 111.3℃。

在常温常压下环氧乙烷是无色气体,比空气重,密度为 1.52,有芳香的醚味,它可以闻出的气味阈值为 760～1 064 mg/L。当温度低于 10.8℃时,环氧乙烷气体液化,它在低温下为无色透明液体,可以任意比例与水混溶,并能溶于常用的有机溶剂和油脂。而环氧乙烷液体同时也是一种良好的有机溶剂并可以将一些塑料溶解,在进行灭菌设计的时候需要充分考虑。同时也要注意环氧乙烷具有易燃易爆性,在空气中的含量达到3%～80%

时，会形成爆炸性混合气体，当产生大量的热时有可能爆炸。一般情况下，消毒与灭菌时环氧乙烷的浓度为 400～800 mg/L，在易燃易爆浓度的范围内，在设计时需要注意。

（二）环氧乙烷灭菌原理

环氧乙烷灭菌主要通过烷基化作用（图 3-26），杀死细菌孢子是烷化剂的一个属性，这个过程可以通过巯基、氨基、羧基、羟基和酚羟基的烷基化，减少一个氢原子产生烷基羟乙基来实现，反应的速度与各化学基团的酸度系数以及 pH 相关。

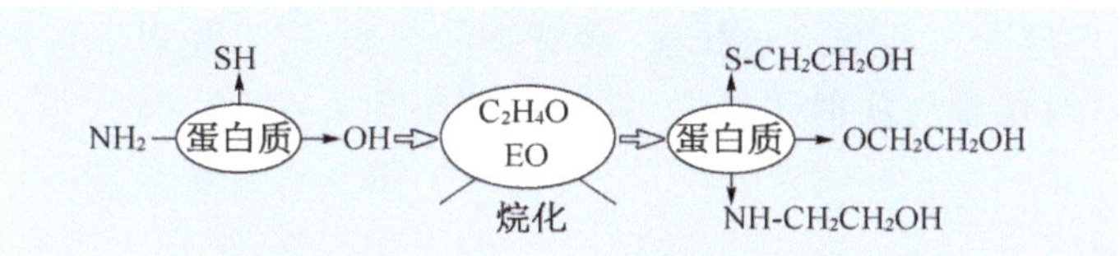

图 3-26　环氧乙烷的烷基化作用

EO 的杀菌作用，不是因为它与水接触而水解成乙二醇。相对湿度过高，过多的水存在时会将 EO 水解成乙二醇影响 EO 的灭菌效果（图 3-27）。

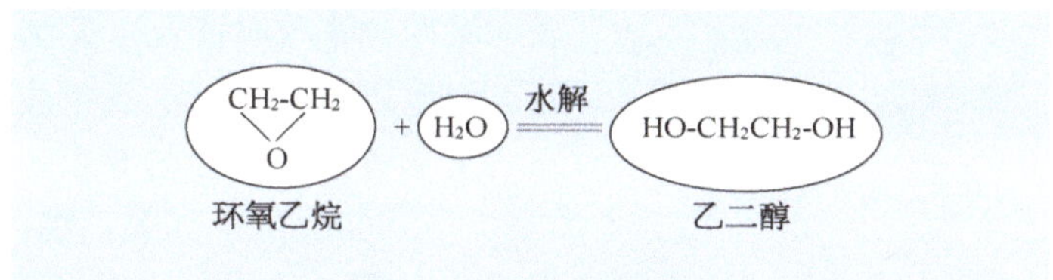

图 3-27　环氧乙烷的水解

烷基化的确切位置仍然是不确定的，有两种可能的产生原因：① 一种涉及 DNA 的诱变作用，导致致命的突变；② 各种必须蛋白质的烷基化，例如酶。烷基化剂有较高的杀菌活性及辐射特性，并且具有致突变性，它们破坏快速生长细胞的细胞质和细胞核，损害分裂期细胞的染色体结构。

（三）环氧乙烷的关键工艺参数

环氧乙烷灭菌效果受多种因素影响，主要有浓度、相对湿度、温度、作用时间。

1. 浓度　环氧乙烷灭菌效果取决于它与待灭菌物品的碰撞，环氧乙烷越多，微生物会死亡得越快，所以环氧乙烷的浓度是影响其灭菌质量最为重要的因素。当浓度低于 300 mg/L 时起不到灭菌效果，浓度高于 900～1 200 mg/L 时其灭菌时间不会变得更短，同时考虑到气体浓度的平衡、灭菌时间、费用等因素，目前大部分情况下环氧乙烷的灭菌浓度在 400～600 mg/L。

2. 相对湿度　相对湿度是环氧乙烷灭菌工艺中的重要参数，细胞和孢子中的蛋白质、细胞核和活性物质水化后会膨胀并暴露出活性点，此时它可以被环氧乙烷烷基化，当它们处于干燥的状态下时会发生收缩，活性点会被保护，影响环氧乙烷灭菌工艺的致死率。相对湿度的上限结合温度应低于露点温度，冷凝水的出现不利于灭菌的进行，一方面环氧乙烷会与水或溶解的物质反应减少环氧乙烷和微生物的反应。另一方面，冷凝水的出现也会减慢环氧乙烷向孢子的移动。故在环氧乙烷灭菌工艺的工业设计时，其相对湿度的下限一般在 35%～50%，相对湿度的上限在 85%。

3. 温度　在环氧乙烷灭菌工艺中，环氧乙烷灭菌时的温度下限是环氧乙烷从液体转变为气体的温度，一般不低于 11℃；上限温度是指环氧乙烷快速地发生聚合而无生物学活性的温度。在下限温度下，当温度增加时环氧乙烷反应速度会增加而影响整个灭菌时间，同时，温度也和相对湿度相关联，当水分量固定时，温度升高则相对湿度降低，温度降低则相对湿度升高。在环氧乙烷的工艺设计中，其温度一般控制在 25～65℃。

4. 时间　环氧乙烷灭菌工艺参数与润湿水平、气体的浓度、温度相关联，工艺时间在灭菌工艺的设计中应充分考虑透过托盘、装载物的包裹、进入注射器内部的最差条件和最低致死的渗透压，对预灌封注射器来说，灭菌时间应在 8～12 小时。

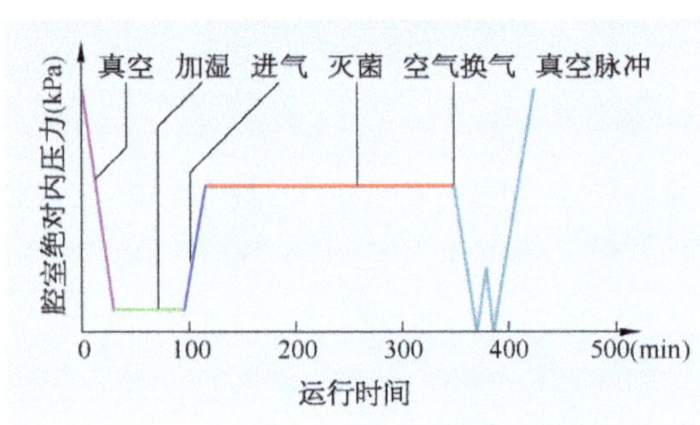

图 3-28　环氧乙烷灭菌过程

图 3-28 所示是一个典型的环氧乙烷的灭菌程序，结合上述参数，在环氧乙烷的灭菌实施过程中，决定环氧乙烷灭菌效果的关键参数有：① 被灭菌物品的初始携菌量；② 包装方式、装载方式和装载量；③ 灭菌前温度和湿度的控制；④ 进气时 EO 的浓度和进气时间；⑤ 灭菌过程中的时间和温度以及湿度；⑥ 真空度以及时间；⑦ 以上参数的均一性的要求。

同时，由于环氧乙烷的毒性及致癌性，参照 ISO 10993 需要对环氧乙烷的残留物进行检测，医疗器械经 EO 灭菌后需要监控 EO 和 ECH（氯乙醇），具体见表 3-9。

表 3-9　EO 和 ECH 在医疗器械表面的允许残留要求

机　械　类　别	EO	ECH
与人体有限接触时间≤24 小时	4 mg	9 mg
长期接触类（>24 小时，但≤30 小时）	前 30 天≤60 mg	前 30 天≤60 mg
长期接触类>30 小时	总共≤2.5 g	总共≤10 g
最大允许接触限度（TCL）	10 μg/cm² 或极轻微刺激感	5 mg/cm² 或极轻微刺激感
人工晶状体	平均不超过 0.5 μg/（晶体·天） 1.25 μg/晶体	建议不超过 EO 限度的 4 倍
血液细胞分离器	10 mg	22 mg
血液氧合器	60 mg	45 mg
心肺旁路装置	20 mg	9 mg
血液净化装置	4.6 mg	4.6 mg
接触完好皮肤的布料、织物	10 μg/cm² 或极轻微刺激感	5 mg/cm² 或极轻微刺激感

（四）环氧乙烷灭菌的过程控制

1. 浓度　首先，环氧乙烷的来源应符合相关要求，如 GB/T 13098-2006 工业用环氧乙烷标准。环氧乙烷灭菌过程中浓度的控制可以分为两种方法，即直接控制和间接控制。直接控制是通过分析仪器准确测量环氧乙烷灭菌器内环氧乙烷量；间接控制是通过对压力的控制间接控制环氧乙烷的量。

在直接控制中，气体样品从灭菌器内或气体循环管道中传递电子信号给测定仪，如气相色谱、IR 或微波探测器等，电子信号再传递到气体供应系统的控制系统中用于调节环氧乙烷气体的浓度。

间接控制的设计中涉及两种原理，一种是假设环氧乙烷和稀释气体均匀地扩散到容器内，在灭菌室的腔体内有一个假定的浓度，并通过测定环氧乙烷从贮存器中扩散到容器内的重量推算环氧乙烷的浓度。另一种是对环氧乙烷的高压贮存器进行加压，通过压力的变化得到一个假定的环氧乙烷浓度。

2. 湿度　在环氧乙烷灭菌参数中，湿度的监测也可以通过两种方法进行。直接方法是通过分析仪器直接监测，如电子湿度计划、IR 分析或 GC。间接方法是通过压差测量的方法间接测量。

如图 3-29 所示，典型的环氧乙烷灭菌过程应包括腔室的预真空过程，在保持一定真空的同时，蒸汽进入灭菌器中进行加湿，也可选择在进入灭菌器前对产品进行润湿处理。此时，前段的抽真空工序就具备了一定的降湿功能。

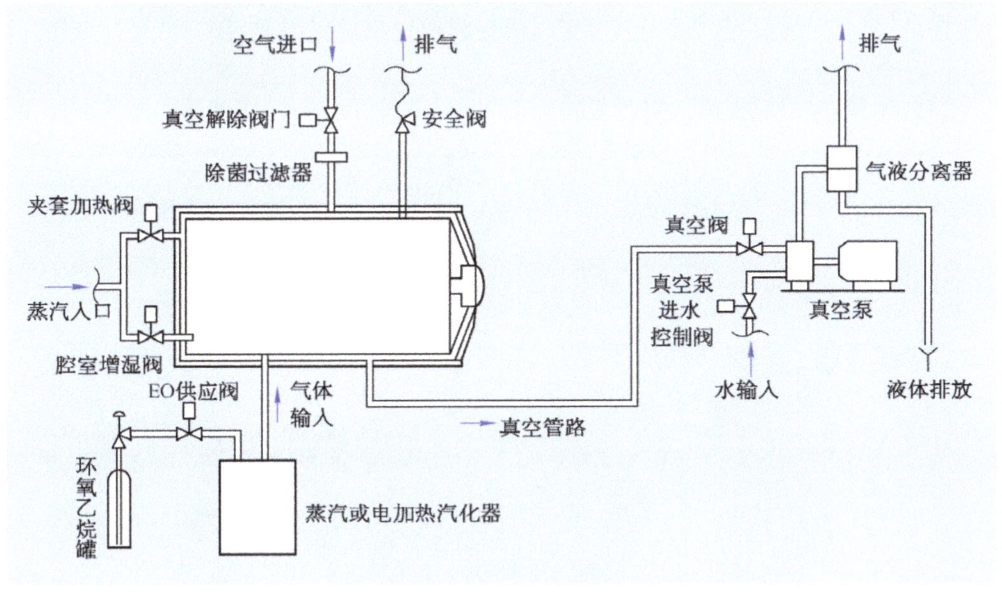

图 3-29　环氧乙烷灭菌柜原理

另外要注意对最差条件下相对湿度的监控，应在灭菌器内进行多点测量。对于预灌封注射器来说，其灭菌是在完全包装的条件下，对预灌封注射器以及其关键部位（图 3-29）灭菌效果的确认尤为重要。

3. 温度　温度的过程控制可使用 TC（热电偶）型或 RTD（热电阻）型灭菌器；灭菌器的温度通过夹套来控制，在 ISO 11135 中规定腔体的数量不少于 10 个。

4. 时间　即等效工艺时间，包括整个工艺过程。这类似于蒸汽灭菌中 F_0 值的概念，其中微生物耐受性的经典公式为：

$$D = U_f \div (\lg N_o - \lg N_f) \tag{3-3}$$

式中，D 为 D 值；U_f 为等效暴露时间；$\lg N_o$ 为起始孢子数的对数；$\lg N_f$ 为最终孢子数的对数。

全过程孢子对数减少值 SLR 的计算公式如下。

$$SLR = U_{全过程}/D \tag{3-4}$$

式中，$U_{全过程}$ 为全过程的等效暴露时间；D 为 D 值。

无菌保证水平 SAL 其公式如下所示。

$$SAL = 10\lg N_o - SLR \tag{3-5}$$

式中，$\lg N_o$ 为起始孢子数减少值；SLR 为孢子对数减少值。

（五）环氧乙烷设备的基本要求

环氧乙烷的主体灭菌器就是压力容器，该设备从设计原理上来说应具备以下主要能力：清除内腔空气的能力，对内腔被灭菌物品的加热、加湿且保证这一过程均一性的能力，在达到一温度要求时通入 EO 气体，在灭菌时间达到后清除气体以及控制和监控整个灭菌过程参数的能力。应配备气体循环措施以达到 EO 气体、温度和湿度的均一性的要求。同时，考虑到 EO 气体对人体的伤害，应有装置保证 EO 气体充分排尽。环氧乙烷灭菌的典型原理如图 3-29 所示。

下面参照 ISO 11135-2014，简单介绍环氧乙烷灭菌柜的主要组件的基本要求（表 3-10）。

表 3-10　环氧乙烷设备的基本要求

部　位	要　求
灭菌器与箱体及灭菌室	➤ 制造商应规定可供用户使用的灭菌器的最高工作压力，所选用的材料（包括焊缝）应能满足设计压力的要求，灭菌器的最高工作压力<0.1 MPa ➤ 灭菌室的尺寸应为规格明细表或设计图所示尺寸，允许误差 1% ➤ 灭菌箱应焊接可靠拼接平整，无砂眼，无气孔，无裂纹 ➤ 灭菌室的设计应能避免应力引起的变形 ➤ 材料应满足下列条件： ● 接触环氧乙烷的材料应对环氧乙烷气体及其辅助气体、环氧乙烷气体的代谢物和蒸汽有足够的耐受能力，并不会促使环氧乙烷气体聚合和分解，如不锈钢或表面经过处理的中碳钢或复层不锈钢（复层厚度至少为板厚度的 8%） ● 接触环氧乙烷气体的材料不允许使用铜和铜含量>65% 的铜合金及表面未经过处理的中碳钢 ➤ A 类灭菌器，灭菌室至少有 2 个温度测试接管，用符合"T"永久标记 ➤ B 类灭菌器，灭菌室应至少有 1 个温度测试接管，用符合"H"永久标记 ➤ 灭菌室至少有一个压力测试接管，用符合"V"永久标记
部件	➤ 部件制造商提供使用的部件均符合相应标准的证明材料（可由制造商提交部件制造商提供的相应质量标准、合格证或制造商提交历年使用的质量保证书书面报告）
管路	➤ 管路应满足下列条件： ● 管路的设计和结构应保证密封、无泄漏 ● 环氧乙烷气体输送管路、加热循环管路和加湿管路均应有保温措施，防止热量损失和冷凝水的形成 ● 所有管路应使用对介质有足够耐受能力的材料
密封材料	➤ 所使用的密封材料（包括门密封、密封装置密封所选用的密封材料）应对环氧乙烷气体有足够的耐受力，应不吸收环氧乙烷气体，不与环氧乙烷气体发生反应，不产生有害的物质。如 ABS 橡胶、乙烯-丙烯-双胺、聚四氟乙烯、聚三氟氯乙烯、硅橡胶等。不得使用天然橡胶和乳胶

续　表

部　　位	要　　求
安全阀	➤ 灭菌器应装有一个安全阀,当灭菌室内压力超过最高工作压力时,该安全阀应自动打开,将灭菌后的环氧乙烷气体安全地排放
门、门的控制和门锁装置	➤ 灭菌室的门应设计成便于灭菌物品装卸的方式。如用户无特殊要求,灭菌室有效容积≥6 m³ 的灭菌器应设计成前后双门形式 ➤ 门的开启与关闭应设计成易于操作的形式,即操作员按正常的操作规程,不使用任何工具就可以方便地进行开门和关门的有效操作 ➤ 灭菌室的门应设计成在开启或关闭过程中出现故障或有紧急情况时,不会产生安全威胁,应有相应的应急措施来保证门的有效开启和关闭 ➤ 灭菌室的门锁应可靠锁紧、锁松,并与灭菌器的工作状态相关联 ➤ 灭菌室的门与灭菌室之间应保证密封安全可靠,不得泄漏 ➤ 灭菌室处于灭菌过程中或灭菌室内有环氧乙烷气体存在时,必须保证在任何情况下,门锁处于锁紧并完全密封状态,门不能被打开 ➤ 双开门式灭菌器的两个门均应有直观的显示装置,显示灭菌器处于工作状态或是停止状态 ➤ 双开门式灭菌器应有一个装置来保证,除非在检修状态下,否则不能同时打开两个门
热绝缘	➤ 为防止灭菌室在灭菌过程中的热量损失和冷凝水的形成,应对灭菌室的全部外表面进行保温处理 ➤ 选用的保温材料必须是阻燃型的,工作温度≥70℃,灭菌室过热时不会引起危险,不会产生有害物质,应由制造商提供证明。不得使用石棉制品
加热及热循环装置	➤ 加热及热循环装置应能对灭菌室提供足够的热能,以达到有效的灭菌温度 ➤ 加热及热循环装置所使用的材料,必须对其所使用的热传导介质(如水、蒸汽、导热油等)有足够的耐腐蚀能力 ➤ 加热及热循环装置的进、出口管路上应装有过滤器,该过滤器应安装在易于保养和调换的位置 ➤ 为避免热量的损耗,加热及热循环装置的管路应进行保温处理 ➤ 为保证加热的有效性和均匀性,A 类灭菌器应对灭菌室的各表面(包括门)均进行加热 ➤ 加热装置应装有一个易于操作员观察温度的监控装置,当温度低于设定的温度时,该装置必须自动启动加热并报警;当温度超过设定的温度时,该装置必须自动停止加热并报警 ➤ 加热及热循环装置应进行水压试验,试验中夹套、管路及接头应无可见变形、无水溃、无渗漏
真空装置	➤ 真空装置应能抽取灭菌室中的气体 ➤ 真空装置的极限真空应达到 – 85 kPa 以上,使用真空泵的真空介质、类型应能适应于抽取环氧乙烷气体的工艺要求 ➤ 真空装置的真空管路和配件的材料,必须对环氧乙烷气体有足够的耐受能力 ➤ 真空装置的所有管路必须是密封的,其密封材料必须对环氧乙烷气体有足够的耐受能力,且不允许形成有害物质 ➤ 灭菌室与真空装置之间,应装有一个单向阀,以防止空气或水的回流 ➤ 灭菌室内与真空管路的连接口,必须设计成不会被灭菌物品的任何部分堵塞或吸入真空管路的形状 ➤ 灭菌室应有至少一个压力监控装置,以显示灭菌室内的压力状态
加药及气化装置	➤ 加药及气化装置应能对灭菌室提供有效的环氧乙烷气体 ➤ A 类灭菌器的环氧乙烷气体应由专用环氧乙烷钢瓶供给。环氧乙烷钢瓶必须符合国家有关压力容器制造标准,环氧乙烷气体必须符合 GB 13098 – 2006 标准 ➤ 加药及气化装置所有与环氧乙烷气体接触的管道和配件,其密封材料必须对环氧乙烷气体有足够的耐受能力,且不允许形成有害物质 ➤ 灭菌器与加药管路之间,应装一个单向阀,以防止环氧乙烷气体回流 ➤ 气化装置与环氧乙烷钢瓶之间应装有一个过滤器,以防止堵塞气化装置和加药管路。该过滤器应安装在易于保养和调换的位置 ➤ 在加药管路上应装有一个易于观察的流量监测装置,以便操作人员对环氧乙烷气体的导入情况进行监视,并可调整环氧乙烷气体的流量 ➤ 如果没有其他装置来确认灭菌室内的环氧乙烷气体浓度,则至少应用一个称量装置(如磅秤)来控制环氧乙烷气体的导入量 ➤ 气化装置应对环氧乙烷提供 25℃ 以上的加温条件,使环氧乙烷能够有效地由液态转化成气态,以保证灭菌的有效性 ➤ 气化装置应有一个温度监控装置,当温度超过设定值时,应能够停止加热并报警

续　表

部　　位	要　　求
加湿装置	➤ 加湿装置应能在环氧乙烷气体充入之前,对灭菌物品进行湿度调理,确保灭菌的有效性 ➤ 在加湿管路上应装有一个过滤器,该过滤器应安装在易于保养和调换的位置 ➤ 加湿管路上应装有一个装置,来保证冷凝水的排放,并对适当部位进行保温,以防止加湿过程中形成大量的冷凝水而对灭菌物品产生污染 ➤ 加湿不可直接注入喷雾水 ➤ A 类灭菌器,灭菌室内应有一个湿度监控装置,用来显示灭菌室内的湿度状态
密封装置	➤ 灭菌过程必须是在灭菌室处于密封的状态下进行 ➤ 灭菌室的门和与灭菌室相连的各种管路接口必须保证密封的安全可靠
残气处理装置	➤ 残气处理装置应能对灭菌室内残余的环氧乙烷气体进行排出处理 ➤ A 类灭菌器的灭菌室内残余的环氧乙烷气体不允许直接排放到空气中。经处理后的残余环氧乙烷气体及其代谢产物的排放应不会对环境产生有害的影响 ➤ 在空气或其他惰性气体导入灭菌室的入口处应装有易于保养和调换的过滤器,以防止对灭菌物品产生污染 ➤ 对于 B 类灭菌器,过滤器对直径≥0.3 μm 粒子的滤除率,至少应为 99.5%
温度传感器	➤ 温度传感器应满足下列条件: ● A 类灭菌器,应至少有两个测量灭菌室灭菌温度的温度传感器,传感器放置的位置应能充分反映灭菌室温度变化的状况 ● 灭菌器加热系统的加热介质应至少有一个温度传感器 ● 气化装置应至少有一个温度传感器 ● 灭菌室的环氧乙烷气体入口处应至少有一个测量环氧乙烷气体温度的温度传感器 ● 温度传感器的温度测量范围应为:0~100℃,精度至少 ±1%
压力传感器	➤ 灭菌器应至少有一个测量灭菌室压力的压力传感器 ➤ 压力传感器的压力测量范围应超出灭菌器最高工作压力的 20%~100%,精度至少 ±1.5%
湿度传感器	➤ A 类灭菌器,应至少有一个测量灭菌室灭菌湿度的湿度传感器 ➤ 湿度传感器有可能因环氧乙烷气体的作用而遭损害,灭菌周期的调理之后,加入环氧乙烷气体之前允许拆卸或隔离湿度传感器 ➤ 湿度传感器测量范围(相对湿度)0~100%,并至少具有 ±20% 的精度
温度指示装置(仪表)	➤ 灭菌器应有两个灭菌室温度、一个加热系统介质温度、一个汽化器装置温度、一个测量环氧乙烷气体温度的温度指示装置(仪表) ➤ 温度指示装置(仪表)的指示范围:0~100℃,精度至少 1 级 ➤ 模拟仪表最小分度不应大于 2℃,数字仪表分辨率不应低于 1℃
压力指示装置(仪表)	➤ 灭菌器至少应有一个灭菌室灭菌压力指示装置(仪表),灭菌器门应有灭菌室压力指示仪表 ➤ 压力仪表指示范围应超出灭菌器最高工作压力的 20%~100%,精度至少 1.5 级;监测泄漏速率的压力指示仪表,指示范围至少为测量泄漏压力值的 ±15 kPa,精度至少 1 级 ➤ 模拟仪表最小分度不应大于 10 kPa,数字仪表分辨率不低于 1 kPa;测量压力泄漏的仪表,模拟仪表最小分度至少 0.2 kPa,数字仪表分辨率不低于 0.1 kPa
湿度指示装置(仪表)	➤ 灭菌器至少有一个灭菌室灭菌湿度指示仪表 ➤ 湿度指示装置(仪表)的指示范围(相对湿度)0~100% ➤ 模拟仪表最小分度至少 5%(相对湿度),数字仪表分辨率不低于 1%(相对湿度)
计时装置和指示	➤ 灭菌器应有一个计时装置和指示,且有定时功能;计时显示或指示单位至少为分钟 ➤ 灭菌器的各部件的运行状态均应有指示,灭菌器检修状态也应有指示 ➤ 灭菌器应有目测环氧乙烷气体流量的装置
记录仪表(记录仪或记录装置)	➤ 灭菌器应至少配备能够记录一个灭菌温度、一个灭菌压力、一个灭菌湿度的记录装置 ➤ 记录装置记录范围和精度应符合温度、湿度、压力、计时仪表的要求 ➤ 记录装置应该能永久性(硬拷贝)地记录。模拟记录走纸速度不低于 1 mm/min。数字记录 1 点/2 分钟 ➤ 当灭菌过程出现故障时,记录装置应仍能正常工作,除非电源中断和记录装置出现故障

续　表

部　位	要　求
控制仪表与控制装置	➤ 控制仪表除符合温度、湿度、压力、计时仪表外，控制仪表的重复误差和滞后误差组合效应不得超过满量程的 0.3% ➤ 灭菌器加热系统能进行自动控制 ➤ 在进行设备维护和测试或发生紧急情况时，应能采取措施允许人工控制 ➤ 灭菌室加热系统配备有超高温保护装置，即中止加热，该装置与自动加热系统无关 ➤ 控制装置能使气化装置温度控制在误差为 ±5℃ 范围内
故障报警	➤ 当灭菌室灭菌温度超高温时，应报警 ➤ 当灭菌室灭菌压力超高压时，应报警 ➤ 当环氧乙烷气体温度超低温时，应报警 ➤ 当气化装置温度超高温时，应报警
灭菌室空载温度均匀性	➤ 灭菌室空载温度均匀性是灭菌器性能的重要指标，直接关系到灭菌的可靠性，测温点的放置应充分反映灭菌室内温度的分布状况及冷端的位置： ● 灭菌室内容积≤5 m³ 时，至少 10 个测点 ● 灭菌室内容积≥5 m³时，容积每增加 1 m³，增加 1 个测点 ● 灭菌室内容积≥10 m³ 时，至少 20 个测点 ➤ 测试温度≥40℃，且各测点与控制温度差应在 ±3℃ 范围内
灭菌室泄漏率	➤ 灭菌室泄漏率是灭菌器安全性和灭菌有效性的重要指标，泄漏率分正压和负压两种状况测定，测试压力为正压≥50 kPa，负压≤50 kPa ➤ 泄漏率的测定应在空载、灭菌室温度不变，测定时间≥1 小时的条件下进行 ➤ 在测定时间内平均泄漏率≤0.1 kPa/min
灭菌器抽真空速率	➤ 在空载条件下，灭菌器从常压抽真空达到 −50 kPa 的时间应≤30 分钟
灭菌室加湿效果	➤ 在空载条件下，灭菌室在相对湿度≤40% 时，灭菌器应具有通过加湿系统使相对湿度达到 75% 以上的能力
灭菌器外观与结构	➤ 外形应端正，外表面应平整光洁、色泽均匀，无毛刺、峰棱和破裂。不得有明显的划痕或凹凸等缺陷 ➤ 外表面上的各种文字、图形、符号等应印刷清楚，标记清晰、准确、牢固 ➤ 紧固件应安装牢固，各控制开关、调节旋钮（按键）应灵活、可靠、无阻滞现象

（六）预灌封注射器环氧乙烷的控制要点

预灌封注射器的环氧乙烷灭菌是通过控制灭菌过程中的灭菌步骤和参数进行的。对灭菌后布置在相应控制点的微生物指示剂和灭菌后预灌封注射器样品进行无菌检测，根据灭菌工艺步骤和灭菌参数，以及微生物指示剂和预灌封注射器样品的无菌检测结果，来确认环氧乙烷的灭菌是否能够有效地达到无菌保证水平。

预灌封注射器的灭菌装载一般是以托（1 托 = 133.322 Pa）为单位，每托规定有一定数量的预灌封注射器；日常的每批灭菌最大装载量则根据验证的最大装载量来定义。

在灭菌的预处理阶段会控制灭菌产品的环境温度，相对湿度和时间等参数，以保证产品被充分地润湿和预热，以便在灭菌阶段环氧乙烷气体分子能够有效地发挥最佳的穿透性能和灭菌性能。预处理阶段若增加抽真空、气体置换、蒸汽加湿等步骤，则能够更加有效、快速地达到预处理环境需要的温度、相对湿度条件，减少预处理所需时间，提高生产效率。

在产品的灭菌阶段，控制环氧乙烷气体加入的速率、灭菌腔体中环氧乙烷的浓度、腔体温度、装载温度、装载湿度以及灭菌时间等参数来保证产品能够被充分地灭菌。其中环氧乙烷浓度、温度以及灭菌时间和装载湿度作为每批灭菌效果评价的主要参考依据。在灭菌工艺验证时,灭菌时间一般是日常运行时间的一半,以保证产品在日常灭菌时,有足够的时间与环氧乙烷接触来杀灭微生物。

在产品排化学残留气体阶段,主要是控制排气腔体中的温度和时间,使得预灌封注射器内残留的环氧乙烷和 2-氯乙醇等化学气体能够在一定的温度下,挥发并逸出到产品的包装外。脉动真空和气体置换等辅助步骤,能够大大缩短该阶段排除化学残留气体的时间。预灌封注射器的放行检验,需要对环氧乙烷,2-氯乙醇等化学成分的残留进行测试,以确认其符合相应的控制标准和要求。

在灭菌前后,在预灌封注射器产品的每个外箱上,放置一个化学指示剂标签,该指示剂能够在与环氧乙烷接触后,发生颜色变化,从外观上可直观地区分、判断产品是否已经被灭菌,以便生产和物流的管理。化学指示剂颜色变化,并不能作为产品是否已经达到无菌的判断依据;灭菌后指示剂的颜色,可能会随着产品物流环境的影响而褪色;但这并不影响产品的无菌性和包装的完整性。

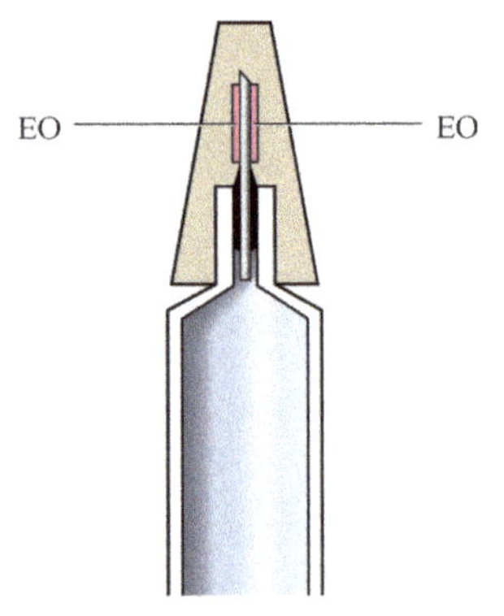

图 3-30　预灌封注射器锥头处的穿透能力

根据验证时的分布和影响评估,通常在每批产品灭菌前都会放置微生物指示剂,灭菌完成后会对微生物指示剂和预灌封注射器样品进行无菌测试,根据测试的结果和灭菌工艺参数的数据评估每批产品是否达到无菌状态。生物指示剂的放置位置一定要充分考虑死角,一般不管是双层还是多层包装,均放置于预灌封注射器内,同时考虑到预灌封注射器锥头处胶塞气体的穿透效果。在锥头或针头处,环氧乙烷的穿透力可能是有限的,如图 3-30 所示。故在无菌检查中,一定要拔出护帽判断灭菌的效果。由于运输方式和路线的多样性,需要充分评估产品在不同运输环境下包装的完整性、产品的无菌性。

对于环氧乙烷灭菌工艺,微生物指示剂一般采用枯草杆菌黑色变种(bacillus subtilis var. niger)的亚种孢子,以评估灭菌工艺。在使用 100% 的环氧乙烷或其他不同浓度的环氧乙烷及其系统灭菌时,一般使用上述相同的生物指示剂系统。

二、γ射线灭菌技术

(一) γ射线的性质

放射性原子核在发生 α 衰变、β 衰变后产生的新核往往处于高能量级,需要向低能级跃迁,同时辐射出 γ 光子,原子核衰变和核反应均可产生 γ 射线。γ 射线通常用 ^{60}Co 辐射源放出,γ 射线和 X 射线性质一样,都属于电磁波,只是波长较短,γ 射线频率高达 $3×10^{18}～3×10^{21}$ Hz,被辐射分子、原子、离子及电子尚未极化,不随电磁场变化而转动,故不产生热效应。γ 射线的能量大于分子键能,故可使分子电离和断键,从而起到灭菌作用。

γ 射线辐照灭菌的操作简便,无菌保障水平稳定、可靠,无化学残留。一般采用 ^{60}Co 作为放射源。为保证放射剂量可靠和稳定,预灌封注射器用橡胶活塞的灭菌需要在特定设计的设施中进行操作。^{60}Co 的半衰期为 5.27 年,每年会逐步衰减 12% 左右;定期对放射源进行维护,可以使放射源的放射剂量逐步稳定地衰退。

（二）γ射线的灭菌原理

γ射线灭菌原理可以按直接作用与间接作用进行分类。① 直接作用，γ射线直接破坏微生物的核糖核酸、蛋白质和酶而起到灭菌作用。微生物内核糖核酸、蛋白质和酶分子经γ射线的辐照而被激发或电离，激发态分子的共价键断裂或与其他分子反应，经电子传递产生自由基；离子分解或与其他分子反应，导致微生物分子结构破坏而死亡。② 间接作用，γ射线的能量被微生物内重要分子周围物质，如水吸收而使后者激发或电离，产生激发的水分子、电子、水离子或使之电离为氢自由基、羟自由基，由此产生一系列与核糖核酸、蛋白质、酶进行的氧化还原等反应，致使微生物死亡。

（三）γ射线灭菌的关键工艺参数

灭菌剂量是指达到所需灭菌保证水平（SAL）的吸收剂量。灭菌保证水平是指通过有效的灭菌过程后产品处于有菌状态的最大期望概率。辐射灭菌其灭活的微生物数目遵循指数灭活定律。这意味着，无论辐照多大的剂量，微生物均有相应的存活概率。对给定的剂量，微生物的存活是由微生物的数目、灭活微生物的种类、辐照剂量及辐照时微生物所处的环境决定的。25 kGy 是一种有效的灭菌剂量，一般认为，这种剂量能够提供 10^{-6} 的灭菌保证水平。

（四）预灌封注射器胶塞 γ 射线控制要点

γ射线辐照灭菌通过确认灭菌过程中的辐照剂量，以及灭菌后的微生物挑战试剂和辐照灭菌后产品的无菌检查结果，来确定产品的灭菌效果。γ射线辐照灭菌须在具备辐照相关资质的辐照灭菌场地进行。可由具备相应资质的灭菌工作站的预灌封注射器用橡胶活塞的生产厂家，或者在由生产厂家审计并确认具备资质的灭菌工作站进行辐照灭菌。

预灌封注射器用橡胶活塞辐照灭菌的关键控制参数包括：灭菌装载方式、胶塞的外箱尺寸（长×宽×高）、单箱密度（g/cm^3）、包装类型（BSCF & TSCF）、胶塞规格（例如1 ml、1～3 ml 等）以及辐照剂量。这些参数的日常运行都需要经过严格的验证，并与验证的参数相匹配。日常使用的辐照装载，须与验证的装载相匹配，使用的辐照托箱或者辐照托架的材质、规格等须与验证所用的完全一致。每次辐照所用的托箱或者辐照托架的数量须不超过验证时的最大数量，且每个辐照托箱或者托架所装载的预灌封注射器用橡胶活塞的装载量须与验证时的装载量相匹配。

每批产品在灭菌前都会放置微生物指示剂和辐照剂量指示剂，灭菌完成后会对微生物指示剂和灭菌后活塞样品进行无菌测试，并记录最大辐照剂量和最小辐照剂量；以测试的结果和灭菌工艺参数的数据作为评估每批产品是否达到无菌状态的依据。辐照剂量指示剂放置位置须与验证的辐照剂量指示剂测试分布相匹配，日常应分别放置在辐照剂量最大点和辐照剂量最小的点。

三、预灌封注射器密封性测试方法

容器密封完整性贯穿药品的整个周期，保证产品有效期内的药品质量和无菌，一直以来都是制药行业工作者关心的话题。2015 年 12 月底，国家食品药品监督管理局正式对外公告《无菌制剂 GMP 认证》，此次新政策完善了 2010 版 GMP 指南，无菌制剂 GMP 认证对包装密封完整性有了明确要求，其中的《无菌药品检查指南》对无菌制剂包装密封要求有详细说明。随着 GMP 指南对无菌制剂包装密封性要求的明确与规范,国内药企也越来越重视这个环节。目前国内更多采用传统的微生物挑战法,染色侵入法。近年来,国外开发了真空衰减法等无损定量的测试方法,并且出台了相应的测试标准和法规。《美国药典》USP⟨1207⟩提出多种确定性的检测方法:真空衰减法、高压放电法和激光法等,将传统的微生物挑战法、染色侵入法等归类为概率性的检测方法。各种方法的原理和应用可参考第二章相关内容。

预灌封注射器作为新型药品包装形式,既是容器密封系统,又是药物传输装置,在容器密封系统和药物输送装置中同时发挥作用,其密封完整性由两个部件的密封实现(前端针头/锥头部分密封与后端胶塞密封)。根据其结构的不同,预灌封注射器具有不同的分类,广义上可以分为带针头预灌封注射器和鲁尔预灌封注射器。因此预灌封注射器的密封完整性测试需要识别、评估和考虑针头/锥头与胶塞两个部件的密封是否可以保证整个系统的密封完整性。此外,预灌封注射器里的胶塞允许在一定范围内沿着注射器移动。在终端灭菌、贮运和销售过程中,由压力变化引起的胶塞移动可能潜在地影响密封的完整性。因此,对这些特殊条件下胶塞密封完整性的评估很有必要。

◇ 参 ◇ 考 ◇ 文 ◇ 献 ◇

[1] 蔡荣.预灌封注射器简介[J].上海包装,2006(2):19-20.

[2] 关帼丽.预灌封注射器给药定量精确[J].经济导报:医药技术,2009(4):18-19.

[3] 佚名.预灌封注射器大家谈[J].流程工业,2007(2):24-28.

[4] GB/T 2828.1-2012/ISO 2859-1:1999,计数抽样检验程序[S].

[5] 黄靖雄.环氧乙烷灭菌[J].中华医院感染学杂志,2004,14(12):1435-1439.

[6] 徐燕,孙巍,吴晓松.环氧乙烷灭菌技术应用与发展[J].中国消毒学杂志,2013,30(2):145-151.

[7] 董林,郑岚,竺秀敏.环氧乙烷消毒灭菌应用研究[J].上海预防医学杂志,1999,11:512-516.

[8] 冯春.环氧乙烷灭菌原理及未来发展方向[J].医疗装备,2013,01:16-17.

[9] 徐燕,孙巍,吴晓松.环氧乙烷灭菌技术应用与发展[J].中国消毒学杂志,2013,02:146-151.

[10] 聂旭阳.环氧乙烷的当前现状及其未来发展[J].化工管理,2013,18:220.

[11] 游小平,李思思,尹恒,等.新型高目煤粉涡流雾化器设计研究[J].公路与汽运,2015,02:154-156.

[12] 侯凌云,侯晓春.喷嘴技术手册[M].北京:中国石化出版社,2007,03.

[13] 李昇.金属表面清洗技术[M].北京:化学工业出版社,2007,06.

[14] 易惠萍,邓英剑,赵近谊,等.水射流降尘用喷嘴的雾化特性研究[J].矿山机械,2013,11:119-122.

[15] 吴小伟,周宏平,茹煜,等.雾化喷头供液管道系统设计[J].南京林业大学学报(自然科学版),2012,05:137-140.

[16] 薛胜雄.高压水射流技术工程[M].合肥:合肥工业大学出版社,2006,11.

[17] ISO 8262-1:2005, Milk products and milk-based foods — Determination of fat content by the Weibull-Berntrop gravimetric method (Reference method) — Part 1:Infant foods.

[18] USP38-NF 33⟨1207⟩ Sterile product packaging — integrity evaluation.

[19] USP38-NF 33⟨381⟩ Elastomeric Closures for Injections.

[20] USP38-NF 33⟨1035⟩ Biological Indicators for Sterilization.

第四章

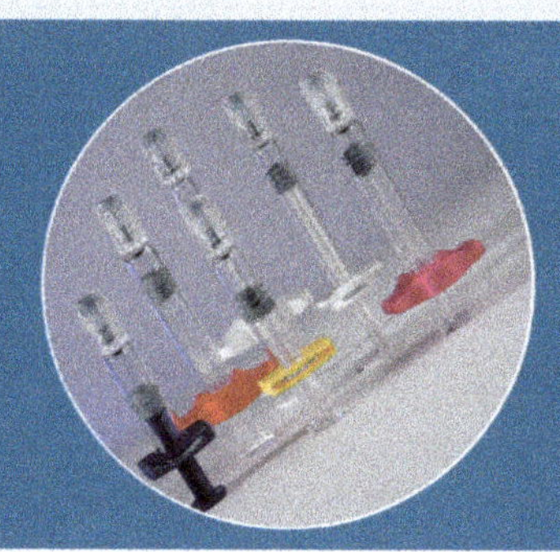

预灌封生产线设计与应用

第一节
预灌封生产线厂房设计和布局

一、洁净厂房设计和布局总体要求

　　洁净厂房通常也叫无尘车间、洁净室，在医药行业与电子行业中被广泛运用，是指将一定空间范围内空气中的尘埃粒子、有害空气、细菌等污染物排除，并将室内的温度、洁净度、室内压力、气流速度与气流分布、噪声振动及照明、静电控制在一定的需求范围内而给予特别设计的房间。不论外界气候条件如何变化，洁净室内均能具有维持原先设定要求的洁净度、温湿度及压力等性能的特性。要达到设定要求的洁净度、温湿度及压力等性能，必须依照设计规范进行厂房建设，从而为工业产品生产提供一个良好的洁净空间。

（一）洁净厂房总体设计规范要求

　　洁净厂房通常遵循以下几个方面的设计规范与标准。

　　1. 选址合理与总体布局合理　　洁净厂房应按照以下要求进行合理选址与布局：在大气含尘量少和有害气体浓度低、自然环境好的区域，应该远离交通要道和散发大量粉尘、有害气体及有噪声干扰的场所或区域，宜布置在厂区内环境清洁、人物流不穿越或少穿越的地段。这就要求洁净厂房在建设的同时应综合考虑以下措施方案：洁净厂房与交通干道之间的距离大于 50 m，设置必要的消防通道，洁净厂房周围进行绿化且道路选用整体性能好、发尘少的材料，如实在不能远离严重空气污染源时，应使洁净厂房建设在最大频率风向上风侧或全年最小频率风向下风侧。

　　2. 工艺平面布置和设计综合协调　　要做到工艺平面布置合理协调，在设计时就应考虑以下要求：首先工艺平面布置应合理、紧凑，即洁净厂房里保留必要的工艺设备与留置适当的洁净工作室，同时遵循"空气洁净度等级高的区域靠近空调机房且位于上风口位置、同洁净级别的工序和工作室集中布置、考虑大型设备安装和维修路线并预留设备安装与检修口、设置单独物料入口与气锁等防污染措施"原则；其次应做到洁净厂房平面空间设计满足产品工艺和空气洁净等级要求，洁净区、人员净化、物料净化和其他辅助用房应分区布置；最后，洁净厂房内各种固定技术设施（如送回风口、照明器、各种管线等）的布置，应优先考虑净化空调系统的要求，做到生产操作、工艺设备安装和维修、管线布置、气流流型以及净化空调系统各种技术设施的综合协调。

　　3. 人员净化和物流净化合理设计　　在进行人员净化设计时应考虑以下要求：人员更

衣必须在更鞋区域，存外衣和更换洁净工作服应分别设置且一人一柜，盥洗室应设洗手和烘干设施，当为 ISO 5 级以上垂直单向流洁净室设计时，要设气闸室，洁净区内不得设厕所，人流路线应避免往复交叉；设计物流净化时，洁净室内设备和物料出入口，应根据设备和物料的性质、形状等特征设置物料净化用室及其设施，物料净化用室的布置应防止净化后物料在传递过程中被污染。

4. 噪声控制符合规定　通常情况下，静态非单向流洁净室应不大于 60 dB(A)，静态单向流或混合流洁净室应不大于 65 dB(A)。为保证洁净室的噪声符合设计的控制要求，必须选择具良好隔声性能的围护结构并使各部分隔声量接近，同样，洁净室内的各种设备也应选用低噪声产品。对于辐射噪声值超过洁净室允许值的设备，需要设置专用隔声设施（如隔声间、隔声罩等）。净化空调系统既是洁净室空气洁净度保障的重要手段，也是洁净室静态噪声的主要来源，这就要求在空调系统设计上做好隔音、消声、隔振等控制措施，与之相关的排风系统也应做减噪设计。同时，空调系统中风速应控制在：总风管为 6～10 m/s，无送回风口的支风管为 4～6 m/s，有送回风口的支风管为 6～10 m/s。

5. 微振控制按需设计　有微振控制要求的洁净厂房，设计上应考虑建筑结构的选型及地面（楼板）的构造，如增加基础及上部结构垂直及横向刚度，增加地面（楼面）刚度，均能有效减小振动影响。此外，还应考虑隔振缝设置及其有效的构造措施，壁板与地面及顶棚采用柔性连接等，均能减小对精密设备、仪器、仪表的振动影响。

（二）药品生产质量管理规范要求

《药品生产质量管理规范》(Good Manufacture Practice of Drugs, GMP)是药品生产和质量管理的基本准则，适用于药品制剂生产的全过程和原料药生产中影响成品质量的关键工序。大力推行药品 GMP，是为了最大限度地避免药品生产过程中的污染和交叉污染，降低各种差错的发生，是提高药品质量的重要措施，可确保持续稳定地生产出符合预定用途和注册要求的药品。

《药品生产质量管理规范》是世界各国政府或组织为避免历史药害事件再次发生及加强上市药品的管理而不得不制定的药品生产准则，具有法律约束力，制药企业必须遵照执行。1963 年世界第一部 GMP 在美国诞生，随后各国政府或组织陆续在所辖区域进行了 GMP 的制定与实施。我国 GMP 于 1988 年开始起草颁布，历经几次修订完善，目前已形成与国际接轨的现行 GMP(2010 年版)，共 14 章，从人员、厂房设施、文件管理、生产质量控制等各方面进行了全面的规范。

洁净厂房作为药品生产的重要硬件环境，在 GMP 中从生产区、仓储区、质量控制区及更衣休息辅助区等全方位做了规定，要求遵循以下原则建造设计。

（1）厂房的选址、设计、布局、建造、改造和维护必须符合药品生产要求，应当能够最大限度地避免污染、交叉污染、混淆和差错，便于清洁、操作和维护。

（2）应当根据厂房及生产防护措施综合考虑选址，厂房所处的环境应当能够最大限度地降低物料或产品遭受污染的风险。

（3）企业应当有整洁的生产环境，厂区的地面、路面及运输等不应当对药品的生产造成污染，生产、行政、生活和辅助区的总体布局应当合理，不得互相妨碍，厂区和厂房内的人、物流走向应当合理。

（4）厂房应当有适当的照明、温度、湿度和通风，确保生产和贮存的产品质量以及相关设备性能不会直接或间接地受到影响。

（5）厂房、设施的设计和安装应当能够有效防止昆虫或其他动物进入，应当采取必要的措施，避免所使用的灭鼠药、杀虫剂、烟熏剂等对设备、物料、产品造成污染。

（6）应当采取适当措施，防止未经批准人员的进入，生产、贮存和质量控制区不应当作为非本区工作人员的直接通道。

（三）空气洁净标准

《药品生产质量管理规范》要求洁净区的设计必须符合相应的洁净度要求，包括达到"静态"和"动态"的标准，这里的"静态"是指所有生产设备均已安装就绪，但没有生产活动且无操作人员在场的状态；"动态"是指生产设备按预定的工艺模式运行并有规定数量的操作人员在现场操作的状态。目前，对于洁净区的洁净度等级规定通常是以洁净区域内每立方米空气中悬浮粒子最大允许数作为划分依据，各国政府或国际组织对此都有明确的正式文件规范，现主流规范为由 ISO/TC209 洁净室及相关受控环境技术委员会提出的国际标准 ISO 14644‐1，我国现行 GMP 对于洁净度的标准划分也是以此为参照制定的。表 4‐1 为中国 GMP（2010 年版）与 ISO 14644‐1：2015 中关于洁净度分级（N）标准的对比。

表 4‐1　中国 GMP（2010 年版）与 ISO 14644‐1（洁净室及相关控制环境国际标准）中关于洁净度分级（N）的标准

ISO 标准（N）	GMP 标准（N）	大于或等于表中粒径的最大浓度限值（pc/m³）					
		0.1 μm	0.2 μm	0.3 μm	0.5 μm	1.0 μm	5.0 μm
1		10					
2		100	24	10			
3		1 000	237	102	35		
4		10 000	2 370	1 020	352	83	
		100 000	23 700	10 200	3 520	832	
	A				3 520（静态）		20（静态）
5					3 520（动态）		20（动态）
	B				3 520（静态）		29（静态）
					352 000（动态）		2 900（动态）
6		1 000 000	237 000	102 000	35 200	8 320	293
					352 000	83 200	2 930
7					352 000（静态）		2 900（静态）
	C				3 520 000（动态）		29 000（动态）
					3 520 000	832 000	29 300
8					3 520 000（静态）		29 000（静态）
	D				不做规定		不做规定
9					35 200 000	8 320 000	293 000

表中 ISO 标准中洁净度等级 N，数字不超过 9，洁净度等级整数之间的中间数可以按

0.1 为最小允许递增量。不难发现，中国 GMP 标准中洁净度 A 级相当于 ISO4.8（以≥5.0 μm 的悬浮粒子为限度标准），B 级洁净度（静态）级别相当于 ISO5，对于 C 级洁净区（静态和动态）而言，空气悬浮粒子的级别分别为 ISO7 和 ISO8，对于 D 级洁净区（静态）空气悬浮粒子的级别为 ISO8。

二、预灌封生产线洁净厂房设计

预灌封注射剂是近年来悄然兴起的一种技术含量较高的、实用的、新型的注射剂剂型，主要用于疫苗和非最终灭菌的生物制剂。预灌封注射剂是将药物直接灌装在玻璃注射器中，且玻璃注射器上安装有注射针头，将注射器和药液包装容器合二为一，使用时直接注射，非常方便。该剂型具有用药剂量更准确、保护护士不受药液伤害及使用方便、无污染等优点。随之应运而生的新型预灌封生产线相比传统的注射剂灌装生产线，减少了药瓶和瓶塞的清洗、加热通道以及传送带等配套设施，具有安装和生产更为柔性的特点。当然，预灌封生产线要生产出符合预期目标的临床用药，需要在灌装配套设备、空气净化、管道系统、无菌生产保障设施及物料转运系统等方面进行全新的统筹性的设计与基础建设。

（一）生产线洁净厂房概念设计

概念设计即是利用设计概念并以其为主线贯穿全部设计过程的设计方法。概念设计是完整而全面的设计过程，它通过设计概念将设计者繁复的感性和瞬间思维上升到统一的理性思维从而完成整个设计。如果说概念设计是一篇文章，那么设计概念则是这篇文章的主题思想。概念设计围绕设计概念展开，设计概念则联系着概念设计的方方面面。

对于制药行业这一具有更高要求的特殊行业来讲，每当新建或扩建一个药品生产线时，必须事先有一个系统缜密的项目概念，这个项目概念就是现在普遍流行的既符合行业法规又切合企业产品工艺需求的设计概念，围绕设计概念形成的项目概念设计成为当今制药生产线建设的前置条件。预灌封生产线作为新注射剂型生产线，它的建设更应在传统的设计要求上关注以下方面，进行良好的概念设计，为最终生产线预期功能的实现奠定坚实基础。

1. 总体设计要求　在药品生产工艺平面布置中，未经消毒灭菌处理的物料不能进入无菌操作区内，经过消毒灭菌处理后的物料应直接出现在无菌操作区域内，不应再经过非无菌操作区以免受到污染，或产生潜在交叉污染。人员和材料的进出采用单向流，降低人员、产品暴露到不适当洁净环境从而带来污染的风险，以满足 GMP 的法规要求。

目前，此类生产线生产出来的大多数品种是不需要经终端灭菌即可投入临床使用的无菌产品（即非最终灭菌药品），最近也出现了最终灭菌的预灌封产品。一般非最终灭菌预灌封生产线工艺主要包括：① 物料准备；② 配液；③ 无菌过滤；④ 灌装/压塞；⑤ 取样/检验；⑥ 包装。最终灭菌的预灌封生产工艺主要包括：① 物料准备；② 配液；③ 无菌过滤；④ 灌装/压塞；⑤ 最终灭菌；⑥ 取样/检验；⑦ 包装。

图 4-1 为非最终灭菌预灌封生产线系统组成布局图。其中配液放置在 C 级区域，对于暴露的配液需要在 B 级背景下。预灌封的注射器解包背景设置为 C 级区。灌装和压

塞设置在 B 级区。灯检设置在一般控制区，主要是因为与西林瓶不同，预灌封注射剂压塞后即为产品的最终密封，所以不用设置在 C 级区域。

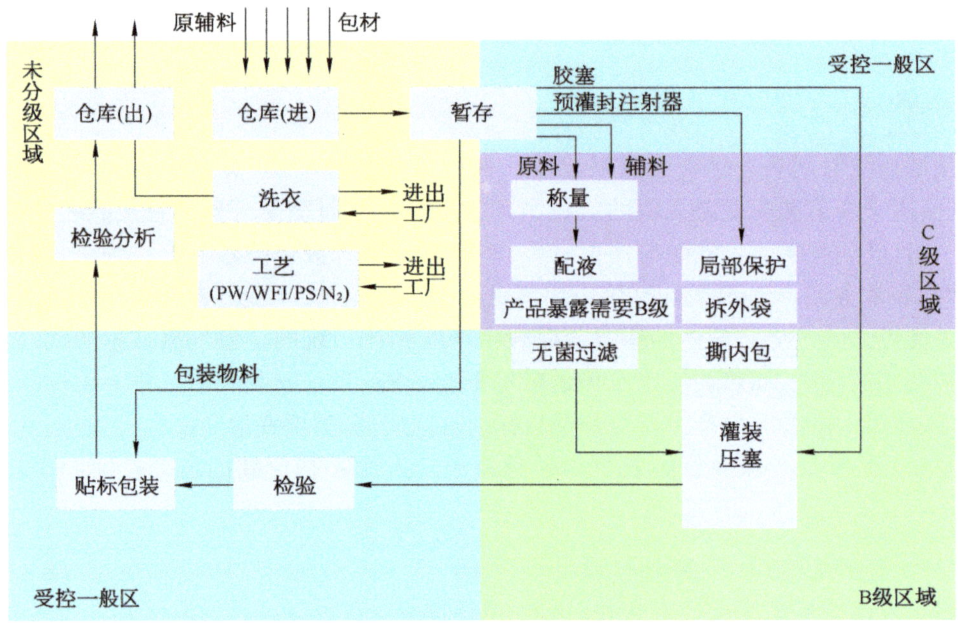

图 4-1　非最终灭菌预灌封生产系统组成

图 4-2 为最终灭菌预灌封生产线系统组成布局图。其中配液放置在 C 级区域，对于暴露的配液需要在 B 级背景下。预灌封的注射器解包背景设置为 C 级区。灌装和压塞设置在 C 级区。最终灭菌设置在一般区。

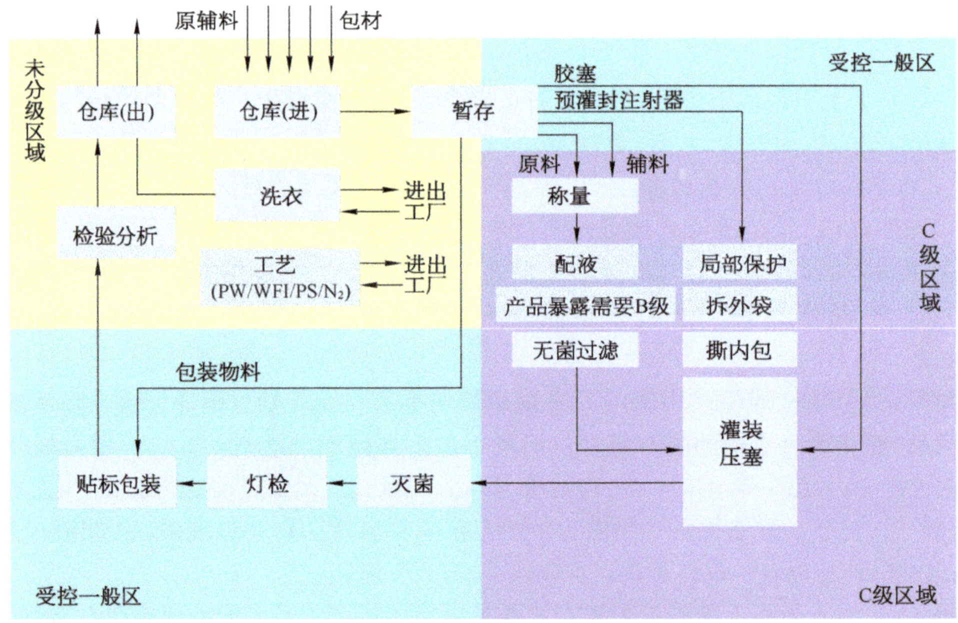

图 4-2　最终灭菌预灌封生产系统组成

　　2. 无菌隔离工艺　　近 20 年来，国内外注射剂生产企业均认识到，人员是无菌产品生产过程中微生物污染的主要风险所在。有数份研究资料对无菌操作人员的污染强度进行了评估，从中得知，一系列先进的技术可用以降低这种污染的风险。这些技术如下：① 将人员与无菌环境隔离；② 限制人员接触无菌物品；③ 减少无菌环境的操作人员。

　　所有这些方法均通过加强人员与无菌物品、材料及无菌产品需要无菌装配的接触表面的隔离实现。环境系统使用的无菌工艺历史的简单回顾，如图 4-3 所示。

　　现在鲜有从业人员知道在传统洁净室出现前已经使用手套箱进行无菌操作。其实，早期的无菌工艺人员已经理解人体产生污染的风险，并在操作者与所谓的无菌区域之间使用物理隔离来提供更好的微生物控制。1950 年出现

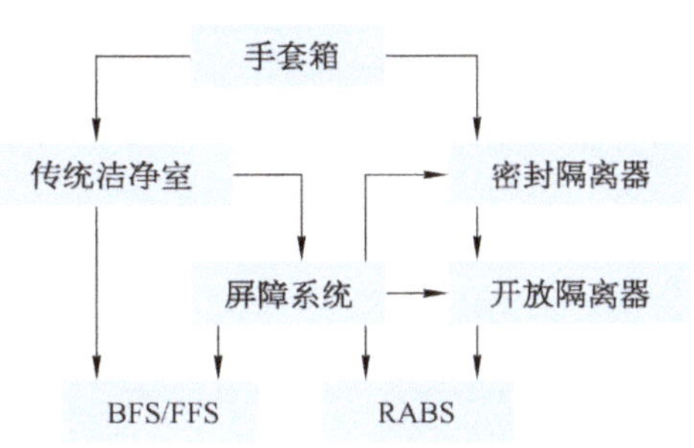

图 4-3　无菌工艺族谱图

的高效微粒空气过滤器明显改变了无菌设施设计和操作实践。现在可以利用人员的更衣、空气的自净、设备的隔离，减少人为操作带来的污染。此设计已进化为目前更先进的隔离设计。隔离系统的使用影响设备和厂房的设计和布局，先进的隔离技术和密封工艺较控制环境更有效。

　　传统的无菌工艺，如图 4-4 所示。该系统包括以下特点：① 主要通过 PVC 软帘和墙进行隔离；② 洁净空气通过 HVAC 空调系统进行供应和再循环；③ A 级区周围需要增加层流进行保护；④ 产品保护靠有限的压力差；⑤ 适用于无菌生产和制造。

　　随后出现了"限制性进入屏障系统"（restricted access barrier system，RABS），相对于传统的无菌工艺，它使环境与人员的隔离更加充分，并可以通过手套进行干预和操作。RABS 常分为开放式 RABS（O-RABS）和封闭式 RABS（C-RABS）。而根据洁净风提供的方式常分为主动式和被动式。

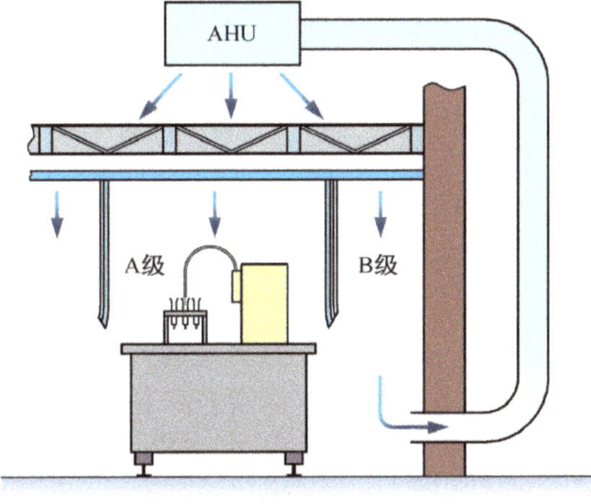
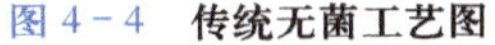

图 4-4　传统无菌工艺图

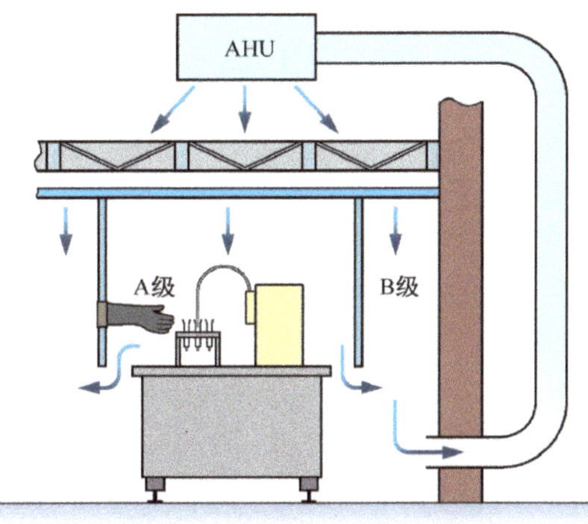

图 4-5　被动式 O-RABS 设计图示

　　图 4-5 为被动式 O-RABS 设计图示。它的主要特点如下：① 玻璃门是主要隔离手段；② 玻璃门没有连接到设备台面；③ 洁净空气通过 HVAC 进行供应和再循环，与环

境相通；④ A 级区周围需要增加层流进行保护；⑤ 操作主要通过 RABS 和门进行；⑥ 物料转移通过小门或者缓冲气锁进行；⑦ 运行中 RABS 维持有限的正压,开放式产品保护；⑧ 适用于无菌生产和制造。

图 4-6 为主动式 O-RABS 设计图示。它与被动式 O-RABS 的区别如下：① 洁净空气通过 AHU 进行供应和再循环,有单独的风机单元；② 由于单独设置 AHU,风速相对于被动式更容易控制,运行中 RABS 可以维持相对正压。

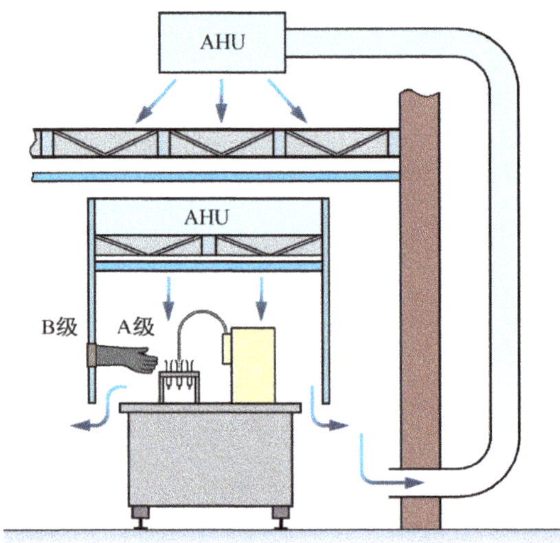

图 4-6　主动式 O-RABS 设计图示

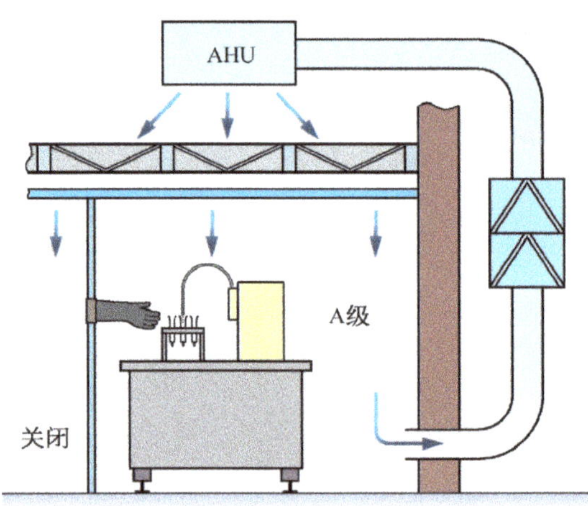

图 4-7　被动式 C-RABS 设计图示

图 4-7 为被动式 C-RABS 系统设计。它的主要特点如下：① 玻璃门和墙是主要隔离手段；② 玻璃门连接到设备台面,将无菌区和洁净区进行隔离；③ 洁净空气通过 HVAC 进行供应和再循环；④ 操作主要通过 RABS 手套进行；⑤ 物料转移通过鼠洞、RTP 接口或者缓冲气锁进行；⑥ 运行中 RABS 维持有限的正压,封闭式产品保护。

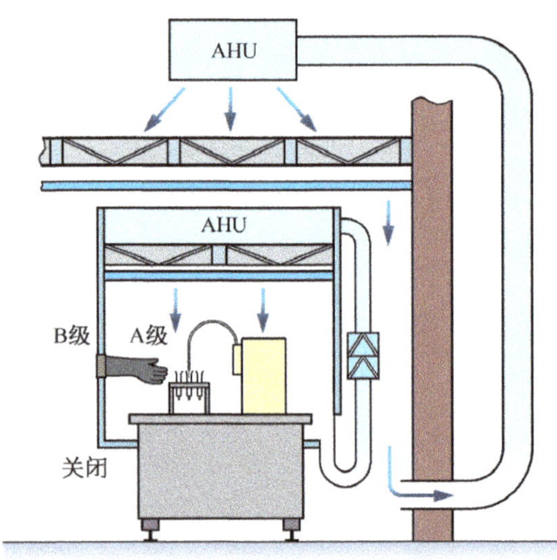

图 4-8　主动式 C-RABS 设计图示

图 4-8 为主动式 C-RABS 系统设计。它的主要特点如下：① 封闭式模块化设计；② 洁净空气供应和排气为密闭再循环系统；③ 无菌区和洁净室之间进行隔离；④ 具有不同超压和负压维持的区域；⑤ 主动式的洁净空气供应,单独风机单元；⑥ 通过密封的手套进行操作；⑦ 物料转移通过鼠洞、RTP 接口或者缓冲气锁进行；⑧ 适用于注射剂特别是粉末灌装。

从 RABS 的使用情况来看,具备进入的灵活性,但不能避免开放干预的潜在风险；RABS 唯一安全可靠的干预就是减少不必要的干预。可能有较低的初始成本,但由于需要完全无菌核心分区及更衣,操作成本可能会较高。

图 4-9 为隔离器的系统设计示意图,它的主要特点如下:① 焊接密封的不锈钢外壳;② 洁净空气供应和排气为密闭再循环系统;③ 无菌区和洁净室之间进行隔离,消毒通过 H_2O_2 溶液进行;④ 具有不同超压和负压维持的区域;⑤ 通过充气密封的手套进行操作;⑥ 物料转移通过 RTP 接口或者缓冲气锁进行;⑦ 适用于注射剂特别是粉末、毒性产品的灌装。

隔离器相对于 RABS 系统来说,具有更加安全可靠的无菌工艺操作和隔离性能。

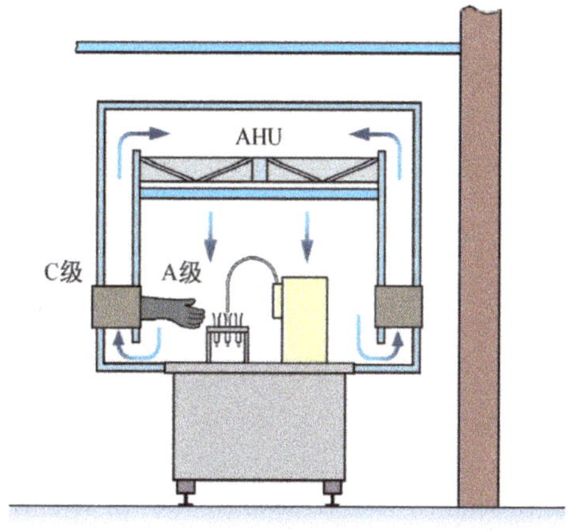

图 4-9　隔离器的系统设计示意图

第一,隔离器在封闭环境和操作员之间提供一个不同的可测量压力。通常,RABS 依靠气体过剩来排除无菌更衣操作员所在环境的污染。

第二,隔离器用于重复净化工艺(在某些情况下,这是一个无菌工艺)操作,每次通过一个微处理器控制系统来始终如一地传递杀菌剂,此工艺的效力可通过对耐受菌的多级对数杀灭数据获得支持。

第三,产品接触表面,诸如隔离器内的给料器和上塞设备,可以事先安装,并且可以使用与隔离器净化相同工艺的杀菌剂进行处理。RABS 设计允许这些配件使用远程灭菌,然后转移进 RABS,进行无菌安装,等待操作使用。这就会出现一个明显的不易避免的微生物污染风险。

第四,在 RABS 设计中,存在人员不易到达,但需要处理的安装区域。例如考虑将一台大的冻干机安装到 RABS 里面,更衣后操作人员没有进入系统,就不能对 RABS 内部进行充分消毒。表明在这种大设备应用或设计时,RABS 有微生物污染的潜在可能而不宜将其作为一个高级无菌工艺。

第五,在隔离器内部正压下进行无菌工艺操作,是无菌的具细胞毒性产品的首选灌装方法。RABS 设计因为其封闭水平很低,不能在这种类型的产品中使用。

3. 生产工艺设计　药品的生产工艺就是药品生产者利用药品生产工具,对各种药品原材料、半成品进行增值加工或处理,最终使之成为药品的方法与过程。预灌封药品生产线是对传统无菌药品生产线上无菌灌装核心部分进行了改进的生产线,其主要工艺流程参照图 4-10。

预灌封药品生产线也对图 4-10 所示无菌药品生产线进行了改进,主要集中在灌装系统区域,生产方式采用了无菌注射器形式进行无菌灌装并做了相应辅助系统的改进。

通常情况下,预灌封注射剂生产线包含以下部分。

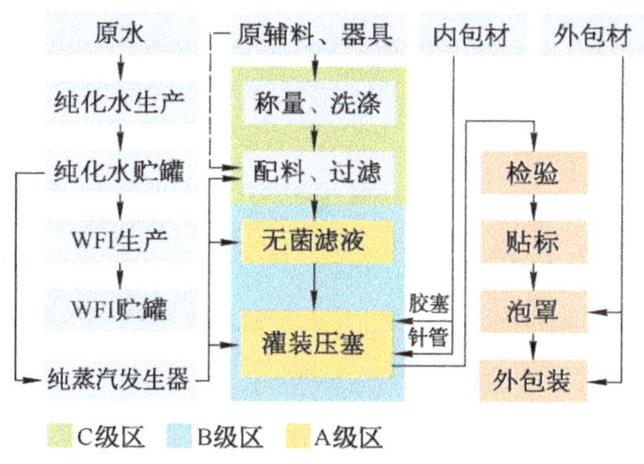

图 4-10　无菌药品生产工艺流程示意图

（1）预灌封注射器的预清洗和消毒。

（2）在单向 HEPA 过滤气流下消毒外袋。

（3）在单向 HEPA 过滤气流下撕外袋，取出巢盒。

（4）在单向 HEPA 过滤气流下撕 Tyvek® 纸，去内纸。

（5）自动运输注射器至注射器灌装处。

（6）从巢盒中取走蜂巢板至灌装处灌装压塞。

（7）将灌装后的针管放置于巢盒内，送至灯检区域。

（8）灯检、包装、入库。

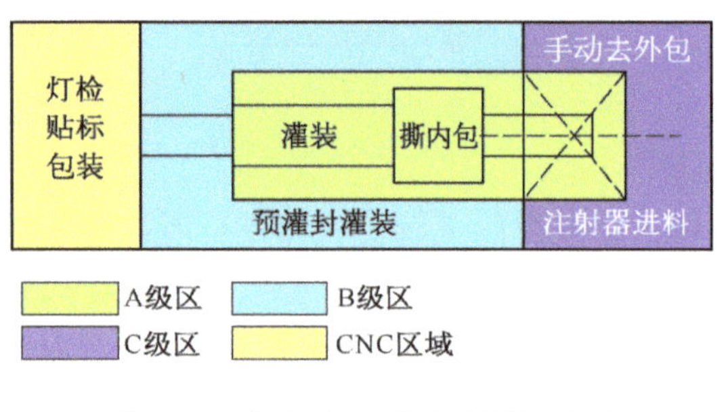

图 4-11　传统预灌封生产线设计 C+A

最初使用的传统无菌工艺生产线如图 4-11 所示，采用开放式无菌工艺，手动去除注射器包装袋设置在 C 级区，通过消毒在 A/C 层流下去除包装袋，通过鼠洞进入 A/B 区域，进入撕内包工位，然后进行灌装。人员在 A/B 下进行撕内包和灌装操作，人员无菌污染风险较大。人员操作时严格进行气流流形的确认。

目前通常在 A/C 级下去除注射器外包装袋，通过重力轨道滑入 A/B 级区域进入撕内包工位。撕内包、灌装压塞都在 RABS 内进行。RABS 内的气流向外扩散，人员通过已确认完整性的 RABS 手套进行干预操作，避免了人员对灌装和压塞区域的污染。图4-12采用的为 O-RABS 系统，采用手动去除注射器包装袋。当采用 C-RABS 时，可用E-beam 对拆完包装的巢盒进行灭菌。去外包可采用机械手拆外包模式代替手工模式，以降低劳动强度、避免人员干扰和差错。由于电子束灭菌器是可验证、可监控的一种消毒模式，能最大限度地减少巢盒进入 A 级灌装前去外包时与操作员的接触污染，所以可以把去外包区域设置为 D 级区，如图 4-13 所示。通常采用 C-RABS 时，A 级区内无人，不允许开门操作。

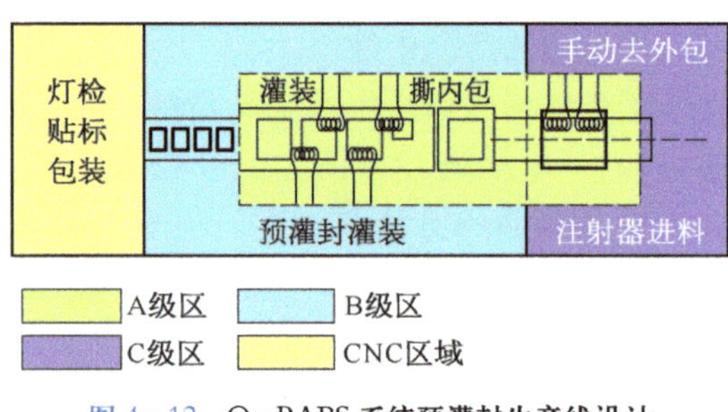

图 4-12　O-RABS 系统预灌封生产线设计

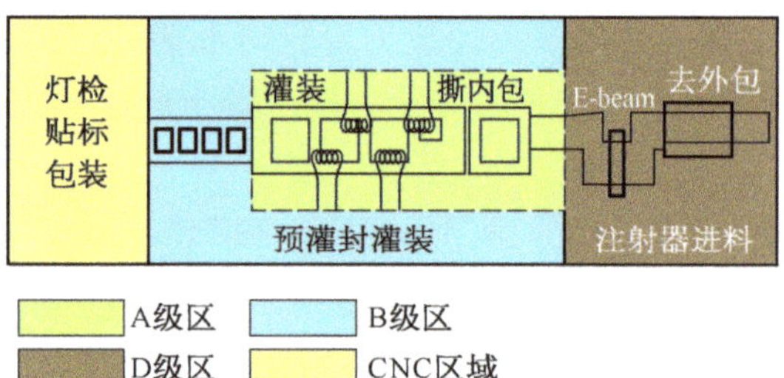

图 4-13　C-RABS 系统预灌封生产线设计

由于预灌封注射器越来越广泛地应用于生物或者疫苗产品，针对活病毒制成的疫苗，不仅要保证产品远离环境污染的风险，还需要通过隔离器保证操作人员的身体安全。隔离器相对于 RABS 来说封闭性更强，无菌更加可靠，其对背景环境的要求也更低，在物料传输方面需要采用 RTP 接口传送胶塞和其他物料。隔离器的预灌封设计如图 4-14 所示。当采用隔离器时，可以将灌装背景环境级别降低为 C 级区。

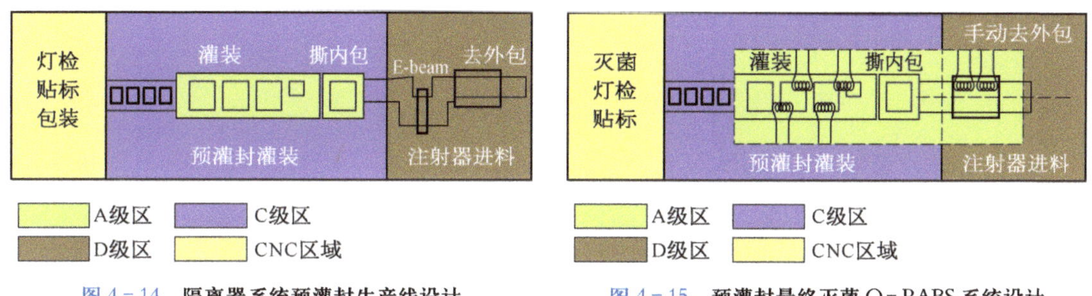

图 4 - 14　隔离器系统预灌封生产线设计　　　　　图 4 - 15　预灌封最终灭菌 O - RABS 系统设计

随着空气蒸汽混合灭菌柜的应用,预灌封的部分产品可采用最终灭菌形式。若采用最终灭菌,灌装区域的背景要求可以降低一个级别。图 4 - 15 为最终灭菌的 O - RABS 系统设计,灌装区域为 A/C。

(二) 建筑和布局设计

布局设计需要保证无菌产品的工艺和设备设施实现兼容,从而预防污染、保护产品。一个标准的设备设施布局设计必须考虑 GMP 法规要求,以及职业、环境和健康的要求。并且对于设备设施来说,一方面必须满足工艺需求,容纳设备布局,便于人机工程学的操作和设备维护、维修等;另一方面便于人员、物料和废弃物的流动。可以通过适当的更衣、选择合适的建筑材料、利用洁净分区来达到这些要求。

1. 洁净分区　在洁净分区中,根据关键工序和部件清洗设施来确定 GMP 空间划分。空间的划分设计、操作和控制,应能够有效地控制颗粒污染物的风险,微生物和内毒素的风险,以及其他潜在影响产品质量的因素。GMP 的空间分类常分为 A 级区,B 级区,C 级区和 D 级区。其中 A 级区是产品暴露或者灭菌组件存放区域,通常在 RABS、隔离器或传统的设施上实现。B 级区,C 级区和 D 级区的分类取决于操作特性和无菌技术的类型。如果采用传统无菌工艺或者 RABS 技术进行产品灌装,B 级区,C 级区常作为隔离器的背景区域。清洁操作或者准备工作一般设置在 C 级区或者 D 级区。当然在某些特定的条件下需要额外增加局部 A 级保护。例如 LAF 或者生物安全柜(BSC)。控制不分级区域(CNC)常用来支持 GMP 操作或者后续包装工序而进行区域分开。

不同无菌操作和工艺要求对应的洁净分区设计见表 4 - 2～表 4 - 5。

表 4 - 2　无菌和非无菌物料的准备和取样

操作项目	无 菌 物 料		非 无 菌 物 料		备 注
	包装物料	非包装物料	包装物料	非包装物料	
取样					非无菌组件(西林瓶)在 D 级区
称量、分发					
缓冲液准备	NA	NA	NA		低风险开放操作或者密闭操作在 D 级区
缓冲液贮存	NA	C 级区	NA	＊CNC	＊最终无菌过滤前
培养基	NA	NA	NA	D 级区	密闭操作在 D 级区

表 4-3　开放和密闭工艺

工序项目	工艺系统			备注
	开放无菌工艺	开放非无菌工艺	密闭工艺	
大部分生物药				
细胞传代和接种	A级区 B级区		C级区	
细胞培养	C级区	C级区	CNC	
RECOVERY	A级区 B级区		D级区	
纯化	A级区 B级区		*D级区	*最终纯化放置在C级区
分装	A级区 B级区		C级区	
大部分化学药				
最终纯化	A级区 B级区		C级区	
配液	A级区 *B级区		C级区	*如果用隔离器,则为C级区
器具灭菌	A级区 B级区		C级区	灭菌前的存放在层流保护下

表 4-4　灌装无菌工艺应用（预灌封注射器）

操作工序	无菌工艺			最终灭菌产品	备注
	传统无菌工艺	RABS工艺	隔离器工艺		
拆外包				不适用	
拆内包		C级区	C级区	不适用	
灌装和压塞	A级区 B级区			不适用	

表 4-5　灌装准备区域的无菌技术应用

操作工序	无菌工艺			最终灭菌产品	备注
	传统无菌工艺	RABS工艺	隔离器工艺		
预清洗和设备清洗	D级区	D级区	D级区	D级区	
部件准备					

续　表

操作工序	无菌工艺			最终灭菌产品	备　注
	传统无菌工艺	RABS 工艺	隔离器工艺		
灭菌卸载	B 级区	B 级区	C 级区	C 级区	
胶塞处理					
罐子 CIP 和 SIP	D 级区	D 级区	D 级区	D 级区	

2. A 级取风设计　在无菌灌装过程中，对于传统的洁净室而言，操作人员是最大的污染源。敞开式的洁净室因有人员的参与，核心区域无法始终保证 A 级环境，如胶塞的出料、冻干产品的灌装、转运等。为了最大限度地减少人为污染，要求将人员隔离在核心操作区之外，于是各种不同的隔离措施被用于操作者和关键区之间。从传统洁净室逐步过渡到先进洁净室无菌灌装系统的隔离设备。相对于洁净室而言，隔离设备可以提供一个较小的洁净环境，从而降低人员对产品的污染。

然而，当前无菌药品生产大都采用大面积 FFU 从侧面上方的 B 级背景区取风的方式。有专家指出，这种气流形式容易形成倒吸，将地面的空气吸至 A 级取风口，从而引起 B 级区气流紊乱，而使地面污染空气无法正常回风。同时房间 B 级区送风口与 A 级取风口位置距离较近时，还易出现气流短路的现象。因而，这一结构会导致其所处 B 级背景区的气流流形不理想和 B 级区环境空气质量下降的问题。A 级单向流 B 级顶回风（侧面取风）如图 4-16 所示。

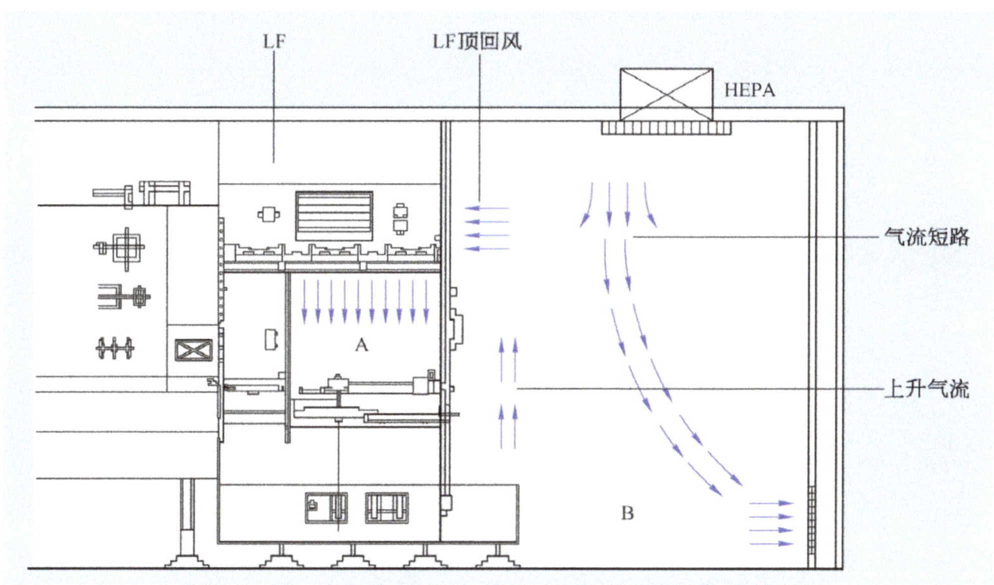

图 4-16　A 级单向流 B 级顶回风（侧面取风）示意图

针对以上问题，可使用大面积的 RABS，采用回风墙进风形式，避免 RABS 在 B 级区室内采风造成气流短路现象。ISPE HVAC 国际制药工程协会对空调系统的基准指南中关于"无菌工艺工厂"的内容指出，不推荐将高效过滤器或风机单元安装在天花板下，因为这样安装的单元需要在无菌区域内部修理，不能正常地利用低回风，缺乏足够的预过滤。

国内也有专家提到应避免在 A/B 区域使用传统的单向流罩，建议采用下侧回风。

《药品生产质量管理规范》(2010 年修订)中关于厂房与设备的要求也同样指出，为了维持 A 级区与 B 级区良好的气流形态，建议单向流装置采用侧墙下部的低位回风方式，单向流装置可采用短风管与设在墙壁下部的回风口相连接。

侧下回风方式如图 4 - 17 所示。

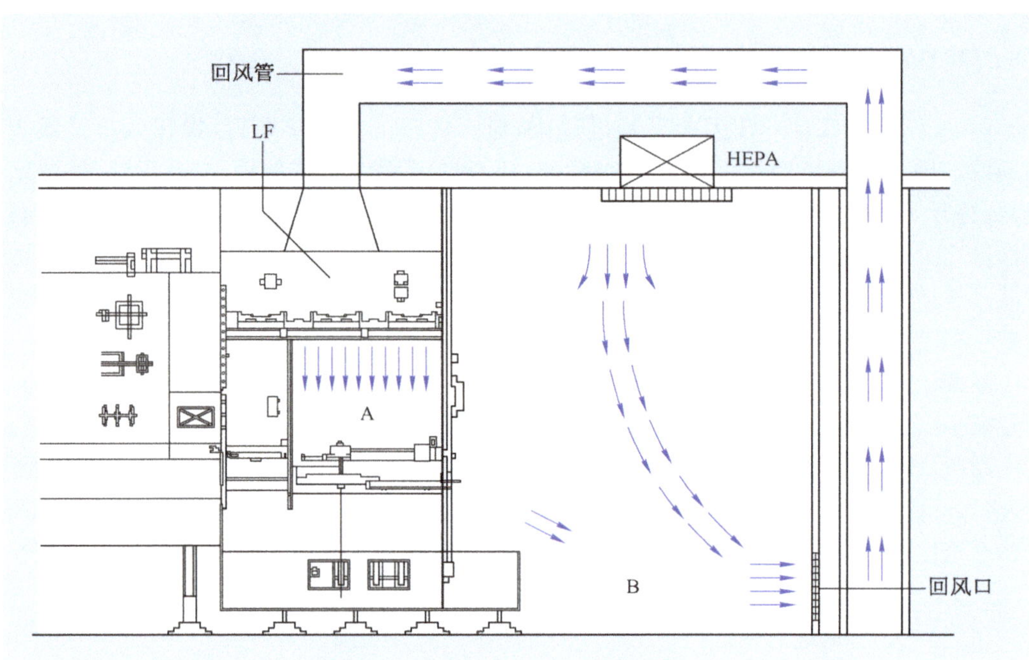

图 4 - 17　侧下回风的送风方式

对于非无菌药品生产的支持区域，如洗衣房内无菌工作服的整衣台等较小面积局部单向流装置，可以不受下部回风的限制，直接侧面取风。

另外，当区域采用大面积 A 级单向流时，还应考虑噪声、温度和风速均匀度控制等问题。

3. 缓冲间或气锁设计　设置缓冲间或气锁对于维持环境的完整性非常必要。通过控制不同环境区域人员进出以及材料进出产生的颗粒污染，从而保持环境的洁净度。常见的气锁室压力设计有三类：① 梯度式——空气从压力高的区域通过气锁室流向压力低处；② 正压式——气锁室位于压力最高处，空气从气锁室往外流，达到阻隔目的；③ 负压式——气锁室位于压力最低处，空气由外向气锁室流入。

通常设置的气锁间必须达到以下要求：不同区域之间的人流和物流需要设置气锁；气锁的大小必须和环境控制活动(例如人员更衣流程、具体更衣人员数量等)相适应；气闸的数量取决于不同区域的洁净等级，以及气锁具体操作内容(如人员更衣是否需要隔离、物料有毒时的密封等)；通常 ISO 7(B 级区)和 ISO 5(A 级区)禁止直接进行传递或者进入。

当然，对于某些特殊产品，例如病原微生物、基因修饰药物或者致敏性药物等，需要进行特殊设计。这些产品中的每一类都需要进行特殊的调节，以此来保证产品和人员的安全。

常见的气锁设置如图 4－18～图 4－20 所示。

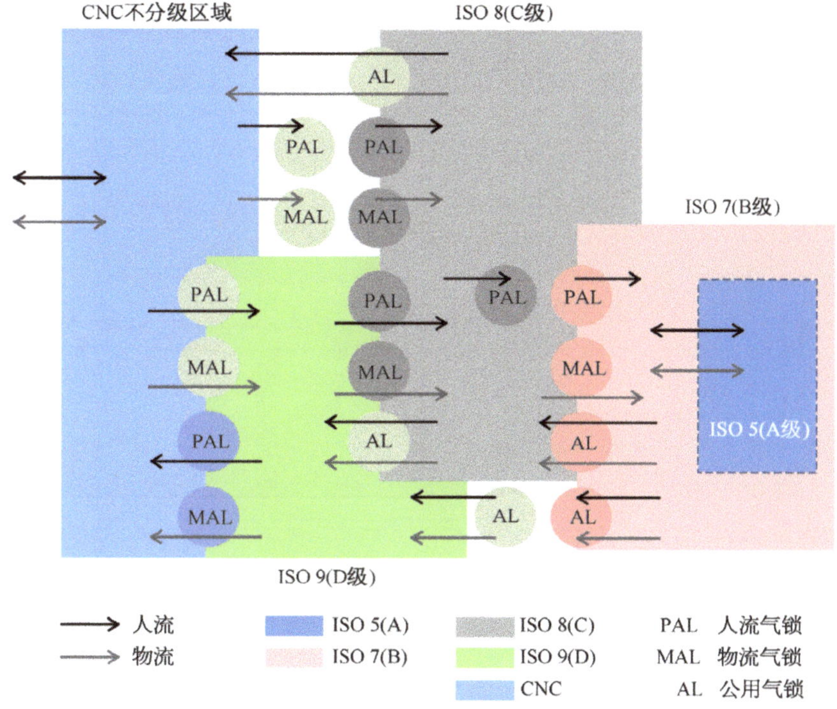

图 4－18　传统的气锁设置布局图

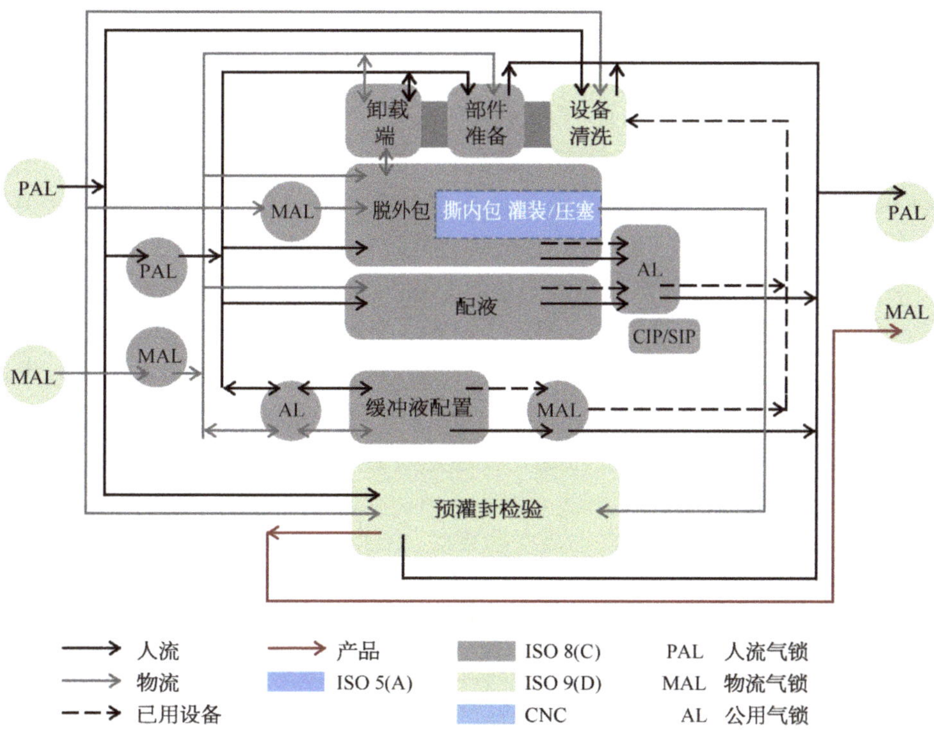

图 4－19　一次性预灌封产品工艺设置布局图

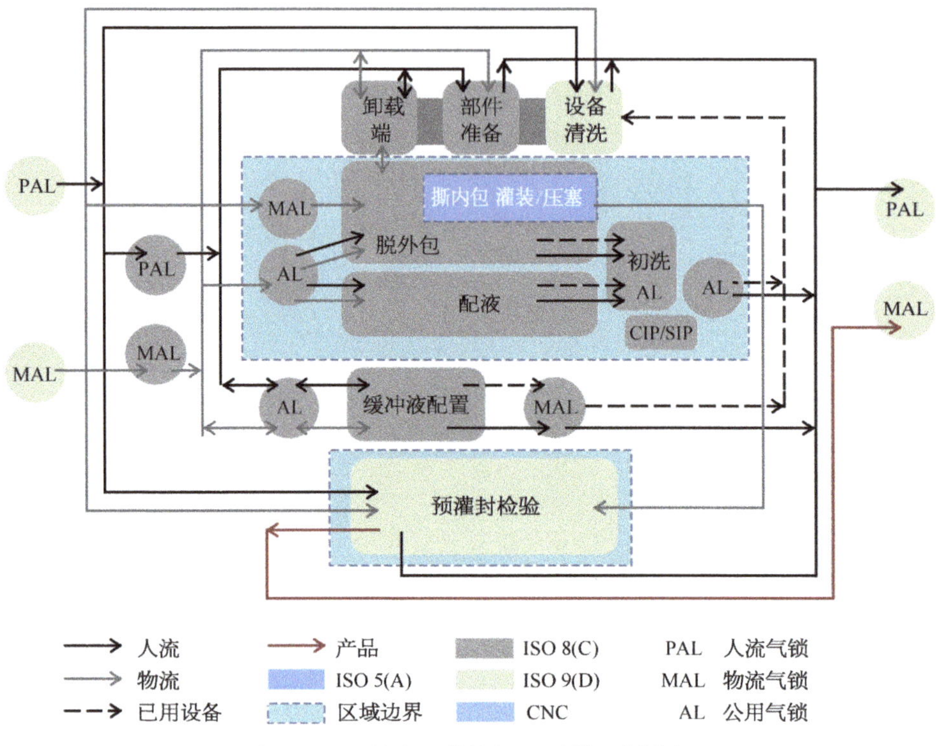

图 4 - 20　不锈钢预灌封产品工艺设置布局图

三、公用工程设施配置要求

（一）工艺用水

制药用水在制药工业生产过程中是应用最广泛的工艺原料，它包括饮用水、纯化水、注射用水和灭菌注射用水等，制药用水可用作药品的组成成分、溶剂、稀释剂等。各国药典对制药用水的质量标准和用途都有明确的定义和要求。制药用水对药品的质量有着直接的影响，各个国家和组织的 GMP 将制药用水的制备以及存贮分配系统作为制药生产的关键系统，对其设计、安装、验证、运行和维护等提出了明确要求。

1. 纯化水的制备　纯化水的制备应以饮用水为原水，并采用合适的单元操作或组合的方法。常用的纯化水制备方法包括膜过滤、离子交换、电去离子（EDI）、蒸馏等，其中膜过滤又可分为微滤、超滤、纳滤和反渗透（RO）等。制药行业纯化水制备系统一般由预处理系统和纯化系统组成。制药行业对纯化水的 TOC、微生物以及内毒素指标等有严格的要求，因此需选择合适的工艺加以控制并合理地进行有效风险预防和纠偏处理。纯化水制备工艺流程的选择应综合考虑以下因素：原水水质、产水水质、产水水质稳定性、设备工艺运行的可靠性、预防微生物污染的有效措施、对不同原水水质及其变化的适应能力和可靠性、设备日常维护和操作的方便性、日常运行能耗成本、设备产水的回收率等。

（1）水系统设计关键依据：① 产水流量要求。产水流量以阶跃式设计产水流量，系统中的给水泵、膜元件及各种设备的规格均成阶跃变化，因此系统设计流量应取略高于实际工程用量的阶跃数值。设计产水流量应以膜元件寿命后期的最严重临时性膜污染状态为背景。设计产水流量应以水箱缓冲作用后的系统设计为指标。② 系统产水水质要求。

系统产水水质一般不存在随时间变化的问题，系统设计脱盐率应以膜元件寿命后期的最严重临时性膜污染状态及最高给水温度、最高给水含盐量为背景，以保证产水水质始终达到或超过设计要求。③ 原水水质条件。纯化水制备系统的产水水质、回收率以及日常的运行维护很大程度上取决于原水的水质。通常，制药生产过程中的饮用水来源于城市自来水，正常情况下供水水质能符合国家《GB 5749－2006 生活饮用水卫生标准》，但当发生影响水质的突发性公共事件、季节性气候影响以及环境的恶化时，很难保证饮用水达到国家标准要求。因此原水水质报告是纯化水机设计的基础，制药企业应提供历年的当地饮用水水质报告、企业定期对饮用水的日常监测数据及当地饮用水水源情况，制药企业提供详尽的当地原水水质报告有助于设计出最佳的纯化水系统方案。同时，设备制造商也需要全面分析客户提供的原水水质报告并进行合理的工艺设计。

（2）预处理：预处理工艺的主要目的是清除膜系统的污染源（主要包括悬浮物、有机物、微生物、氧化物与难溶性盐），使其主要水质参数达到后续纯化系统的进水要求，从而有效减轻后续纯化系统的杂质负荷。截留悬浮物与有机物的包括砂滤、精滤、微滤、超滤等过滤处理工艺；吸附有机物的主要有活性炭处理工艺；去除难溶性盐主要有软化与阻垢剂投加工艺。为有效控制反渗透系统和预处理流程的微生物污染，可以在系统首末端采用氧化剂与还原剂的投加工艺。反渗透膜的产水通量存在明显的温度特性，低温条件下保持通量所需的工作压力明显上升，产水能耗显著增加。一般在预处理系统末端进行热交换以提高反渗透系统的进水温度。由于预处理工艺的多样性，预处理工艺方案的选择具有较大的灵活性，但预处理各工艺有着自身特定的处理功能，在各工艺的功能之间既有补充又有重叠。系统设计要求合理地选择各类工艺配置、合理排布工艺次序、充分发挥工艺能力，以达到预处理工艺的目的。

国内使用较为广泛的传统预处理工艺如下。

原水（含余氯）——→次氯酸钠——→原水箱——→增压泵——→多介质过滤——→炭滤——→软化器——→换热器——→精密过滤器——→膜系统

预处理工艺主要功能设计：① 根据各自的需求设计预处理单元，进行整体或各单元单独进行巴氏消毒，需要根据验证制订出合理有效的消毒周期，以预防和控制微生物的滋生。② 对多介质过滤器、活性炭过滤器实现定时自动反洗，一般要求经过多介质过滤处理后原水污染指数（SDI）低于 5。③ 采用两套软化器串联使用，分别再生处理；软化器根据硬度在线检测或运行累计流量实现自动再生，一般要求控制软化产水硬度≤1.5 mg/L。④ 对预处理产水进行余氯监测，达到报警设置值时，预处理产水自动排放，达到设置的排放时间后预处理系统处于自循环运行状态并保持报警。一般通过活性炭过滤处理后余氯控制在0.1 mg/L 以下。⑤ 在后续纯化系统不需要供水时，保持低频自循环状态或间歇运行模式。

（3）纯化系统：主要目的是将预处理系统的产水净化为符合药典要求的纯化水，但由于纯化水贮存与分配系统无任何的净化功能，因此纯化水制备系统的产水水质均须高于药典的质量要求，如 USP 规定纯化水的电导率极限值为 $1.3\ \mu s/cm$（25℃），则纯化水机的出水水质要求一般均为优于 $0.5\ \mu s/cm$（25℃）。纯化系统一般分为二级 RO、一级 RO 和 EDI、二级 RO 和 EDI 等多种净化工艺。

工业用反渗透膜的材料主要为醋酸纤维素（CA）和芳香聚酰胺（PA）两大类，醋酸纤维素与芳香聚酰胺相比，前者亲水性好、抗氧化性强、表面光滑，而后者的工作压力低、耐酸碱性强、耐微生物污染、产水流量高、具有更强的化学稳定性，因此当前反渗透膜材料主要是芳香聚酰胺。反渗透膜元件的结构形式有板式、中空纤维式、管式、卷式，其中卷式结构是制药行业中常规使用的反渗透膜。反渗透膜可进行化学剂的清洗和消毒，还有特殊制造的膜可以采用 80℃ 左右的热水进行循环高温消毒，这种特殊的卫生型耐高温膜在制药行业中也越来越多地得到推广和使用。反渗透工艺的主要目的是脱除给水中的无机盐分，同时能大量去除给水中的细菌、内毒素、胶体和有机大分子。EDI（电去离子装置）系统的主要工艺目的是去除水中的杂质离子或可离子化的物质（进一步除盐）。EDI 技术是将电渗析和离子交换相结合的除盐工艺，该装置取电渗析和混床离子交换两者之长，弥补对方之短，通过阴、阳离子交换膜对阴、阳离子的选择性透过作用与离子交换树脂对离子的交换作用，在直流电场的作用下实现离子的定向迁移，从而完成水的深度除盐，水质可达到 $10\sim18\ \mathrm{M\Omega \cdot cm}$。在除盐的同时，水电解产生的 H^+ 和 OH^- 对离子交换树脂进行再生，因此不需要化学试剂即可连续制取高纯水。与传统的混床技术相比，EDI 工艺具有无化学污染、连续再生、操作和维护简单、产水纯度更高、水回收率更高、占地面积小等多个优点，EDI 已得到制药行业的广泛认可和使用。EDI 在实际操作过程中是有温度限制的，大多数 EDI 的操作温度在 $10\sim40℃$，但也有特殊制造的 EDI 膜堆可以采用 80℃ 左右的热水循环消毒，目前在高端制药行业中，也得到进一步推广和使用。

目前国内使用较为广泛的纯化工艺如下：氢氧化钠加药装置→5 μm 精密过滤器→换热器（双板式或双管板式）→一级反渗透→二级反渗透→EDI→纯化水贮存与分配系统。

纯化系统工艺主要功能设计：① 反渗透和 EDI 系统可实现在线（或离线清洗，根据使用需求）化学清洗和热水消毒功能（卫生型耐高温膜），在化学清洗和热水循环后，可实现冲洗。卫生型耐高温膜和 EDI 在热水消毒过程中，升温和降温的速率须严格依照厂家的要求进行设计。② 反渗透在系统停机时，应有自动低压冲洗功能。③ 反渗透和 EDI 系统进水高温、低流量、高压力保护功能。④ 反渗透和 EDI 系统应有防止产水背压的保护功能。⑤ 纯化水机产水出口至纯化水贮罐进水口之间采用双管路纯化供应，当纯化水贮存到达控制高液位时，纯化系统自动切换到低频率内循环运行状态。

2. 注射用水的制备　在制药行业中，注射用水采用纯化水经蒸馏法制备，这也是世界公认的首选方法。目前，蒸馏水机主要有塔式、蒸汽压缩式和多效蒸馏水机，由于多效蒸馏水机较其他两种方式具有技术工艺先进、生产出的蒸馏水质量稳定、操作维护简单、使用可靠、噪声低、节能等优点，得到全世界制药企业的广泛认同。若注射剂含有细菌内毒素将会产生热原反应，原蒸馏水机的主要功能是去除纯化水中的细菌内毒素，它通过气液相变法和分离法对原料水进行化学和微生物纯化，通过蒸馏法至少能减少原料水中 99.99% 的内毒素，制药企业一般要求内毒素控制在 0.25 EU/ml 以内。多效蒸馏水机通常由两个或多个蒸发换热器、分离装置、预热器、两个冷凝器、阀门、电导率检测装置等控制部分组成。常规多效蒸馏水机为 3～8 效，每效包括一个蒸发器、一个预热器、一个分离装置。效数越多，节能效果越好。在注射用水产量一定的情况下，要使蒸汽和冷却水消耗量降低，就得增加效数，这样就会增加投资成本，因此需要药企与生产厂家综合考虑共同确认蒸馏水机效数。多效蒸馏水机如图 4-21 所示。

多效蒸馏水机的工作原理：工业蒸汽经过第一效蒸发器的壳程，与蒸发器管程的原料水进行热交换，产生的工业蒸汽冷凝水通过压力驱动和重力沉降，经疏水管路排出。原

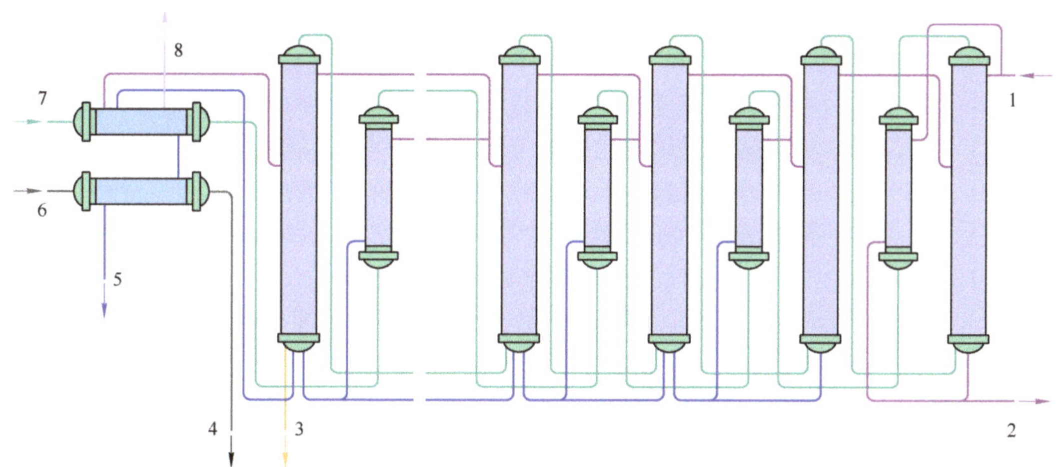

图 4 - 21　多效蒸馏水机流程图

1：工业蒸汽；2：工业蒸汽凝结水；3：浓水排放；4：冷却水出；5：注射用水；6：冷却水进；7：原水进；8：不凝性气体

料水先经上冷凝器与纯蒸汽及蒸馏水的汽液混合体加热后依次从末效预热器到第一效预热器被二次纯蒸汽及蒸馏水加热，然后进入第一效柱蒸发器顶部经分配装置并去除不凝性气体，均匀喷淋沿着列管管壁形成均匀的降液膜，同经过壳程（列管外壁）的工业蒸汽进行热交换，产生的汽水混合物在压力差的作用下进入蒸发器底部的汽-液分离装置（螺旋分离器）后，上升的纯蒸汽与夹带的小液滴进入汽-液分离装置（螺旋板分离）后，小液滴从纯蒸汽中分离出来聚集沉降到底部，产生的纯蒸汽进入纯蒸汽管路作为下一效蒸发器的壳程加热源，纯蒸汽在下一效被吸收热量后凝结成注射用水。各效过程相同，纯蒸汽从第二效开始凝结，然后被收集，与预热器管程中的原料水进行热交换后，被输送到上冷凝器的壳程，与末效产生的纯蒸汽混合，再与管程中的原料水热交换、冷却、进入下冷凝器继续与管程中的软化水进行热交换、冷却，最后经在线电导率和温度传感器检测合格后输送至注射用水贮存与分配系统。未蒸发的原料水依次进入下一效蒸发器继续蒸发，最后还未蒸发的作为浓水直接从末效蒸发器排出。

多效蒸馏水机的两项关键技术：① 液体成膜技术。蒸发器列管内液体成膜的质量对于增强换热效果、节约能耗和提高纯蒸汽质量非常关键，因此为了使纯化水能够在蒸发器列管内壁均匀地成膜，蒸发器顶部必须设置良好的液体分布器。② 汽-液分离技术。目前主要的分离技术有重力分离、导流板撞击式分离、丝网除沫、内螺旋及外螺旋分离等。

多效蒸馏水机工艺主要有以下设计功能。

（1）每个蒸发器与预热器必须依照压力容器进行设计和制造，都需有一个永久性带印章的压力容器识别铭牌。

（2）第一效蒸发器、全部的预热器和冷凝器采用双管板结构，管束与封头部位的连接采用液压胀接法。

（3）材质/抛光度要求：与纯化水、纯蒸汽、蒸馏水直接接触的材质采用不锈钢316 L；非洁净管道采用不锈钢 304 材质；与纯蒸汽、蒸馏水直接接触的管道及其配件建议采用ASME - BPE 标准；与纯化水直接接触的管道及其配件建议采用 3A 或 ISO 标准；建议与纯化水直接接触的材质抛光度≤0.6 μm，建议与纯蒸汽、蒸馏水直接接触的材质抛光度≤0.4 μm；对抛光度和蒸馏水质量有更高要求的，建议与纯蒸汽、蒸馏水直接接触的材质采用电抛光处理，如预热器（第一效除外）的壳程、蒸发器的壳程、冷凝器的壳程。

（4）对蒸馏水的电导率和温度进行连续性监控，不合格自动排放和报警。

（5）多效蒸馏水机根据注射用水贮罐液位低/高信号实现联动启/停。

（6）多效蒸馏水机具有在线自动消毒功能（对管道进行热水冲洗）。

（7）对蒸馏水的恒温进行单独控制，对冷却水（软化水）进行比例调节控制。

（8）冷凝器设计应有防真空装置，如上冷凝器设计呼吸器。

（9）多效蒸馏水机浓水管路、不凝气体管路不可直接接入排水管路，若需要连接必须采用空气隔断，以防止倒流污染。

3. 贮存与分配系统　制药用水的贮存与分配系统包括贮存单元、分配单元以及使用点管网单元。贮存单元（贮罐）的主要功能是贮存符合药典要求的制药用水并满足生产的最大峰值需求量，并且必须保持供水质量。分配系统的主要功能是将符合药典要求的制药用水输送至工艺用水点，并保证其压力、流量和温度符合工艺生产需求，同时保证制药用水质量符合药典要求。

制药用水贮存与分配的合理设计对于制药用水系统是非常关键的，设计需要对系统质量安全、法规、操作、维护、实用性和投资等多个方面综合考虑，并杜绝设计的缺陷和过度设计的发生。在最为合理的投资成本下，设计应该最大限度地降低运行风险和微生物的污染风险。制药用水贮存与分配系统的设计形式多种多样，选择何种形式主要取决于用户生产的需求，但过度设计和设计不足在制药行业中是经常出现的问题。例如，纯化水系统的呼吸器不需要采用在线纯蒸汽灭菌，可以通过定期更换和离线湿热灭菌的方式，这也是非常安全的方式；但对于注射用水系统的呼吸器，由于其风险较纯化水系统高，建议采用在线纯蒸汽灭菌的方式。对于纯化水系统取样阀的设计，不需要采用 T 型阀或无菌取样阀，可以采用隔膜阀与主管的三通进行焊接处理，符合 3D 要求即可；但对于注射用水系统，出于风险的考虑还是建议采用；对于纯化水系统，在已经采用连续湍流循环、自动焊接、采用隔膜阀、卫生型的连接方式、3D 要求、机械抛光（$R_a \leqslant 0.6\ \mu m$）、定期消毒或灭菌，系统质量安全风险控制已经很好的情况下，不必再采用电抛光的管件，管件的标准采用 ISO 或同等标准即可，不必采用 ASME－BPE 标准。过度设计会增加企业很多投资成本，而带来的系统安全反而不会非常的明显。在贮存和分配系统设计时，制药企业需要提供详细的用水点峰值统计情况，这是贮存和分配系统设计最为重要的地方，只有这样才更有助于工程单位设计出最优的方案。

贮存系统：贮存系统主要包括贮罐、温度传感器、液位传感器、喷淋球、爆破片、带夹套保温的呼吸器、隔膜压力表。

贮罐大小的选择：应综合考虑以下因素：① 从控制微生物的滋生角度来看，贮罐越小越好，因为这样系统循环率会较高，降低了微生物快速滋生的可能性。② 成本投资以及制备系统的产水量。制备系统产量选择过大，则会增加投资成本；若贮罐过大，则贮罐的腾空次数受限，微生物污染的风险就会升高。一般情况下，贮存系统的腾空次数需满足1～5 次/小时，推荐采用2～3 次/小时，相当于贮罐周转时间为 20～30 分钟为宜。在同一个车间，采用稍小的制备系统配备稍大的贮罐与采用稍大的制备系统配备稍小的贮罐均可满足生产需求的，系统周转时间控制在 1～2 小时为宜。制药用水系统贮罐的有效容积比以 0.8～0.85 为宜。

　　贮罐设计的选择：① 贮罐材质一般都采用 316 L 不锈钢。② 贮罐的设计压力需要根据贮存与分配系统的消毒或灭菌方式来设计；当采用巴氏消毒时，贮罐一般采用常压设计，按 ASME‑BPE 标准进行设计与加工；当采用纯蒸汽灭菌或过热水消毒时，必须按照压力容器来设计，设计压力为 −1～3 bar，按照 ASME‑BPE 标准进行。③ 贮罐一般设计夹套保温，保温材料一般采用硅酸铝，对于采用罐体自身加热维持水温的贮存系统，罐体还需要设计工业蒸汽夹套加热。④ 由于贮罐内表面存在水流缓慢的区域，容易附着生物膜，因此罐体是整个贮存与分配系统中微生物滋生风险最大的地方。因此一般建议贮罐内表面采用电抛光处理，抛光度 $R_a \leqslant 0.4\ \mu m$。

　　贮罐喷淋球的主要功能是保证罐体始终处于自清洗和全润湿的状态，可有效降低生物膜的形成，并保证系统消毒时能够全覆盖。喷淋球的数量与形式需要根据贮罐的大小设计，喷淋球有旋转喷淋式、旋转喷射式、传统固定式喷淋球等，常用的是旋转喷淋式。

　　贮罐液位传感器的主要功能是为水机提供启停，一般低于高液位时，水机启动制水，到达高液位时水机停止运行，同时防止贮存与分配系统的离心泵空转。一般适合于制药用水系统的液位传感器主要有静压式、电容式、差压式，这三类传感器均采用卫生型连接，并能耐受高温消毒或灭菌。从实际的使用效果来看，电容式液位传感器在系统消毒或灭菌过程中，甚至在呼吸器出现不畅通的情况下，液位显示还是相对平稳，而静压式液位传感器容易受到影响。因此建议在更换方便的情况下使用电容式，其次为差压式。

　　贮罐温度传感器的主要功能是实时监测罐体的水温。为了有效控制微生物的滋生，推荐纯化水温度维持在 18～25℃。纯化水温度超过 25℃，系统微生物滋生的风险相对较大；注射用水温度维持在 75～85℃，注射用水温度超过 85℃，系统容易发生红锈。

　　爆破片主要是为了安全考虑，在呼吸器堵塞的情况下可有效避免"瘪罐"事故的发生。它主要安装在承压的压力罐体上，代替传统的安全阀，采用卫生型连接，材质为 316 L 不锈钢。

　　贮罐呼吸器的主要功能是保持罐体通畅，同时有效防止空气中的颗粒和微生物对罐体水质的影响。呼吸器的滤芯采用疏水型，材质采用聚四氟乙烯，过滤孔径为 $0.22\ \mu m$；贮罐呼吸器建议采用电加热套，贮罐呼吸器的尺寸需要根据贮罐以及泵体流量的大小来设计，也要保证贮罐有足够的通气量。纯化水呼吸器可采用离线灭菌和定期更换滤芯的方式来防止微生物的滋生，注射用水呼吸器采用在线灭菌和定期更换滤芯的方式来防止微生物的滋生。滤芯在使用前后都需要进行完整性检测，完整性检测的目的是验证呼吸器在使用过程中和使用前是没有出现堵塞和泄漏的。

　　分配系统：分配系统主要包括带变频控制的卫生离心泵、换热器、316 L 不锈钢材质的管道及其配件、隔膜阀、取样阀、温度传感器、压力传感器、电导率传感器、TOC 检测分析仪及其配套的集成控制系统。分配系统通过采用流量、温度、电导率、TOC 等在线检测仪进行水质的实时监测，并通过周期性的消毒或灭菌处理有效控制水中微生物负荷，同时按照质量检测的有关要求，对分配系统的总送、总回以及车间的关键使用点安装取样阀进行水质的取样检测分析。

　　贮存与分配系统运行的设计形式：设计形式根据使用温度的不同可分为高温循环、常温循环和低温循环 3 种。目前常规使用的设计原理有如下 8 种：① 批处理循环系统；② 多分支/单通道系统；③ 单罐、平行循环系统；④ 热贮存、热循环系统；⑤ 常温贮存、常温循环系统；⑥ 热贮存、冷却再加热系统；⑦ 热贮存、独立循环系统；⑧ 用水点降温系统。目前贮存与分配系统的形式常采用"动态/连续分配"的设计理念，该设计的优点在于设计简单、投资成本和运行管理成本低，并能有效解决峰值用量的需求。在以上 8 种原理中，第 3 种和第 7 种均属于"动态/连续分配"系统。总之，对于设计方案企业可结合用水点温度需求、消毒方式以及系统规模等因素，但同时还需兼顾产品的特性、投资成本、设备运行和维护成本以及运行的风险等因素。建议参考 ISPED 分配系统决策树的形式来合理选择贮存与分配系统的设计方案。

贮存与分配系统工艺设计的关键点：① 温度检测，一般将温度传感器设置在换热器前后以及注射用水贮罐，对管网中的水温进行实时监测和消毒或灭菌。纯化水系统常采用巴氏消毒，系统 85℃ 循环保温 1 小时。注射用水系统常采用过热水（121℃）循环消毒 30 分钟。消毒或灭菌的前提条件是所有的温度检测点都达到所设置的温度，当在消毒或灭菌过程中，有任一温度检测点没有达到设置温度时，系统需要重新消毒而非累计计时消毒或灭菌。② 流量检测，一般将流量传感器设置在回水末端，主要用于监测回水管网的流量，以保持系统末端回水流速不低于 1 m/s。通过水泵变频器与流量传感器联动控制来实现系统流速的控制，流速对水质的长期稳定运行非常关键，在峰值用水量时，短时间内回水流速低于 1 m/s 并不会引起微生物的快速滋生，但过低的流速可能增加系统污染的风险（如使用点阀门打开时，出现倒吸空气的风险）。因此常采用 0.6 m/s 作为系统回收流速的报警限，一般工程设计时，将水泵的变频流量控制在 1.2～1.5 m/s，泵出口主管网的实际流速在工程上一般采用 2～3 m/s 为宜。③ 电导率检测，电导率仪位置的设置必须能够实时反映使用水的质量，因此在线电导率检测点设置在回水控制的阀门（合格与合格阀门）前。电导率对水系统来说是一个非常关键的控制参数，在线电导率一般采用温度（25℃）补偿的形式来实时监测水的质量，正常情况下，在线温度补偿测定的值较离线非温度补偿测定值小。④ TOC 检测分析仪，在系统中的安装位置和电导率仪一样，TOC 对水系统，尤其是注射用水系统来说是另一个非常关键的控制参数，药典要求 TOC 指标不能高于 0.5 mg/L，一般在线 TOC 警戒线为 0.1 mg/L，纠偏线为 0.2 mg/L。TOC 可采用在线监测和离线取样分析两种方法，建议水系统采用在线监测的方法，更有利于实现水质的实时监测和合理的趋势分析。⑤ 车间使用点报警提示功能，在回水电导率、压力和流量检测异常以及系统消毒或灭菌时，系统应自动报警提示，以便车间人员停止使用。⑥ 用水点管网单元材质要求，在制药用水行业中，不锈钢管件一般均采用 316 L 不锈钢材质，卫生型的管道标准有 DIN（德标）、ISO 1127、ISO 2037、SMS 3008、ASME－BPE、3A 等。目前，国内通常采用 3A、ISO 2037、SMS 3008、ASME－BPE 标准，ASME－BPE 标准推荐制药用水的管道内表面粗糙度以 R_a＜0.6 μm 为宜，注射用水系统建议采用 ASME－BPE 标准和电抛光处理。⑦ 焊接方式要求，尽可能地采用自动焊接的方式进行管道以及配件的安装，当系统组件需要拆卸或维修时，可采用卫生型卡箍连接或无菌法兰连接方式。

（二）HVAC 系统

HVAC 系统即采暖通风与空气调节系统，GMP 中通俗地称为空调净化系统，是制药工厂的一个关键系统，它对制药工厂能否实现向患者提供安全有效产品的目标，具有重要的影响。如果药品生产环境得到妥善的设计、建造、调试、运行和维护，则有助于确保产品的质量，提高产品的可靠性，同时降低工厂初期的投资成本和后期的运行成本。HVAC系统是企业能源消耗的一个重要组成部分，设计中应将药品生产质量管理规范（GMP）和良好工程实践规范（GEP）融合在一起，综合多方因素设计出一套经济适用的 HVAC 系统，为药品生产提供一个节能、清洁、安全的空间环境。

空调系统提供物理分隔，以防止产品之间出现交叉污染。可采用直流风空气，也可以采用独立（专用）空气处理机组，通过严格的空气过滤实现对交叉污染的控制。应综合考虑洁净室温度、湿度、有害物质处理、微粒控制要求及外部大气环境等因素，设计出从室外空气预处理、空调机组的选型、风管结构布局、送风过滤处理到回风利用的完善实用的HVAC 系统。预灌封生产线作为无菌药品生产线的一种，需要更多的运行费用维持日常的洁净区域，因此对空调系统生产线的设计应从根本上更为关注其成本因素。

通俗地讲，空气净化是指针对室内的各种环境问题提供杀菌消毒、降尘除霾、去除有害装修残留以及异味等整体解决方案，提高生活、办公条件，增进身心健康。在药品生产过程中，存在着各种各样影响产品质量的因素，包括环境空气带来的污染，药品间的交叉污染和混淆，操作人员的人为差错等。为此，应该建立一套严格的药品质量体系和药品生产质量管理制度，最大限度地降低影响药品质量的风险，确保患者的安全用药。

环境空气是影响产品质量的重要因素之一，只有对药品生产环境中空气的温度、湿度、悬浮粒子、微生物等进行有效的控制和监测，才能确保环境参数符合药品质量的要求，避免空气污染和交叉污染的发生，同时为操作人员提供舒适的环境。为使生产环境达到药品生产质量的要求，应采取有效的空气净化处理技术，将大气处理成洁净空气供药品生产使用。HVAC 系统工作原理如图 4-22 所示。

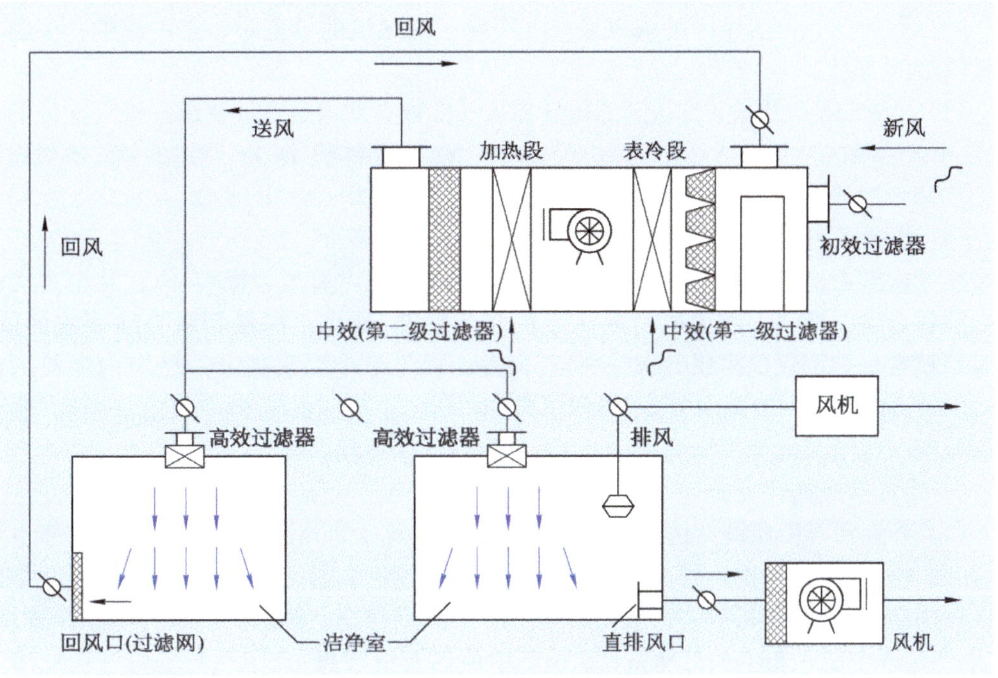

图 4-22　HVAC 系统工作原理图

1. 暖通系统要求　HVAC 设计的原则是最小化污染的风险,在制药企业暖通设计中需要考虑下列因素。

(1) 温湿度:洁净室的温湿度应与药品的生产工艺相适应,确保符合产品和工艺的要求,并满足人体舒适的要求。除有特殊要求外,B 级和 C 级洁净区温度一般控制在 20～24℃,相对湿度一般控制在 45%～65%;D 级洁净区温度应为 18～26℃,相对湿度一般应为 45%～65%。

通常可采用加热盘管换热器、电加热设备、冷却盘管换热器、加湿器或除湿器调节空气的温湿度。通常组合式空调系统包括了上述的各个单元,某些情况下针对局部控制区域安装单独的控制单元。

当工艺和产品有特殊要求时,必须按药品的特性要求设定温度和湿度控制范围。对于某些耐热性差的生物产品需要控制配液至灌装全程的温度。吸潮性物料的贮存需要控制湿度在一定的范围内。因此,在设计医药空调净化系统之前,一定要先明确工艺对温湿度的要求。

(2) 压差:压差控制是维持洁净室洁净度等级、减少外部污染、防止交叉污染的最重要、最有效的手段。洁净室内一般应保持正压,但当洁净室内工艺生产或活动使得室内空气内含高风险性的物质,如青霉素等高致敏性药物及高传染风险的病毒、细菌等时,洁净室须保持相对负压。

为避免洁净室受相邻房间的污染,或者洁净室受一般区或低洁净区的污染,洁净室与一般房间之间、洁净度不同的洁净室之间、同级别但污染程度不同的区域间要保持适当的静压差。通常来说,高级别、高风险区域的压差应高于低级别、低风险区域,才能确保避免"脏"空气对"洁净"空气的污染,从而避免对产品的污染。

设计压差梯度时需要考虑下面几点:① GMP 规定的最低值;② 当气锁门打开时可接受的压差变化;③ 洁净区的漏风量;④ 跨越不同区域的设备对压差的影响;⑤ 成本和质量风险的考量。

(3) 风量和换气次数:洁净区的风量和换气次数必须满足设计要求。换气次数的设计公式:换气次数(次/小时) = 房间总送风量(m^3/h)/房间体积(m^3)。常用的换气次数设计如下:① 15～20 次/小时,受控但不分类空间(CNC);② 20～40 次/小时,C 级区;③ 40～60 次/小时,B 级区;④ 300～600 次/小时,A 级区。

换气次数由房间容积与空气流量决定,换气率对成本有显著影响,但它并不直接影响室内颗粒含量。换气次数说明房间从混乱状态恢复,达到洁净区颗粒自净要求的能力。气态颗粒含量并不仅仅由换气次数决定,而是由以下三个因素决定:① 室内颗粒的产生量;② 向室内提供的新鲜空气量(体积流量/时间);③ 提供的新鲜空气的洁净度(假定由于高效空气过滤器的作用而完全净化,不对药品产生不利影响)。

2. 暖通系统设计关键点

(1) 直流和再循环设计选择:空调系统一般可划分为直流空调系统和再循环空调系统,如图 4-22 所示。由于再循环空调系统具有初投资和运行费用低的优势,故在空调系统设计中应尽可能合理采用再循环系统空调,但下列情况空调系统的空气不能循环使用:① 生产过程中散发粉尘的洁净室;② 生产中使用有机溶媒,且因气体聚集可构成爆炸或火灾风险的工序;③ 病原体操作区、放射性药品生产区;④ 生产过程中产生大量有害物质，以及异味或挥发性气体的生产工序。

（2）风机和驱动装置：应用于 HVAC 系统的通风机多采用离心式或轴流式通风机作为系统的送风机、回风机、排风机，不同的使用场所根据其性能特点可选用不同的风机类型。

风机一般安装在空气处理机的供气侧，可采用无蜗壳风机/送气风机或离心风机。风机可采用直接驱动或皮带驱动方式。排气/抽气工作一般采用直接驱动或皮带驱动翼式轴流风机或离心式风机。

为保证空调系统的送风量达到设计要求，空气处理设备中的风机应根据额定风量和机组全静压进行选型。风管管道及送风管道末端风口所需的机外静压要求，和设备自身各功能段在额定风量运行时的阻力降，如冷热盘管、空气过滤器、消声器、连接风口等各段的阻力之和即机组全静压。

（3）加热和冷却盘管：冷却盘管属于热传导装置，由一根带有传热翅片的盘管组成，这些翅片可减少水蒸气所含的显热量以及可能存在的潜热量，其冷却介质可以是冷却液气态制冷剂。制药行业一般需通过冷却维持环境条件。用于冷却的盘管主要有表面冷却器（简称"表冷器"）和直接蒸发器。

冷却盘管一般设置在风机的上游或下游部位（抽送式及吹送式）。盘管中的水应能够彻底排出，通气孔和接头应伸出空气处理机组或管道外面。盘管中的水流速度应保持在 $0.6 \sim 1.8$ m/s，以提供湍流，同时尽可能降低侵蚀。若无湍流，则可能使热传递效率下降。接触盐或处于腐蚀性条件下的盘管应采用铜制散热片，而不能用铝制的（铝在腐蚀气氛中会劣化或覆盖一层保护膜）。冷凝用途的冷却盘管可采用镀层来降低腐蚀和减少微生物滋生。

用于空气加热的根据介质有蒸汽盘管，热水、乙二醇或者高温气态盘管，属于热传导装置，由一根带有传热翅片的盘管组成，可提高流经空气流的显热量。空气电加热元件也可称为"加热盘管"。

空气处理机的加热采用铜管串铝片结构，铜管和铝片的厚度应满足结构所需的刚度。蒸汽盘管建议使用钢管串片或绕片结构，以避免蒸汽冷凝水的脉冲对蒸汽盘管的损伤。

（4）加湿器：根据加湿方式，加湿器可分为：① 直接喷干蒸汽式；② 加热蒸发式，如电热式、电极式、PTC 蒸汽发生器；③ 喷雾蒸发式，如喷淋式、喷雾式、超声波式、湿膜蒸发式；④ 红外式。

电极式加湿、电热式加湿的加湿空气机制及技术效果与直接喷干蒸汽大体相同，对空气处理的过程是一个近似等温加湿的过程；而喷淋式、喷雾式加湿器、湿膜蒸发式加湿器等加湿方式为等熵加湿过程。低压蒸汽比水更适合 GMP 区域 HVAC 系统的加湿，因为它不含细菌，且容易获得。而喷雾加湿器、湿膜蒸发式加湿器的加湿过程，空气均与水有直接接触，有滋生细菌的可能，且容易造成水质的污染，因而在制药行业较少应用。

（5）除湿系统：空气除湿的原理和方法有升温降湿、冷却减湿，吸收或吸附除湿三类。空气经过常规冷冻水表冷器，温度下降，含湿量下降，这种降温去湿就是典型的冷却减湿处理过程。而空气经过加热，温度上升，相对湿度降低的过程即为升温降湿过程。

常用除湿系统主要有环绕式盘管系统、热管系统、双路系统、干燥剂系统等。

（6）空气过滤：洁净室内的污染源按来源分为内部和外部污染源。净化空调系统就是通过各种技术手段消除上述污染源或降低其水平，而过滤技术是其中最主要的技术手段。在制药行业中，通行的过滤器分类方法是根据欧洲标准来进行的，分 G1、G2、G3、G4、F5、F6、F7、F8、F9、H10、H11、H12、H13、H14、U15、U16 等规格。通常是将几种效率不同的过滤器串联使用，其配置原则是相邻两级过滤器的效率不能太接近，否则后级负荷太小，但也不能相差太大，这样失去前级对后级的保护。空气净化处理中常采用初效、中效、高效三级空气过滤器过滤。

1）初效过滤器主要是对大于 5 μm 的较大颗粒尘埃的控制，主要靠惯性和碰撞作用，滤速可达 1.2 m/s，一般安装于空调机组入风处。在制药行业中，初效过滤器一般采用 G4 等级，滤布一般采用易于清洗更换的粗中孔泡沫塑料或洗涤无纺布等化纤材料，现在采用无纺布的形式较多。

2）中效以及高中效过滤器主要用于末级高效过滤器的预过滤和保护，延长高效过滤器的使用寿命，主要去除大于 1 μm 的尘粒。一般安装于空调机组送风段、风机之后。一般采用 F7/F8 等级，滤布一般采用洗涤无纺布、玻璃纤维等。

3）高效过滤器作为送风处理的终端过滤，主要过滤小于 1 μm 的尘粒。滤材通常采用超细玻璃纤维。高效过滤器一般可以使用 1～5 年。高效过滤器分为有隔板和无隔板两种形式，现在普遍采用无隔板形式。高效过滤器与静压箱体的密封方式也有普通型的干式密封和液槽密封方式，最近几年采用液槽密封方式的较多，液槽密封方式对于高效过滤器与静压箱边框的密封性更加可靠。

（7）回风系统设计：回风系统可分为一次回风、二次回风，一次回风系统是最为常见的空气处理形式，一次回风系统及其夏季的空气处理过程为室外的新风经初效过滤后和洁净室内部分房间的回风直接混合再经初效过滤器处理后进行冷却减湿、加热、加湿、中效过滤、高效过滤处理送入洁净室内。在设计过程中，建议将一次回风的入口设计到空调机组的初效过滤器前，在回风口设置初效过滤器，这更利于过滤器的日常维护，初效过滤器的更换条件一般依照更换新过滤器后的前后压差的两倍值为更换周期。由于一次回风系统在夏季使用时需对表冷盘管进行除湿，需要将全部空气处理到比较低的机器露点，然后采用加热器来解决送风温差的问题，这样就产生了"冷热相消"的问题，不利于节能，而二次回风系统则很好地解决了这一问题。较为典型的二次回风系统及夏季处理过程为室外的新风经初效过滤后和洁净室内部分房间的回风直接混合再经初效过滤器处理后进行冷却减湿后再与其余的回风混合、加热、加湿、中效过滤、高效过滤处理送入洁净室内。

（8）排风系统设计：在制药行业洁净厂房设置的排风系统中，一般将有大量热湿负荷的房间（如清洗间、灭菌间等）、大量散发粉尘的房间（除尘排风设备一般采用单机除尘器）、有异味的房间或对于系统内洁净度级别较低且产尘量较大的房间（如更鞋室、外清间等），如果系统内所有房间没有热湿排风或除尘排风要求，而系统也需要一定的新风量，则需设置排风。排风系统中，需要设置中效过滤器，以避免室外空气倒灌对洁净室内洁净度产生影响以及防止对室外环境的影响。对于青霉素等高致敏性或者高毒性的生产车间，其排风系统应设置高效过滤器。

四、自动化控制

自动化控制是为了实现安全生产、提高生产效率、节能减排、优化生产控制与保证产品质量稳定均一等预期目标,将产品生产线上的设备设施或生产质量管理过程设计成在无人或少人的情况下,可按要求完成自动检测、数据处理、分析判断及操作控制的过程。自动控制系统及自动控制技术在制药生产中的应用越来越广泛,例如:物料的加热、灭菌温度的自动测量、记录和控制;洁净区域空调系统的温度、湿度及新风比的自动调节;多效蒸馏水机制备注射用水过程中对注射用水的温度、电导率的检测和控制。预灌封生产线所涉及工艺设备自动化控制技术,因其服务的产品存在工艺需求的特异性,故有关预灌封生产线生产质量管理过程及工艺设备的自动化控制技术在相关章节中阐述,本章节仅就净化空调系统的自动化控制进行说明。

1. 自动化控制技术系统分类　主要包括简单控制系统、复杂控制系统和计算机控制系统。

(1) 简单控制系统:是由一个控制器、一个传感器(测量仪表)、一个执行器(如控制阀等)和一个被控对象组成的定值控制系统,其系统组成如图 4-23 所示。简单控制系统是目前制药生产过程中仍被广泛使用的一种自动控制系统,其结构简单、易于实现和操作,是各类复杂、先进控制系统的基础控制单元。

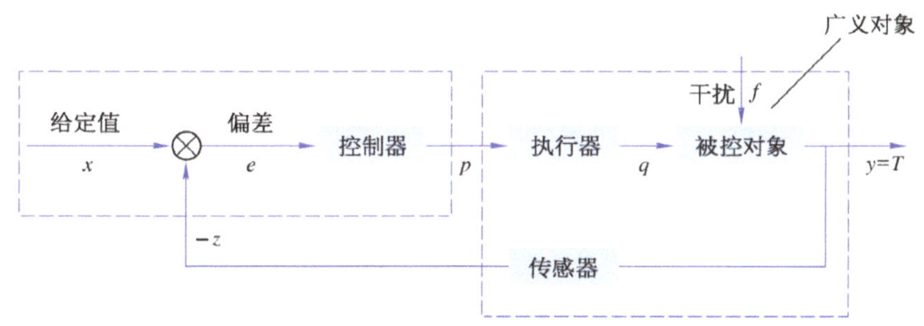

图 4-23　简单控制系统

(2) 复杂控制系统:指那些结构复杂、有着不同调节目的、能解决特殊问题的自动控制系统,如图 4-24 所示。常见的复杂控制系统有串级、均匀、比值、分程、前馈、取代、三冲量等控制系统。

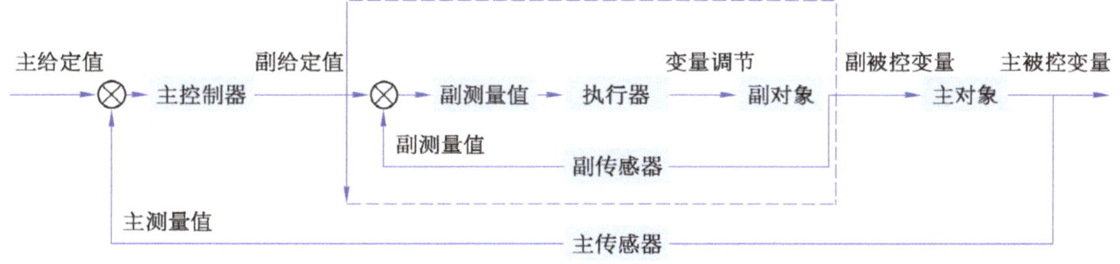

图 4-24　复杂控制系统

(3) 计算机控制系统:计算机控制系统的工作流程为,生产过程中被控变量的信号经过测量线路测量,转换成电信号,送入多路开关和采样保持器进行巡回检测,通过模/数转换器(A/D)转换成数字量输入数字控制器,在数字控制器中,将巡回检测的数字量与给定值进行比较,按照一定控制规律进行运算,输出控制信号,该输出信号经数/模转换器(D/A)、保持器后作用于执行器调节生产过程,计算机控制系统的组成及工作流程如图 4-25 所示。

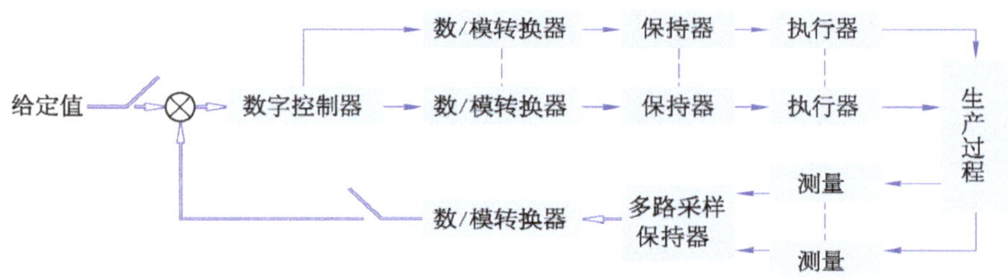

图 4 - 25　计算机控制系统

2. 净化空调系统自动化控制　洁净厂房是制药生产中必需的密闭性建筑,为确保洁净厂房的正常生产和工作,应设置一套完整的自动控制装置。如洁净室空气洁净度、温湿度、压差、风量等方面的监控,都依赖于为维持洁净厂房达到 GMP 洁净要求所采取的净化空调系统的自动化控制措施,这些自动化控制措施视工程具体情况,可设计成简单控制系统或复杂控制系统,也可设计成集散式计算机控制系统。

净化空调系统的空气过滤器随着运行时间的增加,阻力逐渐增大,为保持送风风量,经常手动调节系统中的风阀,以增加风量,调整非常麻烦;在空气调节系统调试中,系统启动时为使风机空载启动,首先将风机出口处风阀关闭,风机启动后,由于风阀上承受的压力很大,打开十分困难。当采用了空气过滤器前后压力差变化控制送风机的变频调速装置后,送风量的调节变得十分容易,送风压力稳定。同时洁净室净化空调系统的送风机采用变频调速后节能十分显著。

空调机组及风管系统是实现空气净化所必需的基础设备,它的作用就是对自然空气进行处理,以成为符合制药要求的净化空气。为完成工业设计的基本思想,对每一个具体参数,都有一套装备来实现,如:

(1)空气的洁净度参数控制:主要靠各级空气过滤器,而过滤器在线工作性能的好坏靠压差式仪表检测。压差表又分为现场式和远传式,现场式简单价廉,远传式可满足控制的需要。

(2)空气温度参数的控制:温度的调节主要以冷热水为介质载体进行热交换。人工控制,温度的波动性较大,用温度变送器、可调节阀门、PLC 调节器组成的闭环系统控制时,可实现自动化控制的目的。

(3)空气的湿度参数控制:湿度的调节相对温度更复杂,增湿可以用喷淋水幕的方法。减湿目前通常是用低温冷却的方法。控制方式同温度控制方法。

(4)空气的风速和风量参数控制:传统的控制方法是用百叶风阀门进行调节,现在通常采用风机电机变频的方法,它具有风压稳定,节能降耗,自动化控制的功能。变频器有日产、德国产、中国产等多种品牌。

灌装工艺和设备需求

药液的黏度和气体残留量限度等性质影响灌装方法和灌装设备的选择。用户必须根据药液的质量属性和特性编写符合现有产品的用户需求（URS），从而启动设备采购流程。

高黏度的药液，由于其流动性差，如果选择常压灌装和等压灌装，则不能顺利地将药液灌装到注射器内，必须选择负压灌装或压力灌装方法。其灌装方式是通过增加配液罐内液面的压力和灌装加液前先对注射器抽真空的方式，增加灌装两侧压差，达到顺利灌装的目的。负压灌装由于增加了抽真空和补空气的过程，灌装速度与常压灌装相比，下降60%左右，因此在选择灌装设备生产能力时需要考虑这些影响因素。

某些药液，长时间接触氧气会产生相互作用，引起药液变质或含量下降，影响产品的质量，如部分多肽、乳剂在氧气存在的条件下有分解的趋势，会缩短产品的有效期。对于这些产品，应选择充氮方式进行灌装。充氮灌装有两种形式，一种是灌装前充氮以避免药液与氧气接触，即前充氮灌装工艺，另一种是在药液与胶塞之间留有一部分氮气的灌装，选择充氮后压塞工艺，即后充氮灌装工艺。

有些药液与胶塞长时间接触，胶塞会吸附药液有效成分，也可能与胶塞发生反应，导致药液有效成分含量下降，这种产品可以采用镀膜胶塞灌装，镀膜胶塞就是在胶塞的表面镀一层膜，实现胶塞与药液的有效隔离。

一、灌装方法选择

预灌封注射器适宜灌装固体、液体注射剂，其中液体注射剂根据其物理性质分为溶液型、乳状液、混悬液、临用前配成溶液的无菌粉末、临用前配成混悬液的无菌粉末等。

按照容器的输送方式，注射液灌装线分为直线型和旋转型灌装模式。直线型灌装线上，包装容器在直线轨道上行走，可以边走边加液，也可以间歇性加完液后，再进行下一个容器灌装。旋转型灌装线上，包装容器在圆形轨道上行走，边走边灌装。

按照灌装药液两侧压力不同，预灌封注射剂灌装分为常压灌装、等压灌装、负压灌装、压力灌装等。

1. 常压灌装　　如图 4 - 26 所示，料斗和灌装容器都处于常压下，料液依靠自重流进容器内，用于能自由流动的不含气料液的灌装，整个过程处于敞开状态。当机器处于"自动"状态时，可按设定速度，自动进行连续灌装。而当机器处于"手动"状态时，操作人员踩动

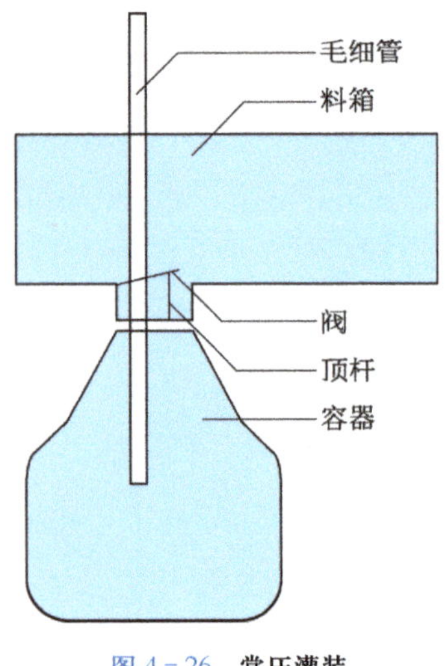

图4-26　常压灌装

踏板实现灌装。若一直踩住不放,则变为自动连续灌装状态,这种灌装操作比较简单,只要控制好灌装设备运行的速度,即能顺利完成灌装。常压灌装在选择灌装机时可以采用定时灌装和定容灌装两种方式,只适用于灌装低黏度不含气体的液体。

其工作过程包括:① 进液排气,即料液进入容器,同时容器内的空气被排出;② 停止进液,即容器内的料液达到定量要求时,进液自动停止;③ 排出余液,即依靠贮液箱上部气室的排气结构完成残液的排出。灌装机通过气缸带动一个活塞来抽取和排出物料,单向阀控制物料流向,用磁簧开关控制气缸的行程,即可调节灌装量。灌装机一般采用流量计式灌装方式,设备除了灌装设施外,其他功能较少,全自动型一般为流水线,灌装、检测、压盖一次完成,无须过多人工操作,同时可根据需求,配备贴标机、喷码机、装箱机等附带设备。

2. 等压灌装　也称压力重力式灌装法,如图4-27所示,即在高于大气压的条件下,首先对包装容器充气,使之形成与贮液箱内相等的压力,然后再依靠被灌料液的自重流进包装容器内。

等压灌装的工艺过程为:① 充气等压;② 进液回气;③ 停止进液;④ 释放压力,即释放瓶颈内残留的压缩气体至大气内,以免瓶内突然降压引起大量冒泡,影响产品质量和装量,普遍用于含气液体的灌装。另外等压灌装法可以减少产品中气体的损失,并能防止灌装过程中气泡过量影响产品质量和定量精度。

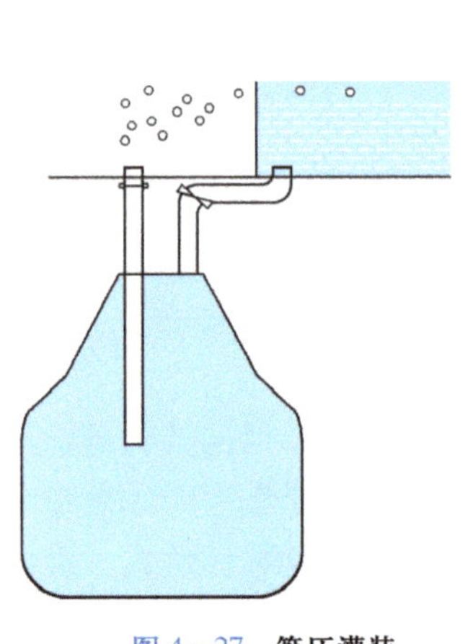

图4-27　等压灌装

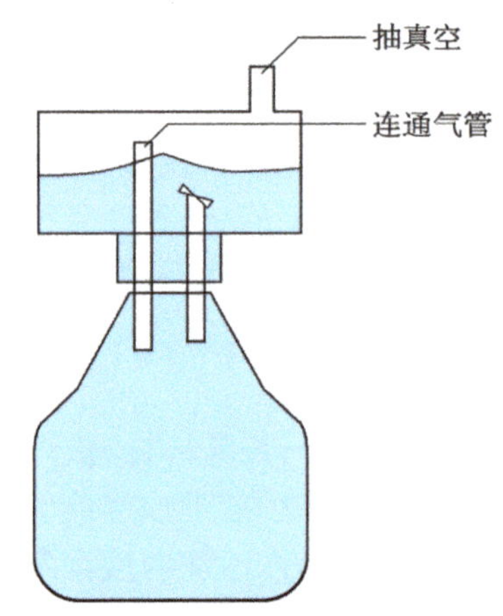

图4-28　重力式负压灌装

3. 负压灌装　又称真空灌装,是在低于大气压力的条件下进行的灌装。它有两种基本方式:差压真空式和重力真空式。目前,国内常用差压真空式,因其结构简单,性能可靠。负压灌装的工艺过程为:① 瓶抽真空;② 进液排气;③ 停止进液;④ 余液回流,即排气管中的残液经真空室回流至贮液箱内。

(1) 重力式负压:如图4-28所示,贮液箱和包装容器处于接近相等的真空状态,料液靠自重流入容器内。采用真空法进行灌装的机器称为负压灌装机。该灌装方法特别适用于灌装大输液,如玻瓶、塑瓶、非 PVC 软袋和直立式软袋包装的体液平衡用输液、营养用输液、血容量扩张用输液、治疗用药物输液和透析造影类输液等。

（2）压差式负压：如图 4-29 所示,让贮液箱内部处于常压状态,只对包装容器内部抽气,使其形成一定的真空度,料液依靠两容器内的压力差,流入包装容器并完成灌装。这样,瓶内形成真空,减少瓶内气体的外溢,而且能减少料液与容器内残存空气的接触和作用,故有利于延长某些产品的保存期。此外,还能限制毒性气体和液体的逸出,从而改善操作条件。该灌装方法既适用于黏度稍大的液体物料,又适用于激素类药品的灌装。但对含挥发性成分药液的灌装是不适宜的,因为会导致挥发性物质的损失。

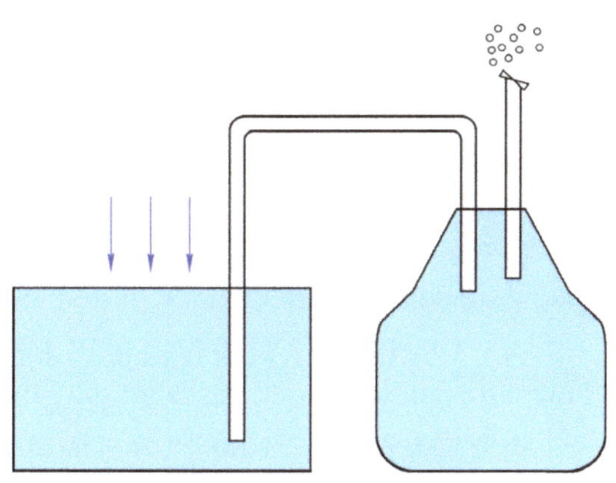

图 4-29　压差式负压灌装

4. 压力灌装　如图 4-30 所示,是借助机械或气液压等装置控制活塞往复运动,将黏度较大的料液从贮料缸吸入活塞缸内,再强制压入待灌容器中的方法。此类方法主要用于黏度较大的稠性物料。

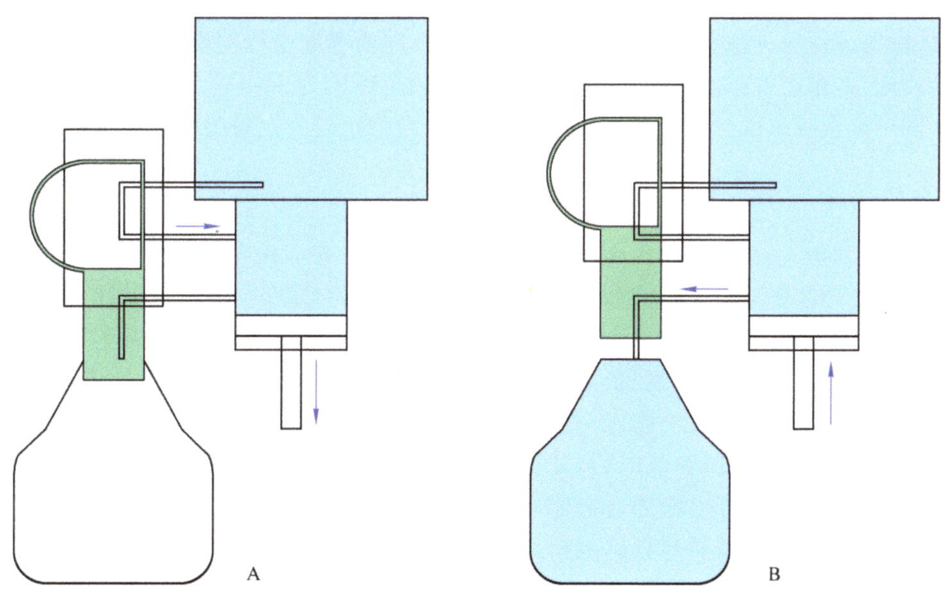

图 4-30　压 力 灌 装

A. 吸料定量；B. 压料入瓶

二、预灌封灌装设备的选择

根据产品的黏度、气泡等特性选择了适合的灌装方法后,制药企业可以根据产品的产能设计和产品的质量属性选择合适的预灌封灌装线。预灌封灌装机主要用于制药企业一次性预灌封注射剂的灌装和压塞,目前市场上预灌封灌装设备型号主要根据针头数量分类,针头数越多,速度越快,产量越高。单头设备速度低,多用于小产量的研发阶段生产,随着社会需求的增加,近几年,五针头和十针头机器因其产量高,逐渐得到制药企业的青睐,下面对不同针头数量的灌装机进行简单阐述。

（1）单头灌装机：设备每次使用一根针头和一个压塞杆实现灌装,产量低,为 500～1 000 支/小时,一般适用于小规模生产,如实验室或中试车间。

（2）两头灌装机：设备每次使用两根针头和两个压塞杆实现灌装,产量一般达到 1 800～5 000 支/小时。

（3）五头灌装机：设备每次使用五根针头和五个压塞杆实现灌装,产量一般达到 3 500～12 000 支/小时。

（4）十头灌装机：设备每次使用十根针头和十个压塞杆实现灌装,产量一般达到 5 000～18 000 支/小时,这种设备运行速度较快,可以大幅度降低人员工时。

根据是否有抽真空的要求,在不同机型上可以选择真空灌装压塞、普通灌装压塞和充氮灌装压塞的方式。真空灌装设备适合高黏度产品以及要求注射液容器内无气泡产品的灌装。充氮灌装适合对氧气敏感产品的灌装。对于溶液型、流动性好的注射液,可以选择普通灌装,普通灌装设备每小时灌装量相比真空灌装要成倍增加。

不同供应商的胶塞,尺寸公差会有一些差异,公差超过接受范围,会引起胶塞在轨道上行走不畅。选择合适的灌装设备和型号后,企业提供一定数量的预灌封注射器和胶塞,交给设备供应商设计适合的胶塞传输系统,并提供一定数量的预灌封注射器用于设备设计和调试,确认设备运行是否稳定。选择进口灌装设备时,还要考虑电压范围。每个国家额定电压不完全相同,如德国设备额定电压为 400 V,中国额定电压为 380 V,灌装设备精密度较高,电压不同可能会导致部分功能损坏,一般会配备一台稳压器为设备提供稳定的动力电压。

三、预灌封生产线 URS(用户需求)的编写

URS 即 user requirements specification,就是用户需求说明,URS 是用户需要达到的目标,是用户的最终需求。URS 是编写项目概念设计(CDS),子项目设计,设施、系统、设备的功能设计(FDS),详细设计的依据和基础。有助于用户对自己的需求更加清晰、明确,知道自己到底想要什么;有助于项目的实施者,设施、系统、设备的设计者,建造者,采购者,供应者知道用户的最终需求;有助于各方为了了解统一需求充分沟通。

灌装方法和灌装设备确认以后,才能开始起草预灌封生产线 URS,URS 是用户对产品质量和技术的需求,可以作为合同附件形式存在,与商务合同条款具有同等法律效力。所以在合同签订之前,需要对自己的产品工艺充分了解,完成 URS 编写以后,与设备厂家逐条沟通和确认,与合同一起签字生效。

用户签订设备采购合同之前,编写 URS 时应考虑对设备主要功能区域设计、关键设备参数、产品规格、灌装方法和精度要求、灌装模具规格件选择、关键区域 A/B 要求、物料传递、使用的注射器和胶塞、文件和验证要求等提出适合的需求。因为产品属性不同,对灌装设备的要求也就不同,但 URS 建议涵盖以下内容,以达到对供应商的技术约束。

1. 设备工艺或性能、产能要求　企业根据未来的产量预测,在 URS 中提出企业产能要求,供应商根据客户需求,响应满足要求的设备型号和每小时最大灌装量。

　　企业根据现有产品品种和各产品的性质，如黏度，是否要隔离氧气等，在 URS 中提出灌装需求。供应商根据需求，响应合适的灌装方法，选择真空灌装、充氮灌装还是普通常压灌装，响应合适的胶塞传递方式和压塞方式。

　　企业根据现有产品规格和未来产品预测规格，在 URS 中提出灌装规格需求。供应商根据需求，响应灌装模具规格件的选择，包括计量泵的选择，列出规格件品名和清单。

　　2. 安装环境要求　厂房环境温度会引起真空度的微小变化，这些微小变化间接影响真空灌装的预灌封注射剂产品的气泡大小。温度也会影响部分自控电器原件的灵敏性，影响灌装线运行速度。企业应综合考虑当地环境温度，根据灌装设备适宜的温度要求设计厂房的温度调节功能。

　　要求设备配置合理，每个供应商的设备外形尺寸不同，企业根据预灌封灌装线外形尺寸设计灌装间的大小，并预留足够的操作空间，预留充足的可供配液罐和用于物料转移的层流小车同时移动和放置的空间。

　　每个国家额定电压也不相同，根据灌装线的额定电压，确认购买稳压器的型号。

　　3. 技术要求　在 URS 中提出预灌封灌装线各功能区域总体技术要求，包括撕去外袋、撕纸、灌装压塞、旋杆贴标、灯检等区域技术要求。因为每个区域都能独立工作，可以灵活选配满足要求的工作区域，同时选择自动或手动设备。选择的功能区域主要考虑以下两个方面：① 产品无菌/无污染因素，如手动操作必定配备更多的人员才能满足生产要求，但增加人员就增加了无菌区域污染的风险，手动操作还增加了手动干预，同时增加了无菌区域的污染风险。② 成本分析，如手动操作需要更多的人员，就增加了劳动力成本，而自动操作的一次性设备投资成本较高。综合分析这些因素，选择自动还是手动设备，选择是否安装在线监测系统，选择是否在线称重，选择合适材质的计量泵的型号等。

　　主屏幕包括开机、停机、赶气泡、胶塞轨道运行、巢盒退出等常用键。二级菜单包括真空、速度、主菜单等常用菜单。可以在任何位置手动停机和退出巢盒，开启后在原停机动作位置继续灌装。能实现对生产的全自动操作，监控、检测及记录，控制系统要监控操作参数如灌装速度、灌装量、装量、灌装时间、真空度、氮气压力、RABS 参数等，配置数据贮存和打印装置。并能对工艺参数进行设定及修改。

　　要求整机机架坚实，灌装机主机底部全部用不锈钢板覆盖，高度和水平由地脚调节，主机操作面高度以人员操作方便为宜。要求设备主要调节和维修部件位于操作台外部或下部。台面以上零件与台面应该无卫生死角，设备焊接线必须全为连续焊接。焊接后必须抛光加工，易清洁，所有与注射器、药液、胶塞接触的部件可方便拆卸、安装、清洗和灭菌。要求灌装速度、振动频率、装量、真空腔高度、真空值等每个可调件都应该有参数点和调节范围（物理或电子）。

　　真空灌装压塞后要求产品合格率为 100%，即装量精度符合要求，产品无任何气泡，胶塞上无残留药液。灌装平稳，灌装时针头与注射器定位准确，针头开启和封闭符合预定要求，与注射器无接触，针头下降进入注射器内，上升过程中同步灌装，避免液体迸溅和产生气泡，针头应无产品滴落。企业提供预灌封注射器和胶塞包材供应商清单，提供现有产品包材的图纸，图纸要求包含详细的尺寸信息，设备供应商根据包材尺寸设计注射器和胶塞传送系统。胶塞部分包括带振动胶塞锅和轨道、胶塞转移装置、提升装置、插杆等规格件，包含胶塞自控系统。要求：① 能够适合预灌封注射剂的生产。添加胶塞不得影响 A

级层流,理塞高度可调整,理塞的零配件应为快速拆装设计,可灭菌。② 整个胶塞输送过程中的接触部分均需打磨光滑并抛光,确保胶塞在机器运转中不产生微粒。③ 电磁振荡输送盘应低噪声运作,输送盘中的导向结构应能确保剔除反向和重叠胶塞,使胶塞正确进入轨道中,且轨道无卡塞现象。④ 加塞压塞动作正确到位,应有有效的防跳塞措施,压塞过程无倒塞和胶塞损坏现象,上塞率不低于 99.99%。

4. 外观材质要求　A 级区属于关键无菌保障区域,要求整机辅助装置密封严密,不暴露润滑油,与药液、注射器和胶塞接触的部位为 316 L 不锈钢或符合新版 GMP 要求的材质。

与药液接触的零件采用 316 L 不锈钢材料或无毒、可灭菌、不脱落颗粒的药用软管。其余外露钢材应使用 304 不锈钢材料或符合 GMP 规范的材质。

5. 设施/公用系统　企业提出配电柜到设备间的线路长度,电力设施配制,包括线路、控制柜、自控系统等要求;提出氮气、压缩空气的压力和系统配制,包括外管路、油水分离器、包括 0.2 μm 除菌过滤装置和囊式过滤器等要求;提出真空要求,真空泵房到灌装间的管道长度,包括两个真空泵、油水分离器管路、除菌过滤装置、真空控气阀门和缓冲罐等设施配置要求。

6. EHS 要求　系统至少具有操作员、维修员和高级管理员三级密码管理。提出操作区域对于触电、噪声等的要求,如联动机组空载运转,在人员操作位置测得的噪声应不大于 80 dB。设备应配备可靠的主操作面光幕停机装置、开门停机系统、供塞监控装置、灌注监控装置、设备故障显示功能等。在运行中如出现异常现象应能及时报警或停机,显示故障点,并可记录和打印故障发生时的各种数据。还需要求:① 电源或电控系统故障恢复后,设备重启必须由人工操作;② 设备上所用仪表、电器元件均须有出厂检验合格证;③ 安装电机保护开关用以保护全部电机,要有断电保护的合理设计;④ 警示标识贴在合适的位置,用合适的语言;⑤ 所有的边、角,倒平、磨圆等。

7. 验证/确认要求　要求提供纸质版操作和维护手册,应包括设备和各部件的功能描述、技术参数、安全须知、维护计划、屏幕操作指南、故障信息和解决方案等内容;提供首次验证服务,提供 IQ(安装确认)、OQ(运行确认)、PQ(性能确认)、3Q 验证文件,如果可行,还需提供 DQ(设计确认)和 DQ 文件。

8. 设备包装、发运、运输、服务和安装　如果灌装设备为进口设备,运输路程遥远,多为海运。外包装的好坏和设备是否固定牢固,决定了运输过程中能否对设备有效保护,以避免颠簸或比较大的振动。如果造成设备元器件的损坏,URS 中应明确运输过程中的损坏责任。

要求提供零配件清单,方便以后购买;提供稳定的售后服务。因为大部分预灌封无菌产品成本较高,且对灌装时限有要求,一旦设备出现故障,及时的售后维修服务显得非常重要。

设备供应商负责 FAT 和 SAT 现场调试,SAT 直至正常生产 3 批验收为合格。URS 还要明确安装调试的工程师,明确时限要求,明确设备安装调试验收标准。

第三节
预灌封灌装线结构和功能

预灌封灌装线直接影响产品的关键质量属性，例如密封性、装量等。如果灌装设备异常，会导致药液中出现异物、产生气泡、装量不稳定、歪塞、密封不好等情况。这些异常会影响产品质量，而不良品增加将导致生产成本的提高。掌握灌装设备工作原理，对提高预灌封注射剂的产品质量具有举足轻重的作用。预灌封灌装生产线主要完成撕外袋、去内纸、灌装压塞、旋杆贴标和灯检等一系列动作，每个部分均能独立，也能联动生产，药品生产企业可以根据产品质量属性和成本控制，自行选择所采购部分，一套完整的预灌封灌装线主要包括：撕外袋工作站、撕纸工作站、灌装压塞工作站、旋杆贴标工作站、灯检工作站、RABS/隔离器系统等几个部分。

其中撕外袋工作站、撕纸工作站、灌装压塞工作站是无菌保障的关键区域，需要配置RABS/隔离器系统。在撕外袋工作站，注射器从一般区传入无菌区域，在此过程中需要严格的物料传递控制过程，用以降低包材被污染的风险。撕纸工作站、灌装压塞工作站涉及无菌灌装敞口步骤，需要在层流保护下操作，对关键区域设备配置 RABS 系统，降低产品污染的风险。

本节以五针真空灌装线为例，对预灌封灌装设备工作原理和各个部件功能进行阐述。灌装压塞部分是灌装线的核心部分，结构也更加复杂，因其位于无菌区域，要求设备易清洁和消毒，避免产生死角，设备材质和布局要求较其他部分高出许多。下面按照工作站介绍每个部分的结构和功能。

将药液灌装到注射器中，首先要将巢盒传到灌装机中逐层解包，如图 4-31 所示，在

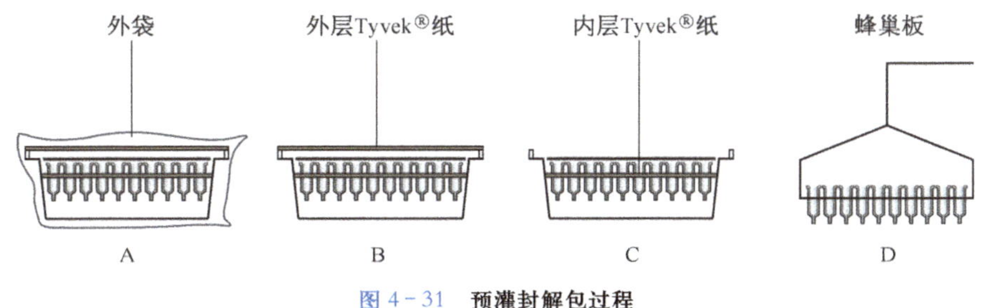

图 4-31　预灌封解包过程

A. 撕外袋；B. 撕外层 Tyvek®纸；C. 去除内层 Tyvek®纸；D. 灌装压塞

撕外袋工位去除外袋,传至撕纸工位去除外层 Tyvek® 纸和内层 Tyvek® 纸,最后传到灌装区域,提取蜂巢板,放入灌装工位完成灌装压塞。

一、撕外袋工作站

撕外袋工作站可以作为选配项,企业可以根据需求进行选择,有手工撕外袋工作站、半自动撕外袋工作站和自动撕外袋工作站 3 种形式。

1. 手工撕外袋工作站　如图 4-32 所示,手工将注射器巢盒放入进料轨道,由轨道将其输送到撕外袋工作站的层流区域内。然后通过手套将巢盒放到定位固定平台上,并将外包装袋的前段插入到夹紧块中。开启切袋按钮,切刀自动划开外包装袋,手工将巢盒推出外包装袋置于撕纸工作站的轨道上,最后将废袋投入废料箱中。

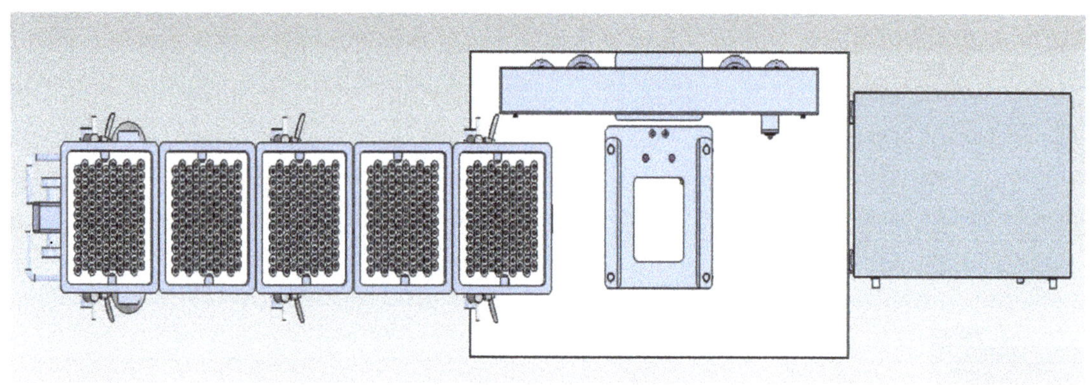

图 4-32　手工撕外袋部分

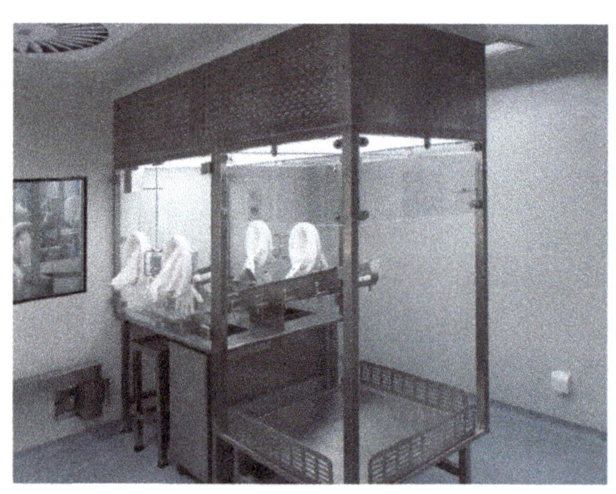

图 4-33　手工撕外袋工作台

也可以设计操作平台撕外袋,如图 4-33 所示,注射器巢盒通过滑道跨洁净级别传递,操作实现动作如下。

(1) C 级人员将注射器巢盒人工放置在切口工位,用剪刀手工切口。

(2) 注射器巢盒前推一步通过 C、B 级之间的鼠洞进入 B 级自动轨道,进入 A/B 级区自动撕纸工位。

(3) 外袋放入废料箱中。

2. 半自动撕外袋工作站　将托盘放入进料输送带上,将其输送到预定位置,手工将托盘放置到拆包平台上,同时外包装膜的前段放置到上夹板和下夹板间。按启动按钮,上夹板和下夹板咬合,咬住外包装膜,切刀移动划开包装膜,然后,上夹板和下夹板同时下移,打开切口,人工推出料盒。

3. 自动撕外袋工作站　手工将注射器巢盒放入进料轨道,巢盒随轨道进入机器内,手工拿取进料轨道上的巢盒,将巢盒外袋一侧整理平整,从进料轨道转移至定位轨道。定位轨道将巢盒定位至切袋工位,人工整理好的一端进入张紧滚轮组中间。光纤传感器检测到巢盒到位后,吸袋机械手下降压住巢盒,然后,张紧滚轮组闭合并旋转,将外包装袋拉紧,接着切刀移动划开人工整理好的一侧包装袋上层薄膜，张紧滚轮组整体下降，将切口打开，最后，取盒吸盘将巢盒送到撕纸工作站中的轨道上，如图 4-34 所示，巢盒露出一侧。巢盒继续运送至撕纸工作站进料轨道口，两个真空吸盘将切开的外袋吸住向外侧拉开，这样包装内侧的巢盒全部裸露，另一个水平方向移动的吸盘吸住巢盒露出的外壁，将巢盒拉入轨道（或者采用推进装置，从后侧将巢盒推入轨道），废袋由吸袋机械手投入废料箱中。自动撕外包机可以避免

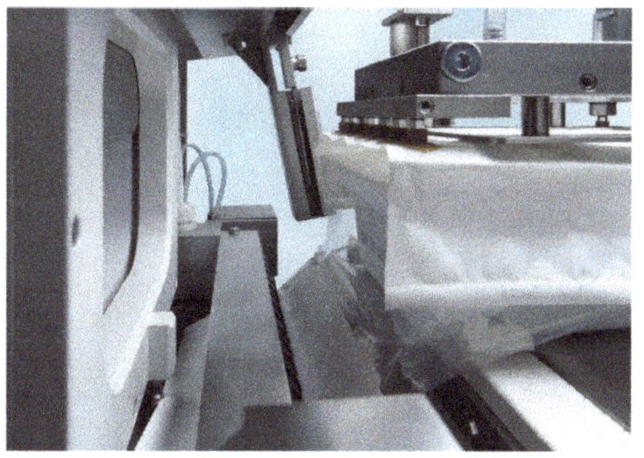

图 4-34　自动撕外袋部分

撕外袋过程中的人工干预，降低二次污染的风险，同时提高了生产效率和自动化程度。

二、撕纸工作站

该工作站也可以作为选配项，根据实际情况自行选择，若不选用该装置，可以采用 A 级层流保护下手动撕纸的方式。预灌封注射器装在巢盒的蜂巢板内，巢盒使用涂层 Tyvek® 纸密封，密封材质为水溶胶。注射器上面放有一块无涂层 Tyvek® 内纸，防止细小的粒子掉入注射器内。在灌装压塞前，需要将密封纸撕掉。通常采用机械手硬撕扯的方式，密封胶可被直接扯掉。也可采用加热熔胶方式，以便真空吸盘能够顺利吸走 Tyvek® 纸。撕掉的纸放入废料箱内。

注射器巢盒经过外包机撕外袋后，经轨道传入撕纸工位。将注射器巢盒固定在拆包工位，可通过真空吸盘或其他方式自动移去注射器巢盒上密封的纸和内纸，露出注射器口，并输送至下一工位。在去除密封纸时应该考虑此过程中产生的颗粒，以降低撕纸动作产生粒子的影响，最后将已经拆除的废弃物自动移至废料收集系统。撕纸部分实现动作如下：

（1）巢盒通过 A/C、A/B 区墙面鼠洞进入轨道，进入撕纸工位。

（2）撕纸和去除内纸，纸自动卷入或丢入废纸袋。

（3）巢盒继续沿着轨道进入灌装工位。

不同的生产供应商，撕纸方式也各不相同，有电加热法、智能机械手法等。加热撕纸法生产过程包括预热、吸 Tyvek® 纸、去内纸三个步骤。加热装置是内置电加热热电偶，当加热装置与巢盒 Tyvek® 纸接触，温度达到密封的水溶胶熔解温度 80～93℃（温度可设置）时，黏合处胶水开始熔化，加热装置配制有真空吸头，真空吸住 Tyvek® 纸，装置离开巢盒（张嘴式离开或滚动离开），带走 Tyvek® 纸，投掷到废料箱。

如图 4-35 所示，巢盒移动到加热位置，下模带有固定装置，将巢盒夹紧并固定，上模四周分布加热模块和真空吸盘，上模缓慢下降，接触

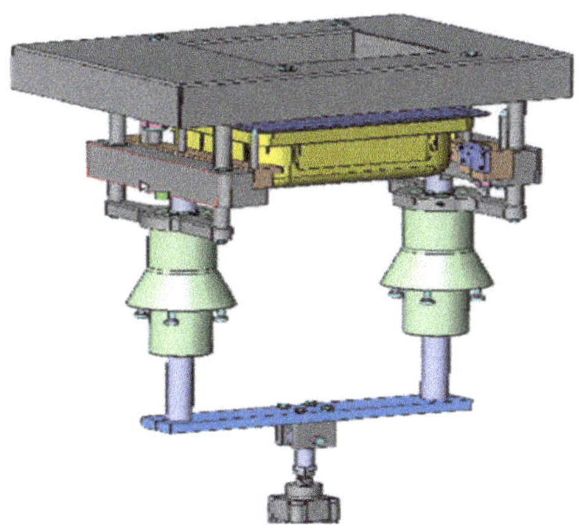

图 4-35　加热撕纸工作站——一种智能机械手工作站

固定在下模的巢盒四周密封部位，当温度加热到设定温度时，Tyvek®纸上涂布的密封胶开始熔化，真空吸盘吸取 Tyvek®纸，上模向上拉升，将 Tyvek®纸撕下投入废料箱。也有采用其他方式吸纸，真空吸盘分布在两个圆形滚轴上，随着滚轴向前滚动，分别将密封的 Tyvek®纸和内纸吸走。

图 4-36 为智能机械手撕纸部分，由 4 个伺服电机控制机械手，动作包括寻边角、夹紧、机械手提升撕去密封 Tyvek®纸、转移至废料桶、巢盒进入下一工位、真空吸盘吸走内纸等。动作的转变依靠伺服电机带动齿形带控制实现。在该工位，同时配有巢盒位置检测装置，确保巢盒停止到正确位置，以便准确地进行撕纸、吸内纸的操作。操作完成后，进入灌装工位。

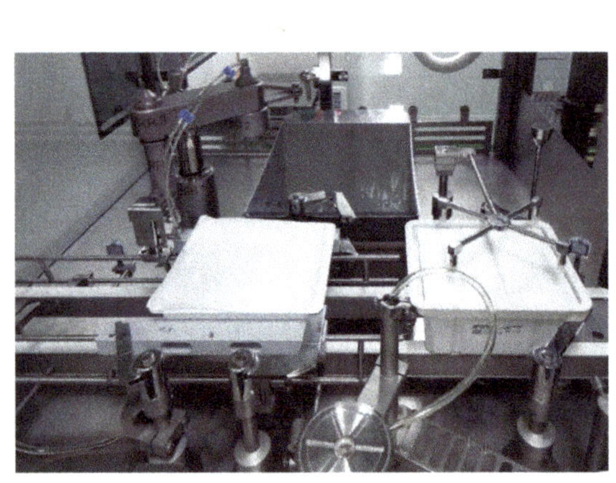

图 4-36　智能机械手撕纸

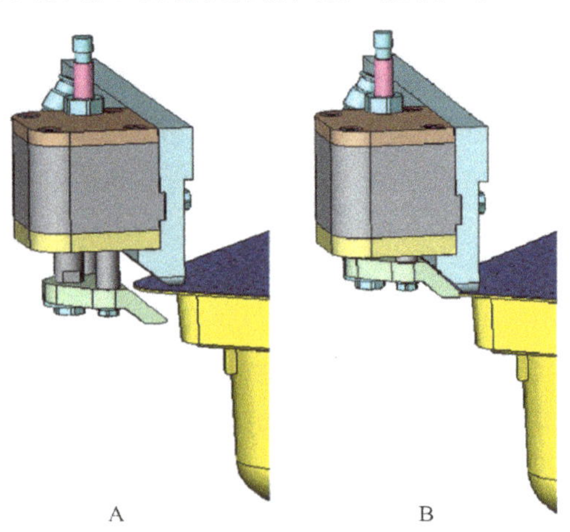

图 4-37　智能机械手撕纸

机械手撕纸过程：伺服电机带动机械手沿着巢盒寻边角（图 4-37A），找到边角后，通过气缸控制的夹紧装置夹紧蜂巢盒上突出的一个 Tyvek®纸边角（图 4-37B），机械手向斜上方拉升，将 Tyvek®纸撕下转移至废料箱。

三、灌装压塞工作站

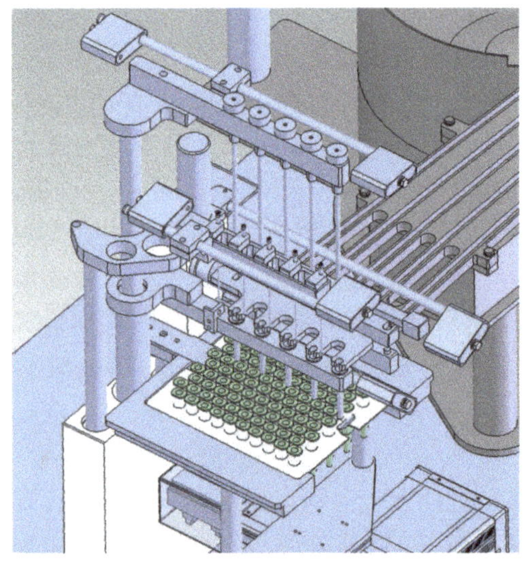

图 4-38　五针真空灌装机灌装部分俯视图

图 4-38 为五针真空灌装机灌装压塞工作站的俯视图，该区域是灌装机核心区域，包括胶塞输送系统、药液输送系统、灌装压塞系统、空气系统、巢盒输送系统，各个系统动作不是孤立的，而是相互协调共同完成整个灌装压塞过程。

（一）灌装工作原理

当注射器巢盒由传送轨道输送到蜂巢板出盒位置时，上下料机械手下降，由机械手上的真空吸盘吸住蜂巢板。在确认吸住后，机械手上升并旋转，将蜂巢板转移到 XY 平台的正上方，然后下降，将蜂巢板准确地放入 XY 平台上的托盘中。XY 平台带动蜂巢板移动，将注射器逐次地对准灌针和插杆，以完成灌装压塞。待所有的注射器完成灌装压塞后，XY 平台回到起始位置。然后，蜂巢板由上下料机械手重新放回巢盒中，巢盒由传送轨道传出。灌装机具备注射器中心定位功能，中心定位板 XY 平台方向运动采用伺服电机控制，确保灌装时针头及插杆不碰到注射器内壁。灌装针头运动采用伺服电机驱动。灌装时，针头与液面不接触，插入深度随液面同步上升，保持相对静止的同步移动，避免液体迸溅和产生气泡。完成灌装后，可以设定回吸动作，针头处无药液滴落。针头和胶塞插杆只做上下运动，通过中心定位板移动蜂巢板，带动注射器 XY 平台方向移动，实现灌装压塞。当灌装针灌至第三排（10 ml 以上注射器灌装至第二排）注射器时，压塞装置开始对第一排注射器进行压塞，灌装和压塞间隔一排。灌装部分如图 4-39 所示，灌装压塞部分实现动作如下。

（1）机械手将轨道上巢盒内蜂巢板自动吸住，提起到针管卡盘工位，放下并卡紧。

（2）自动（真空）灌装压塞或充氮灌装。

（3）机械手抓起已经灌装好的针管，放入已进入出盒轨道的巢盒上。

（4）巢盒通过轨道，自动通过出盒口，人工将轨道上的巢盒取走。

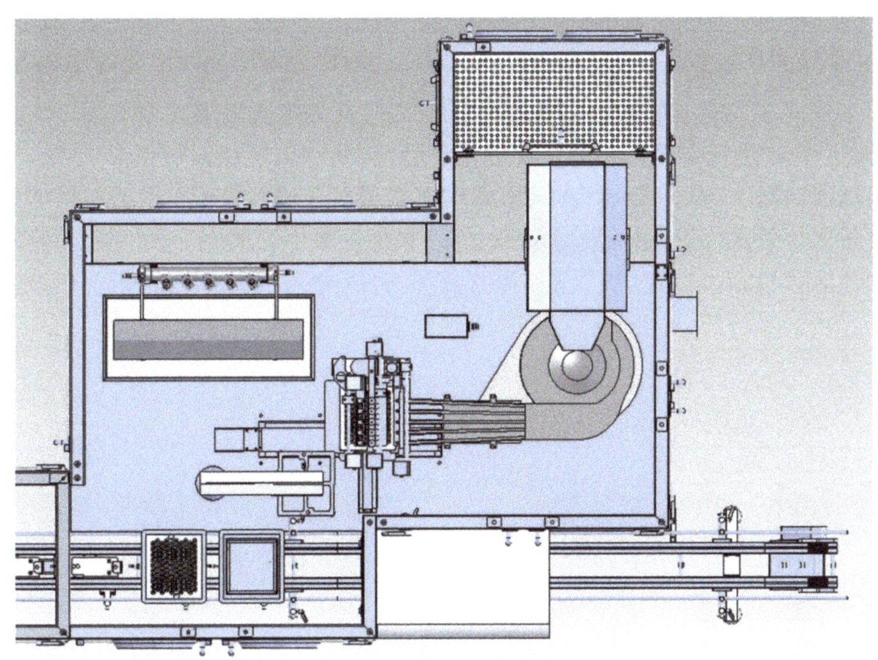

图 4-39　灌 装 部 分

按照产品灌装工艺的不同，灌装分为普通灌装、充氮灌装和真空灌装三种类型，根据产品的需求选择不同的灌装方法，可能涉及不同的灌装机型号或不同的模具规格件。

1. 普通灌装　灌装过程不需要真空和充气，直接将药液灌装到注射器中后压塞，该方法灌装的缺点是注射器内有气泡，不容易压塞，所以在灌装时可以选择套管压塞方法。该方法适用于多数溶液型注射液、疫苗的生产，适宜高速灌装，速度较快。

灌装过程如图 4-40 所示，针头从原始位置 E 开始下降，如图 A，继续下降到图 B 的最低位置，针头开始加液并缓慢上升，上升到图 C 位置，停止加液，针头继续上升如图 D，上升到图 E 最高位置，整个灌装动作完成，针头进入下一个注射器加液循环。

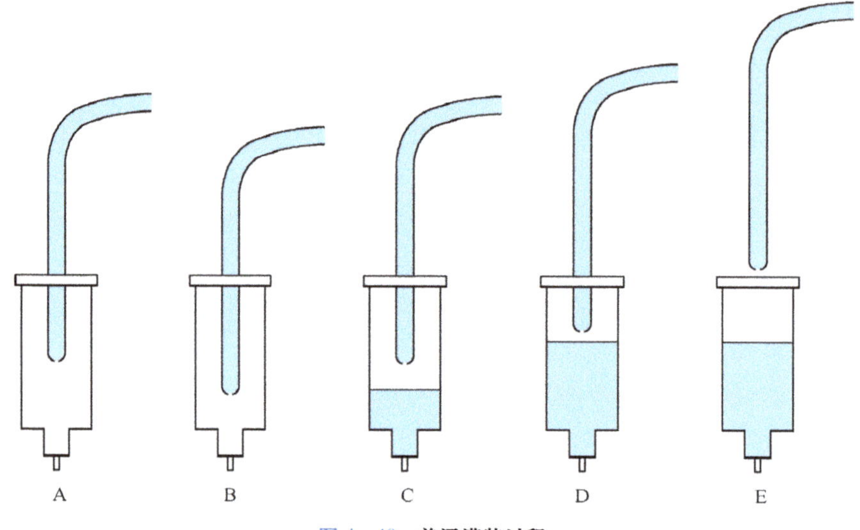

图 4－40　普通灌装过程

A. 针头下降；B. 加液位置；C. 加液停止位置；D. 针头继续上升；E. 最高位置

2. 充氮灌装　对氧气敏感的产品可以选用充氮气保护装置，按照充氮时间不同，分为灌装中空管同步充氮、灌装与压塞之间补充充氮、压塞套筒充氮三种方法。可确保药液灌装、压塞工序全程在氮气保护下完成，从而保证药品中氧残留量较低。

灌装过程如图 4－41 所示，针头从原始位置 D 开始下降，在图 A 位置开始加氮，继续下降到图 B 最低位置，针头开始加液并缓慢上升，上升到图 C 位置时，停止加液，充氮停止，针头继续上升至图 D 最高位置，整个灌装动作完成，针头进入下一个注射器加液循环。

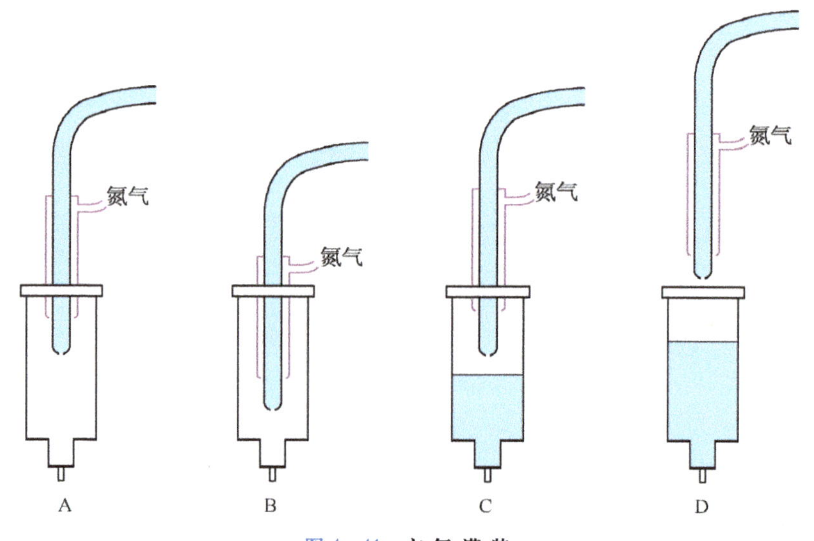

图 4－41　充 氮 灌 装

A. 充氮开始位置；B. 充氮结束开始加液位置；C. 加液停止位置；D. 最高位置

3. 真空灌装　产品黏度高或对空气敏感时可以选用真空灌装。加液前对注射器抽真空，加完液充氮气脱离，注射器转移到压塞工位，抽真空后压塞，压塞完毕后再进行充氮气脱离。经过真空灌装的产品外观气泡小或无气泡。

灌装过程如图 4－42 所示,针头从原始位置 E 开始下降,降到图 A 位置开始抽真空,继续下降到图 B 最低位置,针头开始加液并缓慢上升,上升到图 C 位置,停止加液,针头继续上升到图 D 位置,真空停止,管道内置换成氮气,加氮气一定时间后停止,针头上升到图 E 最高位置,整个真空灌装动作完成,针头进入下一个注射器加液循环。

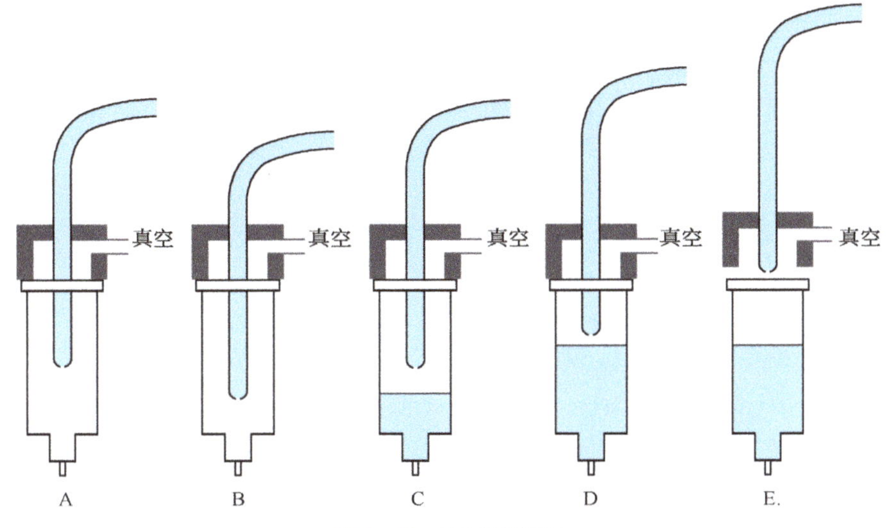

图 4－42　真空灌装过程

A. 真空开始位置;B. 开始加液位置;C. 加液停止位置;D. 真空关闭位置;D. 最高位置

(二) 压塞工作原理

胶塞锅和直线输送轨道采用高频振荡方式完成理塞和送塞。其中,胶塞经过振荡旋转整理,送入直线输送轨道,直线输送轨道配有直线振荡驱动器,直线输送轨道将胶塞排成队列,可使多列胶塞同时进入导塞板中。然后,通过胶塞转移杆或胶塞翻转装置将胶塞送到插杆位置,胶塞插杆向下运动,将胶塞插入注射器中。压塞部分如图 4－43 所示。

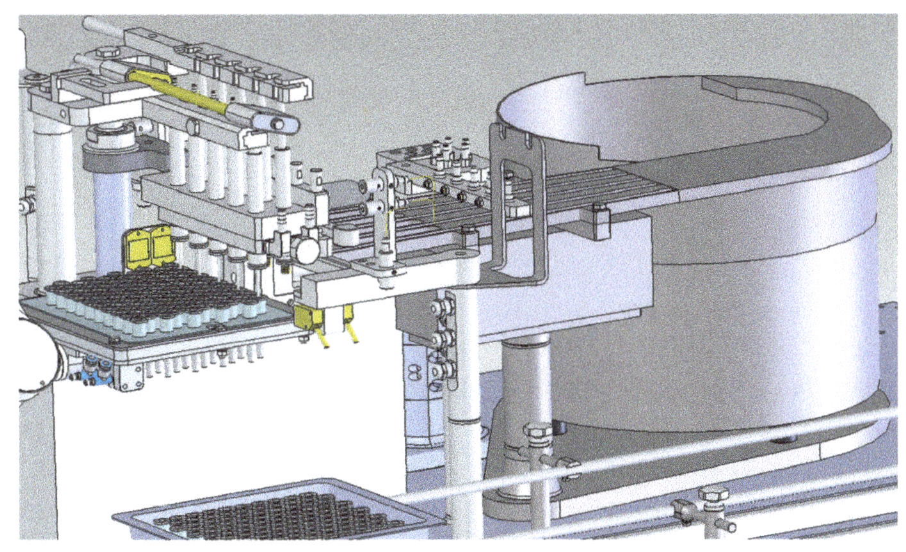

图 4－43　压 塞 部 分

1. 胶塞转移方案　胶塞在直线轨道上按照一定速度匀速向前转移，灌装压塞却是间歇性运动，灌装一排再进行下一排，这里需要将匀速运行的胶塞转变成间歇性供给。将胶塞从直线轨道转移到压塞位置，主要有以下两种方式：

（1）胶塞转移（图 4-44）：多用于真空压塞的胶塞转移。胶塞通过直线轨道到达胶塞横杆位置，再通过顶塞杆把胶塞顶至转移杆，最后通过转移杆的移动来实现转移胶塞的目的。

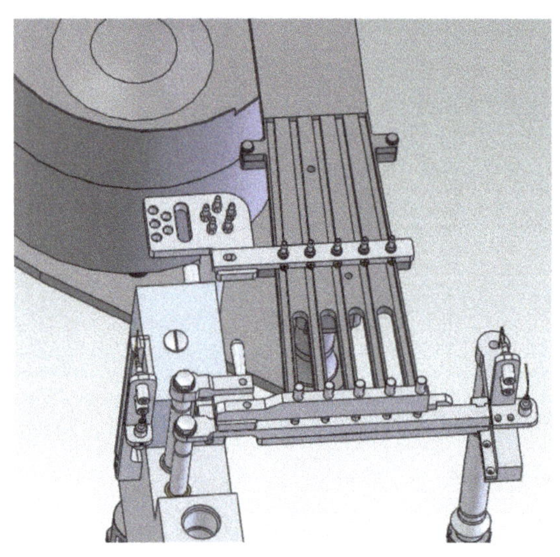

图 4-44　胶塞转移方案

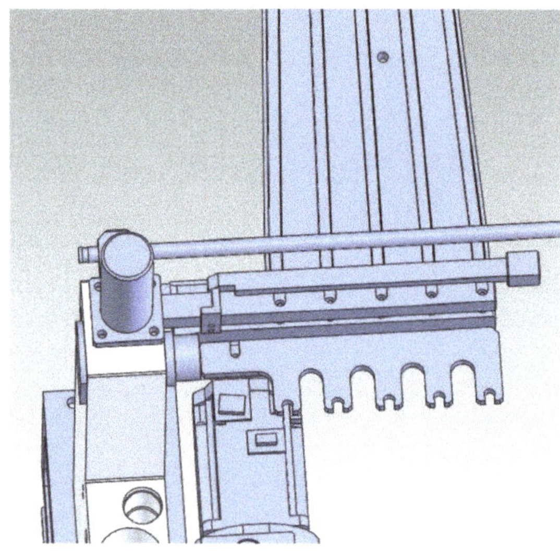

图 4-45　翻塞方案

（2）翻塞方案（图 4-45）：多用于套管压塞的胶塞转移。胶塞通过直线轨道到达胶塞横杆位置，再通过顶塞杆把胶塞顶至翻塞板，最后通过翻塞板转动 180°实现转移胶塞的目的。

2. 压塞方式　通常包括套管压塞和真空压塞。

（1）套管压塞：此种方式为常规的压塞方式，首先插杆将胶塞压入套管中，直至套管的最末端；然后套管下移至离液面 1～2 mm 处；最后，插杆顶住胶塞，套管回退，直到胶塞完全脱离套管，进入注射器中（图 4-46）。套管压塞主要存在两大缺点：第一，在压塞过程中，胶塞存在很大的挤压，而且胶塞是被强制挤出套管，所受的摩擦力很大，因此可能出现胶塞损坏、产生颗粒和密封线变形等问题。第二，套管底面与液面存在 1～2 mm 的间隙，因此胶塞退出套管后也会与液面存在 1～2 mm 间隙，所以压塞完成后注射器内会存在一定的残留空气。对于某些不能接触空气的药品来说，是不适宜的。但目前这种通过套管对胶塞产生很大挤压的压塞方式仍在使用。

套管压塞如图 4-46 所示。在图 A 位置，插杆携带胶塞下降，压缩胶塞进入套管，插杆与套管同时下降进入注射器（图 B），当下降到图 C 最低位置时，套筒开始上升，将胶塞推出套筒（图 D），胶塞压在液面，插杆与套筒上升到最高（图 E）位置，整个压塞动作完成，插杆进入下一个压塞循环。

套管压塞也可以实现冲氮压塞，但应用得比较少。如图 4-47 所示，插杆携带胶塞下降，压缩胶塞进入套筒，到达图 A 位置时开始加氮气，继续下降到图 B 位置时停止加氮，

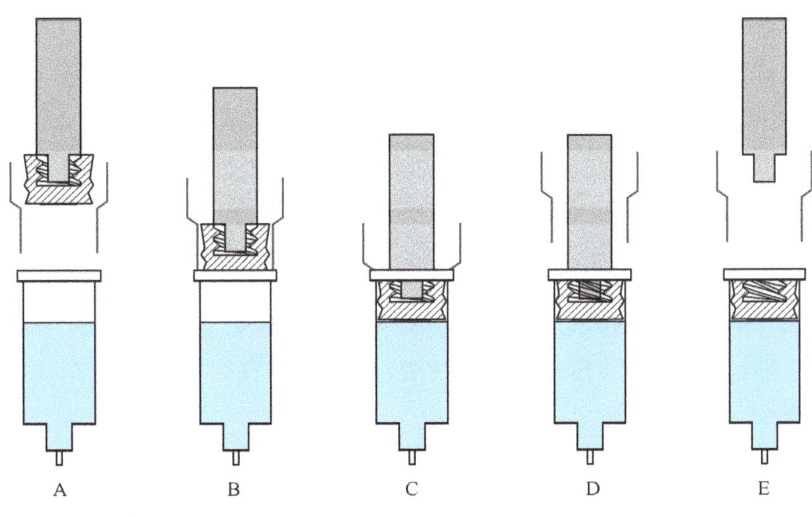

图 4 - 46　**套　管　压　塞**

A. 胶塞进入套管；B. 压缩胶塞；C. 压塞位置；D. 套管上升；E. 插杆上升

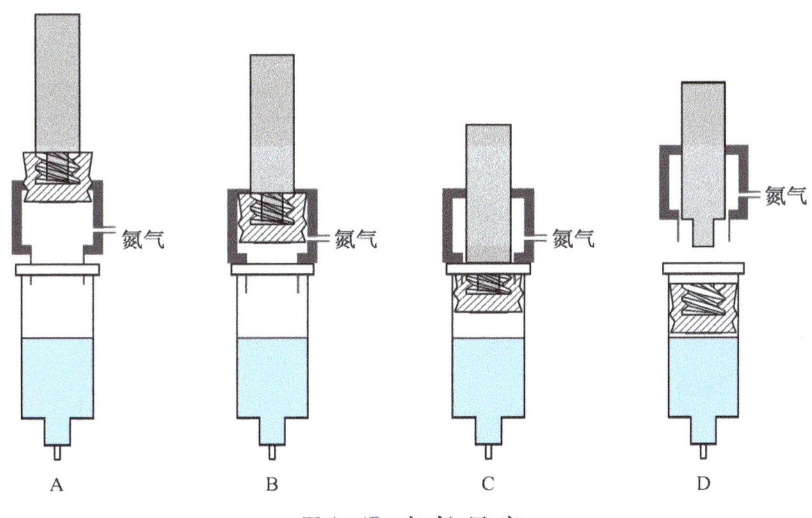

图 4 - 47　**充　氮　压　塞**

A. 充氮开始位置；B. 充氮停止位置；C. 压塞位置；D. 最高位置

插杆继续下降，到达图 C 位置，将胶塞推出套管，胶塞压在液面上部，插杆和套管开始上升，到达图 D 最高位置，整个充氮压塞动作完成，插杆进入下一个压塞循环。

（2）真空压塞：对于不允许有气泡的高黏度产品，采用真空压塞方法（图 4 - 48）。在不允许对胶塞产生挤压（较多采用镀膜胶塞）或要求尽量减少空气残留量的情况下，采用真空压塞是最适合的灌装压塞方式。胶塞转移至插杆后再将胶塞经过真空腔压入注射器内，真空腔放置在注射器上形成一个密封墙腔体。对注射器抽真空，插杆推动胶塞向下移动很短的距离使之进入注射器内。停止真空，充气体（通常是氮气）加压，真空负压会使胶塞向下移动，直至达到力学平衡。这些力包括：大气压力、胶塞与玻璃之间的摩擦力、残存气体的支撑力，此过程中真空压力的控制比较严格。

真空压塞如图 4 - 48 所示，图 A 位置，胶塞压入真空腔内，真空腔下降，到达图 B 位置真空腔与注射器密封,开始抽真空,真空值达到设定值时,插杆携带胶塞下降,胶塞在真空作用下压在药液液面(图 C),然后开始加氮气,插杆上升(图 D),真空腔与注射器分离,升到图 E 最高位置,整个真空压塞动作完成,插杆进入下一个压塞循环。这种真空压塞可以采用翻转形式转移胶塞,将胶塞压在真空腔中,再抽真空,当真空达到设定值,插杆开始下降,胶塞经过插杆推入注射器,这种方式灌装速度相对较高。另外还有一种真空压塞方式,采用转移横杆转移胶塞。在图 F 位置,插杆从下部带动胶塞进入真空腔,真空腔下降,到达图 G 位置时真空腔与注射器密封,开始抽真空;真空值达到设定值时,插杆携带胶塞下降,胶塞在真空作用下压在药液液面,如图 H 所示。开始加氮气,插杆上升,真空腔与注射器分离,插杆升到图 I 最高位置,整个真空压塞动作完成,插杆进入下一个压塞循环。

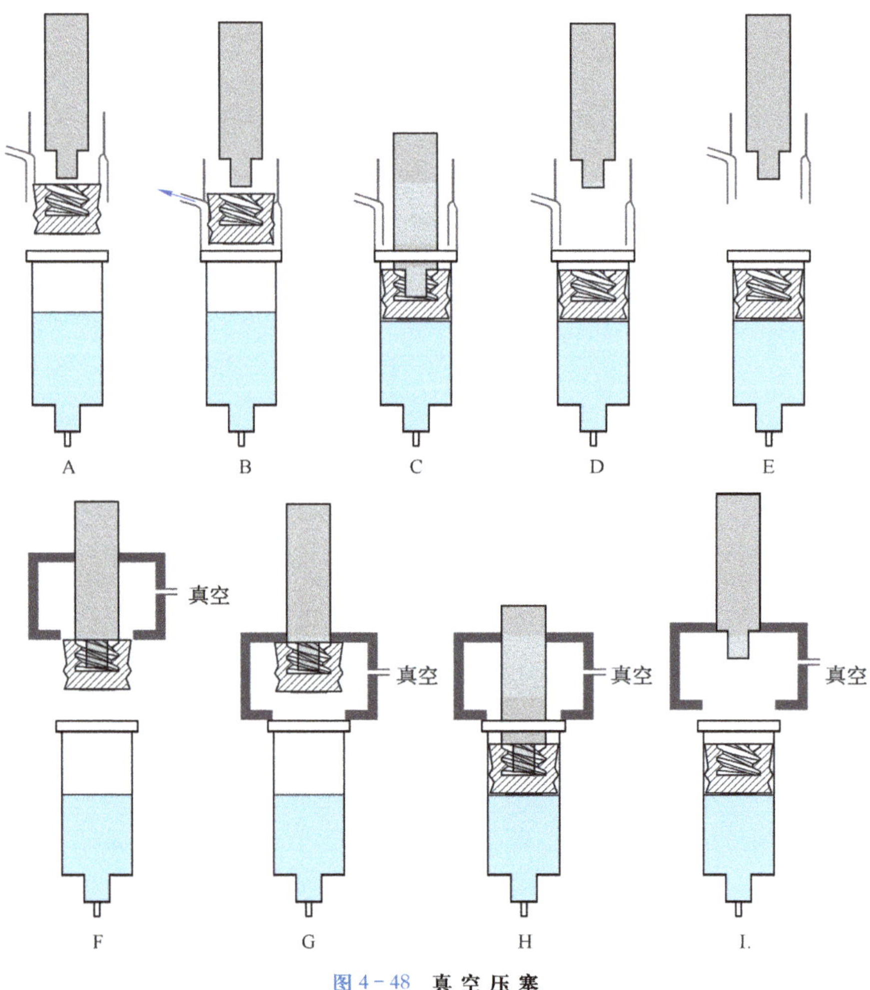

图 4-48　真 空 压 塞

A. 压胶塞位置;B. 真空开始位置;C. 压塞位置;D. 插杆上升;E. 真空腔分离;F. 胶塞插入真空腔;G. 抽真空;H. 压塞;I. 最高位置

　　整个过程,真空和氮气是一个通道,通过各自的阀门控制开关。这种压塞方式速度相对较慢,但是压塞过程中胶塞不会压缩,运行过程比较平稳,适用于各个规格的产品,也适宜其他形式胶塞的灌装,包括镀膜胶塞等。

　　3. 压塞方式的比较　套管压塞是传统的压塞方式，胶塞通过插杆插入注射器内，套管的设计比注射器口径要小，这样会造成胶塞的压缩，如果采用镀膜胶塞密封，镀膜胶塞表面附有一层聚四氟乙烯膜，使用套管压塞会造成胶塞表面膜的损坏，所以镀膜胶塞不宜采用套管压塞。而真空压塞方法不会造成胶塞的压缩，两者各有优缺点，比较见表4-6。

表4-6　压塞方式比较

套管压塞	是一种广为人知的方法，用于将各种类型的胶塞或其他弹性密封塞压入注射器中
	生产线的生产效率高，运行速度快，可以用翻塞和转移两种方式传递胶塞
	对于任何压缩性不好或具有敏感性表面的材料或涂层来说，需进行仔细评价
真空压塞	是一种先进的压塞方法，对胶塞或其他弹性材料密封塞压塞的不良影响小
	生产线的生产效率较低，运行速度较慢，只能用转移的方式传递胶塞
	灵活性很高，几乎可用于任何形状/材料/涂层的胶塞

　　对预灌封注射器进行压塞并不像看起来那么简单，需要系统性地考虑诸如直径、滑动力、涂层、胶塞配方和产品等因素。

　　4. 空气残留量对胶塞位移的影响　注射器内的空气残留量是灌装过程中的关键控制点，而产品质量属性和胶塞类型也对压塞方式和注射器内空气残留量的大小有影响。此外，制药企业还需要考虑运输方式和贮存过程中温度变化以及预灌封注射器的终端灭菌对胶塞位移的影响。

　　仔细研究可以发现，理论上生产预灌封注射剂时不可能做到无气泡，因为即使在最低的真空下也会有一些空气分子留在注射器内。如果使用最佳的工艺条件，则可能会使气泡小到肉眼观察不到。残存气泡的大小主要取决于操作时注射器内的真空度和灌装液位，溶解的气体量是可以忽略的。举例来说，采用传统的真空压塞方式：在一支 1 ml 的注射器内灌装 0.75 ml 的水性产品，并在 100 mbar 的压力下压塞，则会产生直径为 2 mm 的气泡（基于 1 000 mbar 的压力）。由于气体在产品中溶解，气泡的体积可以减小大约 10%。

　　一般来说，低真空、小摩擦、高灌装液位、高气体溶解性以及推杆的使用都会使注射器内的残存气体空间缩小。如此看来，似乎使用高真空的真空压塞方式（如 1 mbar 或 2 mbar）就可以解决残留气泡问题，但问题远没有那么简单。因为压力降低的同时液体的沸点也会降低，这一点很重要。10 mbar 下水的沸点为 9℃，产品沸腾是非常危险的，因为这会增加产品被污染的机会，也可能使产品喷溅到注射器与胶塞的外缘，表明低压下产品的沸点就是操作真空的限度，醇类产品的情况则更糟，一般来说注射器内的压力须明显高于产品的蒸汽压。

　　一些高黏度产品（如透明质酸）则允许更低的压力，这样最终残存的空气量也会缩小。20 世纪 90 年代初期已经可以做到无气泡处理了。在一些特殊的场合，如悬浮液或乳液的疫苗，在使用前需要进行混合，因为这些产品在贮存过程中会出现分层现象，而气泡的存在有利于改善通过晃动产品而达到产品混合的效果。另外，保留一定的残存气体也有利于热灭菌、适应航空运输时的压力和温度变化。

　　灌装压塞后对产品进行热灭菌或者航空运输时，要避免胶塞发生位移。即使在蒸汽灭菌柜存在负压的情况下也是如此，当流体（产品）热膨胀产生的力高于负压时，胶塞会产生位移，只有当注射器内部与外部的最大压差低于胶塞的挣脱力（通常为 2 N）时胶塞不会产生位移。由于气泡具有可压缩性，可以补偿产品所产生的一定的膨胀力。将胶塞滞留在原位的气泡大小取决于温差、灌装量、膨胀系数、胶塞直径以及胶塞与玻璃之间的摩擦力，通过计算可以得出避免胶塞产生位移的最小气泡尺寸。

航空运输的影响是一个经常讨论的问题。飞机货运区的最低温度大约为 10℃，压力为 700 mbar 以上。对温差引起体积变化的计算结果表明它远远低于需要考虑的程度，仅仅 10℃的温差所产生的热膨胀不会引起胶塞位置的移动。而压差问题属于潜在风险，产品本身产生的力是可以忽略的，但是残留空气会产生足够的力量导致胶塞发生位移。根据挣脱力和胶塞规格，空气热膨胀的临界值正好等于克服胶塞移动所需的力。直径小则产生的力也小，因此较粗的注射器或较低的挣脱力会增加胶塞产生位移的风险，建议留出较小的残留气体量，以减少胶塞可能的位移。使用诸如防止脱落的特殊装置可以阻止胶塞的移动。

5. 胶塞选择　胶塞多为溴化丁基或氯化丁基胶塞，一般用于没有特殊要求的常规场合。如果产品与胶塞存在反应或在需要尽量减少游离硅油的情况下，就需要部分或全部使用 PTFE 涂层胶塞（特别是塑料注射器）。胶塞的选择非常重要，也极大地影响压塞方法的选择，选择胶塞时需要考虑以下因素。

（1）产品与胶塞之间的相互作用。

（2）胶塞的价格。

（3）减少游离硅油量（根据涂层的种类，可能会减少游离硅油的数量并且会降低挤压效应）。

（4）在压塞过程中产生颗粒的风险。

（5）不损坏涂层或出现外观缺陷（"皱褶"）情况下，胶塞的可压缩性。标准胶塞价格最低，但其稳定性不如 PTFE。涂层胶塞接触面具有较少的游离硅油。如果预灌封注射器必须减少游离硅油或者需改善阻隔条件时往往选择涂层胶塞。

（6）套管压塞对胶塞可压缩性的要求很高。不同规格注射器的胶塞在真空和套管压塞情况下，压缩率不同，详见表 4-7。根据使用的胶塞和直径不同，体积压缩量在 29%（20 ml 注射器）～42%（0.5 ml 注射器）。采用真空压塞方法，该数值可降低很多，压缩量绝不超过胶塞在注射器内的压缩值，仅仅在 2%（20 ml 注射器）～9%（0.5 ml 注射器）。

表 4-7　不同规格注射器的胶塞压缩率

注射器规格 （ml）	注射器内径 （mm）	胶塞外径 （mm）	胶 塞 压 缩 率 压缩率（基于体积）（%）		
			注射器	真空压塞	套管压塞
0.5	4.7	5.3	22	9	42
1	6.4	6.9	15	6	34
1～3	8.7	9.2	12	4	32
5	11.9	12.6	12	3	32
10	14.3	15.2	12	3	31
20	19.1	20.2	11	2	29

对套管压塞的优化有助于将这种风险降至最低。然而，如果留意的话，会很清楚地看到通过涂层的方式来降低滑动力并不影响压缩率。增加套管内径则会受限于压塞金属套管和注射器内壁之间的间隙以及保持处理巢盒时所需要的稳定性。所以借此降低压缩率的方法非常有限。对于 0.5 ml 注射器来说已经是最优化了，只有在更宽的系统中才可能达到 15%。另外，皱褶也是一个主要的问题。任何涂层胶塞的用户需要仔细评价是否可以接受外观缺陷或胶塞与产品之间阻隔效果的降低。试验表明，涂层胶塞更脆一些，如果不仔细调节，胶塞在压入套管时便可能损坏。

（三）计量工作原理

计量泵是一种满足流程需要，流量在 0～100% 内无级调节，输送液体的一种特殊容积泵。计量泵也称定量泵或比例泵，计量泵属于往复式容积泵，用于精确计量，其精度在 ±1% 以内。随着现代化工业朝着自动化操作、远距离自动控制这一方向的不断发展，计量泵以其配套性强、适应介质（液体）广泛等优势作为流体精密计量与投加的选型依据。计量泵如今已被广泛地应用于包括制药、食品饮料和石油化工行业在内的多个领域，在工艺过程中担负着强腐蚀性、毒害性、高黏性和高压介质的计量添加任务。

绝大多数计量泵都采用柱塞泵和隔膜泵的结构，也有齿轮泵的结构，因为它们可以保持与排出压力无关的恒定流量。药液从配液罐经过滤器和分配器进入计量泵，计量泵按照设定的灌装参数进行计量，泵体连接导液管，经灌装针头加入注射器内。

液体灌装机主要有三种基本形式：蠕动泵式、金属/陶瓷活塞计量泵式和时间压力法。前两者已被国内众多预灌封设备厂家广泛运用，后者运用较少。

1. **蠕动泵**　蠕动泵（图 4–49）就像用手指挤一根充满流体的软管，随着手指向前滑动，管内流体向前移动。蠕动泵也是这个原理，只是由滚轮取代了手指。通过对泵的弹性输送软管交替进行挤压和释放控制泵内流体。就像用两根手指夹挤软管一样，随着手指的移动，管内形成负压，液体随之流动。

蠕动泵就是在两个转辊子之间的一段泵管形成"枕"形流体。如图 4–50 所示，"枕"的体积取决于泵管的内径和转子的几

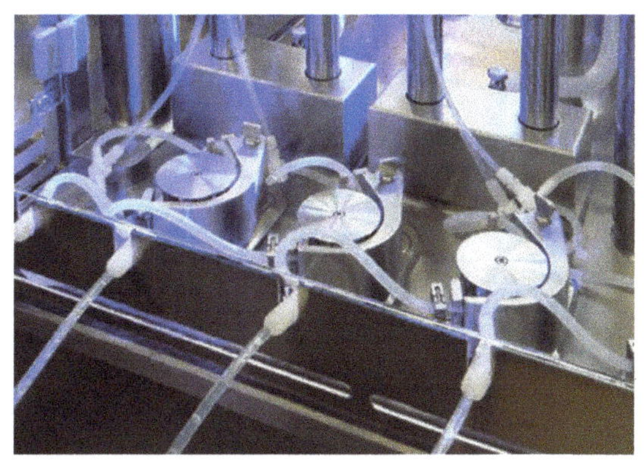

图 4–49　**蠕动泵**

何特征。流量取决于泵头的转速与"枕"的尺寸、转子每转一圈产生的"枕"的个数这三项参数之乘积。"枕"的尺寸一般为常量。拿转子直径相同的泵相比，产生较大"枕"体积的泵，其转子每转一圈所输送的流体体积也较大，但产生的脉动度也较大。这与膜阀的情形相似。而产生较小"枕"体积的泵，其转子每转一圈所输送的流体体积也较小；而且，快速、连续地形成的小"枕"使流体的流动较为平稳。这与齿轮泵的工作方式相似。

蠕动泵由三部分组成：驱动器、泵头和软管。流体被隔离在泵管中、可快速更换泵管、流体可逆行、可以干运转、维修费用低等特点构成了蠕动泵的主要竞争优势。该泵可使用内径 0.5～3.2 mm 的软管，软管的保温厚度为 1.6 mm。选择不同型号的蠕动泵，可

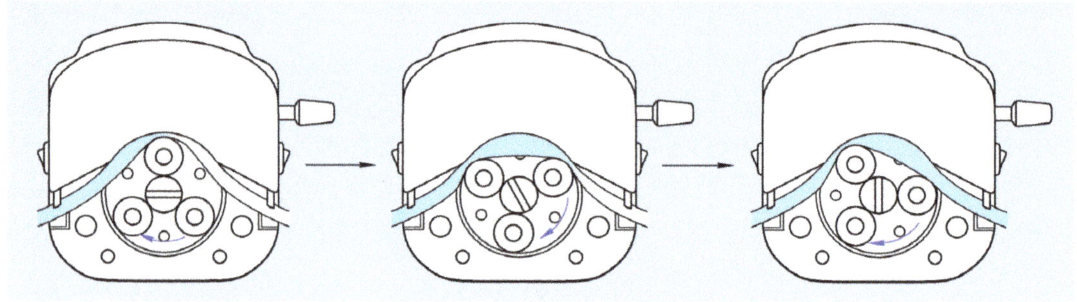

图 4-50　蠕动泵工作原理

以实现 0.1 ml～2 500 ml 规格产品的灌装。蠕动泵不适用于黏稠产品的灌装，一般最大黏稠度为 20 mPa·s。泵使用铝或不锈钢材料，小灌装量的精确度较高。蠕动泵用于灌装过程中的计量，对药液的压缩影响较小，不像柱塞泵那样将药液抽吸到一个狭小的空间，通过压缩灌装到注射器中。泵构造简单，仅有很少的部件安装在无菌区域，在机器的无菌区域泵的安装盘上部仅有转子，软管夹紧装置和软管桥架部件，在多头机器上只需要很小的安装空间。容易更换和清洁，只有软管接触药液，需要清洗灭菌。操作和参数设置由机器操作面板一体化控制。由电子控制蠕动泵旋转，可保持机器和灌装针的动作有较好的同步性，机器循环时间比较快。

　　由于蠕动泵软管与药液接触，泵体其他部位不与药液接触，适用于对金属离子敏感的药液。蠕动泵选择过程中也要考虑不利因素。用柔性管，会使承受压力受到限制，蠕动泵的流量范围比较窄。在大批量使用中，由于泵管的连续性运转，泵管的变形和磨损会降低分装精度和稳定性。蠕动泵通过调整转速和改变泵管内径达到流量的变化。蠕动泵的理论流量 Q_t（m³/h）按照以下公式计算。

$$Q_t = 47d^2 Ln$$

式中，d 为软管内径（m，一般 $d \leqslant 100$ mm）；L 为受滚轮挤压的软管长度（m）；n 为转子转速（r/min，一般 n 取 4.6～180 r/min）。

　　2. 金属/陶瓷柱塞计量泵　依据产品特性、规格、黏度等的不同，加料装置也不同。目前市场常见的有陶瓷材质、纳米材质、316 L 不锈钢材质，根据厂家要求做不同选择，但工作原理基本相同，内部没有密封件，配合间隙较小，一般在 10 μm 以下，活塞和套筒加工精度非常高，且是一对一配套而成，活塞和套筒耐磨损，密封性完全依靠活塞和套筒之间的配合精度来保证，气密性非常好。柱塞计量泵易拆卸、易清洗消毒、装配简单，都是低速旋转泵，无须单向阀，使用寿命长。柱塞泵有两种方式控制装量，一种通过螺旋凸轮、杠杆原理控制装量，另一种主要依靠伺服电机控制，因为伺服电机控制装量相对较为稳定，也便于调节。通过 PLC 控制程序手动输入参数改变伺服电机上下运行幅度从而改变装量的大小，后一种方式常见于多针头设备。随着制药行业种类需求的增加，大量的先进设备进入中国，不久金属/陶瓷泵因其市场风险较小，将在国内正式推广使用。柱塞泵工作原理如图 4-51 所示。

　　当泵活塞向下移动时，活塞杆进行 360°旋转，在活塞杆的底部有收集药液的料槽，当旋转 180°时，在活塞自身的抽吸力下药液收集到料槽内，继续旋转 180°后，收集的药液通

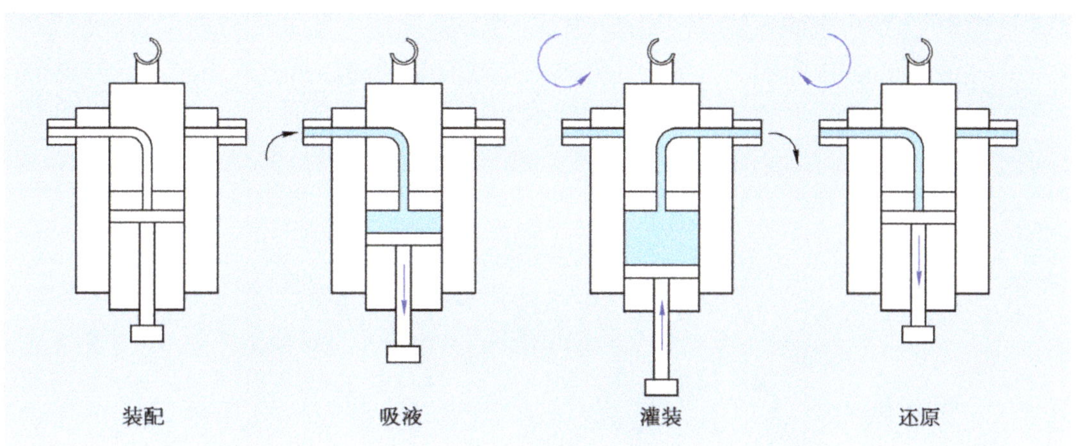

图 4-51　柱塞泵工作原理图

注：泵体上升-活塞杆下降-接通进液通路-活塞转向-切断进液-打开灌装出口,活塞杆上行开始灌装

过活塞杆向下旋转挤压至导液管内,导液管连接加液针头,药液通过针头加入注射器内。这时加液针头固定在针头支架上,而针头支架带动针头上下运行同样由伺服电机控制。针头下降,针头开始向上运行时泵体开始旋转,针头加液,针头上升至注射器喇叭口附近,泵体旋转结束,加液程序结束,针头与真空腔脱离。泵抽吸药液、针头下降和上升、真空和充氮等程序需同步完成。

旋转活塞泵有不同的灌装范围,泵上下移动的距离决定了灌装量,但是泵的上下移动距离是由装量和泵的尺寸决定的,泵移动的范围为 5~55 mm。每个厂家柱塞泵的型号和尺寸各不相同,表 4-8 是某个品牌不锈钢柱塞泵的规格。

表 4-8　某品牌不锈钢柱塞泵的规格列表

描述/泵型号	活塞直径(mm)	灌装范围(ml)
RS 5	5.0	0.1~1.1
RS 7	7.0	0.2~2.1
RS 9	9.0	0.3~3.5
RS 13	13.0	0.7~7.3
RS 19	19.0	1.4~15
RS 26	26.0	2.7~29
RS 42	42.0	7~76
RS 60	60.0	14~155
RS 82	82.0	26~290
RS 90	112.0	50~540

3. 时间压力计量泵　该计量泵是先进的灌装计量方式之一,如图 4-52 所示,在一恒压贮液罐中,被分装液体的计量是通过时间和单位时间的流量来确定的,药液通过药液罐下部的机械夹手控制,计量精度由可编程控制器自动控制,由于此种计量方式使用的是电子控制技术,可以确保药液流经通道及阀体时无死角、无残留、无固体摩擦、无颗粒脱落,

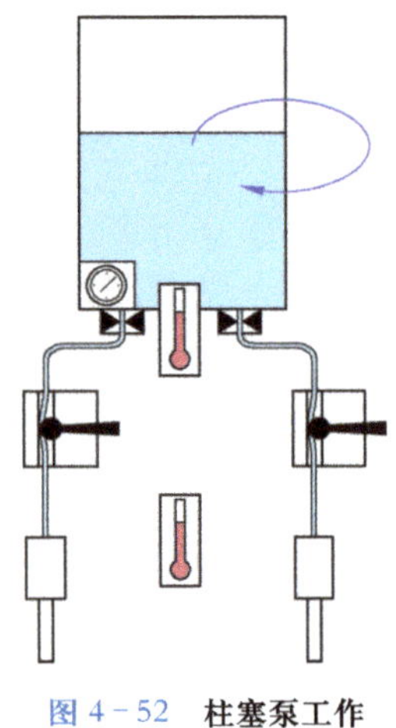

图 4－52　柱塞泵工作原理图

确保药液澄明度，清洗消毒不拆卸任何零件部件，可实现在线清洗。时间压力灌装计量方式是现有最好的计量方式之一。国内也在积极地开发恒压控制技术，但这种技术开发难度大，主要是自动控制技术不成熟，而且开发研制的前期投入高，限制了时间压力法的推广应用。

（四）各个部件的结构和功能

1. 抽气站　抽气站其实就是抽真空装置，一般由两台真空泵组成，一台真空泵用于灌装，另一台真空泵用于压塞，因为灌装抽真空与压塞抽真空为非同步运行，完整的抽气系统如图 4－53 所示，主要由真空泵、真空管路、真空缓冲罐、真空压力检测器、真空压力调节阀、微过滤系统等组成。真空泵主要为设备提供抽真空的动力原点，当真空泵开始运行时不断将设备管道内空气抽成一定的真空数值时设备方可满足预定要求，在设备末端由微型的气动隔膜阀通过程序控制真空的关闭或打开。开始加液时，加液管路气动隔膜阀 3 打开，氮气气动隔膜阀 4 关闭，经过过滤器，灌装真空腔开始抽取真空，当抽取的真空达到设定的真空参数值时，气动隔膜阀关闭同时开始加液，如果真空数值偏小或偏大可通过真空缓冲罐上方的真空调节阀调节真空压力，满足运行所需要的真空要求。加液后，氮气气动隔膜阀 4 打开，真空气动隔膜阀 3 关闭，经过过滤器对加液真空腔加氮气，真空腔与注射器脱离，完成整个加液步骤。同样，当开始压塞时，压塞管路气动隔膜阀 1 打开，氮气气动隔膜阀 2 关闭，经过过滤器，灌装真空腔开始抽取真空，当抽取的真空达到设定的真空参数值时气动隔膜阀关闭，同时开始压塞，压塞后，氮气气动隔膜阀 2 打开，真空气动隔膜阀 1 关闭，经过过滤器对压塞真空腔加氮气，真空腔与注射器脱离，完成整个压塞步骤。在此过程中气动隔膜阀由压缩空气控

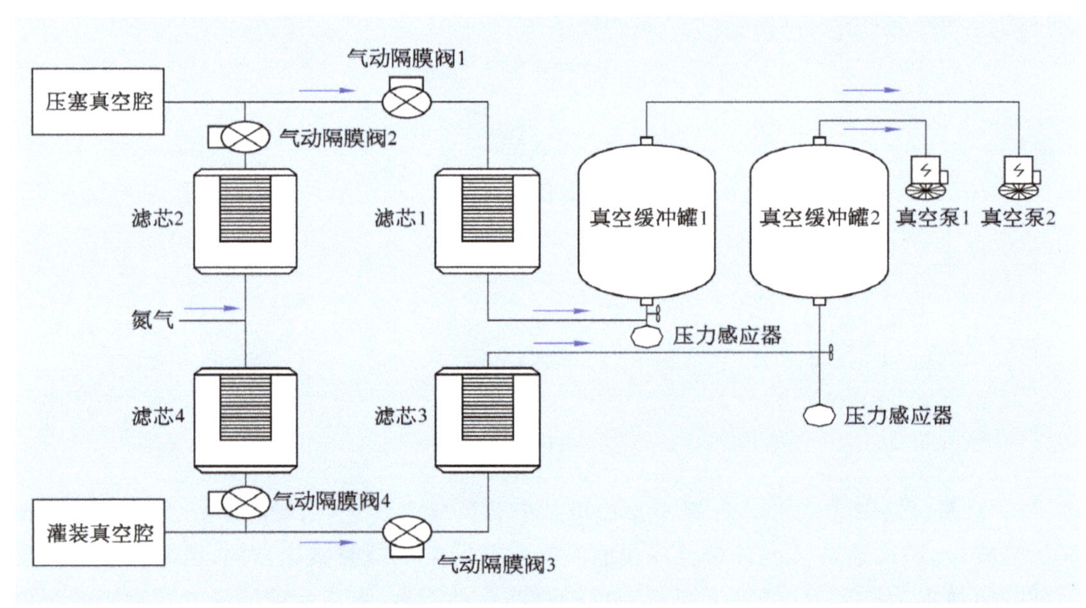

图 4－53　**灌装真空、氮气管路图**

制,设备运行前要确认压缩空气的压力满足设备需求,同时压缩空气进入微过滤系统时应有单独的压缩空气控制单元,压缩空气压力过高或过低时,可以通过控制单元调节压力保持稳定。

在运行中实时检查真空稳定状况,如调节真空压力时数值显示不稳定或预抽真空数值跳动幅度较大时,应检查真空管路系统是否出现漏气,导致真空度不能满足需求。设备在非运行状态下尽量关闭真空泵,设备在刚开启时,操作人员可通过屏幕上方的调节键判断真空的稳定性,同时要周期性地对真空泵进行检查,更换真空泵滤芯,或对真空泵专用油进行年检。

2. 机械手上料系统　手动/自动将蜂巢板从巢盒中取出,并放在转移台的中心定位板上。在自动模式下可通过机械手进料与出料,物料通过传送轨道传入等待上料点位,机械手自动检测到指示信号,通过下方的伺服电机或压缩空气控制单元将机械手的抓手下降至设定的上料位置,机械手抓手上均匀分布的真空吸盘开始运行,将吸住的蜂巢板再次通过机械手的上升转移至中心定位板上,中心定位板通过两个止动杆夹住转移台中的注射器,使注射器固定在适当的位置。中心定位板主要由 3 部分组成,上下两层固定不动,中间为可移动的止动杆,止动杆连接中心定位板两端的滚轮滑槽,利用气缸推动中间的夹板固定注射器,在每一个中心孔设置椭圆 V 型的注射器洞,每个洞内有一个缓冲橡胶垫,这样在固定注射器时可以有效保护注射器的外壁免遭破损。当然根据使用要求的不同,中心定位板也在不断地升级,但是工作方式大同小异,其目的是更好地保护注射器,同时防止注射器在加液与压塞时因松动引起其他方面异常。中心定位板收到物料后再由 XY 平台控制台伺服电机皮带带动,按预定位置运行。

当灌装程序结束时,操作人员必须以手动形式松开止动杆,拆下托盘,也可以通过机械手自动将已灌装或因异常退出的料盘取出。

3. XY 平台　XY 平台控制台在程序设定的参数中开始运行,首先由 Y 轴开始运行,将物料运送到 X 轴位置,再由 X 轴将物料运送至灌装工位,XY 平台由两个单独的伺服电机控制,伺服电机带动齿形带,齿形带带动中心定位板向 XY 平台方向运动,每一步按照设定的参数运行,在运行过程中如果出现位置偏移,可以通过参数进行调整,XY 平台运行的点位恰好与灌装和压塞的工位控制点相同,可保证针头和胶塞插杆准确插入注射器中,所有程序结束后再进行下一工序的重复执行。

4. 分拣系统　胶塞分拣是依靠振动电磁铁提供动力进行工作的。分拣器斜面受电磁吸力作用会轻微地上下振动,振动的频率可调整,胶塞经过一定频率的振荡后被输送至线性轨道。

电磁振荡器原理:利用电磁铁产生交变磁场,振动部分是一个铁片悬浮在电磁铁前方,信号经过电磁铁的时候会使电磁铁磁场变化,从而使铁片振动。自动送料分拣装置是一种自动定向排序的送料设备。其工作目的是通过振动将无序工件自动有序定向排列整齐、准确地输送至下道工序。胶塞通过分料口时,达到预定要求的胶塞向前进入轨道,没有整理好的则在分料口的滑槽处掉入分拣器内重新进行筛选。振动电磁铁除满足产品排序需求外,还可用于分选,是一种现代化高科技产品,目前随着国内技术水平的不断提高,也出现很多研发和制造此类产品的专业化企业。分拣器在预灌封注射剂生产方面最为常见,分拣系统由胶塞锅、电磁振荡器、伺服电机等配套组成。胶塞被转移至胶塞轨道的正确位置上，等待胶塞插杆与胶塞转移杆运行胶塞。

5. 线性轨道　将胶塞从胶塞锅转移至胶塞转移站线性轨道的工作原理基本与分拣器相同，依靠电磁振荡器的振荡输送胶塞，胶塞经过分拣器输送至线性轨道。目前市场上线性轨道的轨道槽有不同规格，各个厂家根据各自的生产情况进行选择。胶塞通过线性轨道振荡输送，胶塞从分拣器输送过来后，通过线性轨道的高频振荡后，到达胶塞压塞站，由胶塞插入杆将胶塞逐个插入胶塞转移杆上，或者通过胶塞翻转装置完成胶塞转移（一般高速灌装机采用这种方式），再由胶塞转移杆将胶塞运送至胶塞插杆位置，待胶塞插杆将胶塞取走后，胶塞转移杆复位重复执行动作。

6. 灌装站　即加液工序，加液依靠的是泵的动力供给，药液经过导液管与针头，最终到达注射器内。针头的控制由真空腔系统、支架系统、伺服驱动系统及抽真空系统组合完成。药液在加入注射器前先预抽真空，达到真空设定值后才开始加液，否则设备不运行并有报警提示。加液过程中，针头到达注射器的位置由参数进行控制，针头位置不能太低，太低可能导致针头撞击注射器的底部最终导致针头损坏或注射器损坏；针头位置也不能太高，位置太高，加入的药液在注射器底部有微量的气泡，上部有挂壁现象产生。所以依据产品特性，选择合适的位置与参数非常重要，可保障灌装站运行正常。

工作顺序：真空腔放置在注射器上，将注射器内空气抽走。然后，灌装针向下移动至注射器中并进行灌装。过程中通过一个过载离合器保护泵的旋转。当注射器被灌至 2/3 药液量时，真空关闭。灌装结束后充氮气使注射器脱离真空腔，孔板移动到下一个位置上。

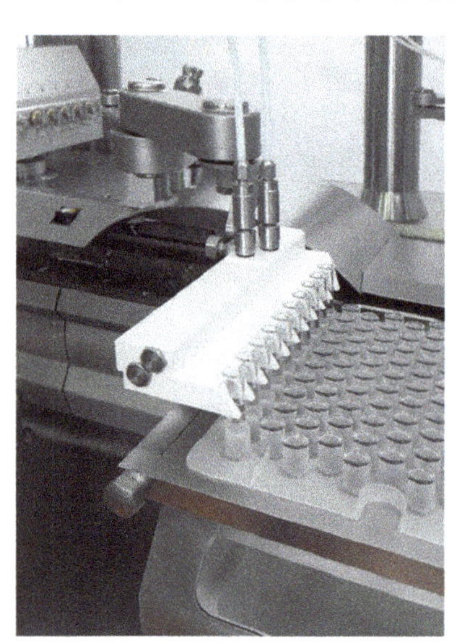

图 4 - 54　在线称重

7. 在线称重系统　灌装机可以选择在线称重系统对灌装量进行校准。如图 4 - 54 所示，巢盒进入灌装工位，根据灌装设备针头的数量，每次称量的支数可以设定，可以是 2 支、5 支或 10 支。保证每次灌装的每支针头都检测一次。在灌装之前，巢盒下部的机械装置将注射器顶起一定高度，喇叭口突出在蜂巢板上侧，随即取瓶夹手转移到突出的注射器两侧，夹紧注射器，提取并将注射器放在称量台的固定位置上，夹手松开。先对灌装前的注射器抽取 5 支称量皮重，放回蜂巢板中，灌装结束再次称重，自动计算灌装净重。将灌装误差反馈到灌装机构，进行在线质量校准。每套检测装置均设有称重传感器、质量检测台、由伺服控制的取瓶、放瓶结构。其中传感器是称重系统的核心部件，在日常使用与维护过程中须注意传感器探头的保护，防止与其他尖锐物品及有机溶剂接触。

8. 自控检测点　灌装机运行自动化，需要更多的传感器，每一个传感器有独特的安装要求，当设备出现异常时相应的传感器就会报警，并通过显示屏幕提示，操作人员可以根据传感器报警提示排除故障。

胶塞轨道上最小剩余数量传感器：在自动模式中如果没有足够的胶塞，机器将停止，胶塞线上重新装载胶塞后，机器将自动重启，旨在更好地避免胶塞缺失造成的不合格情况。传感器为比较常见的基恩士电子装置，当某一轨道胶塞缺失，屏幕上方立即出现报警，设备则停止运行，加入胶塞后自动启动。在日常使用过程中应注意保护传感器的激光感应头，如果使用不合理会出现异常报警，影响设备运行。在主屏幕上方有传感器关闭或打开的功能键，根据使用情况进行选择。

"灌装针"检测点：当灌装针过载凸起时机器停止运行，灌装针固定在支架上时，由于针头设计的特殊性，在针头的卡槽两侧有一对基恩士光点检测器，如果针头在运行中弹起，光电感应器信号被中断，设备出现停机。正常运行时光电感应器无中断。一方面保护灌装针避免出现针头断裂，另一方面出现异常信号警示时，操作员可进行排查，如果在插入胶塞后注射器离中心定位板的位置过高，则通过右激光发出一个错误提示信号，如果在灌装后注射器位置过高则由左激光发出信号。

胶塞传感器：如果胶塞在抓手上的位置不正确，则显示抓手上的胶塞错误信号。抓手上是否有残留胶塞：胶塞经过插入杆，送至转移杆时，触动转移杆上的光电感应器，待上面的胶塞取走后信号提示本程序执行结束，方可进入下一步运行。如果在此过程中插入的胶塞未被取走或剔除，响应的感应器没有信号触动，同样设备操作屏幕上方出现提示代码，必须剔除未被取走的胶塞方可正常运行，否则重复报警等待剔除遗留的胶塞。如果注射器中未插入任何胶塞，或者注射器中未加入胶塞，当胶塞处于不正确的位置，则在操作面板上将显示一条信息。

9. 安全光幕　为了保护操作人员的手免受伤害，机器的干涉区域用一个安全光幕保护，如自动撕外袋主操作区域，自动撕纸主操作区域，灌装区域巢盒提取主操作区域。如果操作人员在自动模式下进入干涉区域，机器将立即停止。在自动模式的操作继续进行之前，必须在操作面板上重置错误信息，以更好地保护人员安全。

四、O-RABS/隔离器系统

无菌隔离系统是完全密封的，将药品、生物制品的关键操作区域密闭并处理成无菌状态。一个完整的操作过程可能需要若干个隔离器组成的系统来完成，从而将整个流程与可能的污染源（如周围的设备和操作者）彻底分开。

隔离系统配置 A 级层流罩、防护门和手套。设立物料传递缓冲区或专业传递口，完全符合 GMP 和无菌制剂生产要求。A 级区环境符合 GMP 附录 1，无菌制剂标准要求，并经验证合格方能投入使用。

1. 隔离化技术是今后制药机械发展的一种趋势　制药机械隔离化包括 RABS 和隔离器。是利用特殊装置、过渡设施等技术手段将人员与药品物料、生产环境等相隔离，并通过这些手段来过渡操作。例如手套式操作、隔离仓、机械手装置、过渡管路输送以及其他自动化装置等。

在通常情况下，洁净室内最大的污染源仍然是人。欧洲 GMP 新修订的附录内容认为"限制生产区域人员干扰隔离技术的采用可以有效地降低无菌药品生产的细菌污染风险"。这样就需要制药机械向隔离化或无人化方向发展。关于此点，有文献认为：现在有一种趋势是要在药品生产中降低操作员的暴露限度（从 $10\ \mu g/m^3$ 到低于 $1\ \mu g/m^3$），理想的流水线应该是一个封闭系统，拥有在线清洁灭菌功能，可以避免操作工在清洁和维护过程的直接暴露。其目的便是让人员与药品生产环节保持相对隔离。

　　此外，制药过程的隔离技术在确保生产过程顺利进行的同时，也起着安全性功能。制药机械隔离化实施，可利用隔离化达到对人员的保护。由于制药过程如同化学工业一样，其生产过程也涉及有毒有害、药敏性等其他危及人体健康的因素，隔离技术能将这些环境相对密封起来。

　　因此，制药机械隔离化技术有着洁净性与安全性两大特点，弥补了大规模药品生产所带来的诸多问题和缺憾。可以这样说，隔离化技术是今后制药机械发展的一种趋势。

　　2. 隔离化技术在制药机械实施过程中的关注点　制药机械隔离化设计永远不要忘记，隔离装置只是一道建立在设备与人员之间的物理屏障。若在设计的时候没有充分考虑工艺流程，那么隔离化设计有可能变成阻碍设备运行的障碍。制药机械隔离化设计应该以便利操作与维护，且不需破坏设备工艺的整体性为目的。制药机械隔离化设计的宗旨便是使设备能依靠屏障类隔离系统在两个不同洁净等级环境之间提供隔离，或者对人员与实际生产环境提供相对隔离。然而，随着制药机械隔离化的发展，在设计时还需关注以下几点。

　　(1) 隔离方式应基于相应工艺展开，且不能破坏设备工艺的整体性。隔离装置只是达到相对封闭，并达到人员与生产环境的分隔、不同洁净区域间的分隔等。

　　(2) 分析主要技术参数。如批次处理要求、温湿度要求、物料特性及其他产品工艺要求等。

　　(3) 单元操作的生产流程及物料的传递。

　　(4) 安全要求。要考虑产品是否易爆、环境因素(如隔离系统内的连接、物料传递方向)等。

　　(5) 生产质量要求。要考虑隔离装置的可验证性，满足 URS 等。

　　(6) 装置的维护与可操作性。

　　(7) 隔离产生限制的应对。要考虑：① 产品如何进出隔离系统；② 废物如何排出隔离系统；③ 设备部件和工具如何进出隔离系统；④ 一旦系统的完整性被破坏，隔离系统将如何应对；⑤ 隔离系统如何清洁与消毒。

五、机器人技术在预灌封产品设计中的使用

　　机器人技术主要包括：机器人结构设计基础；机器人操作手运动学；机器人操作手动力学；操作机器人关节伺服驱动技术；机器人控制；机器人传感器等。随着智能机器人技术的成熟，机器人取代复杂的机械结构成为一种发展趋势。机械结构拆包及 XY 平台构造复杂、工位多、不易清洁维护、各机械部件对 A 级区垂直流影响大，这些部位依靠气缸、伺服电机等作为动力，结构复杂、设备故障较多。依靠齿形带传动，齿形带也会经常松动，甚至断裂，容易造成动作不精准。采用无菌机器人可大大简化机械结构，提高精准度，降低污染风险。

(一) 机器人技术在预灌封自动拆内包中的应用

　　传统的预灌封自动拆内包机械结构包括撕纸工位及去内纸工位，再由取料机械臂转移蜂巢板至 XY 平台进行灌装压塞。机器人预灌封采用智能机器人取代撕纸机械手、去内纸吸盘臂、蜂巢转移机械臂，三个工位由一台智能机器人完成，大大简化机械结构。如图 4-55 所示，将撕纸夹具、去内纸夹具、蜂巢转移夹具合为一体安装在智能机械人上，撕纸、吸内纸和蜂巢板转移三个动作由一台机器人完成。

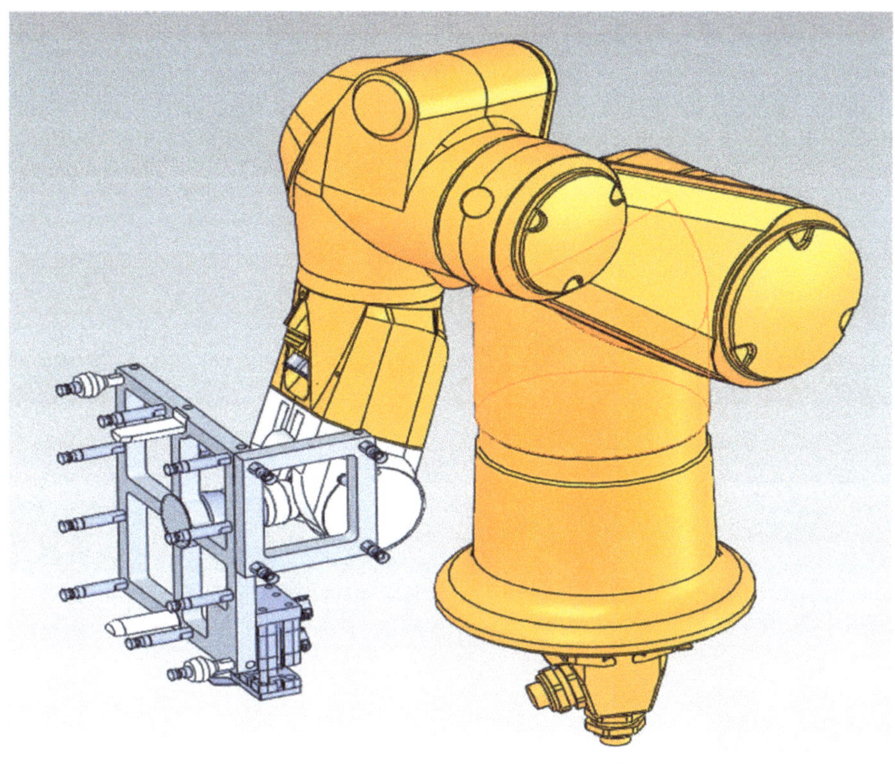

图 4 - 55　**拆内包机器人**

　　撕外袋后的预灌封巢盒输送至撕纸工作站，如图 4 - 56 所示，机器人驱动撕纸夹具，自动寻边角并夹持纸的一角，根据预先设定的运动轨迹，柔和地撕除巢盒的上盖纸，将纸丢入废料箱，可减少撕纸过程中产生的粒子数量。

　　完成撕纸后，智能机器人驱动夹具转动位置，去内纸夹具吸住内纸（图 4 - 57），缓慢平移，将内纸移除至巢盒外并丢入废料箱，该过程可防止内纸上的颗粒掉入注射器内。

　　完成拆内包后，智能机器人驱动巢盒转移夹具吸取蜂巢板（图 4 - 58），上升并转运至中心定位板放下蜂巢板（图 4 - 59），与灌装机器人完成物料交接。机器人再开始一个新的动作循环，同时中心定位板上的注射器开始灌装压塞。

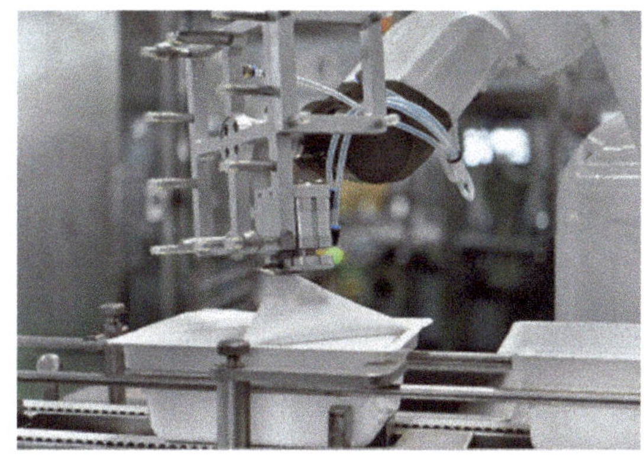

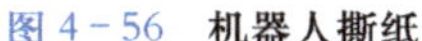

图 4 - 56　**机器人撕纸**

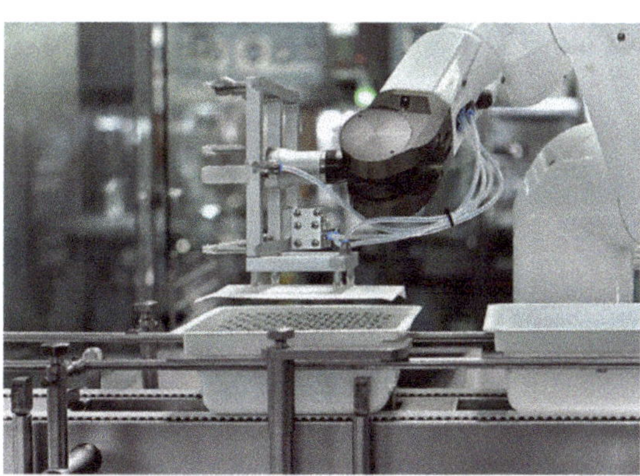

图 4 - 57　**机器人吸内纸**

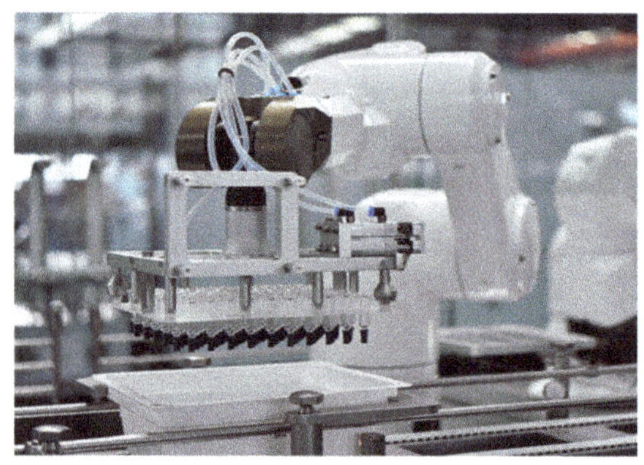

图 4-58　机器人提取蜂巢板

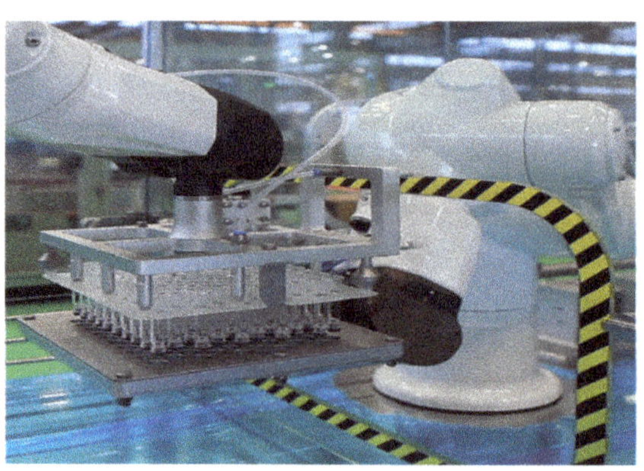

图 4-59　机器人放下蜂巢板

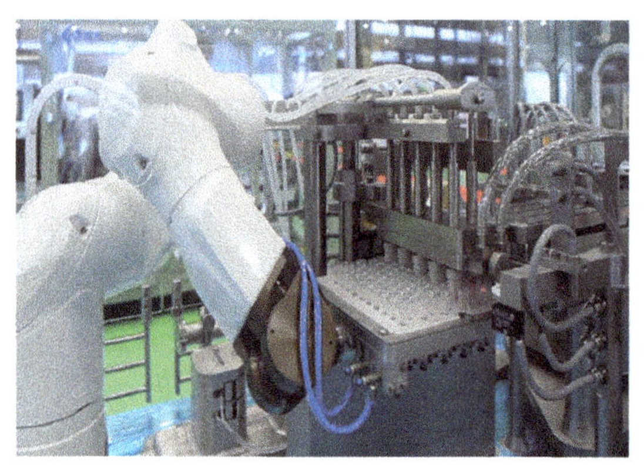

图 4-60　XY 平台机器人

（二）机器人技术在灌装工位的应用

传统的预灌封灌装线机械结构采用 XY 平台驱动蜂巢托盘移动，平台运动对层流扰动大，且平台运动部件不能密封在机器内部，运动时易产生颗粒，产生污染风险。机器人预灌封采用智能机器人夹持蜂巢托盘，做 XY 方向精确定位移动（图 4-60）。机器人通过程序控制，使蜂巢托盘始终保持水平，提高压塞合格率。

（三）机器人预灌封的优点

工业机器人在以中国为首的发展中国家的工业转型过程中的作用明显。例如在工程机械行业，机器人往往在生产线上进行着点焊、弧焊、喷漆、装配等工作，不仅能保证产品质量的稳定，提高生产效率，还能改善工人的工作条件和劳动强度。机器人预灌封操作的实现，大大简化了机械结构。机器人驱动全密闭，表面特殊涂层处理，耐受 VHP 灭菌，表面光滑，不产尘、不吸附颗粒，使无菌间面积减少 30% 以上，清洁灭菌验证程序更简便。机器人采用六轴智能控制，通过简单的模具规格件的更换，可同时适用于卡式瓶、西林瓶的生产，智能化程度高，可实现多品种柔性共线生产。

第四节
预灌封灌装设备操作与安全

随着中国 2010 版 GMP 规范的执行，新一轮技术改造也随之到来。近十年国内已开发了符合国情的成套生产线及单元设备，已能为制药厂提供符合 GMP 要求的粉针分装、大输液灌装、安瓿洗烘灌封、预灌封灌装等联动生产线。医药新产品研究已经取得较快的进展，例如生物工程药物、疫苗、基因药物、新型抗癌药等，要求提供新的包装形式，如多室复合袋、卡式瓶、预灌封等，这些领域要求科技含量更高、质量更加可靠的联动生产线。

选用设备的首要条件是满足生产工艺技术要求，接触药液部分采用 316 L 不锈钢材质，合理设计，避免死角，可以实现在线清洗和在线灭菌。使用过程中不污染产品和环境，便于清洗、消毒或灭菌，符合设备验证需要。

对于采用无菌工艺药品的生产，接触内包材或药品的设备如无菌配液罐等，应考虑设计在线清洗、在线灭菌。预灌封灌装机零部件要能够便于拆卸、可以离线清洗和灭菌。预灌封灌装设备可以采用自动撕外袋、自动撕纸和自动灌装压塞等自动化程度高的设施设备，减少了人为干预，提高了产品质量的稳定性，同时减小了装量的波动。

专用部件的清洗应考虑设计专用清洗设备，以确保清洗效果的可重现性。采用人工清洗时，应考虑不同操作人员对清洁效果的影响，制定详细的操作文件并评估有效性。使用在线清洗/灭菌（CIP/SIP）系统的配液罐应配备呼吸器。

一、人员要求

人员是最大的污染源，为了减少人员对产品的影响，高污染风险的操作宜采用密闭系统，如限制性进入屏障系统（RABS）、隔离器等，将人员与产品有效隔离。在洁净区，还要对人员卫生、数量、更衣、行为进行规范和要求。

可以通过物料传递，层层脱包装减少对洁净区的污染，零配件可以灭菌处理，但是人员却在不断产生污染，人员不能灭菌处理，洁净室一旦有人员进入，其洁净室环境就将改变，人员的活动会导致污染因素的产生。人的外层皮肤不断地向周围环境释放粒子。之所以发生这一情况，是由于外皮细胞连续不断地被其下的新细胞替换。服装与首饰等的摩擦，会增加外皮释放的粒子数量。由于人员在工作时，会有更多的活动，所以释放的粒子数量也相应增加。对于无菌药品的生产来说，人员对最终产品质量的影响较大。一个设计、维护及运行良好的无菌药品生产工艺应能最大限度地消除人员的影响。随着无菌药品生产操作人员的增加，最终产品染菌的风险也会增大。为确保产品的无菌，无菌药品生产操作人员始终按无菌技术操作至关重要。

人员在无菌药品生产时发现异常情况应该及时采取应急措施。从事无菌药品生产的人员应清醒地认识到无菌操作的高风险性，并在工作中尽可能降低风险。

应建立并保持良好的质量保证系统，配备足够数量并具有适当资质的人员，完成各项操作。所有人员应明确理解自己的职责，熟悉与之相关的 GMP 原则，并接受包括卫生学在内的良好培训。只有经过培训并且通过更衣确认合格的人员才能被允许进入无菌生产洁净区。进入无菌生产洁净区人员的培训内容包括：无菌生产、更衣程序、人员/物料进出无菌生产洁净区及其他相关 SOP 的培训，并进行必要的考核和资格确认。

1. 人员卫生　人员的卫生状况与药品质量息息相关，应制定规程对员工进行健康检查，并保持良好的健康状况。传染病患者或体表有创伤的人员不宜从事药品的生产，进入洁净区的工作人员患病（如咳嗽、感冒或其他类型传染病）时，应主动报告；如患病状况可能影响产品质量，管理者应给这类职工另行安排工作。

洁净区内人员应保持双手卫生，避免裸手直接接触药品及与药品相接触的生产设备、容器表面。手部不应有可见创口，指甲修剪整齐并保持清洁，不可使用指甲油或其他可能散落粒子的化妆品。进入洁净区的人员不得化妆和佩戴饰物（如手表、戒指、耳环等），在生产区、仓储区内不得喝饮料、吃食物、嚼口香糖和吸烟等。

2. 人员数量控制　洁净室内尘、菌来源于室外空气的占 80%～90%，其余来源即人、围护结构等。其中来源于人的又占 80%～90%。可见，除了室外空气的污染，人员是洁净室产生尘粒的主要原因。人员走路的快慢、动作的幅度不同，人员数量不同，所产生尘粒污染的程度也不同。所以在尽量减少不必要的动作，养成良好的洁净区操作行为习惯之外，控制洁净区人员数量，特别是关键区域人员数量，对洁净度的维持作用也很明显。

进入无菌生产洁净区的人员数量应尽量控制在工作需要的最低人数，通常控制人员的区域包括无菌物料传递区域、无菌分装区域、配液区域、灌装区域甚至全部 B 级区域等。操作员、机修员和 QA 人员都需要计入控制人数范围。进入无菌生产洁净区的人数应通过验证来确定。对生产现场的检查和监控应尽可能在无菌生产洁净区外实现，辅助人员尽量分布在单向流区域外侧，与生产无关人员不得进入无菌生产洁净区。

3. 更衣　微生物生长繁殖的速度是十分惊人的，生态分布也非常广泛，有一组数据供参与药品生产的人员参考：人的皮肤上平均每平方厘米含有 10 万个细菌，而且繁殖速度惊人。刚刚清洗过的皮肤，在几小时之内细菌就可恢复到原来的数量。一般人每打一个喷嚏，产生的飞沫中含有 4 500～150 000 个细菌；感冒患者一个喷嚏含有多达 8 500 万个细菌，有些感冒是有传染性的。这告诉人们，为什么要穿无菌工作服、戴口罩。

对洁净工作服（包括洁净服、帽子、口罩等）材质的要求是：① 发尘量小，不易产生剥落、老化、断丝现象；② 不易产生静电和黏附粒子；③ 耐消毒剂、耐清洗、耐蒸汽灭菌；④ 不发霉。洁净工作服在样式上必须包盖全部头发、胡须及胸部，并能最大限度地阻留人体脱落物。为了对比不同材质及样式洁净服产尘量的不同，做了如下实验，结果见表 4-9。

表 4-9　几种不同材质及样式洁净服的发尘量（≥0.5 μm粒子）［万粒/（分钟·人）］

材质及样式 / 动作	聚酯纤维		粗孔尼龙绸		致密尼龙绸	
	分体式	连体式	分体式	连体式	分体式	连体式
静坐	4.5	3.28	1.4	1.9	0.96	0.28
臂上下动	243.6	106.7	58.9	38.2	9.01	5.24
起立坐下	88.8	132.6	43.3	33.6	33.6	28.3
慢走	212	116	65.5	53.2	37.6	35.8
综合运动	171	124	36.5	11.9	14.2	15.9

由实验结果可以得出，连体式洁净服要比分体式洁净服产尘量少，致密尼龙绸洁净服比其他材质洁净服产尘量少。

洁净服作为身体与已灭菌物品暴露区之间的屏障，应能防止身体产生的微粒及微生物所导致的污染。根据产尘量多少并综合 GMP 要求，A/B 级洁净区着装要求：应当用头罩将所有头发以及胡须等全部遮盖。如洁净服的任何组成部分损坏，应立刻更换。头罩应塞进衣领内，应佩戴口罩以防散发飞沫，必要时佩戴防护目镜。应当使用经灭菌且无颗粒物（如滑石粉）散发的橡胶或塑料手套，穿着经灭菌或消毒的脚套，裤角应塞进鞋套内，袖口应塞进手套内。手套应频繁消毒。工作服样式为连体工作服，灭菌后不脱落纤维或微粒，并能滞留身体散发的微粒。

企业应建立恰当的洁净服管理流程，对洁净服的清洗、灭菌过程进行详细规定，对洁净服的收发、使用进行记录，对洁净服使用有效期进行规定。避免它们在灭菌后、使用前的贮存期受到二次污染。例如使用湿热灭菌进行洁净服灭菌时，可以考虑使用透气呼吸袋进行包裹，使洁净服灭菌后可以有较长的有效期（此有效期需经过验证），也有利于企业充分利用灭菌柜，同时避免洁净服在贮存期内的二次污染。

无菌操作前及无菌操作全过程中，应注意操作人员的活动，避免洁净服遭受不必要的污染。

更衣确认是为了证明人员衣物穿着质量和污染风险点的控制有效。所有进入无菌生产洁净区工作的操作人员、机修人员、QA 人员必须经过更衣程序的确认，确认过程建议以图像资料的方式进行保存，以表面取样的方法确认更衣效果。日常操作过程中，定期监控、评估更衣效果并进行趋势分析，以确保进入无菌生产洁净区的所有人员均按照建立的更衣程序更衣。更衣合格标准：① 证明受训人员掌握了更衣程序、污染控制措施和无菌操作技术；② 资料和录像显示受训人员三次更衣操作的程序均正确；③ 三次更衣后微生物检测结果均符合合格标准。

4. 人员微生物监测　每天或每批生产时，通过对每个操作人员手套表面取样实现对人员的监控。此取样计划还应包括衣着其他部位的取样点，且应在评估后建立适当的取样频次，以确认洁净区人员更衣符合要求。取样时，由 QA 人员打开采样碟盖，将无菌 TSA 培养基表面与取样面直接接触，均匀施力按压接触碟，确保采样碟表面与取样点表面均匀充分接触，接触时长约 5 秒，盖上碟盖，做好标识。对关键岗位人员，应制订更全面的日常和周期性监测计划。

无菌操作是无菌工艺的核心。在整个操作过程中，保持手套和衣着的无菌是无菌操作人员的目标。在消毒后立即取样是不适当的，因为它会导致无菌操作过程中原先存在的微生物未被检出。当操作人员的表面微生物检测结果超出标准或呈现不良趋势时，应及时进行调查。每年应对洁净区表面微生物监测结果进行趋势分析。根据调查结果采取相应的措施对系统进行预防纠正。调查后采取的措施包括：增加取样频率、加强观察、进行再培训、对更衣方式进行再确认，并在必要时将操作人员调出无菌生产洁净区。

5. 良好的无菌操作规范　为了考察人员操作对洁净室粒子数的影响，做了如下对比测试，结果见表 4-10。

表 4-10　洁净室内人员不同动作的产尘量（≥0.5 μm 粒子）　　［万粒/（分钟·人）］

与人员的距离（m）	手、前臂、头颈动	手臂、上身、头颈动	以 0.9 m/s 速度走动	以 2.2 m/s 速度走动
0	318	727	3 186	6 227
0.5	114	219	1 044	2 318
1	49	96	439	892
2	34	48	236	441

结论：观察测试数据可以得出，洁净室内人员动作幅度越大产尘量越大，因此洁净室内人员动作要轻缓、平稳。

有人员活动和操作的地方，就会产生不同程度的污染，产生不同数量的粒子，这些都是无菌药品生产的风险点。而药品生产又离不开人的参与，我们能做到的就是让洁净区人员养成良好的操作习惯，从而将这些风险降到最低。洁净室操作人员的动作应轻缓、平稳，应尽量避免不必要的动作，特别是下肢动作如快速走动等。这样才能减少洁净室的产尘量。以下行为是值得提倡的。

（1）更换洁净服后，应将所戴的无菌手套消毒或更换，以最大限度地降低污染风险。人员衣着或手套的任何部位不应直接接触无菌产品、无菌容器、无菌密封件及关键设备表面。

（2）进入高风险操作区后应定期检查着装，尤其在进行动作幅度较大的操作后应确认外衣、洁净鞋是否穿戴紧密。

（3）人员在进入无菌生产洁净区前应用无菌的消毒剂（如 75% 乙醇）对双手进行消毒，接触时间和消毒剂浓度根据验证输出的结果确定，待消毒剂完全挥发后方可进入无菌生产洁净区。

（4）每次接触物品后应对手部进行消毒，晾干后进行下一步操作。即使没有接触任何物品，也应定期（如每隔 10～20 分钟）对双手进行再次消毒。如果在高风险操作区内进行关键操作（如涉及灌装部件装配、悬浮粒子及浮游菌的取样监测等）之前进行了其他操作，则应退出该区域重新消毒双手后方能重新进入该区进行操作。

（5）无菌生产洁净区内所有开、关门的操作，应尽量避免用手直接接触，宜使用肘部、前臂、背部等身体部位来完成，避免交叉污染。

（6）在高风险操作区的任何情况下，人员间应保持一段距离，人员的着装（包括无菌手套）不能相互接触。操作人员尽可能少说话，必要时，可先退出该区域后再与其他人员沟通交谈。

（7）在无菌生产洁净区中的任何时候，双手都不应接触地面。如果不小心接触了地面，则必须立即返回更衣室内更换手套消毒后方可进入。

（8）所有掉落或接触到地面的工具、仪器或其他物品，在该批生产过程中不得用手触摸，更不能再次捡起使用；生产结束后对地面的工具、仪器或物品进行处理。

（9）仅使用无菌处理后的工器具接触无菌物料。在处理无菌物料时，须始终使用已灭菌处理的工器具。在每次使用期间，无菌工器具应保存在 A 级环境中，保存方式应能避免污染和交叉污染（如放在无菌容器中）。在操作过程中必要时更换工器具。

（10）缓慢和小心移动，快速移动会破坏单向流，产生紊流并产生大量的粒子。缓慢和小心移动是人员在无菌生产洁净区内应始终遵循的基本原则。动作应尽量平缓。

（11）双手不得下垂、叉腰、夹在腋下或高举超过肩部，应放在胸前（包括静止时）。尽量避免下蹲动作，更不应躺在地面或坐在地面上。如果因为维修不可避免地做这些动作，维修后应立即更换衣服，避免交叉污染。

（12）保持整个身体在单向流通道之外。采用单向流设计是为了保护无菌设备的表面、容器、密封件以及产品。适当时候可以采用 RABS 降低产品风险。对人有伤害的产品，宜采用隔离器设计。对高风险操作区单向流保护的破坏会增加产品被污染的风险。

（13）用不危害产品无菌性的方式进行必要的操作。如为保持无菌物料附近的无菌状态，应在适当的侧面进行操作。在垂直单向流条件下，不得在产品上游方向进行无菌操作。

二、设备的安全要求

预灌封灌装设备配有较复杂的自动化装置，气缸和伺服电机作为动力，有较多的凸轮和连杆传动，容易造成生产和操作人员的伤害。因此，设备安全要求显得相当重要。

基本要求是掌握在安全方式下正确操作机器的安全指示和规范知识。还必须了解关于避免事故的规章制度和法律要求。设备安全要求不局限于表 4-11 的规定。

表 4-11　灌装机安全要求

科　目	安　全　要　求
安全标识	机械运动部分要有明显的安全注意和警示标识
安全装置	➤ 自动撕外袋部分可以设置两个安全球或其他双手接触联动部件，只有手触碰在安全球上，刀具才能启动，有效防止对手部的伤害 ➤ 灌装机机械手部分和针管转移杆的运动必须配备光幕 ➤ 罩壳和防护门，危险区域配置门接触开关 ➤ 紧急停止按钮，可锁定的主电源断开装置 ➤ 可锁定的压缩空气源断开装置
电器安全	➤ 触电可以导致严重的烧伤和威胁生命的伤害，仅允许具有电工资格证书的技师在电气系统工作 ➤ 当电源供应断开装置被旋到打开状态，不允许任何人进入机器的危险区域。危险区域包括被可移动的或者固定的防护门和壳罩起来的区域 ➤ 定期检查机器的电气设备，立即锁紧任何松动的接口并更换老化的电线 ➤ 保持电气柜门常闭，只允许经授权的人员配有钥匙或使用工具打开 ➤ 不允许直接或间接与剩余电流动作保护器（RCD）相连接 ➤ 在机器运行期间，马达会变得很热，触摸马达表面的时候小心烫伤 ➤ 当使用激光发生器或者在其附近工作的时候，一定要戴护目镜，请不要长时间盯着激光发生器，避免对眼睛的伤害

续　表

科　目	安　全　要　求
非正确使用	➤ 擅自修改软件 ➤ 在没有被授权的情况下对机器程序的更改 ➤ 使用未经过确认的电源、介质或产品等 ➤ 使用危险的物质
安全操作	➤ 杜绝任何可能导致不安全的操作方法 ➤ 只有在所有的安全和保护装置已到位时才可以操作机器 ➤ 在机器运行的时候不可爬上或者进入机器，不要到防护盖顶部或者底部 ➤ 如果机器在设置模式下操作并且防护门在打开状态，操作人员必须佩戴护目镜 ➤ 基于当地的条件，更高级的噪声等级可以造成失聪。在这种情况下，必须采用适当的保护设备和措施来保护操作人员 ➤ 保持工作区域清洁，不能用喷水设备清洗机器，不可使用溶剂或者其他带有腐蚀性、可燃性的物质清洁机器 ➤ 针对明火材料(纸张、木头、塑料)，仅可使用 ABC 级别的灭火器。若电子器材着火，或者控制柜着火，必须用 CO_2 干粉灭火器 ➤ 严格按照设备操作手册载明的信息和指示进行运输、贮存、安装、调试、操作、保养和设置机器。严格执行检查和保养工作
保养和服务	➤ 仅允许参与培训并获得认证的人员对机器进行维修。人员必须了解公司的工作流程和操作流程，还有相关事故预防规章制度 ➤ 严格按照操作手册中提到的时间表和步骤，对机器进行保养和服务，在工作结束后要检查安全设施和保护装置的可操作性 ➤ 当机器在副架工作的时候，注意锋利的边角 ➤ 大型组件在更换的时候，应仔细地固定在起吊机上 ➤ 机器副架的驱动系统在工作的时候，电源供应断开装置必须关闭并锁定，以防意外打开。当机器在运行的时候任何人员不可进入机器副架以内，以防止造成人员身体伤害 ➤ 电源供应断开装置断开机器和主电源的连接，当电源供应断开装置被旋到关闭状态时，部分电子元器件在控制柜里面仍然可能带有高压电 ➤ 压缩空气供应断开装置断开操作机器所需的压缩空气，并且释放压缩空气
安全管理	➤ 遵守各国的法律和规则 ➤ 手册须时刻放在机器旁边触手可及的地方并且严格执行操作手册 ➤ 操作人员必须阅读和理解操作手册 ➤ 允许经过培训的人员操作机器，要求人员具备安装、维护、维修和故障应对的能力 ➤ 仅允许在技术人员指导和管理下操作机器，传授操作人员如何进行常规的环境保护和避免事故发生

三、设备的安装

新购设备进入现场后开箱验收。要核对设备信息，核对主要配置是否与 URS 相符，并与厂家联系安装事宜。因为设备工程师对设备熟悉，由专业人员安装，会减少许多安装调试过程带来的隐患。

预灌封灌装设备自动化程度较高，需要安装的传感器多，使用的电子元器件也多。零部件多数为精密部件，加上真空与环境温度关系密切，所以安装环境的适宜性会直接影响到设备运行的稳定性，建议安装条件如下：

（1）工作背景区域可以是 D 级、C 级或 B 级，层流净化装置应保证空气洁净度为 A 级，温度为 18～28℃，相对湿度为 50%～65%。

（2）所用电源为 AC380V±10%，50Hz，绝缘电阻大于 1 MΩ 并有良好接地。

（3）操作区 A 级的平均风速应在 0.45 m/s±20%范围内。

　　设备在安装前，应对设备进行外部检查，防止在搬运过程中发生损伤设备的事件。另外，根据设备的外形尺寸设计车间内灌装区域。当设备体积过于庞大时，可以根据合同约定内容，将设备设计为两个或多个部分装箱运输，也可以在车间现场进行组装，或在厂房施工阶段，将设备预先放置在设计的功能间内，再进行厂房施工，避免对厂房设施的影响。

　　设备安装搬运需在有经验的设备工程师指导下进行，以对现场进行协调和技术支持。同时车间墙面距离、地面硬度平整度和天花板的高度应该符合设备安装要求，便于设备操作和维护维修，同时为 RABS 预留安装空间。在车间设备布局时就应该根据灌装机外部尺寸对 RABS 进行设计，并综合考虑厂房的设计。

　　当设备被搬运到车间内部后，应根据设备布置图进行定位，必须符合物料传递和气流流型要求，将各个部分连接起来形成整体，同时对设备的水平位置进行调整。调整支撑地脚，达到水平标准后，固定其地脚。定期检查设备的稳定性。将装运来的零部件进行安装，连接设备必须由有经验的人员进行操作。由于设备连接部件被固定在打包架上，在拆卸时会用到特殊工具，拆卸必须按照先后顺序进行，以防破坏设备部件。

　　根据安装平面信息进行设备安装，内部电气线路的连接由厂方工程师负责，并考虑电磁兼容性的问题，如线路的走线方向、线路的绝缘等级和防护等级、设备外部的电源（含稳压电源）、稳压电源的容量、工作方式、调压范围。压缩空气、氮气、水、真空等由购买方承担，但压缩空气的流量、氮气的流量、真空（泵）管路尺寸要求由设备厂商负责提供信息，配套设施的安装由购买方负责，并按照设计要求进行施工。电气控制柜和真空泵可分别存放在 D 级区或一般区，同时设置排风功能，便于维修保养和日常巡查，也可根据设备本身一些警告提示进行安装与转运。

四、灌装设备操作

　　每个规格都有对应的模具规格件，这里主要介绍更换产品规格：需要更换哪些规格件、如何更换、操作步骤，只有掌握了这些知识，才能独立地进行设备操作和产品生产。

（一）预灌封规格件的更换

　　不同规格产品的灌装需要不同的规格件，依据不同的产品配备相应的模具规格件，当需要切换不同规格时只需更换相对应规格的规格件，错误的规格件可能导致设备损坏，一般推荐先拆除暂不使用的规格件然后再安装新规格的规格件。生产前确认规格件是否需要更换，更换前先取出设备内部的包材，待确认设备已经停止在等待位置后，检查所有需要更换的规格件。其中要拆卸的撕纸工作站规格件主要有：巢盒上下固定锁扣、衬板、内纸吸盘、进料锁扣、放行锁扣等。一般情况下需要更换的灌装规格件如下。

　　1. 灌装针　先松开固定灌装针头的外六角星形螺母，再将安全固定卡扣推至与灌装针支架平行位置，最后将灌装针头从针头套筒内取下。操作过程中为了防止产品喷溅到设备上，须将针头与导液管一同拆下，然后转移至设备外部。

　　2. 灌装针支架　将针头套筒从灌装针支架上拔出，松开固定灌装支架的星形螺钉，缓慢取下灌装针支架。拆卸过程中动作应尽量缓慢，以免碰撞到两侧的激光探头。

　　3. 胶塞转移装置　松开胶塞插杆的星形螺钉，向前推至安全杆并向上取下胶塞插杆。使用固定扳手或其他工具依次将胶塞插杆支架、胶塞转移杆、胶塞插入杆取下。

4. **真空腔**　断开真空管连接，松开固定螺钉。因真空腔比较沉重，在拆卸过程中注意防止掉落。

5. **振荡锅和线性轨道**　停机或灌装结束时，通过操作屏幕点击解锁键，这时振荡锅自动反向旋转，振荡器被弹起，打开防护门取下振荡锅；先取下线性轨道上方的感应器，将传感器探头放在指定位置，再将感应器支架取下，通过两侧的固定螺钉松开，取出线性轨道。

6. **吸盘和中心盘及巢盒挡块**　松开吸盘与中心盘上的两颗外六角形螺钉，取下吸盘和中心定位板，挡板直接嵌入控制板上的圆孔内，在取下挡板时只需要向上拔出即可。

7. **灌装泵**　预灌封灌装泵的拆卸及安装过程分为两步。

（1）活塞泵的拆除：先将贮料罐的压力释放，再关闭相应的阀门，断开中间的连接，然后将活塞泵两端的卡箍弯头取下，依次松开上下连接固定螺钉，从泵体内抽出活塞杆。在转移过程中应紧握活塞杆，防止其滑出泵体。拆卸过程中动作幅度不宜过大。

（2）活塞泵的组装：将泵体摆放在干净、柔软的物体表面，避免与其他金属物质碰撞；把带有密封圈的泵座压在泵体上，使用专用的卡箍卡紧底座。与泵体组装时卡箍必须卡入定位槽内然后拧紧卡箍。转移过程中紧握住活塞杆，防止滑出，随后将活塞杆小心地插入泵缸内。安装过程中不能强行组装，否则容易造成活塞泵的损坏。要保证活塞杆插入泵缸时顺畅无阻力。注意泵体和活塞上的编号必须一致。按对应方向将泵安装在设备基座上，拧紧连接上下卡口的螺钉。连接带有灌装针的软管，把灌装针安装在支架上并装泵体至基座上，用锁紧螺钉锁紧，检查泵是否紧固，安装进料管。

（二）灌装设备操作步骤

启动 TRR 与灌装机的开始键，设备开始自动复位检查，TRR 机械手进行位置确认，并恢复初始位置，等待物料运行。中心定位板利用 XY 平台进行位置确认，其他配件经伺服电机与空气控制单元进行位置确认。

取下灌装针头放置于容器内，点击操作屏幕上方的排气泡键，排除药液前端的空气气泡，待气泡排除完毕后将针头放置于初始位置。

C 区人员将预灌封注射器通过 C＋A 缓冲区去除最外层包装（也可选择自动撕外袋设备自动去除外包装），放入 TRR 轨道上方的传送带，巢盒经过设备去除 Tyvek® 纸和内纸，并将纸放入废料箱内，将巢盒传至灌装工位准备灌装。灌装压塞工位具体操作步骤如下。

第一步：手动或自动将空的蜂巢板放置在 XY 平台的中心定位板上。

第二步：XY 平台带动中心定位板，将注射器转移至灌装站，进行灌装。

第三步：配料罐连接柱塞泵，泵系统将待灌装的药液灌装至注射器中。在进行灌装前，真空系统对注射器内抽真空。

第四步：胶塞被送至线性轨道的正确位置上，并转移至压塞站。

第五步：3 ml 以下规格注射器的灌装，在进行第三列注射器灌装时，第一列注射器通过真空压塞系统加胶塞封闭（3 ml 以上注射器灌装，灌装第二列注射器时，第一列注射器开始压塞）。

第六步：胶塞在注射器内正确定位，在最终压塞周期结束后，转移台将完成灌装和压塞的注射器转移，回到起始位置。装有灌装压塞完毕的预灌封注射器的蜂巢板，被手动或自动从中心定位板上移开。

第七步：将新的预灌封注射器蜂巢板放在 XY 平台上，开始新的灌装周期。

五、设备的维修和保养

在设备运行中，难免出现故障。掌握设备工作原理，才能对出现故障的原因进行准确分析，迅速做出判断，确认故障排除的方法。当然，在设备管理中减少故障的最根本方法还是做好预防工作，即做好设备的维护保养。

（一）常见故障排除

有时故障发生在生产状态下，设备内部仍有待灌装药液，为了防止机器重启后造成新的故障或异常，设备发生故障时的状态信息可以被记录，存放在移位寄存器中。在设备维修重启后，将根据移位寄存器中的信息进行运行。

1. 故障的类型　故障通常被区分为机器立即停止、机器在原点停止和机器停止后自动重启 3 种情况。相关的故障报警信息将显示在操作面板上。为了消除机器立即停止和在原点停止的故障，操作者必须从操作屏上的报警信息找出原因，然后解决问题。当设备发生故障，先进行现场排除，如不能确定必须马上报修，由专业维修人员维修。对各类保养和维修应进行详细、全面的记录，以便进一步分析故障原因，制订后续预防措施。

报警显示：设备的故障往往伴随着报警的出现，可以根据报警手册代码的提示来判断报警来源，这样可以快速地解决问题。报警列表为对设备不是很熟悉的人员提供一个很好的查考依据，但是它所提供的信息非常简单，在排除故障时仍需要维修人员丰富的机械和电气知识。

2. 常见故障的原因　故障信息较多，但多数都可以根据信息进行简单排除。常见故障的原因有缺少物料、电源故障、光电开关反光板磨损、接近开关位置松动、同步带松动、限位装置松动、安装方法或安装位置错误、设备清洁或消毒导致设备损坏、氮气压力不稳定、参数设置不恰当导致工艺不稳定等。下面对部分故障进行简要分析并简介排除故障的方法。

（1）缺少物料：故障由物料短缺造成（如最小堆积量），当该位置有足够物料时，机器将自动重启。这意味着机器将继续进行生产。

（2）电源故障：如果在生产过程中按下急停按钮，机器将立即停止并在操作屏上显示错误信息。已完成的制品信息将被保存，设备内的制品将根据机器重启后的数据继续生产。如果在生产过程中整机有电源故障，机器将立即停止，在电源恢复后设备可以重启。

设备在生产时失电的表现：如果在生产过程中整机有电源故障，机器将立即停止。当电源恢复并且设备再次启动后，真空吸盘把蜂巢板从中心盘取走并放回巢盒内。设备停止时，由于设备不知道是否有空巢盒在出料位置。"要求从转移站上移除蜂巢板"的信息出现在控制面板上，操作员需要手动取走蜂巢板并放回巢盒内，挡块释放蜂巢盒，然后传送皮带将巢盒传出。

（3）压缩空气故障：如果机器在生产过程中缺少压缩空气，机器将立即停止并在操作屏上显示错误信息。已完成的制品信息将被保存，设备内的制品将根据机器重启后的数据继续生产。

（二）设备维护保养

机械设备正常使用的前提和基础是设备的日常维护和保养，设备维护保养包含的范围较广，包括为防止设备劣化，维持设备性能而进行的清扫、检查、润滑、紧固以及调整等日常维护保养工作；为测定设备劣化程度或性能降低程度而进行的必要检查；为修复劣化，恢复设备性能而进行的修理活动等。

设备的保养分为日常保养和定期保养，如设备的真空泵需要添加真空泵油，或定期更换真空泵油和过滤器，一般 1～2 年换一次，实际可根据油品状况而定。设备的传动部件需要定期润滑，如导杆、滑块、导轨，一般每月或每周一次，容易接触部位可以每班进行润滑。日常保养从日常清洁和日常检查做起。日常检查通常指在灌装前要做好各项检查工作，保障设备处于可以灌装状态。如规格参数设置是否正确、设备待机状态的检查、辅助设备设施是否处于工作状态等。

1. 日常清洁　在设备关机期间，必须把产品从柱塞泵内清除，柱塞泵必须清洁，如果有必要，为了避免洗涤剂残留，建议用纯化水或注射用水清洗部件，不要使用任何硬的清洗材料擦拭活塞表面。清扫周期取决于生产和操作者自身的经验，机器必须擦干，避免遗留残液。

在清洁机器的时候，应防止液体流进电子设备。不要使用有机溶剂清洁传感器和反光板；不能用喷水设备清洗机器，以免造成电子元件短路；不可使用溶剂或者其他带有腐蚀性、可燃性的物质清洁机器。必须按照供应商的指导进行操作，清洗后的清洁剂按照国家规定处理，避免造成环境污染；不可以对各机械部件包括凸型齿轮、滑动轴承或者类似的零件使用高压清洁，以免减少零件寿命；不可以使用坚硬的物体对喷漆处理的和进行过阳极处理的零件清洁，例如刮刀、钢刷。在清洁时应仔细检查是否有部件松动或者零部件损坏。

2. 维护保养　合理使用并保养设备才能确保设备更好地运行。下列保养工作必须定期并严格地执行：检查易损件、检查控制单元的功能，润滑、清扫所有传输部件。

建立维护保养计划，定期开展设备维护保养，确保设备持续稳定地运行，建议的保养计划见表 4 - 12。

表 4 - 12　灌装机维护保养计划

	所有的易损件及规格件
8 小时操作保养计划	检查压缩空气，确保主压缩空气在 6 bar 左右
	检查氮气压力，确保氮气压力在 0.5 bar 左右
40 小时操作保养计划	压缩空气排冷凝水
500 小时操作保养计划	润滑所有的齿轮，滑轨及轴承
	检查齿型皮带的松紧及磨损程度
1 000 小时操作保养计划	伺服电机的齿轮箱添加润滑油脂
	真空泵添加或更换真空泵油

第五节
预灌封注射剂制备

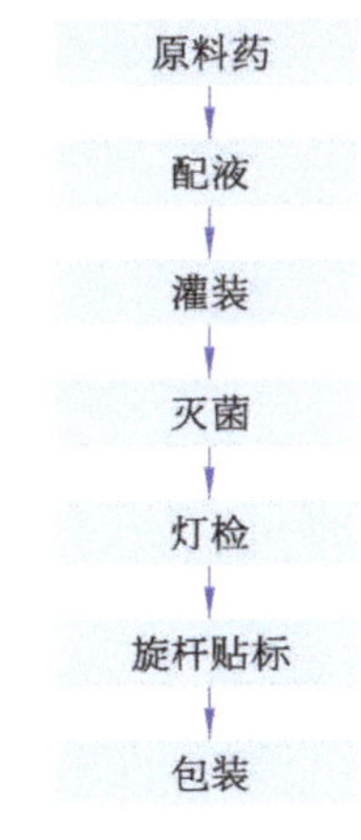

在预灌封生产工艺中，多数产品是非最终灭菌注射剂。药品、容器和密封组件首先以适当的方式分别进行灭菌或除菌，然后组合到一起。所以必须在更为严格的生产环境中进行产品灌装和容器的密封。在组合成最终的无菌药品之前，产品的每个部分通常都要接受不同的灭菌处理。比如，预灌封注射器进行环氧乙烷灭菌；胶塞进行射线辐射灭菌；药液进行除菌过滤等。在无菌环境中进行配液和灌装。以上生产工艺均要被验证，并需进行过程控制。任何一个工序发生失误，都可能导致产品受到污染。

采用无菌工艺生产的药品在各环节的无菌操作中，药液、各部件、容器、密封组件的手工或机械操作均会产生污染的风险，过程控制应非常严格。而最终灭菌的产品，在密封容器内进行最终灭菌，可以有效降低因过程操作失误造成的质量风险。因此在条件允许的情况下，应尽可能采用最终灭菌的方式生产。但当最终灭菌对产品质量造成损害时，可以选择非最终灭菌方式生产无菌药品。无菌药品的生产企业应清楚地认识到，在不符合 GMP 的条件下生产无菌药品，会降低产品的无菌保证水平。

本节依据预灌封注射剂的生产特点，简要梳理了生产过程的无菌保障和无菌操作，对预灌封注射剂的制备过程进行介绍。

无菌药品的生产，必须符合特定的要求，以防止微生物、微粒和热原的污染。这在很大程度上依赖于工作人员的技术水平、培训效果和责任心。而质量保证显得尤为重要，仅靠产品的最终灭菌和某一方面的质量控制是不够的，必须严格按照完善的并经验证的生产工艺进行生产操作。

预灌封注射器可以灌装液体制剂、固体制剂，也可以同时将固体和液体分别灌装在一个注射器的两个腔体中，该腔体通过注射器中间的胶塞形成。

预灌封注射器在使用前经过清洗灭菌，运输到制药企业，按照物料传递路线，逐级传入洁净区灌装设备直接进行灌装，不需要另行设计包材的清洗灭菌工序。预灌封注射剂产品种类较多，不同产品生产过程不同。既有最终灭菌产品，也有非最终灭菌产品；既有液体产品，也有固体制剂。生产流程如图 4－61 所示，后

图 4－61　预灌封注射剂的生产流程

面将按照生产流程图的顺序对预灌封注射剂的制备进行叙述。

一、配液

药液配制过程中的风险一方面源自上一批次产品残留的污染，另一方面源于人员操作的不规范。设置 CIP 与 SIP 系统可以有效避免污染的出现，提高过程的可验证性。也可以考虑人工清洁、湿热灭菌后组装或组装后在线灭菌。通过验证确定合适的使用—清洗、清洗—灭菌、灭菌—使用的时限规定。

（一）清洁和消毒

本节所描述的清洁消毒特指无菌生产厂房设施和设备的清洁消毒活动。良好的清洁是无菌生产过程中的重要环节。为了防止污染和交叉污染，每次生产前和结束后需要彻底清洁。在制药企业中，同一设备可能会用于多种产品的生产，为了生产出可达到预期目标的产品，药品生产企业应保证生产线上的残留可以通过一定的清洁程序从设备表面清除，并提供书面证据证明各种污染和交叉污染已被有效防止。

药品生产必须保持清洁卫生的环境，不同洁净区对生产环境、设备和人员等有不同的清洁卫生要求。为了防止对药品产生污染，必须建立卫生管理、清场管理和设施设备清洁等标准操作文件，明确人员、生产环境和设备的清洁卫生要求。

所谓清洁是指将物体上细菌的数量降低到公共卫生规定的安全水平以下的过程。包括清洁方法、清洁步骤和清洁周期等。消毒是指用化学或物理方法杀灭致病微生物的过程，有时清洁和消毒相结合。

孢子和杀孢子剂：细菌、原生动物、真菌和植物等产生的一种有繁殖和休眠作用的生殖细胞，能直接发育成新个体，即为孢子。某些种类病原菌的孢子能形成一种厚实的外壳，不但能够抵御化学物质的侵袭还能适应恶劣的外部环境。因此孢子对清洁剂和消毒剂有着很强的耐受能力，必须在特殊的条件下才能将其杀灭。杀孢子剂是指在规定的使用方法下，能将孢子杀灭的一种试剂。

消毒剂的选择不应忽视消毒剂的腐蚀作用。多数情况下，塑料、橡胶、尼龙、瓷砖和金属材质表面的腐蚀磨损是不可避免的。通过消毒剂长时间的作用，醇类、次氯酸类、强酸类及一些酵类消毒剂都可能使金属包括不锈钢表面产生凹点和锈蚀。苯酸类、过氧化氢类及含氯配方的消毒剂通常很容易被橡塑类材质吸收，长期作用会使得橡塑类材质脆碎易断。

1. 清洁方法及周期　首先应明确设备的清洁方式（手工清洁或在线清洗），而后制订书面清洁规程规定每一台设备的清洁程序。清洁规程应清楚详细，便于每一位操作者按规定的标准清洁设备，达到预期的清洁效果。清洁操作结束后应达到的最低标准为：清洗水的 pH 达到 5.0～7.0，目测洁净，无明显积水。在线清洗可以设定清洁指标：电导率<1.0 μS/cm。一个以上产品共用一条生产线更要注重清洁程序的效果，清洁规程应对以下方面做出规定。

（1）清洁开始前对设备必要的拆卸要求和清洁完成后的装配要求。

（2）清洁剂的名称、成分和规格。

（3）清洁剂的浓度和数量。

（4）配制清洁溶液的方法。

（5）清洁溶液接触设备表面的时间、温度、流速等关键参数。

（6）生产结束至开始清洁的时间间隔。

（7）已清洁设备用于下次生产的最长存放时间。

特别要注意的是，应确认清洁过程中所用清洁剂的成分。要求清洁剂能有效清洗残留物，不腐蚀设备，且本身易被清除，还要求清洁剂对环境无害或可被无害化处理。尽量选择组成简单、成分明确的清洁剂，而且企业应建立足够灵敏的方法检测清洁剂的残留。

无菌制剂生产，每半年要进行一次培养基模拟灌装，验证生产过程的无菌保障能力。培养基模拟灌装完成后，培养基会残留在配液罐、灌装机和管道内，如何将培养基彻底清洁，需要制订确切的拆卸步骤及清洁方法，以免残留的培养基混入后续生产的产品中，造成污染。如果培养基残留在平台死角和缝隙中，会滋生微生物。如真空腔需要拆除上下板清洁内腔，真空和氮气管道需要拆卸清洗内壁，空气滤芯需要拆卸下来清洗后灭菌处理，更好地将这些死角部位彻底清洁，以免后期带来不必要的污染或其他影响。一般培养基灌装后对滤芯影响较大，建议将药液滤芯和空气滤芯全部更换后再进行后续生产。

2. 消毒方法及周期　根据产品特性、环境级别的不同，选择不同的消毒剂和消毒方法。本节消毒特指洁净区的表面消毒。消毒剂不能与产品反应，应该交替使用，B级区和A级区选择无菌级别消毒剂，A级区尽可能选择可灭菌的消毒剂容器，对于低效率消毒剂适宜选用防回吸的容器，防止环境对消毒剂的影响。

（1）消毒方法：根据消毒作用方式和性质的不同，消毒方法一般可分为如下两类。

1）化学方法：利用化学药物杀灭病原微生物的方法。常用的消毒剂有乙醇（75%），新洁尔灭（0.05%～0.1%），度米芬（0.05%～0.1%），苯酚（3%～5%），过氧化氢（3%），甲醛等。必要时可采用熏蒸的方法以降低洁净区内卫生死角的微生物污染，对熏蒸剂的残留水平应予以验证。

2）物理方法：用物理因素杀灭或清除病原菌及其他有害微生物。常见的包括：① 湿热法（包括蒸煮、巴氏消毒、流动蒸汽消毒、压力蒸汽灭菌），由空气和水蒸气导热；② 微波，波长 1～1 000 mm 的电磁波，频率分 2 450 MHz 和 915 MHz 两种；③ 红外线，波长 0.77～1 000 μm 的电磁波；④ 紫外线，波长为 200～275 nm，最佳波长为 253.7 nm；⑤ 电离辐射，辐射源包括^{60}Co 的 γ 射线、高能电子束射线、X 射线；⑥ 过滤吸附，主要用于液体和气体物质的洁净消毒处理。

综上所述，现今消毒方法很多，紫外线是主流空气消毒方式，但消毒效力有限，不能完全替代化学消毒；湿热灭菌是实际生产中物料灭菌的主要方式；臭氧消毒效果虽好却不能在有人员的条件下消毒，且对橡胶类有损害。但是单纯使用物理消毒方法有一定的局限性，尤其是人员在室内活动的情况下进行消毒的方法还有待进一步研究完善，近年来物理和化学协同消毒方法的应用也越来越受到重视。

（2）消毒周期和交替使用：应根据洁净区环境趋势制订相应的消毒周期，满足实际环境需要。尤其值得注意的是，制订消毒周期必须综合考虑实际环境监测结果趋势、消毒剂效力测试结果，同时也必须满足 GMP 的基本要求。一旦出现孢子，使用普通消毒剂如75%乙醇，即使增加消毒频次，也可能效果甚微，这时就要选择能针对性杀灭孢子的消毒剂。消毒剂应经常更换，通常情况下交替使用消毒剂。每次清洁消毒完成后，填写记录，注明日期、清洁消毒区域、消毒剂名称、消毒方法和操作人员签名。

首先，确定选用何种消毒剂必须基于消毒剂效力测试结果以及洁净区控制的实际环境情况；其次特别值得注意的是，在现场测试时应考虑评估消毒剂残留物和回收测试（"对照试验"的一种。在现场条件加入特定环境挑战微生物，然后进行测定，检查被加入的微生物能否定量回收，以判断分析过程是否存在系统误差的方法）之间的关系。

（3）消毒剂配制和效期管理：消毒效果与消毒剂的浓度和接触时间有关，所以需要对洁净区消毒剂的配制和使用进行管理和监控。消毒剂也有抗菌谱，也有长菌的时候，所以也要对消毒剂的有效期进行管理。

消毒剂如需稀释和分装使用，在稀释配制和分装前，需检查母液的有效期，不得使用超出有效期的消毒剂。遵循即配即用原则，使用注射用水配制 B 级消毒剂，经过除菌过滤或射线辐照后使用。配制及分装后，相关人员需及时在容器上贴签标明使用有效期。

应该有明确规程规定如何监测和检查消毒剂的微生物污染状况，每次使用新配制的消毒剂前需要确认原容器已经清洗消毒，避免消毒剂残留导致混用。对于盛放消毒液的容器应制订清洗消毒的规程，并在容器上标明有效期。同时应根据消毒剂的特性制订消毒剂有效期，存放不得超过相应消毒剂的有效期。对于 A/B 级区应使用经除菌过滤或者经过适当射线辐照处理的消毒剂，进出 A/B 级区的消毒剂容器也应该制订容器外表面清洁消毒处理规程。

（4）消毒剂的使用：上面提到，消毒效果与接触时间有关，也就是与使用方法有关。消毒采用喷淋还是擦拭，操作的步骤和方法、消毒剂的用量都要经过验证。

在 C 级区配制消毒剂，经除菌过滤（除菌过滤系统也应定期灭菌，对除菌滤芯定期做完整性测试）后在 B 级区接收，分装在消毒剂容器中。

按照车间清场规程对内表面和设备进行清洁和消毒，以消毒剂喷淋或擦拭目标表面，通常采用的方法有：拖洗法和擦拭法，适用于平整表面、易于到达的表面；喷洒或喷雾法，适用于高处、管道、复杂设备。简单来说，一个有效的消毒过程即是将消毒剂安全地布着于目标表面并保持一个经验证的有效作用时间。消毒时可采用有效的操作方法防止产生二次污染，如按照面积更换拖把头；采用"S"形擦拭，避免来回循环擦拭；消毒从上向下，从里向外等。

对于清洁剂残留也不能忽视，但是这一步骤对于保证消毒效果和避免再次污染很关键。如 0.1% 的新洁尔灭对不锈钢表面消毒后会留下印迹，但可用于地面和墙壁清洁。3% 的杀孢子剂对消毒乳胶手套会留下白色残留，但可用于不锈钢表面消毒。如果消毒剂与被消毒物品接触时间太短，难以确保充分的接触而影响消毒效果。应该有措施保证彻底清除残留，避免产生二次污染或影响工艺过程。

（二）配液系统 CIP（在线清洗）和 SIP（在线灭菌）

在注射用药物生产过程中，为保证无菌生产产品的质量，常常采用 CIP 和 SIP 技术。为了更好地应用该技术进行此后的清洁验证和在线灭菌验证，需要更加充分地了解 CIP 和 SIP 的概念。对负责细节设计的个人来说，设计系统满足清洗和灭菌要求是非常关键的。

生产注射剂产品所用的大型工艺设备和管道，由于受其尺寸和形态的影响，往往不能放在清洗池内清洗,也不能放进自动灭菌柜进行灭菌。为保证其质量,应该在原地清洗和灭菌,而不只是清洁消毒,从而使整个工艺系统作为一个单独的个体进行清洗和灭菌,以消除或减少所需的无菌接触。生产用配液罐系统、工艺装置、分装线和其他大型系统通常采用在线清洗和灭菌。

1. **配液系统 CIP**　进行配液系统清洗,要使系统清洗达到效果,一个重要的控制参数就是管道中液体的流速和流型。CIP(在线清洗)时,在泵动力的作用下,管道中的清洗水呈现一定的流速与流型,一般应使清洗水呈现湍流流型。流型可以通过计算雷诺数来控制,雷诺数计算公式:

$$\mathrm{Re} = \rho v d / \mu$$

式中,v 为流速;d 为特征长度(管子/管道直径);ρ 为流体密度;μ 为动态流体黏度。当雷诺数 $\mathrm{Re} \geqslant 4\,000$ 时,管道中液体呈现湍流状态,此时对罐体和管道进行冲洗,利于达到洁净要求。

CIP 清洗效果的影响因素有很多,清洗效果主要与清洁剂的成分和规格、清洁溶液的浓度与数量、清洗液的温度、压力、流速与流量等因素有关。配液设备和输送管道清洁剂的选择应根据药液的特性和是否有残留等综合考虑。最常见的清洁剂有酸性清洁剂和碱性清洁剂等,考虑到酸性清洁剂可能对设备产生一定腐蚀作用,所以常选择碱性清洁剂作为常用清洁剂,如 2%氢氧化钠溶液。同时,氢氧化钠本身易被清洗,无残留。

配液系统含有无菌配液罐、冗余过滤 2 级串联的 $0.2\,\mu\mathrm{m}$ 除菌过滤器、预过滤器、卫生泵和输送管道等。多数产品的生产过程依靠无菌操作保障产品质量,过滤器、无菌配液罐应密闭连接,系统宜在线清洗和在线灭菌。将无菌配液罐及管道系统(包括过滤器)连好,配制适量的 2%氢氧化钠溶液,用卫生泵循环喷淋清洗罐体 30 分钟,然后以注射用水清洗,清洗结束后在罐底的取样阀取清洗水样进行 pH、澄明度、电导率等指标检查。测得 pH 在清洗所用注射水 $\mathrm{pH} \pm 0.1$ 范围内,另取试管进行清洗水澄明度检查,灯检仪下不得有明显可见异物。配液系统清洗合格后,再对管道系统的冗余过滤 $0.2\,\mu\mathrm{m}$ 除菌滤芯进行在线完整性测试(气泡点法),判断除菌滤芯和过滤器的安装是否完好,完整性检测结果进行打印和记录,滤芯使用后也要进行完整性检测。

2. **配液系统 SIP**　SIP 在线灭菌的目的就是确保灭菌后无菌状态的保持,减少二次污染风险。纯蒸汽在线 SIP 灭菌的原理是利用纯蒸汽的热穿透性使微生物因蛋白质变性而死亡,系统的 CIP 和 SIP 均应进行验证。

将无菌配液罐及管道系统(包括过滤器)用饱和纯蒸汽进行 SIP(在线灭菌),建议灭菌条件是 121℃,30 分钟,灭菌前容器和相连接的管道均密封,并检查系统确认无泄漏。先打开纯蒸汽冷凝水排放阀,当管道中无冷凝水后关闭,打开通入罐体的纯蒸汽阀门,纯蒸汽进汽压力控制在 $0.20 \sim 0.25$ MPa 内,先排放管道中的冷凝水,然后进行系统灭菌,在灭菌过程中应当对过滤器进行灭菌,保证过滤器的上下温度均匀。开启温度打印仪,在管道末端最冷点处温度显示 121℃ 以上时,记录灭菌时间,同步打印 SIP 灭菌过程参数,打印条上信息复核后签名并附于该批生产记录中。灭菌过程中微开无菌配液罐无菌取样阀、气体过滤器(呼吸器)等保持至灭菌结束。SIP 时的排水/排气应在 C 级区排放,同时,为防止倒吸污染风险,排水汽末端应有空气隔断等措施。

在线灭菌结束后,为了防止对已灭菌管道系统产生污染,应先关闭取样阀、气体过滤器(呼吸器)等阀门,再从管道末端依次关闭管道阀门,最后关闭纯蒸汽进汽阀,整个过程中保持系统呈现相对正压。同时,开启除菌处理的氮气或者压缩空气对配液管道系统进行吹扫并冷却,灭菌完成后应有相应的状态标识,避免污染和交叉污染。

3. **蒸汽 SIP 技术** 蒸汽灭菌概念在项目设计专家的意识里根深蒂固,致使其往往忽视一些关键因素,如使用与 SIP 系统的湿热原理相同的自动灭菌柜,将注意力集中于系统设计的细节。当一个工厂在其系统和设备上应用 SIP 系统时,他们就成为灭菌柜的设计者。对 SIP 实践者来说,大多数保证其效果的灭菌柜的重要特性在 SIP 系统设计中也同样需要,还要考虑灭菌柜设计概念应用于更灵活的 SIP 系统中的特殊性。为更好地理解其设计原理,我们对与物理元素有关的 SIP 系统工程的细节进行阐述。

(1)饱和蒸汽和 SIP:饱和蒸汽是汽相(蒸汽)和液相(水或冷凝水)处于平衡状态的蒸汽-水混合物。在饱和蒸汽和压力图上可以看出,饱和蒸汽只能在饱和曲线上的某个特定温度和压力条件下存在,对饱和蒸汽加热能使其去饱和化(或过热),饱和蒸汽的热损失会导致其冷凝。当饱和蒸汽接触某一表面或物体时,灭菌最有效。在 121℃ 时通过细胞壁上蛋白质的变性达到有效灭菌,细菌蛋白质变性需要液态水。饱和蒸汽作为灭菌介质远远比没有水的过热蒸汽灭菌效果好。为了提高含有饱和蒸汽灭菌物体的温度,蒸汽必须有一个相的转变,变成液态的同时释放热能。在常温下开始升温,尤其是灭菌工艺开始时会产生大量的冷凝水。过热蒸汽是指被加热到饱和温度以上的蒸汽。这种额外的热能可以将蒸汽中任何液态冷凝水转变为气相。过热蒸汽中液相的缺失可以明显降低对微生物的伤害。实际上,过热蒸汽作为灭菌介质和干热的灭菌效果相类似。干热在与湿热相同的灭菌温度下,效果会明显降低。因此必须时刻注意保证在线灭菌工艺中所用的蒸汽饱和而不过热。

想要在 121℃ 蒸汽灭菌条件下有更好的灭菌效果,系统还必须使用饱和蒸汽。被灭菌物从环境温度加热到 121℃ 所需热量,加上传至周围房间的热量损失,特别是灭菌开始时,蒸汽在升温过程中产生大量的冷凝水。当冷凝水开始处于平衡状态时(以蒸汽在同样温度压力下存在),蒸汽将继续向周围更冷的表面传热,并降低温度(在此温度下作为灭菌蒸汽,效果将越来越差)。试图对此系统添加饱和蒸汽以提高冷凝水的温度仅能导致更多冷凝水的形成。显而易见,在适当温度下维持系统湿热灭菌效果的唯一方法是从该系统的所有部分去除冷凝水,这只能通过在系统的每个低点设置冷凝水排放口来达到。基于此,本章在 SIP 工艺中把去除冷凝水作为重点也就更好理解了。

(2)SIP 原理:SIP 与自动灭菌柜的蒸汽灭菌稍有不同。主要的不同点是,对于一个有效的 SIP 灭菌来说,技术人员必须保证,在原有的自动灭菌柜设计和操作工艺效果所必需的元素在 SIP 系统也要提供。灭菌工艺如果要取得成功,以下的措施在 SIP 中非常重要,必须在设计时正确地考虑:① 完全置换和消除进入的空气;② 在所有低点不断地排液以消除形成的冷凝水;③ 严格执行灭菌程序;④ 完成工艺后适当保持无菌。

这些措施中的每一项在系统设计中都是重要的一环,为了解其重要性,需要对每一项进行更深入的探讨。为更好地了解与执行这些 SIP 工艺相关措施,理解蒸汽灭菌柜的灭菌技术对 SIP 的设计是有益的。

现代蒸汽灭菌器不再只是配备有洁净蒸汽的大型压力容器,而是被设计成能获得一个可重复使用苛刻条件的一套具有精密标准的复杂系统。现代蒸汽灭菌柜包括数字化的设计特征，与它们的早期产品相比更为可靠和有效。

1）空气去除：在许多蒸汽灭菌过程中，第一步是从载体中去除空气。如果内腔中有过量的空气，蒸汽的穿透力会降低并且装载物内会出现更多冷点。灭菌柜生产商通常采用脉动真空改善空气去除效果。去除空气有助于缩短升温时间（达到灭菌温度）、改善温度分布均一性、增加蒸汽穿透力进而增加灭菌保障。

相比之下，极少有 SIP 系统采用预抽真空协助空气的去除，SIP 系统的设计者有责任提供消除空气的其他方法，采用较多的是增加系统的排放口（排水阀或蒸汽疏水阀）。假设在一个配液罐顶部有多个进入管线接口用于安装排空、过滤器、安全膜、工艺液体、压力表等，其中每个都可进入空气，所以应该评估是否需要一个排气口。应在系统的每个竖管下部以及每个低点增设排气口，以利于空气的去除。在系统中距离蒸汽最远的位置安装出口，方便蒸汽进入，这些排泄点位置的选择也满足了从系统中去除工艺所产生的冷凝水的需要。

必须解决设备内空气置换太快的问题，因为这可能导致空气滞留在一些位置，进而使空气在系统内清除较慢。蒸汽的导入往往通过过滤器，然后停留在系统上部，再向下置换较冷的空气。这与灭菌工艺中的空气重力置换有很多相似之处。

预抽真空不是 SIP 系统的标准模式，而冻干机却采用了预抽真空的方式去除腔内空气。预抽真空已成功应用于其他的 SIP 系统中，这是因为人们相信增加的真空系统的复杂性可被所得到的更快速的蒸汽穿透力所抵消。在任何一个 SIP 系统中，抽真空时推荐使用水环式真空泵，而不是能力更强、但不兼容的油真空泵来抽真空。

2）冷凝水去除：SIP 系统中蒸汽自动灭菌柜设计的另一个重要方面是减少和去除冷凝水。现代蒸汽灭菌柜设计有以下元素：外围夹套的应用、恒温蒸汽疏水阀的使用以及灭菌器外壁绝热的应用。这些特点能帮助腔体减少对蒸汽的需求量，并且易于清除腔体内形成的冷凝水。

蒸汽自动灭菌柜的设计通常包括一个蒸汽夹套，其运行温度及压力比灭菌腔体稍低。蒸汽灭菌柜经常是绝缘的以避免损失过多热量。外部夹套和绝缘的另一个主要目的是减少腔体蒸汽的需求量，并相应减少冷凝水的形成量。SIP 系统或是没有夹套（减少其复杂性），或者原来已经有夹套，但在 SIP 运行中由于考虑到内部蒸汽过热往往忽略该夹套。SIP 系统也很少在暴露的管线上有绝缘（基于其大小、重量、位置及安装时间的考虑）。该系统的大部分没有装夹套及绝缘，典型的 SIP 系统将比具有相似内部容积的自动灭菌柜产生更多的冷凝水。

当快速去除空气和冷凝水时，蒸汽灭菌柜由大小和位置固定的恒温式疏水器维持其内部压力。在灭菌柜安装过程中应格外注意其水平状态，以防止冷凝水在排放点外积聚。SIP 系统中的冷凝水通过系统中的低点排液口去除，这些排液口可以是恒温蒸汽疏水器、可调阀门或固定的孔口。除非能够从系统中迅速除去，否则冷凝水对灭菌工艺效果总是不利的。由于未绝缘管道辐射热的损失，冷凝水温度会比蒸汽温度低，而且可能低至妨碍充分灭菌的进行。有证据表明，相较于蒸汽-水混合物中的孢子，相同温度下水中孢子的耐受性（特别是在孢菌片上）是增强的。一个设计良好的 SIP 系统应在系统的每个水平管道以及每个低点处均设有排液口。

在设计在线灭菌灌和管道系统时，管线适当的倾斜将有助于把冷凝水传送至适当的排出点。在一个 SIP 系统中无论是针对空气还是冷凝水，每个排出口的大小在系统设计中都应重点考虑。SIP 系统应根据特定位置预计的可收集冷凝水的量改变排出口的大小。过大的排出口需要更多蒸汽来维持系统的压力，但当其过小时由于形成的冷凝水积聚和空气滞留可能造成染菌的风险。空气滞留和冷凝水积聚对 SIP 的运行有很大危害，所以在系统设计时应注意到这一点，宁可设计成多而大的排出口（相应地需要更多蒸汽），也不要设计成少而小的排出口。

3）程序一致性：现在的蒸汽自动灭菌柜的一个重要部分是控制系统。控制系统规定了灭菌腔内的温度和执行的每步程序，并完成其工艺循环。自动灭菌柜的控制系统保证即使最复杂的循环也能得到可靠连续的执行。适当的阀门配置和温度调节是由设计良好的工艺控制系统来保证的。

相反，许多 SIP 系统没有控制系统，要成功完成必须依靠操作人员严格按照详细的 SOP 操作并仔细监控工艺变量。一个操作人员要负责在适当的时间按正确的顺序执行工艺步骤，这对于有大量排气和冷凝水口，而且又要求在恰当的时间内完成的灭菌工艺来说，能够顺利完成任务非常困难。

如果 SIP 系统是自动化的，程序一致性的考虑主要集中在软件开发上。必须在软件内建立正确的操作顺序，并在完成验证后对软件做可能需要的变更。工艺设备中大部件的生产商，如冻干机、配液罐等常常提供能显著增加工艺可靠性的微处理器控制系统，越复杂的系统越需要注意。在这些大而高级的系统中，SIP 程序的自动化控制更普遍。一个控制系统能使 SIP 程序的执行基本类似于自动灭菌柜的运行。当然，这样说也还是安全的，即 SIP 系统的大部分没有自动控制，完全依靠操作者进行手工操作。对于这些手工系统，顺利完成灭菌程序必须要有一个完整的 SOP，因为如果在时间上或顺序上出一个错误就可能导致灭菌无效。

4）灭菌后的完整性：蒸汽灭菌器与 SIP 系统相关的一个关键设计元素是灭菌后的完整性。在一个自动灭菌柜中，通常暴露期之后紧随的是一个真空干燥循环，腔体在最终卸料前恢复至大气压力。在所有自动灭菌柜设计中，安全保护是指在蒸汽暴露结束以及开门期间，对腔体和排气过滤器进行泄漏测试以维持腔体的无菌性。

SIP 系统也必须有类似的功能，这对维持容器从冷却开始直到系统使用期间的无菌条件是必需的。在通蒸汽的最后，经常通过适当的过滤器向系统内通入压缩气体来维持无菌。在 SIP 运行中，当系统还处于蒸汽压力时，将一种高压气体（空气或氮气）通过除菌过滤引入系统。系统必须排空残留蒸汽和冷凝水并维持正压直到使用。额外配件、阀门、管道必须装在该系统的连接点和其他部件上，以防止其在使用前受到微生物污染。如果该设备中的待灭菌产品或物料本身是无水的，通入的气体还可以用于系统的干燥，这也是很重要的一个问题，该系统应保持正压直至使用。如果压缩空气不能维持正压直至容器完全冷却，就有可能在系统内部形成真空进而导致内表面灭菌后被污染。

SIP 系统和蒸汽灭菌器在关键功能上有以下相似之处：空气去除、冷凝水排出、程序一致性和灭菌后的完整性。蒸汽灭菌器和 SIP 系统之间的不同之处也是显而易见的。自动灭菌柜被设计成执行几乎完全独立的灭菌工艺，而 SIP 系统则设计成需要其他一些工艺在无菌条件下共同完成灭菌的工艺。自动灭菌柜不直接与产品接触，仅仅是对工艺最后与产品接触的包装部件进行灭菌。SIP 系统的主要部分是直接与产品接触，它们的无菌必须得到保证。SIP 系统的完成很大程度上依赖于细节的设计,重点聚焦于消除空气、去除冷凝水、正确的步骤以及灭菌后的完整性。

（3）系统的灭菌：大系统的 SIP 与先前所确立的原理一样,集合了罐、管道、过滤器、阀门等复杂系统,设计的系统必须易于清除所形成的冷凝水。为达此目的,需要使用多种模式对系统进行灭菌,其中每一种模式对应系统的某部分进行灭菌。当使用此种方式时,系统中的某些点必须不止一次进行灭菌,以保证系统的所有部分都能覆盖到。

此种情况的一个例子是可移动配液罐,必须在某一位置进行灭菌并与灌装机进行无菌连接。设想一个带有三个串联阀门的可移动配液罐（图 4 - 62）,前面两个的内表面可以通过调节最后一个阀门系统内的压力,对其进行灭菌。在 SIP 工艺完成以后,关闭第二个阀门并移除此管线。当系统在使用前保持密闭时,关闭的第二个阀门用于保持上游管线内的无菌。当该系统使用时,第二个阀门也被去掉,无菌连接则回到第一个阀门（目前管线上唯一保留的一个）,用这个阀门调节通过此管道的流量。在此例中,连接管道需要一个单独的无菌连接。该装置可用在需要运至灌装机并进行无菌连接的可移动罐上,也可用特殊的阀门设计对无菌连接后的连接点进行重新灭菌。

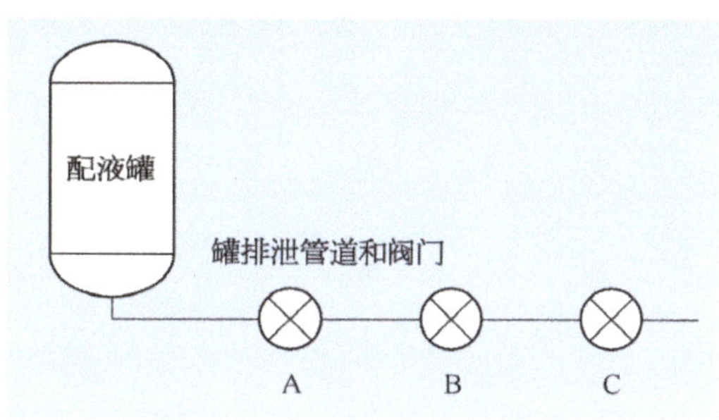

图 4 - 62　三个阀门连接的软管

在图 4 - 63 中,一个简单的系统描述了如何利用 SIP。在这个系统中,配液罐在线灭菌,灌装配件离线灭菌,灌装前将配液罐管道与灌装机分液器进行无菌对接。固定安装的配液系统内（系统主要在那里产生冷凝水）形成的任何冷凝水不容易从管道系统内流出。该冷凝水在从系统的 D 点排出前,必须先压至 B 点再向上到 E 点。

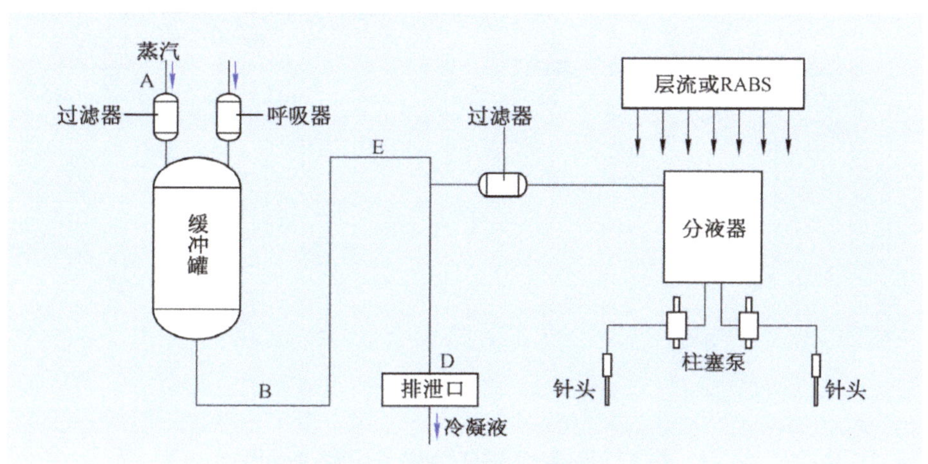

图 4 - 63　固定配液罐与灌装机 SIP

对管道系统做简单修改,在罐下安装一个额外的蒸汽进口以及一个冷凝水排液口可以解决冷凝水滞留的问题。在新的系统（图 4 - 64）中,配液罐在线灭菌,灌装配件离线灭菌,灌装前将配液罐管道与灌装机分液器进行无菌对接。固定安装的配液系统有两个独立的灭菌模式,第一个灭菌模式使蒸汽自罐经过 A、B 和 C 点,而第二个模式则通过 E、B、

C 和 E、D 对两段管道进行灭菌。第二种模式允许蒸汽从系统顶部的管道进入并去除低点的冷凝水。在这种装置中接近 B 点管道的一小部分可能灭菌两次。另外，因为第二种模式可以在罐通过液体过滤器接收物料时进行灭菌，所以该模式的增加不会引起周期时间的损失。

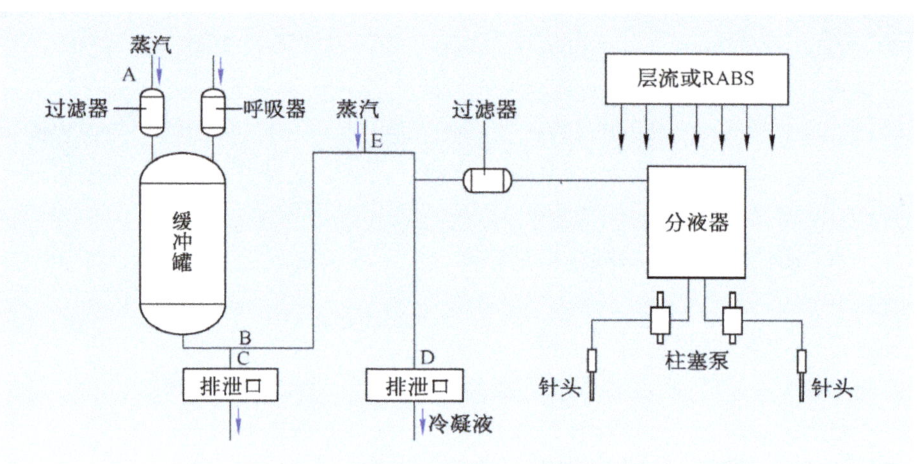

图 4 - 64　改良后配液罐与灌装机 SIP

该系统可以通过改变液体到灌装机的传输管道从而得到更大的改进，无菌连接是将末端过滤器连接至配液系统一起在线灭菌。图 4 - 65 显示了一个适度的改进，其中配液罐、末端过滤器及其相连的管道可以进行 SIP，灌装之前将末端过滤器在层流罩下与灌装机分液器做一个独立的无菌连接。

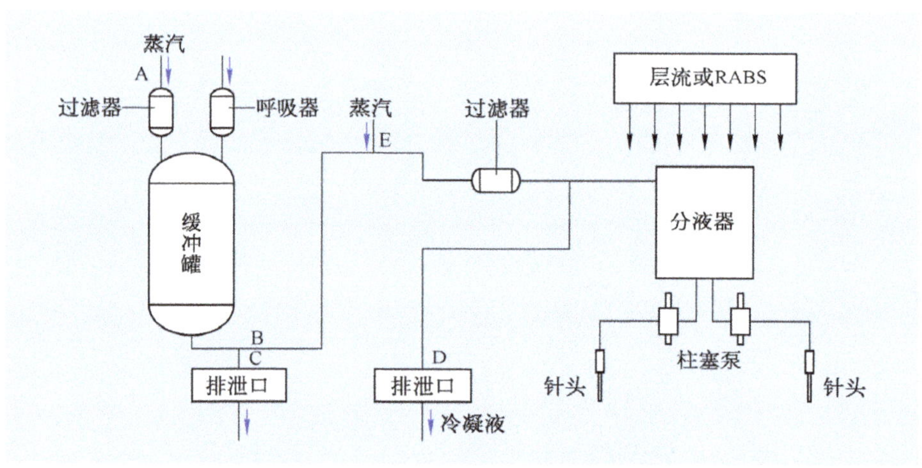

图 4 - 65　进一步改良后配液罐与灌装机 SIP

在一个理想的装置（图 4 - 66）中，适用于配液系统与隔离器的连接，配件不用传出隔离器。灌装机灌装泵、针头和管道自身能在原位灭菌且不需要无菌连接，可以进行 SIP，再配套过氧化氢对胶塞系统和其他灌装配件进行灭菌，这个装置为预灌封注射剂在隔离器中灌装提供了可能性。

一个与系统特别是复杂系统的 SIP 灭菌密切相关而又不被重视的情况是此系统详细

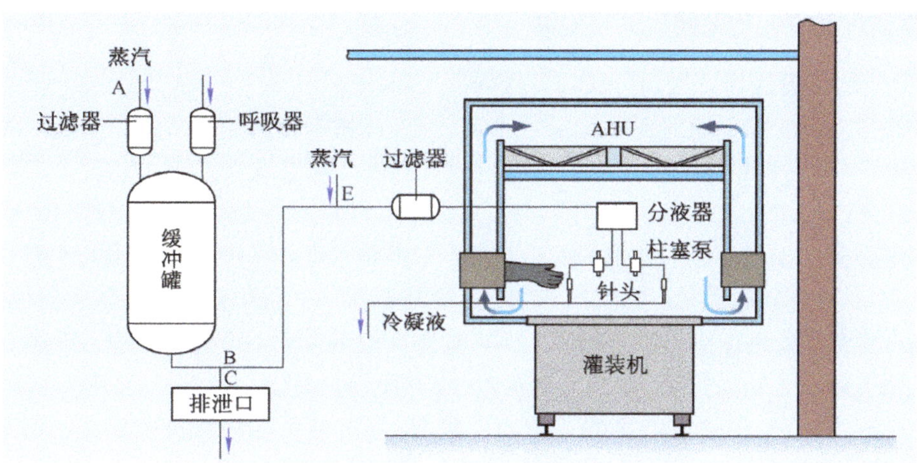

图 4 - 66　**最优设计配液罐与灌装机 SIP**

图纸的开发。为了正确地测试 SIP 程序是如何实现的，必须有一个准确的系统图纸。只有知道并清楚理解全部的管道配置时，才能开发出一个 SIP 工艺。在这个活动过程中，确保系统中每一个阀门和其他主要部件都能够在图纸以及部件实物上得到唯一的识别和确认是很有帮助的，在此处多花时间有益于一个有效 SIP 程序的开发。

一个常见问题是，是否应该把 SIP 系统完全置于一个无菌层流内。看上去似乎很明显，SIP 系统应该在一个无菌层流内，但是如果遵守 SIP 的基本概念，完全去除无菌连接，那么在一个受控的环境中，再采用 SIP 系统则会成为一个不必要的花费。在严格遵守设计原理和操作程序下，在 A 级区以外的密封容器内，无须担心污染问题而完成无菌处理工艺完全是有可能的，请设想冻干机、配液罐甚至是蒸汽灭菌器的情况，其表面的大部分并不包括在无菌区之内。在无菌原料药生产中，常在那些主要部分处在无菌区外的大型工艺系统中使用 SIP，这些系统仅有一部分处在无菌区内部便可以顺利、无困难地生产出无菌产品。与那些产品从不会暴露于其中的周边房间的受控环境所提供的任何额外的无菌保障相比，适当地注意 SIP 系统设计的微妙之处更为重要。

（三）物料准备

配制（或备料）相关的洁净区级别应根据产品的生产工艺确定。配液工器具在 C 级区清洗后，呼吸袋包装，放入灭菌柜经过湿热灭菌，从双扉灭菌柜 B 级侧取出，放入层流小车，转运到配液室与 RABS 缓冲区对接，传入 RABS 缓冲区，脱去一层包装后传入配液 A 级区使用。

使用容易产尘的物料时应采取物理隔离、除尘或其他装置，降低污染。现场通风设施应能阻止气流引起的交叉污染。

无菌原料脱去一层包装后表面消毒，放入 C 级区传递窗或其他物料通道后，检查包装的完好性，目测包装是否有破损。表面消毒后放入通往 B 级区的传递窗内，紫外线消毒后在 B 级区剪去一层包装，用电子天平称量毛重并记录；用 75% 乙醇擦拭包装外表面消毒，将无菌原料包装上的 α 接口与配液用隔离屏障系统上的 β 无菌对接口进行无菌对接，通过手套操作在隔离系统内部打开 αβ 对接门，将无菌原料传入 A 级区层流下的操作平台上待配液用。配液结束后，内层包装材料和无菌原料盛装容器用电子天平进行称重并记录，复核、确认配液投入的无菌原料量准确无误。

（四）无菌配液

将除菌过滤的溶剂输入无菌配液罐中后，打开机械密封所用氮气阀门，通入除菌过滤后的氮气，设置无菌配液罐搅拌频率。开启搅拌，在 A 级层流保护下，通过隔离系统上的手套打开无菌配液罐上的加料口，同时打开无菌原料最后一层内包装，缓慢加入配液罐中。加完后盖上加料口盖，通过呼吸器向罐内通入氮气，实现正压保护，罐内氮气压力控制在 0.05～0.1 MPa 之间。配液结束后，将配液工器具、无菌原料内层包装等一并通过 RABS 的废弃物通道传出，复核重量。溶液搅拌或振荡溶解一定时间。配液结束后应对溶液的品质进行必要的监控，如注射液含量、渗透压、pH 等。

注射液的含量、无菌是产品的关键质量属性，生产过程中严格按照经验证（第五章阐述）的关键工艺参数操作，以保证这些关键质量属性符合预定要求。以某产品为例，关键工艺参数经确认后，以文件形式固定下来，并在日常操作中通过一定的方法进行监测或测量（表 4 - 13）。

表 4 - 13　某注射液关键质量属性表

序号	关键工序/特殊过程	关键工艺参数	控 制 范 围	关 键 设 备	备 注
1	溶解	氯化钠浓度	2%	溶解罐	
2	溶解	溶解温度	40℃ 以下		
3	除菌过滤	除菌过滤压力差	0.04 MPa 以下	过滤系统	
		完整性	不小于 0.37 MPa		
4	配液	搅拌速度	40～50 Hz	配液罐	注射液生产
		溶解时间	11～13 小时		

（五）除菌过滤

预灌封注射剂的很多产品不能采用最终灭菌的方式生产，配液操作采用无菌操作以降低污染风险，配制完成后采用除菌过滤可以降低灌装前药液的微生物污染水平。除菌过滤是从液体流中去除微生物而对产品质量没有负面影响的过程。过滤器与产品成分的相容性应在最差条件下得到确认，通常设计冗余过滤。除菌过滤至灌装时限应得到控制，推荐配液后直接过滤至专用缓冲罐，以缩短除菌过滤前的药液存放时间。过滤后滤器的完整性应该进行检查，必要时过滤前滤器的完整性也应进行检查，完整性检查宜考虑在线检查。为了做好除菌过滤工艺的设计和生产操作，我们需要了解除菌过滤的相关知识。

1. 除菌过滤器定义　过滤器的等级一直存在着争议，主要原因是生产商在测量孔径方面缺乏一致性。通过孔径等级能够预测微生物截留或物理完整性试验值，或提供不同材质和生产商之间进行对比的有限值。由于根据孔径划分除菌过滤器等级的工艺具有有限值，所以根据细菌截留能力来定义过滤器的等级。

除菌过滤中使用的核心设备液体除菌（级）过滤器的定义，目前在各国监管机构中，都已经有了统一的认识，并被写入国家标准、GMP 法规或指南中。《中华人民共和国药典》（2010 版）二部和三部的附录中，灭菌法项下的"过滤除菌法"中均规定"过滤器的孔径定义来自过滤器对微生物的截留，而非平均孔径的分布系数”，并规定除菌过滤中采用的液体除菌过滤器的过滤效率应当达到每平方厘米有效过滤面积的微生物对数下降值（LRV）不小于7，常用的挑战微生物为缺陷假单胞菌（P. diminuta，ATCC19146）。美国FDA工业指南中"用无菌工艺生产的无菌药品——现行良好生产方法"（2004年版），在"过滤效率"部分，对除菌过滤器的标准挑战方法有与《中华人民共和国药典》一致的规定。美国ASTM F‑838标准，是目前公认的确认和验证液体除菌级过滤器微生物截留效能的标准，除在判断标准上与上述法规有一致的规定外，更对具体的挑战方法、实验装置设置和挑战微生物鉴定等进行了具体的规定。

2. 过滤器工作原理　大家普遍认为过滤器的工作原理是让液体经过滤孔，截留住无法通过这些孔径的过大微粒。这种截留或捕获微粒的机制包含滤网截留、物理捕获、直接拦截、粒径排除等。这种观点是基于立体几何的原理，不适合滤孔的过大微粒是不可能穿过滤孔的。粒径排除是通过在过滤器内将表面筛选和捕获相结合的方法。如果挑战过滤器的每个微粒过大而不能通过滤孔，则问题不在于微粒数量，没有微粒能够通过过滤器。只要压力不会使微粒或滤孔变形，造成滤网截留失败，过滤器的功效不受使用压差的影响。

另一个去除液体中微粒的机制是吸附隔离。小至进入滤孔的微粒仍有可能被过滤器捕获，说明微粒截留可能依赖于其他影响过滤的操作条件。在细菌比孔径小的情况下，这些作用非常重要。吸附隔离的作用依赖于过滤时过滤器的表面化学性质和微粒或微生物的类型。诸多不同的操作条件决定了过滤器对微粒的吸附移除能力，包括应用的压差、流速、微粒的数量和与表面张力有关的液体媒介组成、pH和离子强度。在过滤器的验证过程中必须考虑和了解全部的因素。

3. 过滤器的选择　根据孔径、结构（如平板、滤囊、滤筒）和膜的化学性质的不同，有多种过滤器供用户选择，用户根据使用目的可选择最合适的一款。常用膜的化学成分包括聚偏二氟乙烯、聚砜树脂、聚醚砜、尼龙、纤维素酯、聚四氟乙烯、聚酯和聚丙烯。不同的化学性质不但可以带来不同的液流性质和过滤性能，在以下方面也会有影响：萃取物和滤出物水平、过滤器的热性质和物理性质以及与工艺流的相互作用（通过相容性测试确定）。一旦膜的尺寸最终形成，就要对它的有效过滤面积、温度和压力的操作限度、滤出物及其与将要过滤的产品流的相容性进行评估。

由于除菌过滤器是任一无菌工艺的重要部分，过滤器厂商要进行大量的测试和文件记录以证明过滤器的性能。过滤器的支持文件可包括验证指南、编号、产品说明书、规格说明书、技术小册子和使用的注意事项。对于制药过滤器，通常提供单独的证书，其中列出了过滤器部件、批号和放行标准。过滤器厂商按照药典方法进行测试以确定过滤器适用于药物生产，并发布测试结果。作为工艺验证的一部分，该确认文件支持但不可代替性能确认，过滤器用户开展工艺验证。

应考虑并评估过滤器、过滤器硬件、过滤器安装和工艺中的颗粒污染，因为每个源头都会在产品中产生微粒负担。检查过滤器冲洗流出液样品中小于 $10\ \mu m$ 和大于 $25\ \mu m$ 的微粒。过滤器冲洗流出液符合《中华人民共和国药典》对注射剂中的颗粒物的规定。使用这些方法，确认过滤器没有纤维脱落。除了这些微粒之外，过滤器也可能是其他污染物的源头，例如，内毒素、有机碳或氧化物。潜在的源头可包括在塑料的成分和物料中的表面活性剂、润湿剂和添加剂。预冲洗过滤器可减少微粒和污染物的水平，在完整性测试之前可作为润湿过程的一个部分操作。

选择用于生物液体的灭菌的一个重要方面是评估过滤器介质和仪器的安全性。过滤器生产商会提供过滤器元件的来源和毒性信息，包括由动物身上的材料制成的元件的起源。

生产商一般指定最大操作温度、压力和灭菌限度，并提供过滤器的水流量数据。生产商提供最大正压差和反压差限度，提供适当的安全标准。该信息也可参考不同温度下的限度，有利于选择与过滤器相符的流量、温度和灭菌方式。在某个压差下的过滤器系统的流量是膜聚合体和结构类型、孔径、外罩的入口和出口直径、有效过滤面积、液体温度以及黏（滞）性共同作用的结果。在过滤系统的设计中，应对这些变量与过滤器的操作限度及所选的过滤器面积的相容性进行评估。应注意避免压力峰值超过生产商设定的规范。

由于除菌过滤器通常用于制药过程的最后生产阶段，因此应对过滤器对药液的影响进行评估。调查范围包括萃取物和滤出物、化学相容性以及吸收性。由于这些是过滤器与产品用汽之间相互作用产生的影响，一般使用实际的产品用汽或替代液进行测试。过滤器用户和过滤器生产商可共同开展测试。

4. 除菌过滤操作　除了滤筒设计和外罩类型之外，操作条件会影响过滤量和流量。特别是操作参数、温度、过滤时间和预使用冲洗，都会对过滤性能产生影响。待过滤液体的类型也会影响过滤量。此处对操作参数进行了描述，这些参数在过滤工艺中进行测量或控制。

（1）入口和压差：压差（ΔP）是过滤器的上游（进料、流入液）和下游（流出液）之间的压力差。为了确定压差，需使用压力计对入口压力加以测量。如果出口压力与大气压不同，例如，若将液体转移至一个封闭系统，也可使用压力计测量出口压力。在恒定的流量下压差增加表明过滤器有污垢。

（2）过滤工艺温度：工艺温度对过滤器和液体流有多种影响。升高温度可减小最大的可允许压差。压力限度通常在顺流和逆流之间变化，逆流为最差情况。在特定工艺温度下的压力限度由过滤器生产商在某类型过滤器的确认文件中列出。工艺温度越高，过滤器的压差越低。过滤器用户应仔细监控压差，特别是在工艺温度升高的时候。

除了对压差有影响之外，较高的工艺温度会导致滤出物增多或化学不相容性增强。化学动力学的一般原理指出温度每升高 10℃，化学反应的速率加倍。通过加热，聚合膜对水解和氧化的交替作用敏感，所以应考虑温度的问题。对于大多数液体来说，较高的温度减小了液体黏性并增加了通过过滤器的流量。较高的黏性也需要较高的压差以获得所要求的流量。相应地，需要对这些升高的压差加强监控以避免超过最大可允许的压力条件。

（3）过滤时间（持续时间）：过滤时间是指过滤一批生产液所需的时间。增加过滤时间会增加细菌穿透的可能性。应在预期的过滤时间内或在工艺的最大时间限度内对过滤器的截留性能进行验证。在有效时间之外增加过滤时间需对过滤性能进行再验证，依据液体的性质而定。应进行风险评估来确定需要模拟的真正工艺。检查批记录确定最差情况工艺时间，其中包括对在过滤之前的最差情况干扰的假定。

（4）冲洗条件：不论是在完整性测试过程中还是一个单独的操作步骤中，通常在使用除菌过滤器前对其冲洗并启动。使用前进行冲洗可减少滤出物，也可有效降低非特定吸收的水平,这反过来会增加总产量。过滤器启动还可从过滤器外罩中去除空气。根据经验确定每次安装所需的冲洗量。可开展诸如 TOC 和蛋白质检验来确定所需的最小使用前冲洗量。

　　5. 完整性测试　过滤器的生产商在测试值的范围内进行过滤器的细菌挑战来对每种过滤器类型设置物理完整性测试限度,直到通过细菌挑战为止。非破坏性物理完整性测试的主要目的是确定是否存在能够影响过滤器截留力的缺陷,并且不会损坏过滤器。除此之外,完整性测试确定了在工艺条件下测试过滤器与经过细菌截留挑战的过滤器之间的相似性。测试结果必须与细菌截留相关。细菌截留测试是一个破坏性测试,不能用于确认在生产中所使用的过滤器的完整性。

　　(1)何时检测完整性:若过滤器的目的是为了灭菌,则应在过滤前、后进行完整性测试。根据实际的工艺要求来判断是否在线测试过滤器。不同的区域对过滤前和过滤后的完整性测试的规定也有所不同。一般来说,过滤前和过滤后的完整性测试的目的是不同的。

　　过滤前的完整性测试模拟在细菌截留研究中使用的测试条件,并且测试值与从这些研究中获取的完整性测试数据相关。可在灭菌前进行完整性测试,但最好在灭菌之后进行。灭菌前的测试证明已经正确地将一个孔径适当的、完整的过滤器安装在外罩上。灭菌后的完整性测试不但能提供相同的信息,而且进一步表明过滤器是否在灭菌过程中受到损坏。应采取措施确保在灭菌后的完整性测试时系统下游保持无菌。

　　过滤后的完整性测试可探测在过滤期间过滤器是否泄露或穿孔。在过滤期间由于大量微粒拦截引起的多孔性变化或当最大的孔被堵塞时出现明显的泡点变化都会对过滤后的完整性测试值产生影响。堵塞或流动率减弱可引起这些变化。过滤器的润湿特点的变化也会影响完整性测试值。万一有气孔出现严重堵塞或大的气孔堵塞,重要的是知道过滤器的过滤前的完整性测试值以确定这些现象的影响性。流动率大幅衰减或压力增加以保持流动可证明这些情况。万一在过滤期间过滤失败,这些变化不会影响过滤后的完整性测试结果。然而,在过滤器多孔性或最大气孔堵塞上的重大变化可潜在地掩盖膜的缺陷。如果在过滤前就存在这些问题,则滤出液可能是非无菌的。扩散流的下降和泡点的增加可分别表明多孔性的下降和最大气孔的堵塞。

　　经验证,如果一个过滤器能够达到无菌效果,则使用之后,单个的除菌过滤器必须成功通过完整性测试。在这些工艺中,串联过滤是一个工艺要求,经验证后能够达到对特定产品灭菌,使用后所有在过滤器行列中的除菌过滤器都能成功通过完整性测试。由于第一个过滤器的无菌下游可能受到损坏,在灭菌后确立串联中的任一过滤器在使用前的完整性具有一定的难度。过滤器生产商已经开发了各种方法对此进行说明并提供建议。由于主要的除菌过滤器具有失败的可能性,为了防止产品丢失,如果在过滤器序列中放置附加的除菌过滤器,除非主要的除菌过滤器失败,否则不要求对这个附加的过滤器开展使用后的完整性测试。如果主要过滤器失败,第二个或冗余的过滤器必须成功通过使用后的完整性测试(注意:过滤器序列中的主要过滤器应当是序列的最后一个过滤器)。

　　对于要求连续进行完整性测试的工艺(例如,对两个过滤器连续灭菌),必须对每个过滤器单独测试。应采取预防措施维持两个过滤器之间的液体通道的无菌性。这包括对使用除菌过滤器从第一个过滤器排出完整性测试气体、并将用于完整性测试的测试气体引入第二个过滤器。为了测试第二个过滤器，它与第一个过滤器之间必须有一个阀门。关闭该阀门可隔离两个过滤器。在第二个外罩中的完整性测试端附加完整性测试软管，照常对第二个过滤器进行完整性测试。如果按照这个方法操作，所有操作都需无菌，并且用于测试的气体应经过滤器除菌以防止污染两个过滤器之间的连接线路。在除菌期间所有的阀门应完全敞开，允许蒸汽穿透。

（2）润湿：在两个物体接触时，始终存在通过接触界面的相互作用力。润湿是固/液相互作用的结果，因此可被称为附着作用。在液体和固体接触的情况下，液体完全铺展时的作用力较大，其实际上是较大的铺展程度所致，否则不能克服液体内的内聚力。基于相同原因，部分铺展表示附着力弱。润湿角大小取决于固体和液体的种类。不润湿时，润湿角＞90°，润湿时，润湿角＜90°，不同润湿性质下液体表面相互作用不同。

完整性测试前要求对滤芯充分润湿，在压力范围内对润湿过滤器膜的气流性质进行评估。在整个过滤器膜完全润湿之后，在低压下将气体引入膜的上游。毛细力可防止液体从气孔中排出。若在过滤器的上游加压，气体在润湿液中溶解，沿着润湿的膜扩散开，并在下游流出。随着上游压力的增加，扩散也随之加大。如果测量了扩散至下游的气体数量，可得到某个膜过滤器的膜曲线。随着压力增加，曲线出现弯曲，之后呈直线。

（3）完整性测试方法：通常用于确认除菌级过滤器完整性的非破坏性实验包括：起泡点，扩散/前进流和压力保持/衰减（一种扩散/前进流的变化形式）。这些检测方法对亲水和疏水膜过滤器均适用，并可以手动进行或使用自动完整性测试仪。每一种完整性测试方法都有其优点和局限。

起泡点实验与膜中存在的那些最大孔的有效直径有关，这些孔与膜的厚度和孔的迂曲度一起直接影响膜的截留特性。起泡点的分辨力随膜面积的增大而降低，因为低于起泡点的扩散流气流趋向于使其不明显。

然而扩散与孔径没有显示出直接的关系，扩散/前进流测试提供了一个量化的测试方法，其中最大流量限制值是由过滤器制造商在一个低于最小起泡点值的指定测试压力下建立的。小面积膜过滤器的扩散流较小，限制了扩散/前进流测试的应用。但通常，由于扩散流检测为定量检测方法，对较大过滤膜面积仍然适用，使用范围更广。

对于多个点的测试使得气流曲线的绘制从低压下的扩散延伸到升压后的起泡点区。这些测试在表征孔径分布方面结合了起泡点和单点扩散/前进流完整性测试的优点。

对于气体除菌级过滤器，除可以采用低表面张力溶液润湿后的起泡点和扩散/前进流检测外，还可以通过水侵入实验来进行完整性检测。水侵入，是在一定压力下，测量干燥疏水性滤膜对水润湿的抵抗力。水侵入方法的优点是不需要引入醇等低张溶液和过滤膜始终保持干燥。某些应用中，也可以采用气溶胶方法对气体除菌过滤器进行完整性检测。

（六）无菌取样

配制溶液充分溶解后，进行灌装前溶液取样。将无菌取样阀与纯蒸汽管道对接，在取样阀关闭状态下开启纯蒸汽，对无菌配液罐上的无菌取样阀液体通道进行流通蒸汽消毒15分钟，然后通过旋转把手，轴心及隔膜开启，药液流出取样阀，取一定体积的灌装前药液进行理化指标检验，取样结束后反向操作手柄，内置的弹簧将阀门闭合，同时保持两软管间的通道相通，再用纯蒸汽对无菌取样阀流通蒸汽消毒15分钟。

灌装前溶液理化指标检验合格后，切断与罐体相连接的软管，保证罐底药液出料管道上的阀门关闭，为防止药液出料管外表面在 SIP 灭菌后被再次污染，可在 A 级层流保护下，对无菌取样阀和罐底出料阀进行呼吸袋包裹。同时，通过呼吸器通入无菌的氮气，确认无菌配液罐在正压保护情况下，将无菌配液罐整体推至灌装间，在 A 级缓冲区实现与灌装机无菌对接。

二、灌装

对无菌生产工艺而言，灌装（或分装）是高风险的生产工序，除菌过滤后的药液将直接暴露在开放空气下，虽然在 A 级环境下操作，但仍应该缩短灌装和密封（如扣塞）的时间以最大限度降低污染的可能。灭菌后灌装零部件应采取措施防止污染，如在 A 级保护或者密闭条件下传送。低温存放的产品应控制环境在低湿度条件下，以防止设备和容器结露。粉体分装机加料过程宜考虑使用加料连接管、周转桶等措施以降低污染。

（一）物料传递

无菌灌装所用物料的转运、灌装工序涉及多种物料，主要有无菌配液罐中的药液、灌装机上直接接触药液的零部件、灌装操作辅助用镊子等工器具、灌装包材预灌封注射器和胶塞等。

如果药液为高黏度产品，流动性差，药液从配液罐输送至灌装工序，这样药液系统损耗将很大，可以将无菌配液罐连同其中药液直接转移至灌装室内待用。

无菌灌装是一个高风险操作，所有接触到物料的器具均应进行灭菌处理，最佳的灭菌方式为湿热灭菌，在 C 级区将灌装用的零部件和灌装辅助用的器具用 2% 碱液浸泡 30 分钟去除内毒素后用注射用水冲洗，清洗后控制清洗水的 pH，然后分别用双层呼吸袋包裹并封口，放入湿热灭菌柜中进行灭菌。B 级区人员确认灭菌结束后，从灭菌柜 B 级侧层流下取出，放入层流小车中，通过层流小车将双层包装的器具转移到无菌灌装 A 级区使用点，用镊子等器具在灌装 RABS 缓冲区去除一层包装，在 A 级区去除内层包装待用。灌装机上零部件通过层流小车上的对接口和灌装机 RABS 上的对接口进行对接，通过隔离系统上的手套将层流小车中的物料传入灌装 A 级区，通过手套进行部件安装。

注射器在拆外包间去除外箱后，检查外包装有无破损和异常，用 75% 乙醇表面喷淋消毒，经气闸室传入 C 级生产区平台存放。生产前，脱去一层外包装，用 75% 乙醇表面消毒后传入 C 级上料缓冲区待用。因为巢盒放置层数较多，下侧的巢盒自净效果会下降，所以缓冲区每次不得存放超过通过验证确认的盒数。

胶塞在拆外包间脱去外箱，检查外包装有无破损和异常，用 75% 乙醇表面喷淋消毒，经气闸室传入 C 级生产区。胶塞在 C 级生产区检查包装的完好性，观察胶塞包装是否有漏气现象，经 75% 乙醇消毒后，放入 B 级传递窗，打开紫外灯，辐照 30 分钟后，由 B 级区人员从 B 级侧取出。脱去外层包装，放入层流小车内。灌装前剪开内包装，通过层流小车传递口，倒入灌装机胶塞锅。

物料的传递方式应经过确认，证明可以有效去除物料包装表面的微生物或颗粒。传递方式不应对物料本身产生不良影响。

物料的无菌传递方式应根据物料的特性和工艺要求进行选择，如连续传递的隧道烘箱、双扉湿热灭菌器或干热灭菌柜等。当采用双扉灭菌设备传递时，应有联锁控制和报警系统，以防止两侧的门同时打开，并保证无菌区一侧的门只有在灭菌程序完成后才可以打开。

对于不能经过干/湿热灭菌的物品可以考虑其他合适的灭菌方式，如辐照、熏蒸、紫外照射等进行处理，并在进入无菌区前，使用适当的消毒剂对物料包装外表面进行处理后传入无菌室。

无菌生产工艺用的药液可以由与无菌生产区相毗连的配液室提供，经过管道以除菌过滤的方式输入无菌区。传输管线和过滤器应考虑在线灭菌，如过滤器或管线使用灭菌柜灭菌时，无菌区内转移应有防止污染的措施，如使用层流车等；连接管道和设备时，应从高洁净级别到低洁净级别连接。

在预灌封注射剂生产中，所用的胶塞和预灌封注射器已经清洗灭菌，仅需要从一般区转运到 A 级灌装区域使用。预灌封注射器可以通过表面消毒传入 C 级区，通过解包或表面消毒传入 C/A 级区，手工或自动解包后传入灌装区域。胶塞传送与注射器不同，一般设备都没有设置专门的轨道，目前采用的转运方法大致为以下几种。

1. 密封于多层无菌塑料袋中进行　胶塞由供应商清洗后装入多层的塑料袋中，采用 γ 射线灭菌达到无菌级别。可以通过逐级解包和表面消毒的方式传入 C 级、B 级和 A 级洁净区。

2. αβ 阀的形式　随着药品无菌保障水平的提高，越来越多的药品生产企业采用了更为先进的无菌保障技术，比如隔离器的使用。这对生产无菌物料传递操作提出了非常苛刻的要求。因此带无菌转接口的预灌封胶塞包装应运而生，胶塞在供应商处清洗后装入带有 β 阀的塑料袋中，采用 γ 射线灭菌达到无菌级别。逐级传递到 B 级区域后，通过灌装设备上的 α 阀对接（图 4 - 67），传入 A 级灌装区域，实现胶塞的密闭无菌传输。

通过 αβ 阀传递胶塞的方式有以下主要优点。

（1）每次可以传递更多的胶塞量，减少操作人员工作量。

（2）无须在灌装环境下剪开包装，减少对灌装环境的污染，提高无菌保障水平。

（3）αβ 阀对接以后，外侧污染面密封

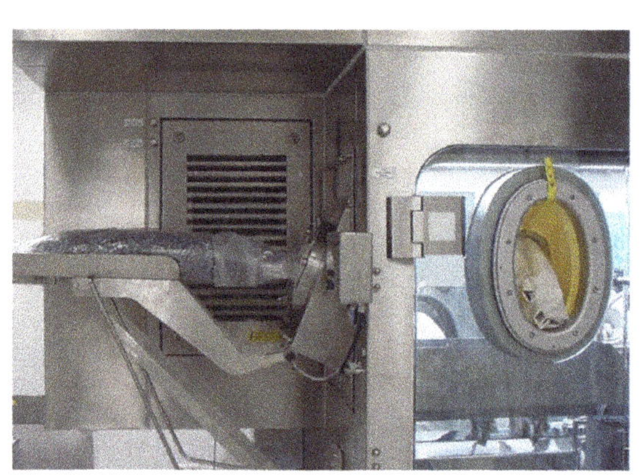

图 4 - 67　αβ 阀的预灌封胶塞传递

后推开，无菌胶塞通过打开的无菌通道倒入胶塞锅中，胶塞的传输密闭进行，无须直接连通灌装与外界环境。

3. 用层流小车进行　胶塞在供应商处清洗后装入多层塑料袋中，采用 γ 射线灭菌达到无菌级别。可以通过逐级解包和表面消毒的方式传入 C 级区、B 级区，放在层流小车中暂存，使用时通过对接门传入 A 级灌装区域。

（二）预灌封在生产线上的无菌处理

目前市场中注射用药物的占有率仅次于口服药，且预灌封注射剂是其中增长最快的产品之一。用于眼科或手术室无菌区域的产品通常需要将注射器放入无菌隔离包装内，对其表面进行灭菌处理。对于热敏感的药物或生物药品，注射剂的表面灭菌对于生产厂家有一定的挑战性。

预灌封注射器巢盒通过手动或自动上料系统，进入灭菌轨道，自动启动设置在轨道上的灭菌系统，对巢盒外表面灭菌处理，以防止巢盒表面从外围带入细菌污染灌装撕纸、灌装 A 级区环境，降低关键区域污染的风险。随着隔离器的使用越来越广泛，对巢盒外部灭菌的应用也越来越多。配制隔离器，背景区域可以由 B 级降低为 C 级或 D 级，从一般区传入 C 级洁净区的巢盒，直接进入隔离器的 A 级区，会带来污染的风险，在传入隔离器之前增加灭菌工序，是个不错的选择。常见的生产线上灭菌技术有二氧化氮灭菌和 EBM（电子束）灭菌，这些灭菌技术的出现，解决了进入隔离器的巢盒表面的无菌处理问题。同时二氧化氮灭菌还可以对预灌封注射剂表面进行灭菌，为在手术室内使用的预灌封注射剂的表面处理提供了保障。

（1）二氧化氮灭菌技术：对于预灌封注射器的表面灭菌来说，二氧化氮灭菌无疑是很不错的选择，在灌装线上撕纸前端，增加二氧化氮灭菌，是个有效的表面灭菌方法。

二氧化氮是目前有完善材料说明并且经过充分验证的气体。二氧化氮可以弥补目前传统灭菌方式的局限性。二氧化氮气体结合湿度可以使微生物有效失活，达到灭菌效果。美国 FDA 建议通过增加辅助的工艺过程或额外的灭菌步骤以提高制药过程的"无菌自信度级别"。眼科或者手术室的无菌区域使用的药物尤其需要特殊灭菌。二氧化氮是一种表面灭菌的气体，不会穿透容器密封系统，且表面残留量很少。在常温下灭菌的工艺十分重要，因为温度每增加 10℃ 化学反应速度就会加倍。保持低温可以保证药品最低程度的变性、结块等可能发生的反应。

二氧化氮是非冷凝气体，因此对于内腔、注射器等物件来说是非常好的灭菌选择。加上低温低湿度灭菌的工艺，在考虑包括医疗器械和最终产品表面灭菌时，二氧化氮具有显著的优势。二氧化氮技术尤其适用于需要表面灭菌的产品。可针对环氧乙烷和 γ 辐射技术的缺点提供解决方案。二氧化氮灭菌技术可适用于不同种类的预灌封注射器，包括双腔注射器，还可用于将来输送药物的组合型装置。二氧化氮作为氧化剂通过 DNA 降解使微生物失活，在相对低气体浓度中达到无菌保证级别 10^{-6}。二氧化氮灭菌工艺验证所使用的生物指示剂包括嗜热脂肪芽孢杆菌孢子，这也是通常用于蒸汽灭菌的生物指示剂。环氧乙烷和二氧化氮的安全性能比较请参照表 4-14。

表 4-14　环氧乙烷和二氧化氮安全性能的比较

安　全　特　性	环　氧　乙　烷	二　氧　化　氮
颜色	无色	棕红
气味阈值	200～400 ppm	0.1 ppm
职业健康和安全标准	1 ppm	5 ppm
NFPA：健康	3	3
NFPA：可燃性	4	0
NFPA：活跃度	3	0

工业级二氧化氮灭菌柜可以对不同材料的预灌封注射器表面进行灭菌，并且这一快

速常温灭菌工艺过程极大地减少了灭菌残留物。有学者进行了一次试验，证明插在灌装水的预灌封注射器胶塞附近的生物指示剂经过二氧化氮灭菌后下降了 6 个对数值。为了进一步研究二氧化氮灭菌，使用注射器将涤纶聚酯呼吸袋包装。在研究中使用最小的真空度（<1 PSIG），以及 10 mg/L 二氧化氮和 75% 相对湿度，时间为 45 分钟；再加上 30 分钟的通风时间，整个灭菌过程耗时 90 分钟。另一个微生物挑战试验是在原先的工艺基础上增加了 50% 灭菌剂的浓度和灭菌时间去验证灭菌剂侵入注射器。测试中通过等离子色谱法测得注射器内液体中残留的硝酸盐水平低于测试底线（2 μg/ml）。pH 测试结果，硝酸盐残留物浓度为 0.002 ppm，这是欧洲药典规定注射用水生产允许的最低限度 0.2 ppm 的百分之一。

　　试验证明二氧化氮是用于敏感型的生物制药快速且可在常温下进行灭菌的最好选择，表 4 - 15 为二氧化氮灭菌和环氧乙烷灭菌的比较。

表 4 - 15　二氧化氮和环氧乙烷的灭菌比较

类　　别	二　氧　化　氮	环　氧　乙　烷
平均用时	120 分钟	12～18 小时
容量	360 L	2 200 L
预处理	否	是
预计解析时间	60 分钟	9 天
相对湿度	30%～80%	70%
真空	最小值	需要
操作温度	室温	40～60℃
PFS 材料兼容性	是	是
灭菌剂侵入	低于 WFI 最低值	普通
残留物	少，无细胞毒性	低细胞毒性，致癌
对操作员及环境的无害	是	否

　　RTS360™ 可以安装在任何 240 - VAC 制造环境中，单相连接。没有其他设备调试或特殊设备需求，例如环氧乙烷消除器等。灭菌结束后残留的废气通过机载除气装置进行中和处理，保证操作员和环境的安全性。除气装置使用坚固耐用、废物处理安全的材料。

　　（2）电子束 EBM 灭菌技术：电子束技术是集成了计算机、数控、高能束和新材料等技术发展起来的先进制造技术。电子束技术具有能量利用率高、功率大、运行成本低、高真空保护等优点，在航空航天、汽车及生物医学等领域有广阔的发展前景，目前电子束快速加工技术应用发展较快。

　　电子束可以很容易地做到几千瓦级的输出，而激光器的一般输出功率在 1～5 kW。电子束加工的最大功率能达到激光的数倍，其连续热源功率密度比激光高很多，可达 1×10^7 W/mm^2。同时比起激光 15% 的能量利用率，电子束的能量利用率要高很多，可达到 75%，已在金属零件快速成型领域中得到应用。

　　由上可知，电子束加工较激光加工有能量利用率高、可应用材料广泛、真空环境无污染、成型速度快等优势。除此之外，近些年来电子束在金属焊接、电子束蒸发涂覆、电子束熔炼、电子束表面处理、电子束打孔、电子束制粉、电子束消毒灭菌、电子束显微技术等领域也不断得到发展，其应用领域也在不断地拓宽。

电子束是用加速器产生的，EB 杀菌作用机制类似于 γ 射线灭菌。EB 是直接将电子打到蜂巢盒上，产生二次电子，产生电离作用，直接或间接破坏和杀死细菌。间接作用是指电子束与金属板撞击时，电子会从金属原子的外层转移到内层的空位区，从而产生能量及 X 射线。放射线直接作用于细胞内核酸等靶分子上，切断键或产生关联作用，导致微生物的 DNA 分子遭到不可逆破坏。研究表明，生物的染色体体积越大，对辐射的敏感度越高。生物对辐射敏感度的差异主要取决于生物体对 DNA 的修复能力，而非 DNA 本身对辐射的耐受性。

电子束灭菌工艺要求对电子束的产生予以控制并配备让物品从电子束正前方扫过的传输装置。预灌封巢盒撕外袋之后，进入灭菌工段。如图 4－68 所示，巢盒从右侧进入灭菌轨道，逐步通过中间的灭菌段，加速器不断产生电子束，对巢盒表面灭菌处理，风机随即将灭菌器内空气带出室外，灭完菌的巢盒进入撕纸工位。

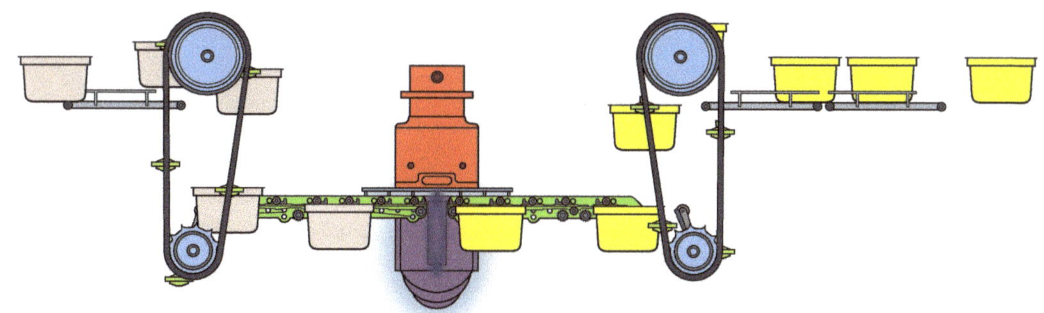

图 4－68　EBM 灭菌

电子束辐射分水平扫描和垂直扫描两种方式。电子束灭菌有更多的控制参数，最大特点是单向直射，如果两侧均需扫描，则要将产品上下翻转 180° 后再进行第二次扫描。对于水平扫射而言，产品放在水平式传送带上通过电子束发射口接收电子束向上或向下的扫描。电子束宽度要求能保证整个产品一侧全部被扫描到。对垂直扫描而言，产品被传送带或托盘传送至电子束发射口接收电子束的水平扫描。此设计要求电子束能确保整个产品一侧全被扫描到。

无论哪种方式的扫描设计，电子束在物品内的穿透力取决于电子束的能量和被灭菌物品的密度。双侧扫描辐射所要消耗的能源远大于单侧扫描辐射。如果产品密度不均匀，如乳胶管、预灌封注射器等，则要测定产品内的剂量分布。由于电子既带有电荷又有质量，物品内的剂量分布取决于产品材料的类型和接受电子扫描时的方向。具有相同材质、堆积密度和同向扫描的产品可归为同一类进行剂量分布测试。这些结果也可用来帮助确定其他工艺条件，如产品传输速度和扫描宽度/高度。如果产品发生改变，需要对剂量分布进行评估。此外，如果电子束本身剂量或能量发生改变，需要对剂量分布的影响进行评估。

由于电子辐射产生的放射量率（单位时间内最大恒定辐射量）非常高，物品被扫描的时间只需要几秒钟。辐射时常有两个可变参数：扫描速度和扫描宽度/高度。这两个参数便于更改，对不同预灌封注射器进行灭菌，只要数秒时间便可完成参数更改。电子束灭菌工艺可采用参数放行程序，因为工艺程序中各个关键参数均能被有效控制和监测。

（3）预灌封其他无菌处理方式：过氧化氢灭菌技术（VHP）：近几年，VHP 在生物技术和制药行业得到广泛应用，如洁净室、传递窗、隔离器等。20 世纪 80 年代，美国 STERIS 集团发现低浓度的 H_2O_2 在气态的杀孢子能力比在液态下的强，原理是在气态下形成游离的氢氧基，用于进攻细胞成分，包括脂类、蛋白质和脱氧核糖核酸等。实验证明汽化过氧化氢在 750～2 000 ppm 浓度下的灭菌效果相当于 30 000 ppm 浓度下液态过氧化氢的灭菌效果。过氧化氢杀菌谱广，适用于大多数真菌、细菌、病毒和芽孢的灭菌，并且一般室温就可以操作。此外 VHP 有较好的安全性，VHP 最终分解成水和氧气，不会产生危害性残留物，对操作人员和环境没有危害。

75%乙醇表面杀菌：乙醇无毒副作用，对人无伤害，75%乙醇是洁净室常用的表面杀菌剂，可用于洁净区厂房和设备表面，酒精能使菌体蛋白质脱水变性。常用酒精杀菌浓度为 70%～75%（浓度高于 75%的酒精因脱水作用太快，使菌体表面迅速凝固而阻止了乙醇分子继续渗入，故杀菌效力反而降低）使细菌表面脱水，导致细菌死亡，从而起到杀菌作用。将乙醇装载于容器内，设定自动喷雾装置，当预灌封巢盒进入轨道时，启动喷雾装置，对巢盒表面喷淋杀菌。

（三）灌装机安装

1. 组装无菌灌装配件　将载有无菌灌装配件的层流小车与灌装机对接口对接，通过层流小车手套将灌装配件去除一层包装，传入 A 级区层流保护下的操作平台上，另一操作人员通过手套去除内层包装，分别将胶塞插杆支撑架、真空腔体、注射器导筒支撑架、胶塞传动杆固定在机身上，将胶塞轨道和胶塞锅固定在机身上，将药液泵组装好后安装在固定位置上，固定、连接针头系统。将配液罐出料口通过硅胶软管与泵体进行无菌对接。

如果药液黏度大，在无菌配液搅拌溶解过程中，因药液表面不平整，在搅拌时药液表面的空气会被包裹到药液中，产生大量气泡，搅拌溶解中药液自身不产生气泡，这样在灌装前不去除气泡会影响装量和外观，同时将含有气泡的药液灌装到注射器时抽真空不易排除这部分气泡，所以在灌装前药液要进行脱气处理。操作人员将灌装机真空管分支与无菌配液罐呼吸器对接，拧紧卡箍，打开分支阀门，打开灌装机电源，在灌装机触摸屏上开启真空泵，打开真空旁路 10～30 分钟，用真空泵将无菌配液罐中的空气抽尽。抽完后，关闭呼吸器阀门、关闭真空分支阀，断开真空与呼吸器连接管路，再与除菌后的氮气管道连接，开启氮气阀门，使无菌配液罐中压力达到 0.05～0.15 MPa，便于高黏度药液的输送。脱气后进行药液无菌对接。

2. 双阀无菌对接　配液罐清洗灭菌前罐底过滤器后端管道末端安装两个阀门，与管道一同在线清洗灭菌。药液无菌对接前，将无菌配液罐提升，其高度使药液出料管与灌装机上的对接口高度相平，将双阀管道末端传入 A 级缓冲区，在 A 级缓冲区脱去一个阀门，另一个阀门与灌装机上的灌装软管进行无菌对接，同时向无菌配液罐中通入适当的氮气加压，以确保流速流量满足生产需求。

3. αβ阀无菌对接　配液罐清洗灭菌前罐底过滤器后端管道末端安装 α 阀，与管道一同在线清洗灭菌。将无菌配液罐提升，其高度使药液出料管与灌装机上的对接口高度相平，将无菌配液罐药液管道出料一端的 α 阀与灌装机配套的 RABS 系统上的 β 阀进行无菌对接,然后通过 RABS 上的手套将药液出料软管与灌装机灌装计量泵上软管进行无菌连接,此过程避免了软管外表面进入隔离系统内可能带来的污染风险。

(四) 灌装

生产前仔细检查物料是否准备齐全,设备是否正常,确认灌装机的层流运行正常,检查应不少于以下内容:压缩空气开关是否打开;确认所有的规格件是否安装到位并锁紧,再次检查是否更换电子规格;启动设备电源控制开关,设备电源指示灯亮起,设备可以运行。一般情况下为方便管理,设备本身设定有多个登录权限控制,操作者不要用最高级用户名密码登录操作界面;操作人员通过主操作屏输入系统登录名称与登录密码,在服务菜单下将胶塞振荡器锁定,确认灌装规格是否与灌装需求一致。

检查相关的传感器是否正常。如灌装针过载传感器,压塞套筒过载传感器,急停按钮,安全门开关,安全光栅等;加电,消除所有报警信息;向振荡锅注入胶塞之前,用力搓挤胶塞外包,防止胶塞粘在一起;启动轨道运行键,灌装机真空泵与胶塞振荡器开始运行,胶塞在胶塞振荡器高频振荡下输送至胶塞工作站。注意:控制胶塞的数量,防止胶塞过多或过少;再次检查灌装机内部,确保内部无工具和包材等;正常生产之前,手动运行,确认设备运行正常。

1. 灌装机自检　物料准备就绪,确认显示屏上检查设定规格与灌装要求的规格一致。真空压塞灌装机进行自检,调试灌装,确认灌装机电源、氮气、压缩空气气源正常,操作人员将钥匙置于手动上,手握手动手柄,点击设置界面,在显示屏上点击锁胶塞锅键,将胶塞锅安装固定好,灌装机进行 XY 自检。操作人员将灌装针头从导筒中取出,在显示屏上按一下"赶气泡"键,进行赶气泡,使药液充满药液输送管道,直至管道中无气泡。操作人员取无菌注射器,放在针头下部,充入药液,传出 RABS 进行澄明度和装量检测。装量可通过修改参数微调节。装量检测通过标示装量折算成重量,再经称重法来实现。检测装量和澄明度合格后,关闭"赶气泡"键,将针头插到针头导筒中进行复位,开始启动设备进行灌装。

2. 蜂巢盒撕外袋　将注射器巢盒消毒或灭菌后,通过滑轨传入 C 级解包 RABS,通过 RABS 手套人工剪开外袋后(或者经过自动撕外袋撕去外袋),将外袋放入废料收集桶中,取出注射器巢盒,通过滑轨传入 B 级 RABS 轨道进入撕纸工序。

3. 巢盒撕纸　巢盒经过手撕外袋工位,进入撕纸工位,定位夹紧,机械手寻边角,夹紧边角拉起撕开后将纸丢入废料箱(或加热蜂巢盒四周封口,真空吸纸后丢入废料箱),巢盒夹紧装置松弛,巢盒被传送皮带传入吸内纸工位,真空吸盘下降,吸走内纸丢入废料箱,巢盒转向进入灌装工位等待。

4. 真空灌装　将胶塞倒入胶塞锅,调整好灌装量,点击开始键开始自动灌装。注射器巢盒通过滑轨进入指定区域后,通过机械手(或手动)将注射器巢盒、外袋和内纸去掉,然后将蜂巢板从巢盒中取出并放置到 XY 平台上。平台上的中心定位板固定并夹紧注射器,XY 平台将蜂巢板运送至灌装压塞工位,并将注射器依次对准灌装针和插杆。

(1) 加液:利用真空泵、真空缓冲罐、微过滤系统、伺服电机控制系统、压缩空气驱动控制系统,在 PLC 程序控制下完成真空加液与真空压塞,真空腔向下冲程,加液程序执行。首先真空管路系统启动抽取针管内的空气,当真空数值达到设定要求时计量泵开始运行,同时针头下降后上升,向针管内加入药液。加液完毕,真空隔膜阀关闭真空,氮气阀门打开,向真空腔内充氮气,真空腔与针管分离,针头工位与真空腔恢复初始位置,计量泵停止运行,下一支注射器移动至针头位置时,真空腔下降,通过密封件与注射器喇叭口密封,进入下一个加液程序。

（2）压塞：1～3 ml 预灌封注射器灌装时,在第三排针管开始加液的同时,启动压塞程序,胶塞通过高频振荡后经过胶塞轨道运行至胶塞站,胶塞插入杆将胶塞插入至胶塞转移杆上,胶塞转移杆将胶塞送至胶塞插杆抓胶塞工位,压塞工位真空旁路打开,抽取加液后针管药液上方的空气,当真空数值达到设定值时,胶塞插杆将胶塞送至针管口,胶塞插杆抬起,胶塞在针管真空作用下自然落入注射器内药液上方,真空旁路关闭,氮气阀门打开充氮,真空腔与胶塞插杆复位。

全部结束后,XY 平台将针管运转至初始位置,机械手将灌装结束后的蜂巢板放入空巢盒内,利用传送带输出,机械手重复执行运行动作,继续灌装下一盒。新的注射器蜂巢板由操作者或机械手从巢盒中取出,放在中心定位板上,XY 平台带动中心定位板将注射器传送到灌装工位进行灌装。传出的物料标识品名、批号等,通过 B 级区传递窗,交灯检岗位逐支进行可见异物检查。

首盒灌装无异常后,重复上述步骤。灌装完毕,将配液罐与灌装机分开,将配液罐推至无菌配液室进行在线清洗,操作人员在显示屏上将胶塞锅卸下,关闭电源、气源,将灌装机各部件按安装相反顺序卸下,用小推车通过无菌气闸室送至 C 级洁净区清洗灭菌。药液全部灌装完毕后,将预灌封注射剂移入灯检工序,并注明品名、批号、规格、生产日期等相关信息。

（五）灌装过程参数调节

1. 柱塞计量泵　在灌装时,药液在氮气作用下,通过计量泵活塞杆下冲运行时将药液吸入泵体内,计量泵活塞杆同步进行 180°旋转,此时计量泵活塞杆再进行向下运动,通过体积挤压法,使灌装计量泵中的药液流过填充导管,然后经过灌装针充填到注射器实现灌装,药液输出后,计量泵活塞杆再进行向上吸液,进行下一个计量循环。

2. 装量调节　通过调节伺服电机改变活塞上下行程从而改变内腔体积,达到微调装量的目的。

3. 灌装　两针灌装机工作原理。XY 平台在伺服电机皮带带动下,进行 X、Y 方向的移动。XY 平台将装满注射器的蜂巢板送到填充和压塞工位,注射器进入第一步真空系统。同时灌装泵的活塞移到底部,开始吸液,灌装泵旋转,活塞下移将药液泵入针头,药液通过两支伸入到第一支和第六支注射器内的针头进行灌装,当注射器充满 2/3 体积时,真空系统关闭,加液结束。真空系统上的阀门关闭,氮气阀门开启,使灌装针头与注射器分开,XY 平台带动中心定位板移动蜂巢板向 Y 轴移动,依次进行第二、第七支注射器的灌装,灌装完成第一排后,向 Y 轴移动进入第二排灌装。灌装到第三排第一支和第六支注射器时,同时进行第一排的第一支和第六支注射器真空压塞。胶塞锅按照一定频率振荡,胶塞发生转向并转移到胶塞轨道,进入转移杆,胶塞被转移杆带到插杆下部,胶塞插杆抓起胶塞,转移杆移走,插杆下移将胶塞插入注射器压塞,此时,真空腔套在注射器喇叭口上开始抽真空,胶塞在真空作用下落入注射器内,压塞后插杆上移,充氮气,真空腔脱离注射器并移动到下一注射器,依次开始后两个注射器的加液和压塞。五针灌装机工作原理:与两针灌装机基本原理相同,区别在于针头数量不同,五针每排只需要两次加液和压塞,第一次进行第一、三、五、七、九支注射器加液和压塞,第二次进行第二、四、六、八、十支注射器加液和压塞。两针灌装机每排需要加五次,相比之下五针比两针灌装产量高,速度快。

4. 中心定位板位置调节　中心定位板位置偏移,会导致真空泄露、砸碎注射器、药液有气泡等现象,一旦发生偏移,应对中心定位板位置进行调节。进入屏幕规格输入中巢盒移动的手动菜单,记录真空腔密封件与第一排第一支注射器对齐的位置数据,记录最后一排第一支注射器对齐的位置数据,将相应位置参数修改成与手动参数相同,系统会自动计算(除以 9,因为注射器合计 10 排)每排距离。手动点击按钮移动中心定位板,记录第二排第一支注射器位置参数,输入到相应位置修改参数,系统会自动计算第二排位置参数。

5. 其他位置调节　包括针头上下位置、胶塞转移杆位置、胶塞插杆上下位置、XY 平台位置。设备运行数年后,这些位置发生偏移,也会造成灌装异常,如药液异物,无法压塞、加液,无法提取蜂巢板等。参数微调也是通过进入规格输入里面手动菜单,手动点击按钮移动工位,记录正确的位置参数,然后做相应修改。

(六) 预灌封注射剂灌装过程中常见异常处理

按照灯检不良品的项目分类,气泡、未压塞、碎注射器、装量这几类与灌装过程有关,下面分别分析这些异常产生的原因和应对措施。

1. 气泡　注射液中残留有气泡,会影响灭菌效果,如果药液黏稠,在注射使用前不能将气泡完全去除,会注入人体内,给人体造成影响。有相关人员进行过统计,正常成人可耐受输入的空气临界量为 50 ml,这是指集中输入能生成大段空气栓塞的量,重症患者输入超过 10 ml 就有危险。不同的是静脉中如输入微量气泡可随静脉血流进入右心,进入肺动脉,最终到达肺毛细血管床,经肺泡扩散呼出而消去。

(1) 气泡产生的原因分析

1) 真空泵:真空泵依靠泵体机油进行密封,当机油量缺失到一定量,将直接影响泵的真空力度,导致灌装机在抽真空时,注射器内真空无法满足使用要求,药液里面的小气泡残留在注射液里面会造成大的气泡生成。

泵体过热可能是由于泵体的风冷装置排放的热风散失得慢,或者是由于油泵的筛网过滤器堵住,影响真空压力。

真空管道的破坏和管线接头松动直接影响真空泵真空度,使机器抽取注射器内和罐内真空的力度偏小,导致整个灌装过程中气泡的产生。

2) 真空腔:真空腔位置的高低影响真空腔与注射器的距离,间隙过大会导致注射器内的空气无法全部抽出,在胶塞与药液之间留有空隙,导致气泡无法消除。

真空软塞安装在真空腔上,药液加入时通过真空腔体内管和软塞连通注射器,密封时抽取注射器内空气,如果软塞开口或破裂会导致软塞漏气,致使注射器内空气无法抽取完毕,药液或注射器内有残余空气溶于药液内,当聚集到一定量时也会形成气泡。

真空腔由上下两部分组成,中间有一层密封圈,密封圈如果损害会导致真空泄漏,直接影响加药液和加胶塞时的真空度。

真空腔有连接微过滤系统的快接头和软管，快接头安装在真空腔体上，垫片损坏会导致真空泄漏，快接头上方有软管，软管连接在快接头上，如果软管安装时过松或软管破裂也会导致真空泄漏。

针头套筒卡在针头支架上，支架螺钉松动会引起灌装针头翘起，使灌装过程中针头与套筒之间产生真空泄露。

3）真空罐：真空罐由两个罐体组成，一个用于灌装，一个用于压塞，罐体各有一个真空调节阀，如果压力调节过小会影响真空压力，当灌装中药液内气泡过大或过多，可适当通过真空调节阀增大真空度来控制注射液内气泡。

当真空罐内密封垫损坏，同样也会直接影响抽真空的压力。罐体连接有软管，软管的接头有卡箍，卡箍的松动也会影响抽真空的压力。

压力传感器用来监测抽真空的压力，将数据传送到显示屏幕上，如果压力传感器损坏，会导致错误信息显示，直接影响抽真空的力度。

机器待机时间过长，中途不灌装会导致真空泵空载运转，致使真空罐真空度减小，再次开机运行时注射器抽真空压力减小，导致药液压塞后气泡增大。

4）微过滤系统：微过滤系统由灌装和压胶塞两套单独的过滤器组成，当过滤器的滤芯被堵住，会直接降低注射器中的实际真空度，致使灌装压塞时注射器内的气体不能全部抽出形成气泡。

灌装和压塞时抽真空的时间由 PLC 控制，而过滤器抽真空时由气动隔膜阀控制，在灌装开始前真空罐由管道系统抽取注射器内空气加入药液，隔膜阀打开，灌装结束后隔膜阀关闭。压胶塞时隔膜阀打开，抽取药液内气泡，压塞完毕后隔膜阀关闭。隔膜阀损坏或失灵会导致灌装和压塞过程中的抽真空失败。

真空传感器用于实时监测真空罐抽真空的压力，把所监测到的压力输送到 PLC，通过显示屏显示，传感器损坏无法监测到压力值，会在屏幕上显示一个错误信息。

5）无菌配液罐：机器组装完毕后，要对罐内抽真空，以减少药液中的气泡，如果抽真空的时间短，将会使存在于药液中的微小气泡不能全部抽出，在灌装过程中会有微小气泡产生。

安装灭菌的呼吸器有水时可导致抽真空过程中，水随着真空通过真空管道被带入真空泵内，稀释了真空泵油，导致真空度明显下降，也直接导致配液罐内药液中气泡不能完全排除。

无菌配液罐在灌装过程中，上方连接氮气，如果氮气压力过低，因为药液黏稠，灌装过程中药液无法到达注射器内，致使灌装中注射器内形成气泡。

计量泵通过活塞的抽动控制药液的流速，活塞杆的磨损，卡箍的松动，会使灌装过程中产生空气间隙，造成灌装时药液内有微小气泡。

中心定位板位置偏移，会导致真空泄露，灌装后有小气泡。设备运行数年后，中心定位板的位置有偏移，控制 XY 平台的皮带有磨损需更换或者进入手动菜单进行参数微调。

介于以上因素，影响真空度导致气泡产生的因素很多，任何一个小的垫片位置错误或磨损都会直接与灌装的气泡有关。所以在日常操作过程中，一定要检查各部件的密封性能,确保每批产品生产时真空度能够满足灌装需求。

（2）气泡的预防措施：分析气泡产生的步骤和原因后,制订预防措施（表4-16）,根据产品质量要求控制注射液中的气泡大小。

表4-16　气泡的预防措施

影响因素	形　成　原　因	预　防　措　施
真空泵	➤ 机油缺失 ➤ 泵体过热 ➤ 泵连接管道或卡箍损坏	➤ 定期查看泵内机油量,及时更换机油 ➤ 打开排风扇,让热量消散 ➤ 查看管道及卡箍,损坏的及时更换
真空腔	➤ 真空腔高度 ➤ 真空腔软塞损坏 ➤ 真空腔密封件破裂 ➤ 快接头垫圈损坏,连接管道破裂 ➤ 针头支架螺钉松动,针头翘起	➤ 通过真空腔阀手动调节高度 ➤ 更换软塞 ➤ 更换密封件,拧紧螺钉 ➤ 更换垫圈,更换连接管道 ➤ 紧固针头支架螺钉,按下翘起的针头
真空罐	➤ 真空压力 ➤ 罐密封垫损坏,罐卡箍松动 ➤ 压力传感器损坏 ➤ 待机时间过长	➤ 转动调节阀调节真空压力 ➤ 更换密封垫,拧紧卡箍 ➤ 更换压力传感器 ➤ 重新调节真空压力或暂时关闭真空系统
微过滤系统	➤ 滤芯堵住 ➤ 隔膜阀损坏 ➤ 真空压力传感器损坏	➤ 对滤芯进行清洗灭菌,检测完整性 ➤ 更换隔膜阀 ➤ 更换或维修压力传感器
无菌配液罐	➤ 抽真空时间较短 ➤ 氮气压力小 ➤ 计量泵安装松动 ➤ 呼吸器冷凝水较多	➤ 抽真空时间半小时以上 ➤ 调节氮气总压力 ➤ 查看连接卡箍、三通是否拧紧 ➤ 呼吸器两端开口处使用铝箔包裹后灭菌,减少呼吸器灭菌过程中的水分

2. 未压塞　灌装过程中,由于包材、设备的原因会产生未压塞、歪塞和倒塞的情况,任何产品出现这种情况都会产生不合格品,只能报废处理,未压塞增多,会直接影响灌装收率。

（1）未压塞原因分析

1）胶塞锅、胶塞轨道：胶塞通过胶塞锅振荡传送到胶塞轨道并到达胶塞站,经胶塞转移杆,通过胶塞插入杆压塞。胶塞锅或胶塞轨道的振荡频率太低或太高都会引起胶塞在传输过程中行走不畅,造成胶塞锅卡塞,胶塞轨道中胶塞歪、倒现象,最终导致未压塞。适当调节胶塞锅和胶塞轨道的振荡频率,确保胶塞传输过程的正常。

胶塞锅输送胶塞到胶塞轨道,如果胶塞锅安装位置偏移,会导致胶塞锅输送的胶塞在轨道交界处卡塞,最终引起未压塞。胶塞轨道与胶塞插入杆支架位置偏移,造成胶塞在转移过程中卡塞、歪塞和缺塞现象,导致最终的未压塞。通过调节下方的水平定位螺钉（图4-69）调节胶塞锅和胶塞轨道的水平位置。

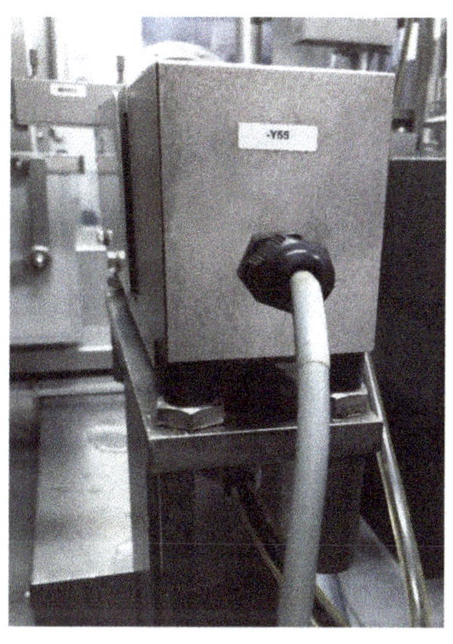

图4-69　振荡装置水平调节

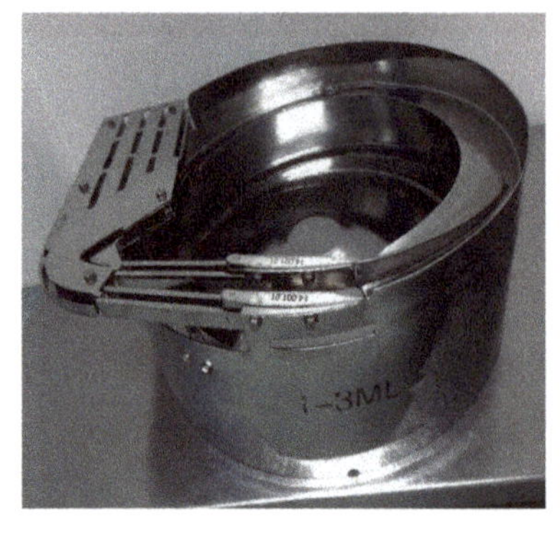

图 4-70　胶塞锅滑槽调节

胶塞在胶塞锅的高频振荡下,沿着锅内的滑槽转向并传输到胶塞轨道上,当滑槽螺钉松动(图4-70),或锅内壁有划痕,致使胶塞不能传输到胶塞轨道上时,会造成胶塞传输断塞,最终引起未压塞。对此应及时对滑槽螺钉紧固,在清洗过程中轻拿轻放,避免金属物撞击胶塞锅内壁,在灭菌过程中胶塞锅倒置,避免蒸汽水分残留,造成滑槽打滑,胶塞行走不畅。

如果胶塞轨道槽在清洗过程中被金属物撞击,造成轨道槽有大量划痕,增加了胶塞行走阻力,就会影响胶塞的传输,造成停塞、卡塞、歪塞现象,最终造成未压塞。胶塞轨道上方有最小数量传感器,在自动模式下如果没有足够的胶塞,机器将停止运行。

2)胶塞转移杆:胶塞通过胶塞转移杆转移到胶塞插杆位置,转移杆与胶塞插杆在长期运动中会出现间隙和误差,严重时甚至造成转移杆(图4-71)弯曲。因此可能发生胶塞插杆抓胶塞不牢,容易滑落,直接出现未压塞情况。当发现转移杆异常,及时用工具进行校正。

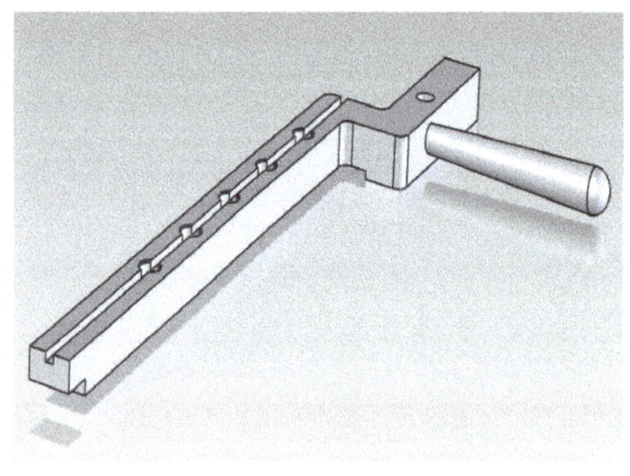

图 4-71　胶塞转移杆

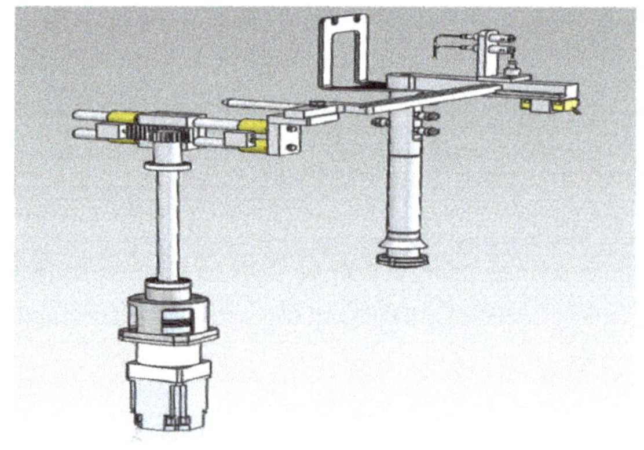

图 4-72　驱动装置

胶塞转移杆是由伺服电机驱动齿轮齿条而动作的(图4-72),反复的运行可能出现胶塞转移杆的起点或者终点错位,造成压塞异常。或者是汽缸推动凸轮,反复运转,如果转移杆驱动螺钉松动,位置偏移,也会造成压塞异常。

转移杆在转移胶塞过程中,在机器抖动下个别胶塞会产生歪塞,滞留在胶塞转移杆内,将使胶塞插杆无法抓起胶塞,引起未压塞。

3)胶塞插杆、插杆支架:胶塞插杆将转移杆内的胶塞抓起,再插入注射器内,如果胶塞插杆弯曲,插杆头长期磨损,太光滑,会使抓起的胶塞容易滑落。

胶塞插杆固定在插杆支架上,支架上有螺钉固架板,螺钉松动会引起胶塞插杆的抖动,造成胶塞插杆抓起的胶塞在机器的振动下滑落,直接引起未压塞。

4)中心定位板:定位板通过气缸夹紧注射器,以使注射器被牢牢地固定在孔眼中,当定位板位置发生偏移时,可能出现个别注射器未被夹紧、出现晃动的情况,进而造成胶塞插杆插入的位置偏移或压塞失败。对于此种情况，可以通过调节定位板上的四角螺钉调节定位板的位置，直到所有注射器被夹紧。定位板孔每一个孔内侧有橡胶缓冲垫片，长期的磨损会使锁住的注射器抖动也会产生压塞异常。

在长期生产过程中，偶尔会有胶塞或者碎玻璃掉入中心定位板的间隙中，可能造成定位板无法正常夹紧注射器，此时需要及时地对碎玻璃进行清理。同时夹板的运动由气缸驱动，长期使用可能出现气缸损坏或者控制管路失灵，都可能导致夹注射器失败，出现抖动或偏移。

在长期的使用下会导致中心定位板变形，变形后将使蜂巢板不能放置在水平位置，有些地方蜂巢板会翘起，将会在压塞过程中造成注射器抖动。

两针灌装机中心定位板如图 4 - 73 所示。

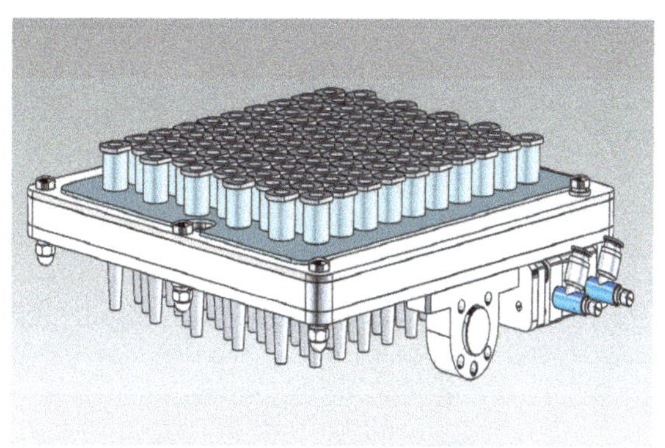

图 4 - 73　灌装机中心定位板

5）胶塞锅内胶塞过满：由于胶塞锅中所加胶塞过量，已超过规定允许最大值，导致胶塞在锅中自动分拣过程中不能掉下来而被直接送入胶塞轨道，插杆抓不起倒置的胶塞导致未压塞，所以要控制胶塞量。

6）胶塞：胶塞如果含硅油量较大，润滑性好，会导致胶塞内壁硅油附着多，胶塞振荡时容易滑入胶塞锅内，轨道在传送胶塞时容易滑脱，胶塞插杆抓起的胶塞也容易滑落。

（2）未压塞预防措施：分析未压塞产生的步骤和原因，制订预防措施（表 4 - 17），减少和控制灌装过程中未压塞的产生。

表 4 - 17　未压塞采取的预防措施

影响因素	形 成 原 因	预 防 措 施
胶塞锅 胶塞轨道	➤ 振荡的频率太高或太低 ➤ 水平偏移 ➤ 胶塞锅滑槽松动 ➤ 胶塞轨道内有划痕、停塞	➤ 通过显示屏调节振荡频率 ➤ 调节胶塞锅和轨道底部的水平定位螺钉 ➤ 紧固滑槽螺钉 ➤ 清洗过程中轻拿轻放，避免金属撞击，调节胶塞轨道
胶塞转移 杆	➤ 转移杆弯曲 ➤ 转移杆卡塞、歪塞	➤ 调节转移杆水平 ➤ 清除掉转移杆上的卡塞、歪塞
胶塞插杆 插杆支架	➤ 插杆弯曲、磨损 ➤ 支架螺钉松动	➤ 更换压塞插杆或增加插杆头摩擦 ➤ 紧固支架螺钉
中心定位 板	➤ 定位板水平偏移 ➤ 压塞过程中注射器抖动 ➤ 定位板变形	➤ 调节定位板四角螺钉 ➤ 清除定位板中心夹板内杂物或更换垫片 ➤ 对定位板进行校正
胶塞	➤ 胶塞硅油含量大	➤ 控制胶塞硅油含量

3. 注射器破碎　灌装过程中，由于包材、设备的原因会产生注射器破损的情况，任何产品出现这种情况都会产生不合格品，只能报废处理。一旦出现注射器破碎，会产生真空泄露，导致同时灌装的其他几支注射器压塞异常或产生大气泡，直接影响灌装收率。

（1）注射器破碎原因分析

1）真空腔：真空腔高度过低会使得在压塞过程中胶塞插杆接触注射器边缘时压碎注射器，适当增加真空腔高度可以避免插杆冲载时对注射器的冲击。真空腔如图 4 - 74 所示。

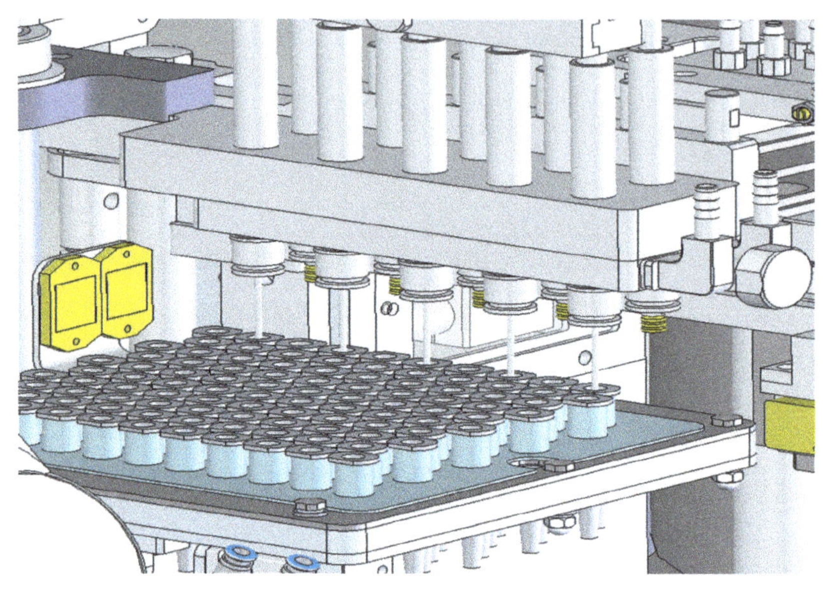

图 4 - 74　真　空　腔

2）中心定位板：注射器固定在中心定位板上，定位板或胶塞插杆位置偏移会使胶塞插杆压塞时冲击注射器，最终引起注射器破碎，可以通过 PLC 显示屏调节定位板和胶塞插杆位置参数。

XY 平台皮带磨损或张紧轮松动也会造成中心定位板运动过程中的位置偏移。

机体水平会引起压塞站和灌装站的整体水平，真空腔冲载轴承，胶塞插杆冲载轴承倾斜，会引起压塞时插杆位置的偏移，在压塞时打碎注射器。可通过机体下方的水平垫脚螺钉控制机体的水平。

3）蜂巢板：蜂巢板变形导致部分蜂巢板翘起，使注射器不能全部水平固定在定位板上，在灌装过程中注射器产生抖动使插杆插入胶塞时，插杆碰到注射器喇叭口，造成插杆打碎注射器。

（2）注射器破损的预防措施：分析注射器破损产生的步骤和原因，制订出预防措施（表 4 - 18），减少灌装过程中预灌封注射器破碎的发生。

表 4 - 18　注射器破碎采取的预防措施

影　响　因　素	形　成　原　因	预　防　措　施
真空腔	高度	根据灌装情况适当增加真空腔或胶塞插杆高度
中心定位板	➤ 参数 ➤ XY 平台 ➤ 机体偏移	➤ 调节 X 轴参数 ➤ 调节 XY 平台皮带张紧轮或更换新的皮带 ➤ 通过调节脚垫水平校准机器
蜂巢板	蜂巢板变形	用镊子压下变形的部位使蜂巢板夹紧后水平

4. 装量不合格　灌装过程中，由于包材、设备的原因会产生装量不稳定的情况，这会导致不合格品的产生，装量只能通过抽检方式检查，一旦漏检，流入市场，后果是严重的。

（1）装量不合格原因分析

1）计量泵：当泵活塞上、下移动时，药液被吸入、泵出，活塞的连续旋转，交替地打开泵吸入口和出口。在每个泵冲程中，药液通过灌装软管泵入，通过灌装针泵送入注射器中，在灌装过程中，灌装针降低到注射器中。

安装计量泵装置时，计量泵的连接装置松动会影响活塞抽取的药液量，连接接头和导液管的弯曲，也会阻碍药液管的药液装量。

在长期灌装中泵体活塞与泵缸的磨损或在清洗过程中因金属的碰撞直接影响泵缸与活塞的密封性，抽吸过程中降低两侧压差，从而影响泵入药液量。

两针灌装机装量调节通过翼型装量装置调节，在灌装过程中由于机器的振动，导致翼型装量调节装置（图4-75）的螺纹杆丝错位，装量调节轴承的螺钉松动，电磁感应灯位置偏移，这些都会影响灌装装量。

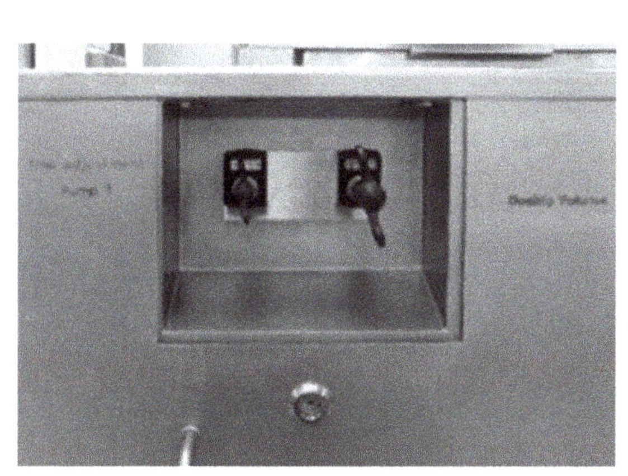

图4-75　装量调节开关

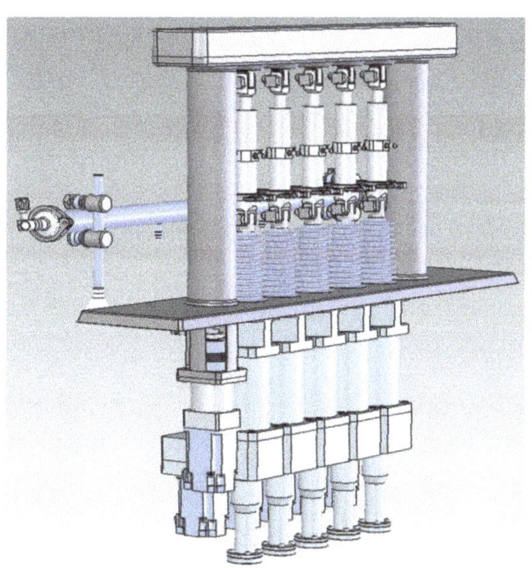

图4-76　计量泵

计量泵由伺服电机带动精密滚珠丝杠驱动泵芯做上下移动，计量泵的装量调节只需要通过程序改变伺服电机的旋转圈数即可实现。在灌装过程中，伺服电机原点错位，滚珠丝杠磨损等都可能造成灌装精度下降（图4-76）。

2）真空度：灌装过程中由于真空压力过小，影响药液抽吸的流速，从而减少了每次泵入的药液量，间接影响装量。

灌装过程中由于真空压力的不稳定，在灌装和压塞过程中由于真空压力过大导致压塞时药液被抽出，导致装量下降。

3）氮气：药液较黏稠的产品，配液罐在灌装过程中需要氮气增加压力，以便药液顺利泵入柱塞泵内，灌装过程中由于氮气的供应不足，致使无菌配液罐内氮气压力过低，药液通过$0.85\,\mu m$滤芯和管道时受到阻碍，使流速减小，经计量泵计量的药液减少，影响灌装装量。

4）药液中气泡：由于灌装装量由参数设定，针头在注射器中加液和停止的位置均由参数设定，如果药液系统出现漏气现象，将会有一些大气泡进入注射器内影响装量。

（2）装量不合格的预防措施：分析装量不合格产生的步骤和原因，制订出预防措施（表 4 - 19），根据产品质量要求杜绝装量不合格的发生。

表 4 - 19　装量异常采取的预防措施

影 响 因 素	形 成 原 因	预 防 措 施
计量泵	➤ 安装 ➤ 泵体活塞磨损 ➤ 装量 ➤ 驱动装置	➤ 安装过程中检查各部件的连接，紧固 ➤ 更换计量泵，清洗过程中避免撞击泵体活塞 ➤ 微调装量调节阀 ➤ 定期查看驱动轴承、齿形皮带传送装置
真空度	➤ 真空罐、真空泵 ➤ 真空调节阀	➤ 调节真空压力，检查真空泵、真空罐真空压力
氮气	➤ 氮气压力	➤ 保证在稳定的氮气压力下灌装
药液气泡	➤ 药液系统密封性	➤ 安装过程中检查各部件的连接是否紧固

三、灭菌

现代灭菌理论与微生物学的发展是相辅相成的，在发现微生物之前，人们对消毒灭菌的机制没有透彻地了解，随着显微镜的发展，人们可以借助显微镜直接看到细菌，从而推动了灭菌技术的发展。

在无菌药品的生产中，防止微生物污染、内毒素污染一直是生产企业、监管机构关注的重点。灭菌不仅要实现杀灭或除去所有微生物繁殖体和芽孢、最大限度地提高药物制剂的安全性，同时也必须保证制剂的稳定性及临床疗效，因此选择适宜的灭菌方法对保证产品质量具有重要意义。

灭菌方法可分为两大类：物理灭菌法和化学灭菌法。物理灭菌法是利用蛋白质与核酸具有遇热、射线不稳定的特性，采用加热、射线辐照和过滤的方法，杀灭或除去微生物，包括干热灭菌、湿热灭菌、除菌过滤和辐射灭菌等。化学灭菌法系指用化学药品直接作用于微生物而将其杀灭的方法；灭菌剂可分为气体灭菌剂和液体灭菌剂。灭菌方法的有效性应进行验证，以消除可能的灭菌盲区，如配液罐最冷点、预灌封灌装机针头导液管的灭菌等。

（一）湿热灭菌原理

湿热灭菌的主要机制是使微生物的蛋白质变性，从而杀死微生物。组成细胞的蛋白质分子的功能取决于它的特殊结构，在一定高温条件下受热时，蛋白质分子内氢键发生断裂，影响了分子空间构型的重排，从而导致微生物死亡。蛋白质及核酸的这种变形可以是可逆的，也可以是不可逆的。虽然结构被破坏，若氢键破裂的数量未达到微生物死亡的临界值，则其分子很可能恢复到它原有的形式，微生物就没有被杀死。为有效地使蛋白质变性，在采用高压蒸汽灭菌时，需要水蒸气有足够的温度和持续时间，这对灭菌效果十分重要。研究表明，细菌孢子尤其是芽孢杆菌和梭状芽孢具有耐热性。耐热孢子的破坏程度取决于湿热条件下孢子的水合作用以及核酸和蛋白质的变性。可以看出，灭菌的根本条件是温度。不同的菌种耐受的温度不同，要想杀死细胞，就要创造条件使细胞处于高温条件。目前最有效的办法就是利用压力蒸汽来升温灭菌。纯净蒸汽的压力和温度成正比，可以用公式近似表示：$T(℃) = 106 + 143 \times P(MPa)$。

实验表明，饱和蒸汽的穿透性比干热空气及过热蒸汽穿透性强得多，蒸汽冷凝放出的潜热传给待灭菌品，使之升温并使待灭菌物品所带的微生物尤其是表面的微生物发生水合作用，从而加速了它们的死亡。

温度是热能的度量方式。热量是物体及其与周围环境之间因温差而发生能量转移的结果。应当理解，在同一温度下，不同加热介质（如饱和蒸汽、空气、蒸汽混合物或过热水）所含热能的差异极大。蒸发/冷凝是饱和蒸汽灭菌中热能传递给被灭菌品的主要手段。饱和蒸汽相比同温度的水具有更多的内能，见表 4 - 20。1 g 100℃ 的饱和蒸汽含有 2 675 J 的能量。这是 100℃ 的水所含能量（419 J/g）和蒸发所需热能（2 256 J/g）或蒸汽冷凝释放热量之和。在 100℃，1 g 蒸汽冷凝时，可将 2 256 J 的热量传递给物体。所以，湿热灭菌采用饱和蒸汽灭菌能效最高。

表 4 - 20　水及饱和蒸汽性质（公制）

温度（℃）	压力（MPa）	焓（内能）（J/g）		
		水 h_L	$\Delta h(\Delta h = h_v - h_L)$	蒸汽 h_v
100	0.101	419	2 256	2 675
115	0.170	483	2 216	2 699
120	0.199	504	2 202	2 706
121	0.203	508	2 199	2 707
125	0.232	525	2 188	2 713

蒸汽灭菌不需要强制循环，因为蒸汽会发生相变，变成几乎是同一温度的冷凝水，且有更多的蒸汽来补充。饱和蒸汽灭菌的半对数模式有一个假设，即饱和蒸汽中没有不凝性气体（比如空气、氮气和二氧化碳）以及过热现象。湿蒸汽、过热蒸汽和含有不凝性气体的蒸汽，对多孔/固体物品的灭菌率有潜在的不良影响。蒸汽质量对饱和蒸汽灭菌效率影响的大小，取决于蒸汽质量偏离理想蒸汽状态的程度以及装载中被灭菌品的类型。

蒸汽的干燥值（一个干燥百分值的测试）是饱和蒸汽灭菌程序所用蒸汽中携带液相水量的测试值。干燥值为 0 表示有 100% 的水，干燥值为 1.0 表示不含液相水的干燥蒸汽。除了使某些被灭菌品变潮湿外，干燥值小于 1.0 的蒸汽所含的能量会明显小于纯的饱和蒸汽。

（二）湿热灭菌程序

灭菌工艺开发的下一个步骤是确定每个具体容器、包装或其他物品准确的物理性质，这类物品一起组成被灭菌的装载。在了解被灭菌品中每个产品物理性质（如蒸汽的穿透性）的基础上，还可将被灭菌品的特性进一步分为多孔/坚硬装载或液体产品。在此基础上，再选择适当的灭菌方法。

1. **灭菌物分类**　灭菌工艺开发的下一个步骤是确定每个具体容器、包装或其他物品准确的物理性质，这类物品一起组成被灭菌的装载。在了解被灭菌品中每个产品的物理性质(如蒸汽的穿透性)的基础上,还可将被灭菌物的特性进一步分为多孔/坚硬装载或液体产品。在此基础上,再选择适当的灭菌方法。

(1)多孔/坚硬装载:是指以直接接触饱和蒸汽来实现灭菌目的的物品。当蒸汽在被灭菌物品的表面冷凝时,发生热量转移[与灌装液体容器的灭菌不同,湿热蒸汽通过传导和(或)对流作用,将能量传递给容器中的内容物]。制药工业中使用的多孔/坚硬装载包括真正的多孔物(如配液筒式过滤器和洁净服)和坚硬物品(如不锈钢器皿和灌装机配件)。不管装载物的内容是什么,通常不采用对每类物品建立特定灭菌程序的做法,而是建立标准化的能够获得最低无菌保证的灭菌程序。

多孔/固体物品包括但不局限于下述内容:过滤器(各种滤膜、筒式过滤器和深层过滤器,过滤器应按供货厂商的建议灭菌)、胶塞和其他封闭用聚合材料、管道和软管、工作服、清洁设备、设备易损件。验证过程中产品的温度测试应取最难加热的产品(如质量大的、易包藏空气的、长的软管,或兼具这类特性的装载)。

多孔/坚硬装载灭菌的重现性和可预测无菌保证值的最大障碍是单个产品中可能夹带的空气。在进入灭菌阶段之前,确保充分地排出灭菌器腔室和产品中的空气是非常重要的。向灭菌器提供饱和干燥蒸汽是多孔/固体物品灭菌的一项特殊要求,但灌封液体产品的灭菌无此特殊要求。

(2)液体装载:是指生产中灌封的产品通常是同类型的,由单一规格、单一灌装量的容器组成,而且它们来自同一批产品。尽管可以采用过度杀灭法,但液体产品灭菌程序通常采用按产品特性设计的方法。如果产品不是水溶液(如一些油类产品)应特别注意,以确保湿热灭菌法对产品的适用性。如果产品包装形式为预灌封注射器,应考虑灭菌过程中胶塞的位移。

灌封的液体产品包括但不局限于以下内容:最终容器(如小瓶、袋、瓶子、预灌封或安瓿)的药液[溶液、悬浮液和(或)乳剂]、实验后或生产后需处理的含有潜在致病微生物的废液。

封闭容器中溶液的灭菌,是通过加热介质将能量传递给容器内溶液来实现的。液体产品中的水分提供了容器内灭菌所需的湿度。对于悬浮液和乳剂的灭菌,可能需要保持装载的运动状态(如旋转)来促进内部的热循环。腔室中的蒸汽与过热水和压缩空气共同发挥作用(或在浸没-喷淋式灭菌器中,完全由过热水和压缩空气取代进行灭菌)。这类灭菌方式通常不需要排除腔室中的空气就可完成灭菌,但一般要求加热/冷却介质强制循环,以促进装载加热/冷却过程中的热传递。

在建立最终灭菌产品的灭菌程序中,最需要关注的问题是保证装载中最低温度点获得足够的杀灭时间,与此同时,又要保证装载中高温点的产品符合产品质量要求。

2. 灭菌程序开发 灭菌程序开发的目的是建立一个灭菌程序,以满足设计要求。本节按确定设计要求、确定装载类型、选择工艺并确定工艺参数的程序加以阐述。

为了保证产品的质量和安全,确保规定的无菌保证水平,可以参考欧盟的灭菌方法选择决策树,选择最佳的灭菌方法,同时控制灭菌前微生物污染水平。如图 4 - 77 所示,制订了一个决策树,以指导读者选择灭菌程序的设计方法,并确定灭菌程序。决策树对关键产品及工艺过程需考虑的问题做了总结,并在此基础上,就灭菌程序设计方法及建立灭菌程序提出建议。

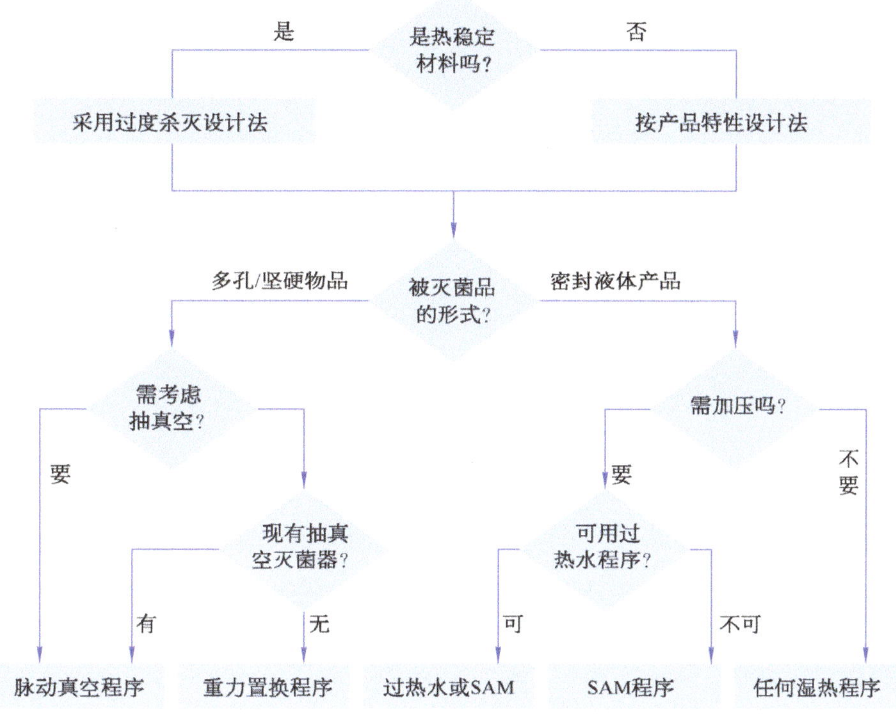

图 4-77　湿热灭菌程序决策树

备注：SAM,蒸汽及空气混合灭菌

灭菌程序的设计方法主要有过度杀灭法和按产品特性设计的方法。两种方法都可以使被灭菌的产品和材料达到相同的无菌保证水平。在灭菌程序的设计中,从两种设计方法中选择哪一种,在很大程度上取决于被灭菌产品或材料的热稳定性。过度杀灭法的目标是确保达到一定程度的无菌保证水平,而不管被灭菌品初始菌的数量及其耐热性如何。通常说来,不耐热产品/物品的灭菌就不能使用过度杀灭法。这种方法一般用于药品的最终灭菌。一个灭菌程序必须恰当地杀灭生物负荷,但不应导致产品不可接受的降解。灭菌程序的确认就需研究产品的生物负荷和耐热性。按照灭菌程序决策树,确认需要灭菌产品采用的灭菌程序。对于湿热灭菌来说,有两种常用的灭种程序：饱和蒸汽灭菌程序和空气加压灭菌程序。饱和蒸汽灭菌程序通常用于多孔/坚硬物品,而空气加压灭菌程序通常用于液体产品。下面对这两种灭菌程序做一概述。

（1）饱和蒸汽灭菌程序：主要有两种类型,预真空和重力置换。

1）预真空程序：是饱和蒸汽最常见的灭菌程序。该程序是在灭菌阶段开始之前通过机械真空泵或蒸汽喷射器将空气从腔室中抽走。预真空程序尤其适用于可以包藏或夹带空气的装载物,比如软管、过滤器和灌装机配件。在制药行业中,脉动真空程序常用于难以去除空气的多孔/坚硬装载的灭菌。

灭菌程序开始之前,对装载的处理是很重要的。如图 4-78 所示,脉动过程为抽真空—进蒸汽—抽真空—进蒸汽过程。如果每次抽真空至 0.1 个大气压,那么每个脉冲将使灭菌器内的空气减少 90% 或者 1 个对数单位。三次脉冲(抽真空—补充蒸汽)可获得 3 个对数单位的下降值,有效地将空气去除了 99.9%。为了使待灭菌物品尽快升温到设定

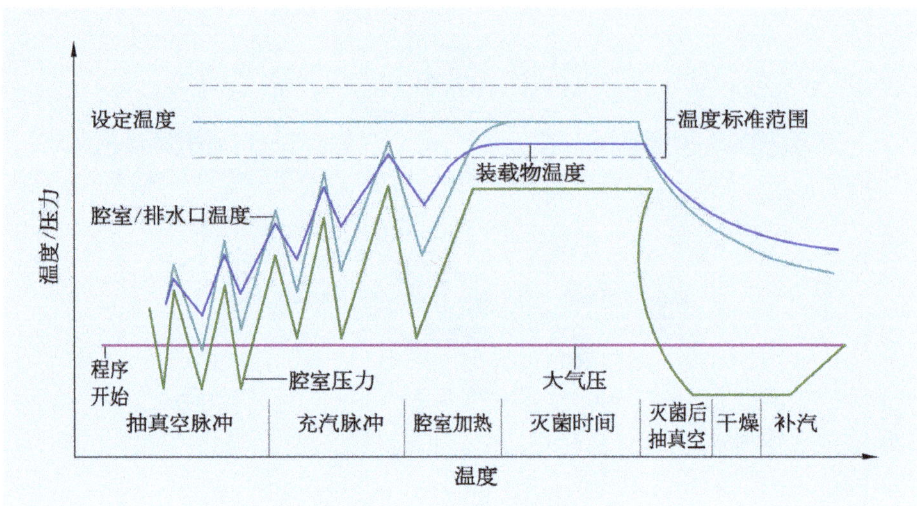

图 4 - 78　预真空灭菌程序

灭菌温度,可能另需正压脉冲(充蒸汽和抽真空压力均高于大气压,以避免空气进入腔室)。通过这个方法,提高去除空气的效率,这样平衡时间就会缩短。在制订灭菌程序时,要准确地确定脉冲的次数和类型。

2)重力置换程序:腔室中的冷空气比进入的蒸汽重,因而将下沉到腔室的底部。蒸汽进入灭菌器腔室迫使空气从腔室底部的排水管排出(和冷凝水一起通过蒸汽疏水阀排出)。去除空气成功与否取决于疏水阀能否正确运行和蒸汽分布情况。蒸汽通过导流板或散流器(例如多孔管)注入灭菌器腔室。如果蒸汽进得过快或分布不合理,装载的顶部或周围可能会夹带空气层。如果进汽过于缓慢,空气会因受热扩散入蒸汽中,从而使去除空气更加困难。

如图 4 - 79 所示,室内进蒸汽,腔内开始升温,高温蒸汽在上部,蒸汽不断进入,冷凝水和低温空气(相同温度下,空气密度是蒸汽平均密度的 1.5 倍)在底部被挤走,灭菌器内

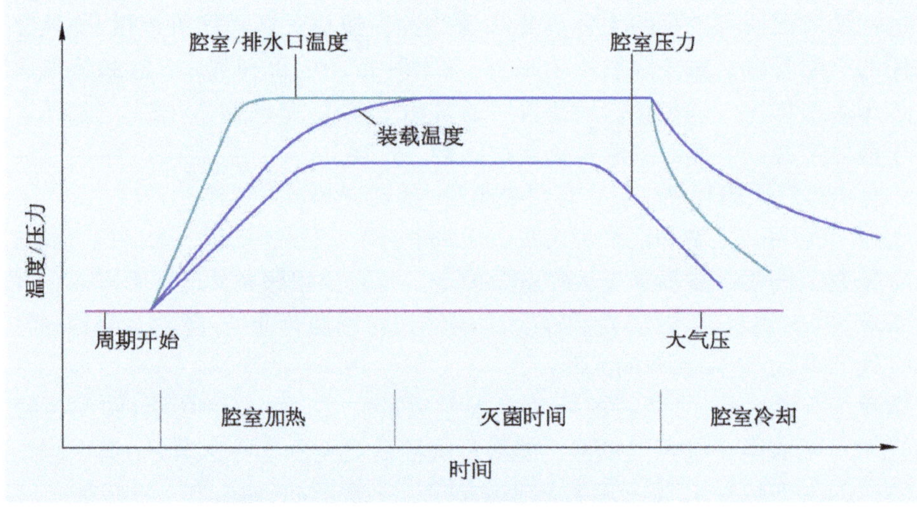

图 4 - 79　重力置换灭菌程序

不断升温,装载物品温度达到灭菌温度时为灭菌时间。重力置换灭菌器去除空气的效率低于其他设计形式的灭菌器,对排气比较困难的产品而言,建议不要采用这类灭菌器灭菌。

(2) 空气加压程序:几乎在所有液体产品的上部空间中存在气体(空气、氮气或其他气体)。当液体加热时,上部的气体膨胀,容器中的压力增大。对于大多数液体产品的容器,如预灌封注射器、一些玻璃瓶或小瓶、塑料袋和半刚性容器而言,都需要加大腔室的压力,尽可能减小腔室和容器的压差,以保持容器的形状和密封的完好性,如预灌封注射剂则需保持好胶塞的适当位置。因产品类型不同(如玻璃瓶和塑料袋),补偿容器内部压力所需的空气压力可能有明显的差异。加压灭菌程序通常采用无油压缩空气。空气质量取决于它的用途。某些场合下,在供气管路中有必要安装除菌过滤器。

空气加压程序主要包括两种:蒸汽-空气混合物(SAM)程序和过热水灭菌程序。

1) 蒸汽-空气混合物(SAM)程序:当蒸汽中加入空气,从而产生一个高于一定温度下饱和蒸汽压的压力时,这种灭菌程序即称为蒸汽-空气混合物灭菌程序。尽管加入空气是必要的,与饱和蒸汽灭菌相比,它的热传递速率较低。蒸汽-空气混合物程序必须使蒸汽和空气不断循环,以达到如下目的:防止蒸汽-空气混合物分层并在装载中形成冷点;减少冷的容器周围蒸汽-空气混合物中蒸汽的损耗。如图 4 - 80 所示,灭菌过程为:进注射用水到设定温度—逐步加热(加压缩空气)—灭菌(加压缩空气恒压)—冷却(加压缩空气)—排气—灭菌结束。灭菌过程中通过增加压缩空气恒定腔内压力(图 4 - 80 中蓝线)。通常采用风扇使蒸汽-空气混合物循环。蒸汽-空气混合物程序在灭菌后,可以使用多种方法来冷却产品。最常用的方法是向灭菌器夹套或盘管通冷却水,保持空气循环冷却。有些蒸汽-空气灭菌器通过在产品上方喷淋冷却水使其降温。

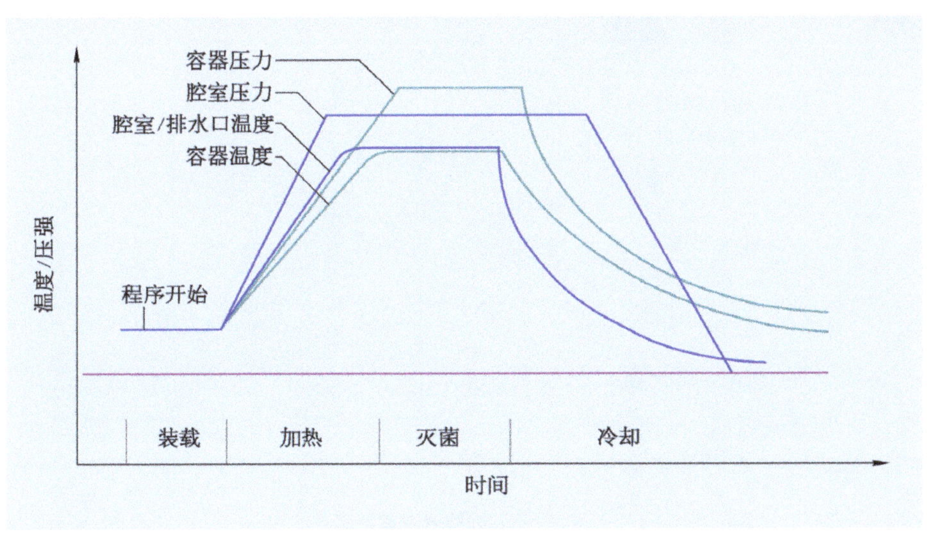

图 4 - 80　蒸汽-空气混合灭菌程序

2) 过热水灭菌程序:对一些产品来说,用过热水循环灭菌已灌封容器是很有效的方法。过热水循环的方法有多种,最常用的方法是通过泵将水从灭菌器底部(被灭菌品下方)打入分布在灭菌柜内两侧的喷淋嘴,不断循环喷淋产品表面。此灭菌方法另有一微小改良方案,是采用水分配器连续喷泻来替代喷淋嘴。

其中循环水加热和冷却有两种方法。① 直接法:引入蒸汽进入灭菌柜腔室直接加热,进冷却水冷却;② 间接法:通过热交换器。使用间接法(通过一个卫生热交换器)时,在热交换器非卫生一侧,几乎任何形式的蒸汽或水都可以使用。间接法是首选的方法,因为直接接触密封容器的水可与产品一起灭菌。

另一种循环过热水灭菌法是将产品完全浸没在水中灭菌,适用于塑料瓶装液体的灭菌。大多数过热水灭菌程序是在灭菌器中以批次方式完成的,但也有使用连续式灭菌器的。所有这类过热水循环的灭菌程序都使用空气加压。在灭菌过程中,空气的加压是可以控制的。加压的最低值由以下因素决定:采用的温度;保持产品期望特性所需的压力;保持循环泵正常运行所需的压力。

如图 4-81 所示,灭菌过程为:进注射用水到设定温度—逐步加热(加压缩空气)—灭菌(加压缩空气恒压)—冷却(加压缩空气)—排放水/汽—灭菌结束。灭菌过程中通过增加压缩空气恒定腔内压力(图 4-81 中蓝线)。与其他蒸汽灭菌法相比,循环水喷淋法最大的优点是加热和冷却的速率容易控制,如果设定恰当,它不受产品装载和其他公用设施的影响。过热水灭菌所用水的微生物水平是最重要的质量特性。水可以在腔室中和装载一起灭菌;在单独的容器中灭菌,保持高的水温;或者通过化学处理,保持所要求的低的微生物水平。过热水灭菌程序中的温度、压力变化总体上类似于蒸汽-空气混合灭菌工艺。容器内部的压力和温度与容器的类型(刚性的,非刚性的)、装量、顶空体积、腔室温度有关。水循环为最终灭菌产品提供了有效的冷却方法,因而提高了灭菌器的效率。为了保证产品的稳定性,有必要采取这种快速冷却的方法。

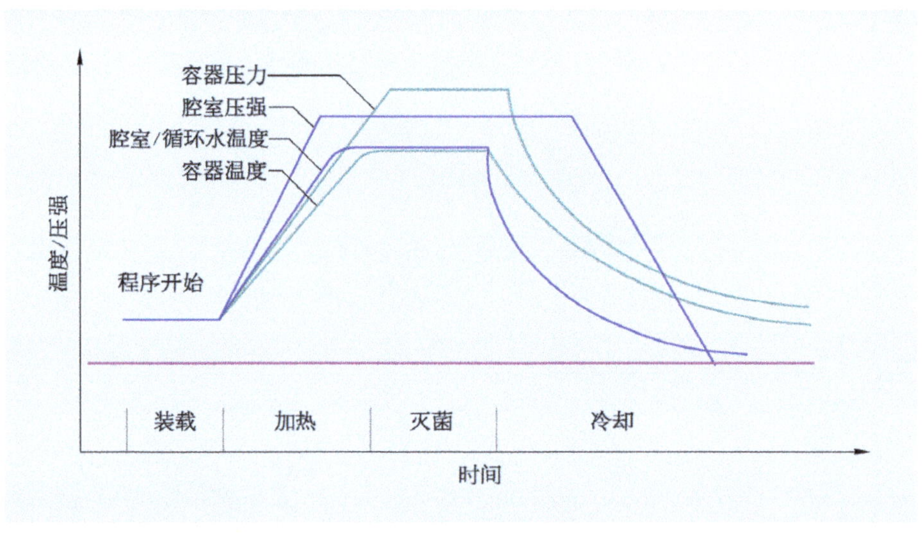

图 4-81　过热水灭菌程序

制剂产品的灭菌方法通常根据产品特性和包装容器质量属性进行选择。无菌产品在灌装到预灌封注射器后进行最终灭菌,如果因产品处方对热不稳定不能进行最终灭菌,则应考虑除菌过滤和(或)无菌操作。预灌封注射剂灭菌不应忽视胶塞位移的影响,应该选择合适的空气-蒸汽混合灭菌工艺。

3. 液体产品操作参数的确定　灭菌程序开发的一个重要方面是确定运行参数，以实现设计目标并确定它们是否属关键参数或重要参数。本处只列举了液体产品操作参数，以作为预灌封注射剂成品灭菌的参考。关键参数与产品的安全和有效性有关。关键参数失控会导致装载灭菌失败。关键参数可以保证日常灭菌程序在"受控状态"下运行。关键参数异常需要进行调查，并记录装载处理的理由。表 4－21 列出了各种参数，根据参数对灭菌进行控制。

表 4－21　液体产品的典型操作参数

阶段	参　　数	说　　明
整个程序	夹套的温度和（或）压力	在过热水循环中，通常不用夹套。如果使用，夹套的温度不应高于灭菌器腔室的温度
	SAM 法中风扇转速	最低要求：风扇的故障应能启动警报。转速是重要参数
	摇动/旋转速度（例如 RPM）	最低要求：需要时，摇动/旋转故障应能启动警报。摇动/旋转速度应看作重要参数
	过热水循环流速	最低要求：泵发生故障时应能启动警报系统，泵的操作是重要参数
	腔室的水位（过热水法）	要确定最低水位并设警报。系潜在的重要参数
加热	腔室加热时间	对于饱和蒸汽灭菌法而言，它与供汽相关。应设加热时间长短的警报限度。系 SAM 和过热水法灭菌潜在的重要参数
	腔室加热速率（例如℃/min）	以 SAM 和过热水工艺确定其控制功能，升温速率要考虑最差条件下装载对英国热量单位 BTU 的要求及公用系统的能力。系潜在的重要参数
	升压速率	对于一些使用 SAM 或过热水灭菌法的产品而言，保持特定容器的特性（如形状及预灌封注射器中胶塞的位置）需要有一定的速率。系潜在的重要参数
灭菌	设定温度点	这是验证过程中的关键控制点
	灭菌时间	如果不使用装载探头，这是一个关键参数。在每个灭菌程序中都需要对这个变量进行确认/监控/记录
	灭菌过程中腔室的压力	可用以证实饱和蒸汽条件，应作为重要参数。空气增压灭菌程序的压力是一个由用户定义的参数。根据所用控制系统的情况，它可能是饱和蒸汽潜在的关键参数
	灭菌期间独立的加热介质的温度	如果不使用装载探头，这是一个关键参数。每次灭菌时，要监控/记录这个温度
	装载探头时间超过特定的最低温度	可用于有特定时间/温度要求的产品，以代替 F_0 的要求。这是一个潜在的关键或重要参数
	装载探头的最低 F_0 值	当采用装载探头时，这是一个典型的控制参数
	装载探头的最小 F_0 值	当采用装载探头时，这是一个关键参数
	装载探头最大 F_0 值	当采用装载探头时，这是一个关键参数
冷却	降温速率（例如℃/min）	过热水程序开发及 SAM 程序中，它是控制器的一个功能
	降压速率	对于采用 SAM 或过热水法的灭菌程序而言，保持特定的容器特性（例如形状、注射器塞子的位置）需控制一定的速率。系容器完好性潜在的重要参数
	装载冷却时间	灭菌后，经一定时间，产品达到适当温度，以便进一步加工（如贴标，装箱）。通常不是关键及重要参数

（三）蒸汽-空气混合灭菌工艺

对于可最终灭菌的液体产品，不同形式封装的药液需采用不同的灭菌技术。小剂量液体，如安瓿和西林瓶液体最终灭菌一般采用传统脉动真空蒸汽灭菌技术。传统的脉动真空蒸汽灭菌方式，只能单方面对预灌封注射器外、灭菌容器内的压力与温度进行控制，对预灌封注射器内的药品随温度升高而产生的压力变化不能进行有效的控制，故而使内塞产生位移变化，导致产品存在交叉污染的风险，使灭菌过程失去意义。预灌封注射器和卡式瓶由于其特殊的密封方式：容器一端在液体灌装后加装可移动胶塞。能造成此胶塞两端压力差的任何因素，都可使该胶塞轻则发生位移，重则胶塞被弹出导致产品被破坏，生产失败。如采用脉动真空，液体侧压力肯定高于胶塞外侧，胶塞会被弹出。而传统脉动真空蒸汽灭菌如不抽真空仅靠蒸汽则无法确保温度分布均匀，更无法实现灭菌目的。另外，传统蒸汽灭菌也会对容器产生内外压差。

对于预灌封注射器包装的产品，我们通常定义为柔性容器包装的产品，柔性容器一般不能承受灭菌过程中内外压差的变化，灭菌相对困难。前述脉动真空蒸汽灭菌法因此无法被采用。如果需对此类产品做最终灭菌，必须另寻他法。其关键在于有可靠的技术方法不但能保证完美的灭菌工艺过程而且能时刻"中和"产品容器内外不断变化的压差，以确保胶塞不发生位移，即既不被弹出，又能保证完整无损的合格灭菌产品。目前有蒸汽-空气混合式和过热水喷淋式两种灭菌法可供选择。两者统称反压式灭菌法。

预灌封注射器内壁涂布一层硅油，胶塞表面也涂布硅油增加润滑，以便更容易地推动胶塞，使胶塞在注射器内运行顺畅，方便注射给药。采用最终灭菌工艺，还要考虑硅油的量对灭菌工艺的影响，因为经过灭菌后，注射器内的硅油会重新聚集，在注射液内形成类似"雾团"样的可见异物。

当前随着科学技术与生活水平的进步，人类对注射类用药便捷性、用药过程中低风险性的需求越加强烈；以前只有部分紧急用药、高风险用药采用预灌封注射器产品，且基本上都是非最终灭菌产品。现在预灌封注射器药品的大量普及以及灭菌技术的发展，有越来越多的可最终灭菌的预灌封注射器药品将上市，并得到大众用药的推崇。

1. 蒸汽-空气混合灭菌柜灭菌原理 是在灭菌过程中，通过一定的技术手段，对灭菌柜腔室内注入高温高压饱和纯蒸汽以及通入洁净的压缩空气。不使用脉动真空。加热靠纯蒸汽直接注入灭菌器内及置于灭菌器内的热交换器加热（图 4-82）。冷却时，内置热交换器通入冷却水为腔内空气冷却。由于蒸汽和空气比重不同，蒸汽轻，空气重，必须采用适当的强有力措施，使蒸汽和空气在灭菌器内充分混合，才能使灭菌器内温度分布均匀（±0.5℃左右），达到灭菌目的。先进可靠的方式是采用无轴磁驱风机。这种技术没有穿透灭菌器箱体的转轴，无须密封，可保证箱体完整性，无泄漏，利于

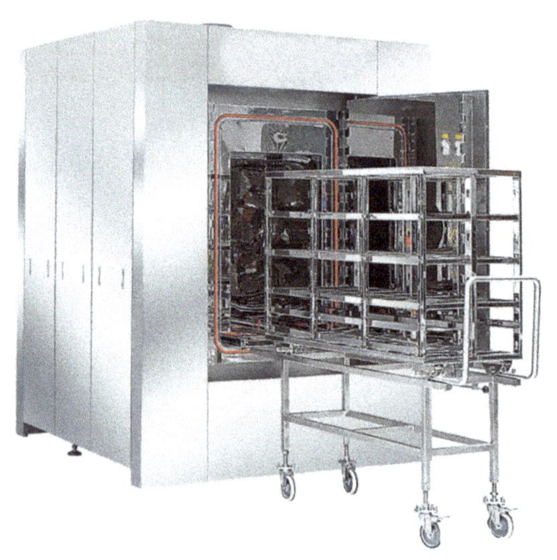

图 4-82　空气蒸汽混合灭菌柜

箱内保压控制。此风机使机内蒸汽和空气充分混合,温度分布均匀性可得到保证,同时可加快加热和冷却进程。为达到上述"中和"产品容器内外压差的目的,须实时监控产品容器内温度,通过自控系统换算成压力,及时向灭菌器内注入适量经除菌过滤的压缩空气或排放适量机内空气,务必使产品容器内外压力均等,整个灭菌过程不破坏产品。灭菌效果按湿热灭菌法,检测 F_0 值,通常 F_0 值应当大于 8。灭菌完成后产品外表应是干燥状态。

2. 预灌封注射剂在灭菌过程中的变化　了解蒸汽与空气的混合物涉及的物理性质十分重要。道尔顿定律指出,在任何容器内的气体混合物中,如果各组分之间不发生化学反应,则每一种气体都均匀地分布在整个容器内,它所产生的压强和它单独占有整个容器时所产生的压强相同。也就是说理想气体混合物的压力等于各种气体的分压力的总和。

$$P = P_A + P_B + P_C$$

拉乌尔定律进一步指出,在某一温度下,难挥发非电解质稀溶液的蒸汽压等于纯溶剂的饱和蒸汽压乘以溶剂的摩尔分数。对与纯冷凝水达到平衡的蒸汽来说,简化为 $P_A = P_A^{水}$,其中 P_A 是蒸汽的分压力,$P_A^{水}$ 是冷凝水的蒸汽压力。腔室压力 P 和 P_A 之间的差值是空气的分压。

假设液体在常压(1 bar 绝对压力)和灌装温度为 20℃ 情况下,灌装时的空气分压为 0.975 bar,水蒸气的分压为 0.025 bar,总和为 1 bar;当加热到 121℃ 时,灭菌器内和产品容器外的压力为 2 bar 蒸汽压;容器内空气分压 = 0.975 × (121 + 273)/(20 + 273) = 1.3 bar,容器内水蒸气分压为 2 bar,两者总和为 1.3 + 2 = 3.3 bar,这是理论值。实际容器内压力为 3.4 bar。因此,产品容器内外压差为 3.4 - 2 = 1.4 bar,产品容器内压力高于灭菌器 1.4 bar。此压差足以使胶塞弹出,使有缺陷的容器变形甚至破损。预灌封注射器内部药液随着温度的变化,压力也产生变化,下面就加热过程中的变化进行分析,以便确认如何增加压缩空气,控制注射器内外压差,防止胶塞弹出。

加热阶段:蒸汽在预灌封注射器产品外部升温,灭菌柜内的压力在不断上升,预灌封注射器内的药液和气体膨胀引起内部压力上升,这两者的压差变化需要进行控制。

冷却阶段:灭菌柜在降温冷却过程中,腔内温度快速降低,预灌封注射器产品随着外表面降温的影响,内部温度缓慢降低,但内部压力仍很高,这两者的压差变化同样需要进行控制。

空气与药液相比,受热膨胀更明显,如果注射器内残留空气,会影响压差的变化。为更好实现产品的最终灭菌,需要减少预灌封注射器产品内部的空气余量。一般采用真空灌装与真空压塞技术,预灌封注射器产品内部基本无气体存在。单一药液,其温度与压力变化更易控制。

3. 预灌封注射器灭菌过程中的关键控制点　由于预灌封注射器这种软包装的特殊结构,灭菌过程中要求防止爆塞,要求活塞无位移、液体无气泡。选好配套的灭菌柜之外,还要做好灭菌的过程控制,主要归纳为以下方面。

(1)蒸汽与空气的充分混合:虽然空气的存在是维护容器的完整性所必需的,但是空气能降低热传递效率。在"空气超压"周期中设计的目标是保持良好混合的腔室。不管空气存在与否,这可以保证传递到负载的热量是均匀的。可以用几种方法实现混合。可以

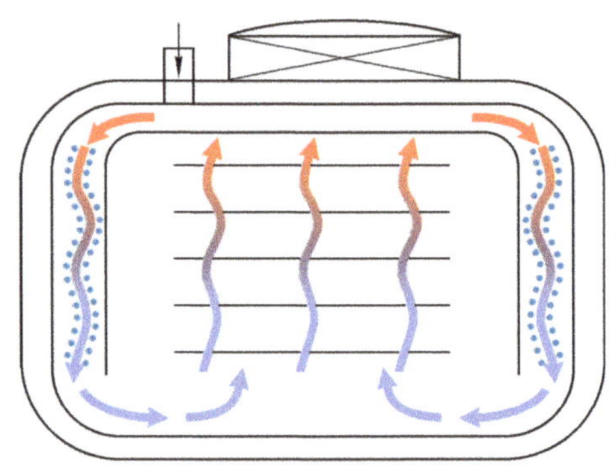

图 4 - 83　箱内介质垂直流示意图

左右两侧蓝色圆点代表冷却盘管

将空气直接注入进入的蒸汽中，通常选择一些机械方式。

因为空气和蒸汽的比重不同，选择适合的风机，适合的对流形式（水平流或垂直流），最好选用磁耦合传动形式的风扇，杜绝灭菌腔室的泄漏风险。在灭菌过程中对蒸汽和空气进行混合（图 4 - 83），确保温度分布和热穿透符合要求，经验证确认预灌封注射器内产品的热穿透符合要求。还要做好过程控制：流动气体的形态控制、进出流量控制、混合腔室的强制搅拌，保持均匀混合的蒸汽与空气进入灭菌腔室。

（2）灭菌产品内外压差平衡控制：灭菌过程中可以将一个探头插入注射器中，在线监测产品内部实际温度，根据在线监测结果进行压力调节。将产品温度内容和灭菌参数一同打印后保存在生产记录中。

不同产品耐热性不同，受热膨胀系数不同，产品性质也不相同。不同产品的灭菌压力参数需要测试和验证，并最终固化程序的压力控制参数。

产品装载方式要经验证的方式确认，如倒置，每层装载几盒，装载多少层，最上层装载量等。可以设置专门的不锈钢小盒子，将蜂巢板整板倒置在盒子里面灭菌，灭菌过程中护帽朝上，如图 4 - 84 所示。最上层可能有蒸汽冷凝水掉落，所以最上层的灭菌要经验证确认灭菌效果才能装载待灭菌的注射液。后续生产按照同样的模式装载。

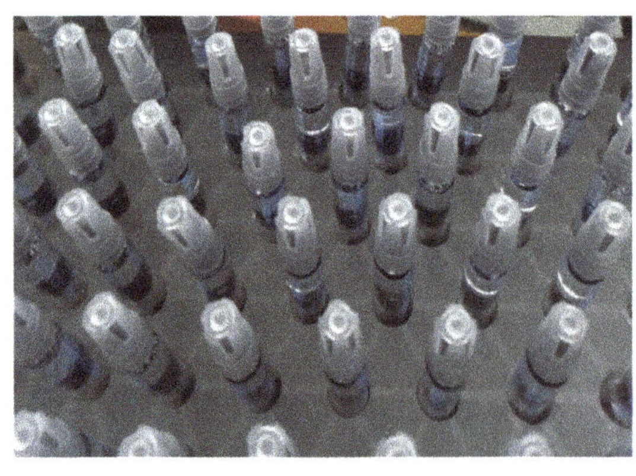

图 4 - 84　预灌封注射器倒置装载方式

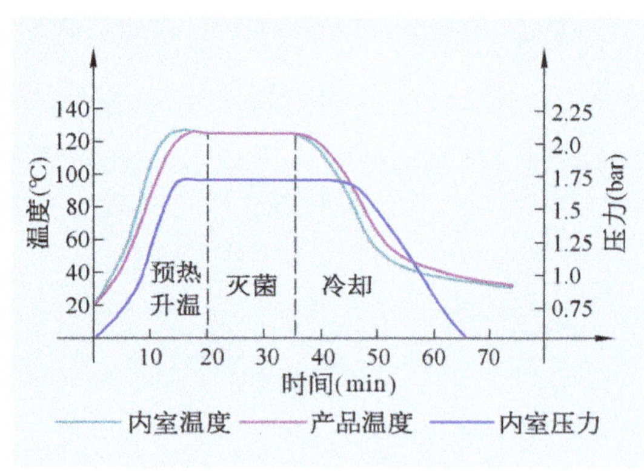

图 4 - 85　最终灭菌工艺曲线

（3）产品温度控制：空气蒸汽混合灭菌柜灭菌工艺过程包括预热、升温、灭菌、冷却四个阶段，灭菌工艺曲线如图 4 - 85 所示。

1）预热：0～5 分钟为预热阶段。预热阶段，夹套进工业蒸汽，箱体进纯蒸汽与洁净压缩空气的混合气体，循环风机启动，强制对流。

2）升温：5～20 分钟为升温阶段。升温阶段，控制夹套进工业蒸汽保持夹套恒温。箱体进纯蒸汽与洁净压缩空气的混合气体到设定压力后停止进压缩空气。升温阶段 PID 调节阀开始自动调节。循环风机保持强制对流。

3）灭菌：20～50 分钟为灭菌阶段。灭菌阶段，PID 调节阀自动调节，保持箱内恒温。

循环风机保持强制对流,确保箱内温度均匀。

　　4）冷却：50～60分钟为冷却阶段。冷却阶段,箱内冷却盘管开始进冷却水,箱体开始降温,通过控制进冷却水的两个大小阀来控制降温速度。控制箱内进洁净压缩空气保持箱内压力的恒定。循环风机保持强制对流,确保箱内温度均匀。

四、灯检

　　预灌封注射剂是直接注入人体内的药品,除了对药品的无菌、无热原、pH及稳定性等方面有特殊要求外,对该类药品的澄明度也有很高的要求,如果注射剂存在异物会对人体产生非常大的危害,异物经注射进入血管中,可引起静脉血管炎、血栓等危害严重的疾病。国家药典要求"产品出厂前应采用适宜的方法逐一检查并同时剔除不合格产品",因此预灌封注射剂生产厂家在产品出厂前须对产品全数检查可见异物,以确保产品合格出厂,保证患者的身体健康及生命安全。

　　小容量注射液中的可见异物是指存在于药液中,在规定条件下目视可以观测到的不溶性物质。预灌封注射剂常见的可见异物类型主要有玻璃屑、纤维、白点、白块、异物、未压塞等,多数生产厂家一直采用人工在灯光下目视检查可见异物(称人工灯检)。依靠人工灯检可见异物,在实际生产中存在很多不完善之处,如① 对检查人员视力要求较高,对眼睛有一定的损害,并不是人人都能胜任;② 生产效率低,每人检查800～1 500支/小时;③ 灯检人员视力不同,依据也不同,存在人为判断误差,无统一标准;④ 灯检人员容易产生视觉疲劳,加上人员存在情绪波动,存在误判或漏检风险;⑤ 人工灯检分辨力为 50～80 μm,细小的颗粒容易漏检。自动灯检分辨力可以达到 40 μm 以下。随着设备自动化程度的提高,也可配备半自动的灯检设备和全自动灯检设备来检测可见异物。

　　国家药典自 2005 年版就已经规定了"可见异物检查法有灯检法和光散射法",2010版也是同样的规定。灯检法就是采用灯检台在暗室中由人工检测可见异物,对于灯检台和人员的条件要求,国家药典有明确的要求,这种方法俗称"人工灯检"。

　　光散射法：当一束单色光照射溶液时,溶液中存在的不溶性物质使入射光发生散射,散射的能量与不溶性物质的大小有关,通过对不溶性物质引起的光散射能量的测量,并与规定的阈值比较,以检查可见异物,这种光散射法就是机器自动检查的原理方法。所以就法规而言,机器自动检查可见异物是国家药典认可的。

　　1. 人工灯检　对于人工灯检,药典也做出了严格的要求,要求检查人员远距离、近距离视力测试均为 4.9 或以上,光照度在 1 000～4 000 lx。

　　(1)灯检过程操作：将已灌装好的注射器转至灯检工序。打开灯检仪,调节照度到一定范围,取一盒放于灯检操作台上,取出整板于遮光板边缘处,平视,剔除无胶塞注射器。逐支灯检,每次取出 5 支,垂直于遮光板边缘,目测装量是否一致,轻轻旋转和翻转预灌封注射器,应无任何肉眼可见的异物。有异物出现的全部剔除。

　　(2)灯检设备：YB－Ⅱ型澄明度检测仪：根据原中华人民共和国卫生部颁布标准WBI－362(B－121)91 澄明度检查细则和判断标准中检查装置的各项规定而研制的灯检设备。适用于各类针剂、大输液、小容量和瓶装药液的澄明度检测。该仪器的设计采用了三基色照度连续可调荧光灯和电子镇流器组成的光源系统。背景采用了遮光板,黑色背景、白色背景、检测白板等提高了目检分辨力并减少视觉疲劳。数字式电子照度计检测时间可以任意设定，使用方便，灯检仪设有声光报警功能。

2. **半自动灯检机**　半自动灯检机工作原理：（图4-86）注射器经过分巢机，将巢盒中的注射器放在单列轨道上，在单列轨道上安装几个放大镜，注射液经过放大镜时，在一定照度下异物被放大，人员在放大镜另一侧检查，能清晰地看出运动后的预灌封注射剂中的杂质及悬浮物，剔除不良品，注射液在轨道上边走边灯检。

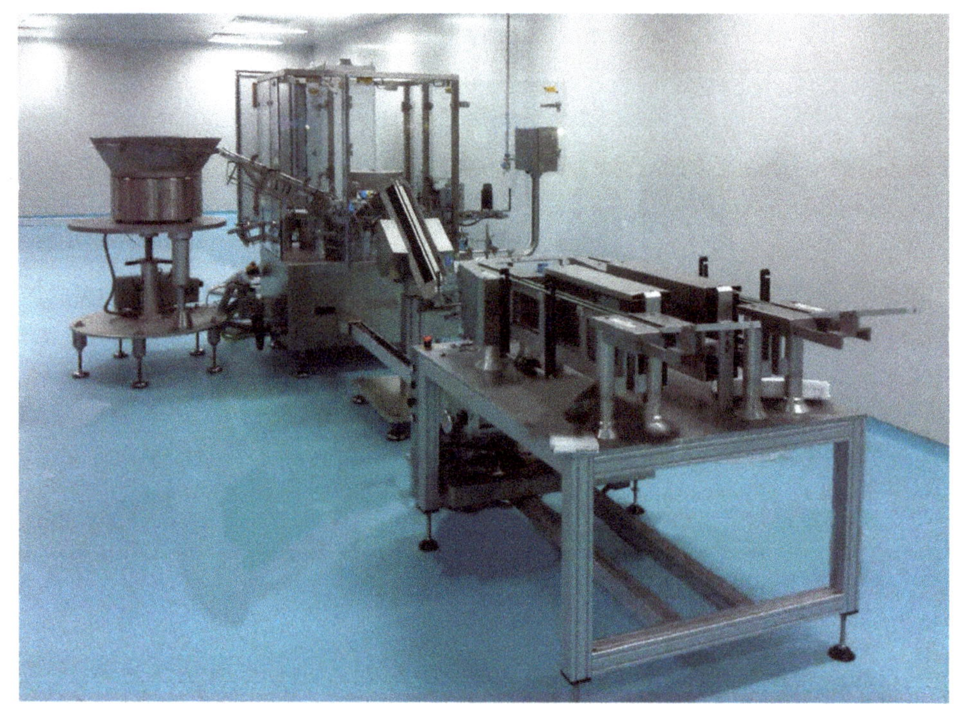

图4-86　半自动灯检机

半自动灯检主要利用放大镜的放大作用依靠人工检查可见异物。放大镜是用来观察物体细节的简单目视光学器件，是焦距比眼的明视距离小得多的会聚透镜。物体在人眼视网膜上所成像的大小正比于物对眼所张的角（视角）。视角越大，像也越大，越能分辨物体的细节。移近物体可增大视角，但受到眼睛调焦能力的限制。使用放大镜，令其紧靠眼睛，并把物体放在它的焦点以内，成一正立虚像。放大镜的作用是放大视角。

凸透镜对光线具有会聚作用，平行于主光轴的光线通过凸透镜会聚成一点。这点是凸透镜的焦点，焦点与光心（凸透镜的中心）的距离是焦距。当物体在凸透镜焦距以内，呈一个正立放大的虚像。当物体在凸透镜1～2倍焦距处时呈一个倒立放大的实像。当物体在凸透镜2倍焦距以外时，呈一个倒立缩小的实像。我们使用放大镜检测可见异物时，是把物体放在焦距以内，这时通过凸透镜看到的可见异物便是物体放大的虚像（图4-87），而且放大镜离物体越远，虚像越大（在1倍焦

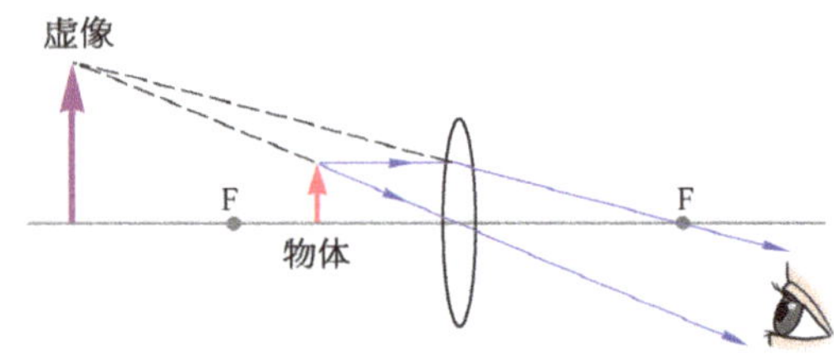

图4-87　放大镜成像

距以内）。

　　3. 全自动灯检机　　全自动灯检机最早开发于欧洲，并于 20 世纪 60 年代投入制药企业应用。由于其是集光源发生系统、视觉识别系统、图像处理系统、计算分析系统、高精密机械制造于一体的高端设备，价格比较昂贵。但由于人工灯检存在很多无法解决的难题，越来越多的企业倾向于用全自动灯检机来代替人工灯检。

　　高黏度的产品与低黏度产品性质不同，选用自动灯检机有一定局限性。所有样品都应被很好地清洁，以洗掉外部的所有脏痕、纤毛、灰尘，否则将会被认为是异物。注射器与产品一起旋转，想要移动产品内部异物是不可能的，即使在高转速的情况下也不行，但可以尝试采用不同的转速控制转轴，预灌封注射剂缓慢旋转，每分钟约 350～450 瓶的速度，转轴速度在 300～400 r/min，摄像后比较、分析判断结果是否合格。预灌封注射剂采用一定光源背景下站立拍摄，如：① 乳光（雾团）检测，前部光源，侧部倾斜视角；② 黑点检测，侧部视角，白色背景；③ 纤毛、玻璃、白点检测，侧部视角，偏振光；④ 玻璃、白点检测，侧部视角，白色背景带黑色遮罩；⑤ 胶塞检测，侧部视角，白色背景；⑥ 针帽检测，侧部视角，白色背景。

　　全自动灯检机的工作原理是，供试品在旋转装置上垂直于中轴线高速旋转一定时间后停止，同时激光光源发出均匀激光束照射在供试品上，当药液涡流基本消失，注射器内药液因惯性继续旋转，图像采集器在特定角度对旋转药液中悬浮不溶性物质引起的散射光能量进行连续摄像，数据处理系统对采集的序列图像进行处理，然后根据预先设置的阈值自动分析和判断产品是否合格，主要用于注射液中的玻璃屑、金属屑、纤维、毛发、白点、白块等不合格项的自动检测，可在指令下对注射剂自动分拣合格不合格品。

　　自动灯检机（图 4-88）利用透过光的检查方式，将异物的影子引起的光量变化转变成电信号，对液体中的异物进行高精度检测。设备配置底光（可反射微粒），侧光（不可反射微粒，充填液位、底部重微粒），偏振光（纤维和白色微粒）三个不同性质的光照系统，依据检测

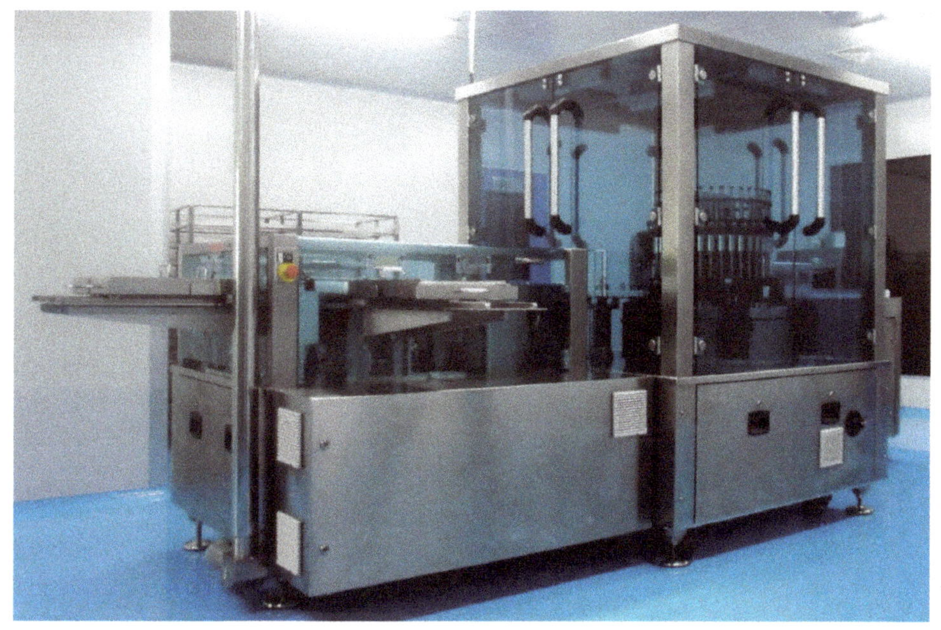

图 4-88　自动灯检机

不同异物的需要，在不同检测站位可以任意设定旋转速度，旋转速度达 300～3 500 r/min，分别配备合格和不合格通道收集药品。自动灯检工艺流程：待检品→输送带→进瓶拨轮→光电检测区→第一次旋瓶→第一次刹车→第一次检测→第二次旋瓶→第二次刹车→第二次检测→第三次旋瓶→第三次刹车→第三次检测→出瓶拨轮→出瓶绞轮→分瓶器根据软件指令区分合格品、不合格品→合格品与不合格品分别出瓶。自动灯检经过多幅图像进行比较，如果被检测液体含有可见异物，即可判定为不合格品，通过工业相机采集到的图像还可以判定装量和压塞是否满足要求。为保证检测精度，被检物再经过两次重复检测，任何一次检测结果判定为不合格，此被检测物将被视为不合格品。

五、旋杆贴标

旋杆贴标工作站主要将推杆旋进注射器，在注射器喇叭口张贴一张标签（图 4 - 89），标明产品品名、规格、批号、有效期等产品信息。该工作站也是可选配项，可以单独运行，也可连线配制。

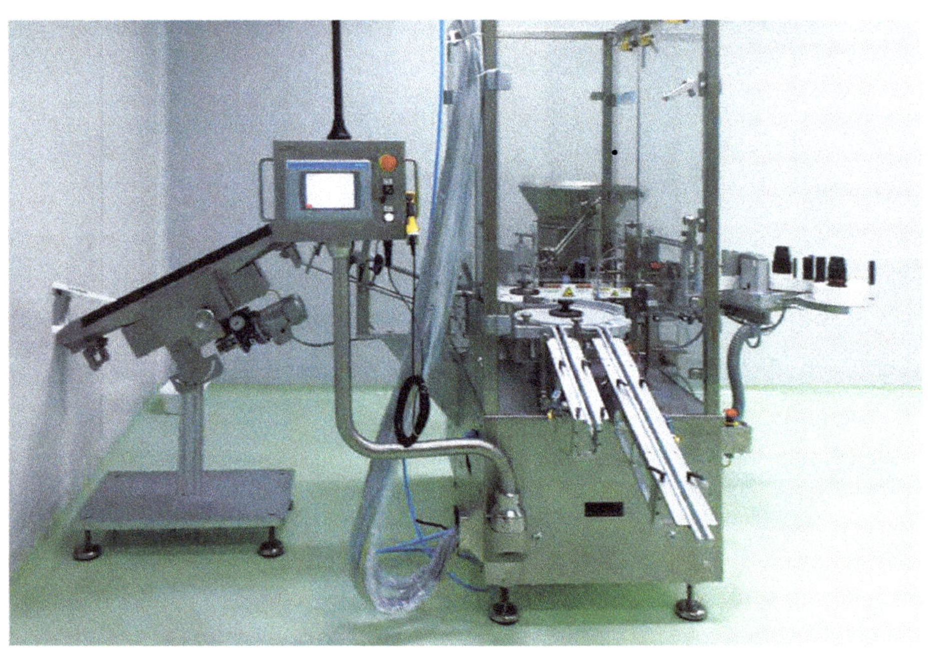

图 4 - 89　旋杆贴标机

旋杆贴标设备需要压缩空气驱动，连接 380 V 电源，主要由注射器进料输送带、进料滑槽和星形轮、存放推杆的振荡锅、转子和运输钳、推杆插入模组、贴标机、出料真空轮和出料滑槽、下游传输带、剔除真空轮和剔除滑槽等部件组成，其主要参数见表 4 - 22。

表 4 - 22　以某设备为例，主要参数的设置

电压（V）	频率（Hz）	熔断保险（A）	压缩空气（MPa）	产能（支/分）
380	50±2%	25	0.6～0.8，无油	40～400

设备启动前检查所有规格件均已经更换才能开机，设备操作包括自动模式、手动模式、常驻模式等。自动模式是实际生产模式。常驻模式是所有检测传感器都关闭，设备可

以不用注射器操作，模拟正常生产空运转过程。设备操作过程包括以下内容。

（1）注射器进料：进料输送带将预灌封注射器送到进料滑槽，如果有太多的注射器在注射器进料滑槽，注射器进料带自动停止。一旦注射器再一次被清理干净，注射器进料带自动启动。如果不足或者没有注射器在滑槽里面，进料滑槽的进料门和推杆进料滑槽关闭。注射器从滑槽进入进料星形轮分离，引导到转子的滚子星轮。

（2）推杆进料：在推杆进料滑槽上的最小堆积量可以作为重新填充的信号，操作员必须手动重新添加新的推杆到振荡锅里。振荡锅理顺推杆进入正确位置，并且滑落推杆到达进料滑槽，进料滑槽设有最大最小堆积推杆传感器，联动振动锅和注射器进料的开与关。压缩空气将推杆吹入进料星形轮，推杆进料星形轮分离推杆，并且一次一个进入转子的运输钳。

（3）旋杆贴标：转子运输注射器和推杆到推杆插入模组，在运输钳将推杆导入注射器时，旋紧模组的滚轴连续旋转注射器，将推杆旋入注射器。在贴标工位，注射器在传送带上以恒定速度向贴标机供给，标签被打印机打印批号等文本信息后，分配到每个注射器，分配的标签由贴标头输送带固定在注射器上，贴标后的注射器被运输到设备的出料区域。出料包括正常出料和剔除。正确旋杆和贴标的注射器经由真空出料星形轮输送到出料滑槽。出料真空轮运输不正确旋杆贴标的预灌封注射器到剔除真空轮。剔除真空轮直接将注射器送到剔除滑槽。

贴标机的机械系统包括一个驱动轮、一个贴标轮和一个卷轴。驱动轮间歇性地拖动标签带运动，热码打印机将生产日期等产品信息打印在标签上，标签带从卷轴中被拉出。分瓶机构将产品分开后，传感器检测到产品经过，传回信号到贴标控制系统，标签是在贴标轮与产品移动速度相同的情况下，在适当位置控制系统控制电机送出标签并贴附在产品待贴标位置上，产品流经覆标装置，覆标带带动产品转动，标签被滚覆，一张标签的贴附动作完成。

当传送带到达某个特定的位置时，标签带驱动轮会加速到与传送带匹配的速度，贴上标签后，再减速直到停止。贴标机各个工序有下面几个原理。

（1）剥标原理：依靠标签本身刚性弹力大于标签与标签底纸之间的黏附力，对标签底纸实施 $172°$ 的急转角，迫使标签与标签底纸分离，从而实现"剥标"目的。

（2）送标原理：通过牵引机构牵引标签底纸，拉动标签在剥标机构上走动，标签底纸在剥标板转角处转过约 $172°$，标签因本身的刚性大于标签与标签之间的黏附力，不跟随标签底纸而与标签底纸分离，标签底纸连续被牵引，标签同时也被连续送出，从而实现"送标"动作。

（3）覆标原理：对黏附在待贴标表面的标签，依靠圆滚、毛刷、胶片等物体，通过顺序施加直线式的力，实现"覆标"动作。

六、泡罩包装

1. 泡罩　在一般区安装好聚氯乙烯硬片（PVC）以及涂层无纺布，调试泡罩包装机，进行成型，将灯检合格产品放入泡壳内热合封口，每泡罩装一支注射液。

预灌封注射器为玻璃材质，易碎，护帽接触碰撞后有脱落的风险，针头碰撞后有歪针的风险。根据预灌封注射剂这些特殊之处，在进行泡罩板设计的时候应充分考虑这些因素。设计卡槽固定预灌封注射器,防止在泡罩壳内晃动,泡罩壳内留有足够的放置和拿取空间,将注射剂放入泡罩壳内的过程中应注意方向和方式,减少对产品护帽和针头的碰撞。减少在设计和生产过程中对产品质量造成的危害。

泡罩包装机的形式按照其结构分为辊筒式、辊板式和平板式。由于预灌封注射器为玻璃材质,细长易碎,前两种泡罩包装机容易导致注射器损坏,只能选用平板式铝塑泡罩包装机。

平板式泡罩包装机工作原理:成型膜经平板式加热装置加热使 PVC 软化,在平板式成型装置中利用压缩空气将软化的薄膜吹塑成型,将被包装的产品充填入泡罩内,然后送至平板式封合装置,在合适的温度及压力下将涂层无纺布(或铝箔)与 PVC 封合,再经打字压印装置打印上批号,最后经冲切装置冲切成规定尺寸的包装板块。

泡罩包材主要有 PVC、涂层无纺布和铝箔等。泡罩是根据 PVC 和涂层无纺布表面的涂胶不耐热的性质,PVC 软化成型并与无纺布黏合的原理进行生产的。PVC 主要成分为聚氯乙烯,可分为软 PVC 和硬 PVC。药品市场上硬 PVC 大约占 2/3,软 PVC 占 1/3。聚氯乙烯,是二氯乙烯的聚合物,为氯乙烯在引发剂作用下聚合而成的热塑性树脂;是一种使用一个氯原子取代聚乙烯中的一个氢原子的高分子材料。它是不能单独使用的,但是可以与其他成分混合生成许多产品。聚氯乙烯性质稳定,具有不易被酸、碱腐蚀(耐浓盐酸、浓度为 90% 的硫酸、浓度 60% 的硝酸和浓度 20% 的氢氧化钠)、机械强度及电绝缘性良好的优点。但其对光和热稳定性差,软化点为 80℃,于 130℃ 开始分解变色,并析出 HCl。硬质聚氯乙烯(未加增塑剂)具有良好的机械强度、耐热性和耐燃性。

无纺布是新一代环保材料,具有拒水、透气、柔韧、不助燃、无毒无刺激、色彩丰富等特点。它是直接利用高聚物切片、短纤维或长丝通过各种纤网成形方法和固结技术形成的柔软、透气和具有平面结构的新型纤维制品。涂层无纺布是指在纤网中加入纤维状或粉状热熔黏合加固材料,纤网再经过加热熔融冷却加固成布。

2. 灭菌　部分预灌封注射剂的临床使用是在手术室的无菌环境下,这就要求预灌封注射剂外表面是无菌的。预灌封注射剂在灌装设备灌装后,传出 A 级区域,经过后期的旋杆贴标、泡罩等工序。这两个工序设备传动件较多,机构复杂,暴露区域和死角多,很多传动部件不能全部做成不锈钢材质,即使设计成 A 级区域灭菌,还是存在污染的风险,经过这两个工序的生产,会一定程度增加对预灌封注射剂表面的污染,很难做到注射剂表面完全无菌。加上目前没有无菌级别的标签,也没有无菌级别的聚氯乙烯硬片和涂层无纺布。环氧乙烷灭菌前需要抽真空预处理,无纺布有不透气的特点,灭菌结束后对泡罩板补气的时候,环氧乙烷的少量残留物也会随着补气进入泡罩板内的注射剂外侧。另外,环氧乙烷灭菌需要将物品升温到 40~60℃,在这个温度下 PVC 会产生一定的软化。依据上面这些情况分析,要想实现注射剂外表面的无菌,购买一台二氧化氮灭菌器,采用二氧化氮灭菌是最好的灭菌方式之一。二氧化氮灭菌在本节预灌封在灌装线上的无菌处理中已经阐述,此处不再细说。

3. 包装　为保证药品在贮存、使用过程中不受环境污染,保持药品原有性质,需要根据药品的性质,在符合法规的条件下设计预灌封注射剂的合理包装形式。要求包装材料自身在贮存、使用过程中性质有一定的稳定性,在包裹药品时不能污染药品生产环境,不能带有在使用过程中不能消除的对所包装的药品有影响的物质,不能与药品发生化学、生物意义上的反应，不能增加对预灌封注射剂产品无菌污染的风险。药品生产过程中应严格按照注册标准对产品进行包装保护。

生产前根据需要领取针头、推杆、小盒和说明书、外箱。包装盒和标签打印产品批号、生产日期及有效期。预灌封注射剂的泡罩包装和其他产品的后续工作类似，都属于常用的包装方法，这里不再详细论述。唯一不同之处在于每盒预灌封注射剂的包装中有一支针头，针头面积小，外包装很难实现自动上料，所以在选用自动包装机过程中需要重点考虑添加针头的方案。

一次性技术，通常被称为一次性系统（SUS）或者一次性设备。在生物制药日益火热的背景下，传统的医药生产模式不能适应所有生物制药的需求。随着预灌封注射剂在生物制药中应用得越来越多，一次性技术逐步进入预灌封注射剂的生产领域。一次性技术为生物制药工艺带来了全新的变革，它的设计灵活性较传统设备能提供更多的解决方案，同时无须清洗和清洗验证，极大程度上节约了水资源，降低人力成本以及固定资产设备的投资，可以降低企业的总投资，并且在同时生产多个产品时，可有效防止交叉污染，保证药品质量和安全性。

一、一次性技术的应用策略和决策方法

由于生物制药从概念研发到完全商业化的概率较低，研发周期长，投入高，从实验室到规模生产，生物制药的成本惊人，所以，使用灵活、低成本、可重组的生产平台是快速重组现有生产线的关键。而一次性使用技术正为生物制药带来革命性变化。首先，一次性使用技术的发展历史可以追溯到 20 世纪 40 年代末期，在欧美等国家已有长远的发展。与传统不锈钢生产设备相比，一次性使用技术具有成本效益高、灵活、安全、对环境影响小、供应链多样性的优势。再次，法规对清洗验证和避免交叉污染方面要求的提高，使得生产企业趋向于能降低清洗剂验证成本，降低交叉污染风险的可行解决方案。一次性使用技术能最大限度地降低交叉污染风险，减少了清洁验证的需要，从而避免了不锈钢设备必须经历的 CIP、SIP 处理的过程，减少了操作复杂性和能源成本的付出，提高灵活性和缩短生产时间，以及缩短开发新生产工艺的时间，为商业化、规模化的生产提供了巨大的机会和潜力。

然而要想做到真正的有效，不产生新风险，还要重点结合 SUS 产品供应链的稳定性、本身的合理性设计、产品制造工艺和配送等，并尽可能多地考虑到对产品分子或者内在质量属性的影响。所以我们需要对 SUS 的使用制订、评估并采取有效的策略。成功的 SUS 实施需要一个全面的方法来平衡使用一次性技术的产品和工艺目标。一个良好的设计制造策略要涵盖技术、质量、商务和实施方便的各种考虑，但其主要目的是，当进行任何生产策略的开发时，我们应把重点放在患者的安全性、产品的适用性和产品工艺的理解上。

对于一次性产品，从开发到实施各阶段均有不同的实施要点，可分为以下不同阶段和步骤（表 4 - 23）。

表 4 - 23　一次性产品实施步骤和阶段

阶　　段	实施步骤和内容
规划及开发阶段	概念设计
	应用策略的初步制订
	工艺及实施应用范围确定
	系统总体设计
验收及验证确认阶段	用户需求：功能性、安全性等
	供应商现场验收
	用户现场验收
	设计确认
	供应商管理及相关协议
实施应用阶段	安装及运行确认
	工艺及性能确认
	培训

　　一次性使用技术成功实施的关键是用于分子或者制剂生产的有效的生产策略的开发。当进行战略决策时必须考虑很多因素，和一次性使用技术的实施是一样的。在此建议，通过基于科学的风险方法，考虑以下方面内容，来开发一种高水平的、实施 SUS 的生产策略。

（1）技术法规的达成和符合性。

（2）工艺技术和系统化的设计。

（3）产品选型和确认。

（4）业务模式的操作。

（5）可验证的执行和实施。

此外还应考虑的因素有以下几点。

（1）目前药物开发阶段对于 SUS 使用的配套研究。

（2）产品投入市场后预期的生产规模。

（3）设备设施在未来用于其他产品生产的可能性。

（4）SUS 供应商管理的相关风险。

基于以上各因素，有表 4 - 24 对一次性产品的理解和策略。

表 4 - 24　一次性产品的理解和策略

因　　素	理　解　和　策　略
技术法规和风险评估	各类法规相对应的要求和技术指导与产品工艺结合的风险评估和接受方式等
产品风险能否接受	交叉污染 吸附作用 溶出物和析出物等
工艺风险能否接受	系统完整性 工艺调整和变更 开放区域内操作的安全性

续　表

因　　素	理　解　和　策　略
工艺控制策略能否接受	工艺验证范围、方法、标准 测量系统的精度 工艺交叉可能性的影响
实施策略能否接受	监管情况与验收 系统的可靠性
商业及成本方案能否接受	组合的灵活性 配套设备利用率 投入资本的平衡和运营成本等
物流控制策略能否接受	供应商稳定性 资质可获取性 运输周期

二、技术法规的达成和符合

在目前缺少一次性技术相关指导原则的情况下，借助传统工艺技术和法规指南，企业可以更加从容地在实践中避免低估一次性技术的风险，以下技术法规和应用指南在进行一次性产品的风险策略分析时应予以考虑，但不限于此（表 4 - 25）。

表 4 - 25　一次性产品风险策略分析的技术法规和应用指南

机　　构	法　　规
FDA	FDA Guidance for Industry：Container Closure Systems for Packaging Human Drugs &Biologics（FDA 1999）
PDA	Technical Report No. 27&No. 66（Parenteral Drug Association/注射性药物协会，简称 PDA）
ISPE	Standardized Extractables Testing Protocol for Single-Use Systems in Biomanufacturing（International Society for Pharmaceutical Engineering/国际制药工程协会，简称 ISPE）
BPSA	Re-commendations for Extratables and Leachables Testing（Bio-Process Systems Alliance/生物工艺系统联盟，简称 BPSA）
EMEA	Guideline on the limits of Genotoxic impurities（European Medicines Evaluation Agency 欧洲药品审评委员会，简称 EMEA）
USP	〈87〉Biological Reactivity Tests，In Vitro 〈88〉Biological Reactivity Tests，In Vivo 〈85〉Bacterial Endotoxin Test 〈661〉Containers-Plastics 〈788〉Particulate Matter in Injections 〈1〉Injections 〈787〉Subvisible Particulate Matter in Therapeutic Protein Injections 〈790〉Visible particulates in injections
JP	〈6.06〉Foreign Insoluble Matter Test for Injections 〈6.07〉Insoluble Particulate Matter Test for Injections
ICH	Q3A（Impurities In New Drug Substances）（新原料药中的杂质） C（Guideline for Residual Solvents）（杂质：残留溶剂的指导原则） D（ICH Harmonised Guideline 元素杂质指南） M7：［Assessment and Control of DNA Reactive（mutagenic）Impurities in Pharmaceuticals to Limit Potential Carcinogenic Risk］等
其他相关	如 ASTM E2097 - 00（2006）：Standard guide for determing the impact of extractables from non-metallic materials on the safety of Biotechnology Products（The American Society of Mechanical Engineers/美国机械工程师协会，简称 ASTM）

注：不限于上述内容。

三、一次性产品的风险及策略

我们知道一次性技术并不适用于所有的应用和工艺，并且一次性技术与传统的系统使用在很大程度上取决于产品工艺的设计和需求，用户在使用前应充分进行工艺影响因素的评估并做出决策。

根据 ICHQ9 中给出的策略和方法，质量风险管理对风险的定义是潜在危害的可能性和危害严重程度的结合，风险管理贯穿了整个药品的生命周期，包括了对原料、溶剂、赋形剂和包装材料及最终产品的整体管理。它可包含以下内容：SUS 的应用范围、过程控制的标准和参数、质量属性的符合性、生产周期和工艺规模、系统影响因素的设计，特别是对于一些潜在风险的识别。

进一步来讲，制药企业在开展实施一次性技术风险评估和风险控制时需要以整体生产工艺为背景，以一次性技术所属的工艺单元步骤的关键工艺参数和对应关键质量属性的充分理解和工艺稳定性为基础，有效地评估和控制一次性技术的风险。

（一）风险控制

制药企业在控制一次性生物工艺袋泄漏风险时，可以从物理强度、韧性和完整性测试方面考虑。高等级一次性生物工艺袋需要具有优异的物理特性，将强度与韧性最佳平衡。只有这样才可以保证在实际应用中，能经受摇摆、搅拌、振荡、长途运输、低温等苛刻条件的考验。避免泄漏风险的另一重要手段是安装后、使用前的完整性测试，目前已有供应商成功开发并投入使用针对某些一次性生物工艺袋的完整性测试方法。

原材料变更、生产工艺变更、上游供应商变更等是造成供应链风险的一类原因。这些风险的存在要求一次性产品的供应商必须建立变更控制预案，与原料加工制造企业紧密合作，能够在原料变更前被及时告知，并且能够保证在较长时间内稳定地向制药企业提供未变更的一次性产品。这样可以保证制药企业有足够的时间评估、验证变更后的一次性产品，进而有充足的时间实施一次性产品变更造成的药品生产相关变更。这也要求制药企业与一次性产品供应商建立更牢固的合作关系，双方需要充分地分享生产计划和一次性产品阶段性使用需求计划。

原材料储备、中间品储备和一次性产品成品储备等都与风险控制相关。生产设备故障、生产地发生自然灾害或政治灾害、不可抗拒因素造成的运输中断等风险也是制药企业必须关注和应对的供应链风险。

因此，制药企业在筛选和审核一次性产品供应商时需要关注供应商是否有备用的生产设备、是否有多个生产基地和仓储基地且分布合理、是否有运输保障机制等，总之一次性产品供应商必须有相应风险控制策略保障全程稳定供应。

（二）风险接受

鉴于国内制药企业对一次性生物工艺袋的制造流程、质量控制和风险控制缺乏了解，本文就相关方面做简要介绍，以便制药企业更好地理解和把控一次性生物工艺袋，进而在药品工艺开发阶段以至商业化生产阶段，有的放矢地实施一次性生物工艺袋相关风险控制。

一次性生物工艺袋供应商通常对生物工艺袋的焊接成型、组装和无菌处理步骤掌控较多，而忽视了对膜配方和制膜环节风险的深度控制。严格意义上讲，与制药企业一样，对原料供应商的风险管理属于一次性生物工艺袋供应商的一个不可忽视的工作，这不仅包括它的一级供应商，如果评估下来风险较高，甚至还需要延伸到供应商的上游。

在实际的制造环节中这是一个无法忽视的风险，因此无论是制药企业还是一次性生物工艺袋供应商，都必须与一级供应商合作制订合理的避免风险的方案。具体来讲，如果没有对原料的深入了解和对工艺过程的严格控制，不仅可能产生新的分子，还有可能造成批次间差异，最终导致溶出物图谱的变化。

一次性生物工艺袋生产过程中的关键质量属性包括影响细胞生长程度、膜的稳定性、纯度、洁净程度、无菌性以及稳定的供应。根据这些 CQA，需要找出关键的工艺参数并验证它们与关键质量因子的关系。影响产品质量的关键因素包括：制膜用原料即聚合物介质和添加剂的成分、质量和配比，挤压制膜工艺过程，膜焊接工艺过程等。这些关键因素都需要被优化和控制，以确保生产出符合质量要求的膜。在确认整个制膜工艺后，一次性生物工艺袋供应商也需要根据实际需求不断优化、持续改进，其中良好的变更管理是非常重要的一个环节。

四、预灌封生产线一次性产品的选型和确认

对一次性或者多次使用系统的使用决策具有重要影响的是降低成本、增加设施的灵活性、加快药物的开发进程、降低药品生产环节的清洁污染等。为此，可以开发用于分析生产成本、资本、质量和结合项目时间进度的研发进程的结构比较模型。模型的准确度和细节尽可能结合公司的具体信息考虑后决定。一个全面的模型考虑了许多因素，这对于决定是新建工厂，还是对现有应用程序进行改造是有用的。通常情况下，借助一个简单的模型足以初步确定是否可以考虑 SUS。此外还需重点考虑的是，经济分析要能支持任何重要的决策。最好从一开始就这样做，它是开发高水平制造的策略的一部分。表 4 - 26 包含了实施 SUS 评估的基本内容。

表 4 - 26　一次性产品策略因素和评估

因　素	内　容
产品风险	是否靠近最终产品，工艺步骤，工艺参数，产品的要求，在制造和操作 SUS 系统时带入的风险
固定资产投入	洁净区规模及结构分区、配套的设施与设备
运行成本	单批生产配套、多规格配套、批量范围、最低采购量、固废处理
供应商	产品研究的技术实力、验证资料与数据的提供、原材料稳定性、备库量

对产品应从技术转移到商业化生产的各方面进行风险评估，应始终关注最终端用户的客观及潜在风险。包括了产品开发及设计、用户需求的提出、验证与确认的实施及各过程控制策略的确定等。

在此我们重点阐述与预灌封设备有关的选择及考虑因素，以供参考。

预灌封产品的生产，从配液、无菌过滤到灌装过程的实现均可采用相配套的 SUS。例如对于灌装线我们需要做以下的考虑和评估。

（1）材质：灌装工艺和产品与系统材料的兼容性和符合性，理化指标如强度是否能满足工艺压力和流速等参数的要求，可提取物和浸出物、颗粒物释放、内毒素负荷是否符合

相关技术法规的要求,并要求对以上指标结合产品安全及风险进行评估,以确定临床使用的安全性。

（2）无菌工艺的实现：特殊的工艺组件是否可以灭菌;对空间消毒的耐受性,以及无菌传递实现的可执行性。

（3）设计的合理性：设备及配件的安装和连接、灌装的速率、针头及管路的尺寸、批量及生产时限的考虑等。

（4）访问端口和链接技术满足操作执行和数据可追溯性要求。

（5）供应商的管理：不同供应商技术和产品间的对接问题;供应链备库;供应商对原料不能有效控制,生产工艺变更管理不完善,如配方、原材料、工艺过程变更不能在变更前及时通知,或是供应商给制药企业预留的变更应对时间过短等;供应商的上游供应商变更或上游供应商工艺变更管理不善等。

此外,在环保政策日益严格的今天,抛弃型材料的后处理方式,也是企业需要考虑的范畴,特别是批次稳定后,定期对定量的抛弃型废弃物的处理方法,如如何采用集中处理的规范手段,既能保证培养物逃逸出实验室又能最大限度避免废弃物对环境的不良影响。目前主要采用医用垃圾处理方式,残留细胞物集中收集后批量灭活,集中回收,对于年度总量的处理额定量有很好的评估和策略。

五、预灌封生产线一次性产品的选择步骤

（一）一次性 URS 要求

首先,根据市场预测,结合生产条件、人力资源,预计设备涉及的产品批量、每日班次等,确定设备的主要运行工况。并至少应考虑安装环境要求、技术要求、外观及材质要求、设施/公用系统要求、仪表/电气元件要求、清洁、灭菌、润滑要求、验证/确认要求、服务与维修要求、文件资料清单可提供度、安全环保要求等,确定用户需求（URS）。

URS 应包含以下基本内容。

（1）接受标准：通用法规、技术法规、行业通则、技术指南等。

（2）设备及系统描述：产品及工艺特性、使用范围内的物料特性、根据产品上市后预测及生产条件、涉及产品的批量、每日班次等,确定设备的主要运行工况。

（3）技术要求：设备的总体要求;各关键系统的要求,例如搅拌系统、灌装系统、过滤灭菌系统以及控制、打印系统的要求等。

（4）配套设施及公用系统描述：水、电、气等的质量、用量及管路连接的要求。

（5）主要部件及仪表要求：提出设备所需仪表、传感器、变送器等的控制模式、类型、数量、准确度、精度和校验等要求。

（6）外观及材质的要求：系统材料的兼容性和符合性,理化指标如强度是否能满足工艺压力和流速等参数的要求,可提取物和浸出物、颗粒物释放、内毒素负荷、环境的要求、配套安装位置、尺寸要求、重量要求等。

（7）验证及确认：根据设备的类型,提出设备的验证和确认需求,提交必需的各类验证和确认文件。

（8）配套资料及文件提供的要求：对供应商需要提供的各类图纸、文件的列表,如使用和维护手册、图纸、接线图、备件清单、材质证明等证书、校验方法、报警清单、备份等的

要求。

（9）供应商的服务及商务：要求供应商提供设备维护、校验，试车职责、培训职责保质期间和保质期外的现场维护的响应速度，提供备品、备件的响应速度，备库要求，对供应商提出时限、品牌、报价、安装调试、验收、保修等方面的要求。

其中，对于预灌封生产线配套的一次性产品，主要有配液系统、过滤系统及灌装针几个主要系统，其技术要求应重点考虑对于产品范围内的工艺流程和参数的满足性。

（二）预灌封注射剂的配液系统

通常采用一次性 3D 袋子。3D 袋子在设计上，必须能使药液混合均匀。我们在选择混合方式时应通过对产品性质及工艺特性的充分评估和确认。袋子混合系统可分为机械驱动和液压驱动，如图 4 - 90 所示。

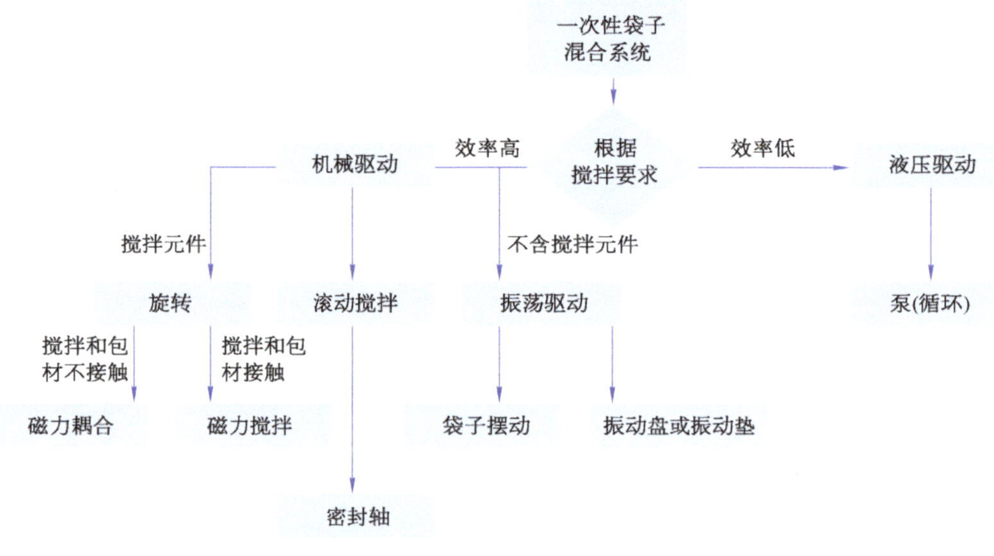

图 4 - 90　一次性袋子系统搅拌方式

市场上提供一次性配液袋的厂家有很多，他们都有一套成熟的技术方案，并配备了搅拌系统。搅拌方式：通常有上搅拌、下搅拌两种形式。而下搅拌通常可分为磁力耦合和磁力搅拌。

不论哪种搅拌系统，整个搅拌过程都不与药液接触，而是通过对袋子中的一次性搅拌桨进行驱动来实现。通常有机械驱动和磁力驱动等不同的方式。图 4 - 91 介绍了不同的搅拌形式。

通常下搅拌形式（磁力耦合）比较适用于制剂的配液。它由于悬浮在液体中，通过磁力旋转，不与包装袋子发生摩擦，一方面不会对袋子的完整性造成破坏，另一方面也避免了摩擦过程中产生颗粒污染物或者其他溶出和析出问题。

对于 20 L 以下的配液，由于体积的限制，大多数依然采用上搅拌方式。总体来说无论采用哪种形式都要对搅拌系统相关的均匀度、完整性等进行风险评估和验证，从而确定如何选择以及生产过程中如何控制。

由于配液袋采用的是软管焊接，并且无实体阀门，所以很多设计无法满足传统的 3D 要求，故在整个系统的搅拌过程中需要考虑此问题。

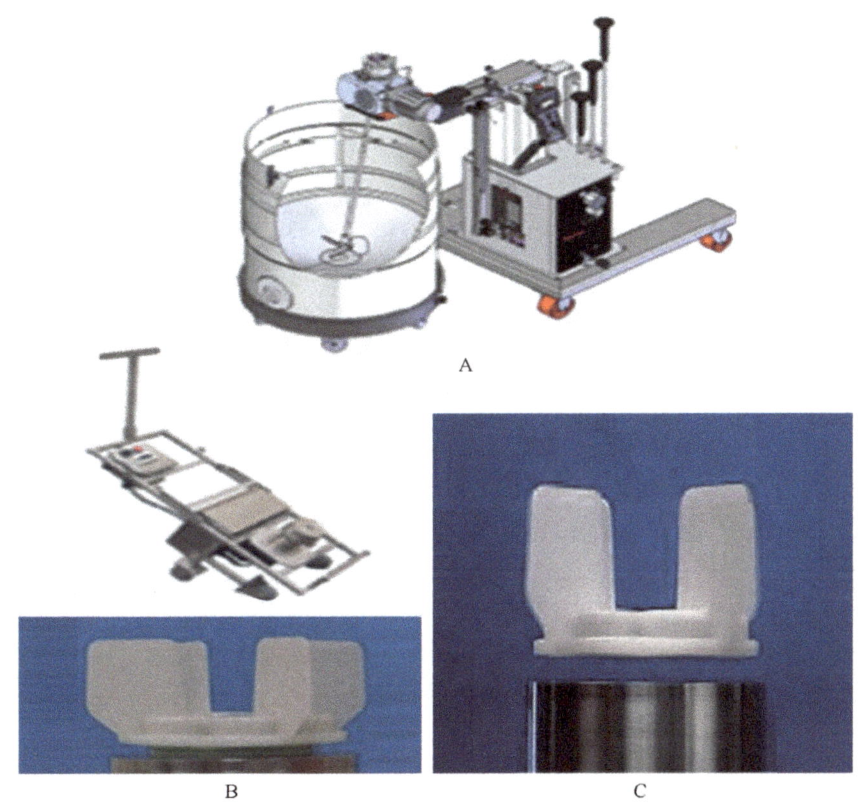

图 4 - 91　**不同搅拌形式图示**

A. 上搅拌；B. 下搅拌（磁力搅拌）；C. 下搅拌（磁力耦合）

这里提供一种配液袋底部设计的解决方案，如图 4 - 92 所示。

在放液前，底部是平整的。液体不会到下方至拇指甲的位置。当溶液混合均匀后，将管道上托，阀门打开，避免了底部的放料拇指甲到配液袋管道死体积导致的混合不均匀的问题。

相对于传统的不锈钢系统，一次性配液系统避免了批次间或者产品间的交叉影响。传统的不锈钢系统在单品种生产过程中，需要严格的清洁验证，从而证明配液过程的残留对产品质量的影响。而一次性配液系统，所有与药液接触的部分均为一次性使用，所以避免了交叉污染的风险。

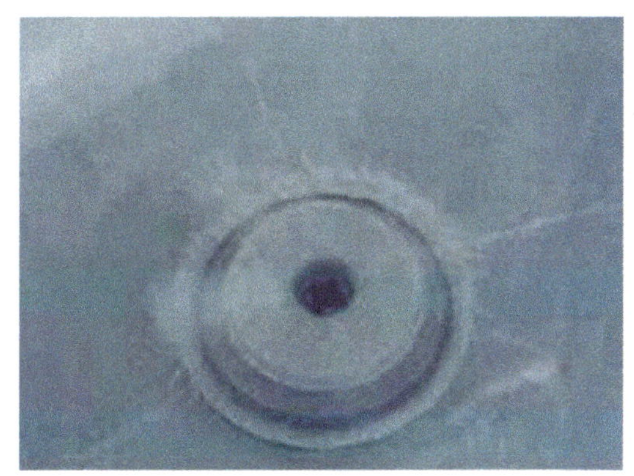

图 4 - 92　**配液袋底部平整设计**

但是，由于一次性材质多为聚乙烯类塑料，所以在选用时必须结合产品的溶出和析出验证。必须通过验证证明材质对产品质量的影响。另外由于一次性产品不耐高温，所以对于高温溶解过程，一次性技术可能存在不适合的情况。具体参数需要参考供应商提供的产品信息资料。

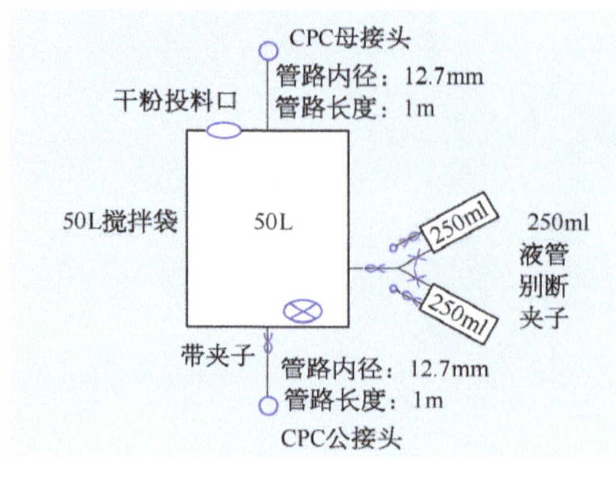

图 4-93　常见（50 L）的 3D 袋设计结构

此外还需要一个或者多个取样袋。取样袋的设计必须考虑其无菌性和取样质量，如批取样目的和批取样次数、取样 SUS 和样品本身无菌级别要求、取样管死体积的大小以及整体的取样均匀性、代表性和兼容性，并保证其设计的可被验证性。通常取样袋和样品的贮存条件对最终样品及分析方法的影响应被验证，取样袋的位置需要被确认。另外应考虑操作人员的可操作性。图 4-93 为常见（50 L）的 3D 袋设计结构。

无菌制剂的配液包括固体投料和液体投料，通常固体投料在负压称量罩内称量后装至特定的干粉投料袋中，通过和配液袋的干粉投料口进行对接，从而将固体投入到配液袋中。传输袋子可能含有套管或管线延伸部分，可越过端口从而避免污染风险。而液体投料，一般通过 CPC 接头来实现。这里需要注意的是 CPC 的公母接头设计需要和上游进行搭配，对于一些复杂的一次性套件包括过滤器、管线套件等，均需要确保公母接头足够大以方便操作。

通常需要配备 1～2 个取样袋，取样袋的位置通常在下端 1/3 处，具体需要通过验证数据的支持，也有部分情况取样袋设置在放料管的部分，这和传统的不锈钢系统有很大的区别。所以取样必须经过风险评估以及验证才能确认。

取样的 SUS 可以考虑以下设计方式。

（1）通过注射器辅助在取样端口取样。

（2）设计鲁尔接头的袋子或将带有鲁尔接头的注射器连接至具有鲁尔接头适配端口的袋子。

（3）设计多联取样袋，可预先要求装配好，可以通过管路断开工具或切管机逐个取样和断开每个取样袋。

（4）利用一次性或多次使用的取样阀，通过取样阀可以连接一个或多个取样袋。

一次性配液系统中的传感器设计应充分评估聚合物材料应用在与液体接触部分的兼容性及灭菌方式的适用性。传感器接口一般为标准的 hose、barb 或 TC 接口。可以连同袋子设计并与容器外壁结合。传感器使用中需考虑的性能参数如：测量的动态稳定性、精度、重复性等。针对每一个传感器应建立校准周期。

（三）无菌过滤

无菌过滤是非最终灭菌产品的重要工艺步骤，一般采用冗余过滤系统。

该系统至少应能实现除菌、澄清、除病毒、浓缩或透析等功能。组件安装应考虑预灭菌，如需在使用现场灭菌，应考虑灭菌方式的选择（可被验证），灭菌前后的组装环境及传递实现等。

一次性无菌过滤系统常分为使用前后均测完整性或者使用后测完整性。不同的无菌过滤，设计也不相同。无菌过滤系统和上游连接通常采用 CPC 接口形式。具体流程如图 4-94 所示。

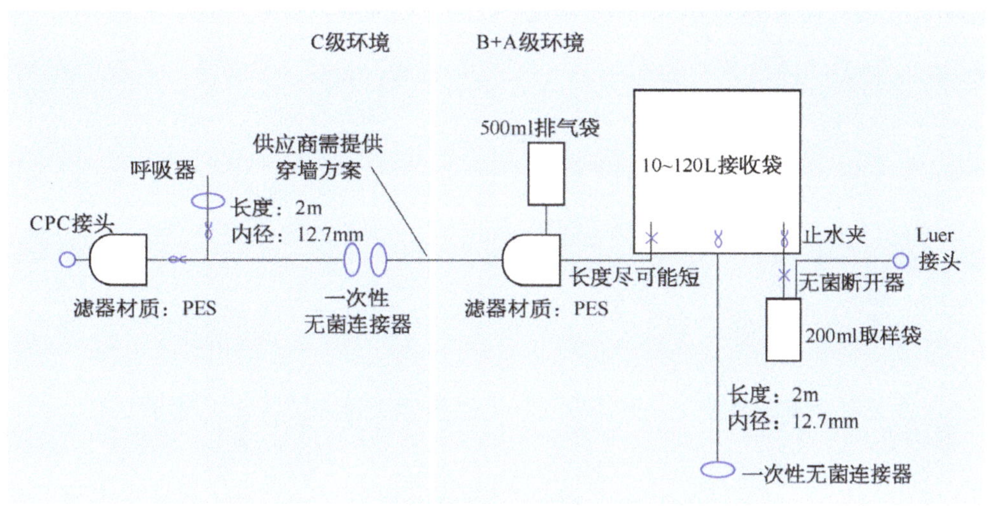

图 4-94　典型的使用后测完整性无菌过滤系统

上图为一个典型的使用后测完整性无菌过滤系统，第一根滤芯放置于 C 级环境，第二根滤芯放置于 B＋A 环境中。后续的配液袋通常会和无菌过滤系统连接在一起。两个滤芯之间通过一次性无菌连接器连接，一次性无菌连接器需要通过密封试验以及微生物挑战试验验证。

溶液过滤前需要通过排底阀和排气袋进行排气，从而保证过滤系统中充满液体，充分利用过滤器的膜面积。而关于滤芯过滤面积的选择需要根据液体的体积或者重量，以及前端的微生物负荷情况来确定。

而进入贮液袋后需要搭配一次性无菌连接器和后续的灌装系统进行连接。目前市场上 Pall 和密理博均可提供一次性无菌过滤系统的解决方案。

无菌过滤穿墙方案通常有两种：一种是两根滤芯都在 B 级区；另一种是一根滤芯在 C 级区，一根滤芯在 B 级区，如图 4-94 所示。滤芯都在 B 级区的情况，减少了穿墙时无菌连接头的数量。因为无菌过滤前，即第一根滤芯前可以采用传统的 CPC 接口。由于一次性管道很容易拿到别的 C 级区进行完整性检测，也利于系统的检测。

（四）灌装

灌装针头系统也采用一次性系统。由于灌装机厂家和一次性灌装系统制造商通常不是一个厂家，所以在设计的时候需要使用方、灌装机厂家和一次性灌装系统制造商共同设计确认灌装速度、产量、灌装量，这些是会对一次性设计造成影响的主要因素。

在一次性灌装系统使用过程中，使用者通常会选用蠕动泵。因为蠕动泵不会直接接触药液，避免了清洗和灭菌问题。当然蠕动泵的选型和一次性灌装系统、产量和灌装量都相关。灌装量和一次性灌装软管的内径、壁厚关系见表 4-27。

表 4-27　灌装量和一次性灌装软管的内径、壁厚关系表

灌装量（ml）	内径（mm）	壁厚（mm）	长度（m）
＜0.5	0.5	1.6	10
0.5~1.0	0.8	1.6	10

续　表

灌装量(ml)	内径(mm)	壁厚(mm)	长度(m)
1.0～1.7	1.2	1.6	10
1.7～7.0	1.6	1.6	10
7.0～12.0	3.2	1.8	10
12.0～22.0	4.8	2.0	10
22.0～35.0	6.0	2.1	10
＞35.0	8.0	2.2	10

一次性灌装系统通常需要一个缓冲袋,管道整体设计如图4-95所示。

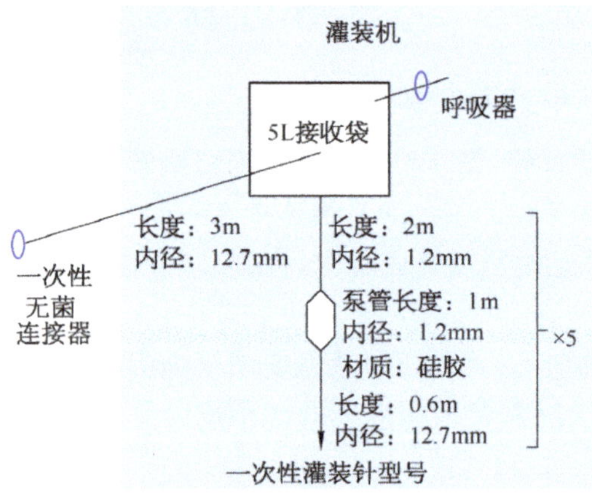

图4-95　一次性灌装系统缓冲袋管道整体设计示意图

缓冲袋通常配备一个呼吸器来维持缓冲袋的液面,从而保持灌装管道内压力,最终保证蠕动泵在整体灌装过程中的装量差异。下面的灌装针头数量根据不同的灌装机数量不同。它分为平行式或者一分多形式。平行模式和一分多形式在相同灌装量下管道的内径有所不同。但无论哪种设计在装量上必须和药液、灌装设备、蠕动泵相配合,以保证药品所需要的精度。用户在选择前应根据产品的控制要求及日常运行成本控制策略,对供应商提供的组件配套方案进行充分的沟通,必要时提供数据确认方案及报告。图4-96为一种配液、灌装系统解决方案。

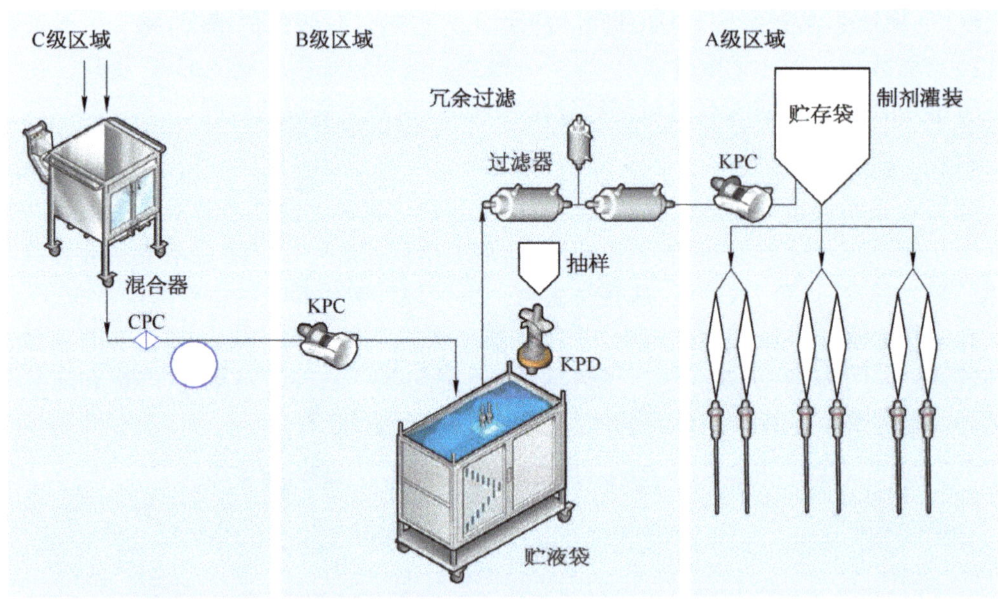

图4-96　某公司的配液、灌装系统解决方案示意图

由图中可以看出，C 级区配液后穿墙至 B 级区，经过双级冗余过滤至贮液袋，然后贮液袋直接进行分装。这种设计方案适用于 20 L 以内配液量的分装。因为配液量过大的话，由于没有缓冲装置导致开始灌装时和灌装结束时管道压力相差较大，从而出现开始灌装的时候装量比结束灌装时要多。所以在灌装系统的设计上要对影响装量的各个方面进行风险评估，从而确定设计的合理性。

六、总结

一次性配液灌装系统，减少了人为污染的因素。一方面在无菌对接方面，利用简单的原理就可以实现无菌操作。而传统的不锈钢系统则需要多个阀门组来完成。另一方面在灌装系统上，传统的不锈钢灌装系统需要操作员对相关的灌装配件进行灭菌然后通过无菌转移至灌装机 A 级区，通过 RABS 手套进行组装，如果操作不当，可能会与药液触碰并污染与药液接触的部分。

总之在常温和低温下的灌装和配液中，一次性系统在无菌风险方面相对于不锈钢系统来说风险小很多。在清洁污染方面，一次性系统避免了烦琐的验证，从根本上解决了多批次生产和多品种生产交叉污染的问题。

当然，采用一次性系统时，我们仍然需要按照风险评估进行分析，确定关键工艺参数，通常来说采用一次性系统，对供应商提出了更加严格的审计和质量管理要求。

◇ 参 ◇ 考 ◇ 文 ◇ 献 ◇

［1］　国家药典委员会.中华人民共和国药典［M］.北京：中国医药科技出版社,2015.

［2］　D.A.迪安,E.R.埃文斯,I.H.霍尔.药品包装技术［M］.北京：化学工业出版社,2006.

［3］　靖大为.反渗透系统优化设计［M］.北京：化学工业出版社,2006.

［4］　张功臣.制药用水系统［M］.2 版.北京：化学工业出版社,2015.

［5］　国家食品药品监督管理局药品认证管理中心.药品 GMP 指南（无菌药品）［M］.北京：中国医药科技出版社,2011.

［6］　顾其胜.玻璃酸钠生产与临床应用［M］.上海：上海科学技术出版社,2012.

［7］　Strickley R G. Solubilizing excipients in oral and injectable formulations［M］. Pharm Res, 2004，21（2）：201－230.

［8］　Avdeef A. Solubility of sparingly-soluble ionizabledrugs［J］. Adv Drug Del Rev, 2007，59：568－590.

［9］　Nema S, Ludwig J D. Pharmaceutical Dosage Forms-Parenteral Medications Volume 1：Formulation and Packaging［M］. 3rd ed. Informa Healthcare，2010.

［10］　Johnson J L, He Y, Yalkowsky S H. Prediction of precipitation-induced phlebitis：a statistical validation of an in vitro model［J］. J Pharm Sci, 2003，92(8)：1574－1581.

［11］　Morris J M. Sterilisation decision trees development and implementation［J］. Pda Journal of Pharmaceutical Science & Technology, 2000，54(1)：64－68.

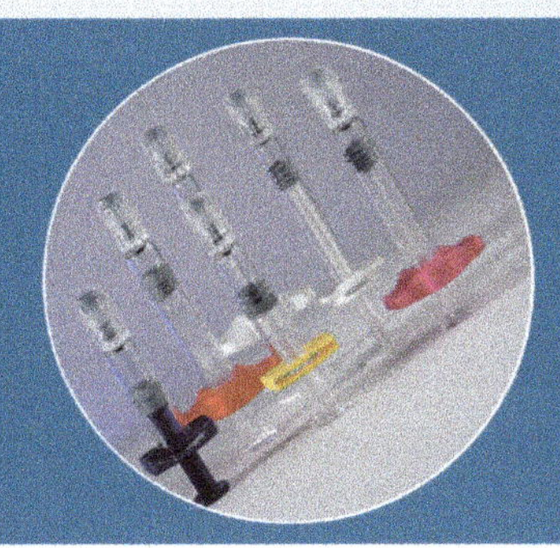

第五章

预灌封产品的质量管理

第一节
预灌封产品的质量控制

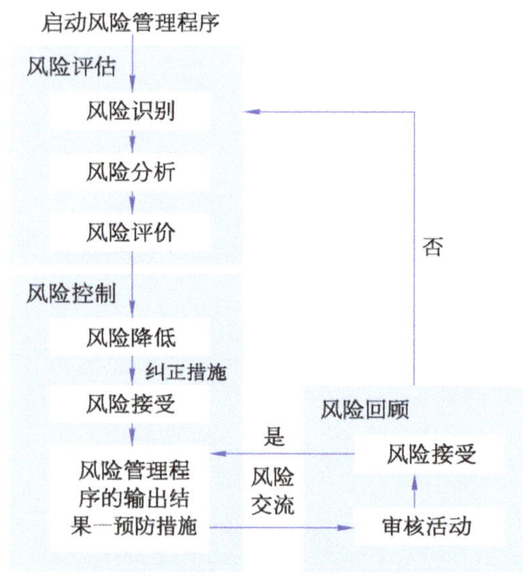

质量可控、安全有效是药物评级的基本要素。人用药品注册技术国际协调会议（International Conference on Harmonization of Technical Requirements for Registration of Pharmaceuticals for Human Use,ICH）对药品生产科学的定义是：产品的质量及性能是由产品的有效设计及生产工艺的有效实施来确保的；产品标准建立在对配方及产品性能的工艺影响因素等机制理解的基础上；达到持续改进及不断实时质量监控的能力。这个定义体现了"质量源于设计和生产"的理念。

任何产品的生命周期都包括用户需求、试运行、确认、校准管理、维护管理及退役管理，在这些管理过程中，需要遵循"质量源于设计和生产"的理念，使众多相互关联的质量活动得到有效管理并处于可控状态，最终生产出来的产品质量才能达到预定的标准。

一、质量风险管理

质量风险管理是基于各种数据、意见、资源，在整个产品生命周期中，采取前瞻或回顾的方式，对药品的所有风险相关过程进行有组织的分析和评估的过程，并识别出风险的严重性和可能性，有针对性地制订有效的控制方法，从而达到质量风险管理目的的系统化程序，流程见图 5 - 1。

(一) 风险管理启动

预灌封产品与一般注射剂产品相同，给药后将直接接触人体组织或进入血液系统，因此各国均将注射剂产品列为风险程度最高的给药途径以及药物剂型。对预灌封注射剂类型的产品进行模拟风险评估，目的是找出预灌封注射剂的风险来源，制订关键质量属性。

图 5 - 1　药品质量风险管理基本流程

在风险评估启动前，必须确保质量风险管理的文件已经被批准，并且相关人员参加过培训。在组织风险评估之前，需要准备好相关的文件、表格和记录，组织产品生产、设备、检验、质量等相关专业人员形成评估小组。

（二）风险评估

风险识别，即根据风险描述或者问题，针对"什么可能出现错误"来系统地考虑风险来源，这一步是质量风险管理流程的基础。通过人、机、料、法、环、测各个环节梳理，可能会得到各种信息。例如：人员未经过培训或缺少后续培训；设施或设备的设计缺陷，导致维护保养不便；维护保养过程造成产品污染或交叉污染；物料来源及处理不当，导致产品微生物负荷较高；管理文件或操作规程未建立或不全面造成操作不规范；空调及水系统带来污染；检验方法未建立或缺少验证确认，造成产品检验结果假阴性或假阳性。

接下来需要对这些信息进行细化，逐条对应工艺控制范围和参数，同时已验证的参数要求进行汇总。风险分析阶段，对梳理出的可能性危害进行评估，关键是将危害发生的概率、发现可能性、严重程度等进行定量或者定性地分析，并要考虑到最终风险是否可以接受。在风险分析的过程中，已知的验证范围、历史发生的概率、药学研究、设备设施工程、质量体系管理要求、操作的人员等因素均是分析的重点。

风险分析是质量风险管理流程的重点。各个专业及有经验的技术人员和质量人员对评估小组的组成是重要的。在风险分析中，人员的专业技术不全面或者理解有偏差，可能造成风险很高的因素被评估为低风险，进而对其不采取降低风险的措施，那么后续就可能会造成产品的质量缺陷，甚至会影响患者的用药安全。另一方面，如果本来是风险很低的因素被误判为高风险，就会造成资源和成本的浪费。所以，在风险评估过程中，应尽可能地让所有职能专业技术部门的人员参与，这样便可以全面地理解和分析风险，避免发生误判。

风险评价等于是给前面分析的各因素给出结果，一般将风险评价成高、中、低三种程度。可以使用定量法或者打分法进行评价，一般常用的工具有：失效模式影响分析FMEA 评估表；风险排序和筛选；检查表；因果图；其他统计学工具等。

以风险识别中的一项，使用 FMEA 评估表进行风险评价来举例（表 5-1）。

表 5-1　某一识别因素的风险评价

风险序号	工艺或功能	可能的失败	可能引起失败的原因	风险评估			
				严重性（S）	概率（P）	检测（D）	风险系数
1	生产过程	微生物污染或不合格	物料来源引入微生物，根据现有工艺不能去除微生物，产品微生物负荷较高	5	3	2	30

（三）风险控制

在对识别出的风险进行准确的判断后，就要找出解决办法来消除这些风险。风险控制的目的在于将风险降低至可接受的水平，将风险结果最小化，消除产生风险的根本原因，将风险转移或者分担，并控制已确认的风险以及不引入新的风险。在风险控制过程中，投入的工作量与风险的严重性和风险等级成正比。

对风险评价的结果，一般采取风险降低或风险接受两种方式。风险降低即采取措施，消除、替代、降低、控制风险；而风险接受既可以是接受风险降低后的剩余风险，也可以是直接接受评价的结果。对于后者，我们认为已经采取了最佳的质量管理措施，且质量风险也在可控的范围内，故采取接受风险的决议。

对于上文的举例，可以对评价结果制订一些措施，例如：对购入的原辅料进行微生物控制；对物料传递进入洁净区域的消毒、拆包过程进行验证；对过程产品进行微生物检测等。并根据现有文件和记录的要求，对相关措施进行落实和跟踪。

（四）风险沟通

在风险管理过程的任何阶段都应与其他成员分享有关风险和风险管理的信息。通过风险沟通，促进风险管理的实施，让更多的人员掌握全面的信息，并参与整改措施，使其落实效果更加显著。风险沟通的形式可以是口头的，也可以是书面记录的，沟通的对象可以是内部的相关人员，也可以是外部的相关人员，如：药监部门、市场人员、患者等。

（五）风险审核

风险审核，即根据与风险相关的知识和经验，对风险管理的结果进行回顾性检查。风险管理应是一个持续性改善的质量管理过程，在风险的措施落实过程中，输入和输出的一些信息需要经过审核，风险管理的结果也要被审核。通过全面的评估、控制、沟通和审核，对企业的质量方针、文件管理、实践落实等系统的应用达到风险管理的目的。

二、关键质量属性

ICH Q8 中定义的关键质量属性是物理、化学、生物或微生物的性质或特征，其应在适当的限度、范围或分布内，以保证产品质量。ICH Q6A 中认为产品的关键质量属性包括：鉴别、物化性质、外观、含量、纯度、粒度、微生物纯度、晶型等。根据风险管理评估的方法，对预灌封注射剂的关键质量属性判定矩阵见表 5-2。

表 5-2　预灌封注射剂产品的 CQA 判定矩阵

属性	测试	是否关键质量属性	工艺/GMP 控制
鉴别	所有的鉴别	关键	GMP 控制
物化性质	pH、熔点、折光率等	可能关键也可能不关键，基于药物的物理性质和计划用途	工艺控制和（或）GMP 控制，基于药品
性状	物理状态	关键	GMP 控制或工艺控制
含量	含量测试	关键	工艺控制
纯度	有机（HPLC） 无机（炽灼残渣） 残留溶剂 重金属杂质 降解产物	关键	工艺控制
微生物限度	总数 内毒素 热原	使用 ICH Q6A 决策树	工艺控制和（或）GMP 控制（水、环境、物料、操作等控制）
无菌	无菌检查	关键	

通过与产品安全有效性相关的质量属性评估，对于预灌封注射剂的质量风险主要来源于表 5-3 所列的几个方面。

表 5-3　预灌封注射剂产品的质量风险来源

来　源	说　明
无菌保证	即对产品生命周期全过程的微生物控制
细菌内毒素、热原	—
外源性杂质	如物料、空调、水、管道、过滤器等
直包材	直接接触产品的包装容器及其密封
药物的理化性质	pH、有关物质、含量等

　　可以得出结论,预灌封注射剂产品的关键质量属性通常包括：无菌保证、热原或细菌内毒素、外源性杂质、注射液的稳定性(如 pH、颜色、有关物质、含量等)以及复溶性等。

　　以某一药物 X 为例,该药物的特性为易氧化变色,但是在生产工艺实现过程中,工艺参数控制得当,注射剂可耐受终端灭菌工艺(无菌保证水平 SAL$\leqslant 10^{-6}$)。当我们对该药物进行工艺研究时,关键质量属性包括：物化性质的 pH、颜色、含量、有关物质、可见异物、不溶性微粒、无菌和细菌内毒素等。其中 pH 和颜色均可反映产品降解的程度,对 pH 敏感的产品可采用 pH 缓冲液作为溶剂;对于热原、细菌内毒素,可以通过原辅料、注射用水等物料的控制,使其符合工艺要求,从而避免在生产过程中使用活性炭吸附,减少外源性杂质的引入和产生。详细见表 5-4。

表 5-4　药品质量属性及其可能的影响因素

药品质量属性	是否为 CQA	可能的影响因素
气味	否	—
体积	否	—
颜色[a]	是	处方、灭菌工艺、环境因素,如光照、热、氧等
pH[a]	是	同上
含量	是	处方设计、生产工艺、外界因素,如光照、热、氧、金属离子等
有关物质	是	同上
可见异物[b]	是	辅料、容器密闭系统、生产管道、过滤系统
不溶性微粒[b]等	是	同上
无菌	是	物料、水系统、空气系统、灭菌工艺
细菌内毒素	是	物料、注射用水、其他[c]

　　注：a. 可反映药物的降解程度。
　　b. 在药品常规货架期标准中,通常不含有外源性杂质检查项,因此必须通过过程中对物料、生产以及容器密闭系统进行考察和控制得以实现。对于如由管道、过滤器或容器析出物质在溶液中积聚产生颗粒的外源性杂质,可通过制剂的可见异物和不溶性微粒等常规检查项目进行检查。但是对于其他一些外源性杂质,如由生产管道系统、容器密闭系统、过滤器中引入的化合物,常规检查项目无法进行检测。因此对于这部分可能产生的外源性杂质,必须通过对物料的考察和控制,对制剂与生产管道系统、容器密闭系统、过滤器进行相容性试验,对其供应商进行管理,并在生产中进行控制。
　　c. 目前国内多采用针用活性炭吸附的方式予以实现,但该方法可能存在引入外源性杂质的风险。

三、基于关键物料属性进行处方设计

（一）关键物料属性(CMA)

　　"质量概况"在 ICH Q8 指南中描述为"产品总概质量方针(quality target product

profiles，QTPP)"。药品质量属性的前瞻性总结就是质量概况，产品开发设计的基础来源于 QTPP。那么如何制订一个预灌封产品的 QTPP 呢？根据 QbD 的理念，可以从如下几个方面进行注射剂处方工艺设计，从而形成前瞻性的目标产品质量概况。在产品制造工艺的开发程序阶段，必须确认并控制物料的属性，如原料的、起始物料的、溶剂的、工艺助剂的、中间体的。通过风险评估，识别和判断对关键质量属性有潜在影响的物料属性和工艺参数，发现对产品质量产生重要作用的物料属性及工艺参数时，应当制订控制策略。

1. 原辅料　指一般化学合成的原料药，其物理属性决定于最后的结晶步骤及后续操作，制造工艺结束后，物理属性便确定了。在制造工艺早期引入或产生的杂质要比制造工艺末端生成的杂质更容易去除，例如通过洗涤、分离等工艺，可以将部分杂质去除。

对于原料药制造工艺过程中，是否对杂质进行了适当的控制是非常重要的。在评估过程中，应充分考虑原料药的生产工艺，例如杂质在工艺中是如何形成的、工艺如何改变会影响杂质的形成、结果如何以及如何消除、为何提出的控制策略适合原料药的制造工艺等。另外，原料药的起始物料也是原料药结果的重要结构部分。起始物料是具备明确的化学特性及结果的物质。不能被分离的中间体通常不被认为是合适的起始物料。

预灌封注射液的原辅料，关键属性通常有：颜色、分配系数、不同 pH 条件下的稳定性和溶解性、杂质谱、复溶性、微生物和热原等。对于一些不稳定的原料药，晶型不同可能影响原料药的稳定性，因此晶型有可能是关键属性；对于其他一些属性，例如鉴别、吸湿性、含水量、溶剂残留，以及原料药的工艺杂质等，通常不认为是影响制剂质量的关键质量属性，故在注射液的处方工艺研究中不进行详细的考察。

2. 包装容器　包装容器一般在注射液产品中定义为包装组件，组件可以是容器，例如：安瓿、西林瓶、瓶子等；可以是容器衬垫，例如管衬；也可以是密封件，例如螺旋盖、胶塞等；还可能包括密封件垫片、胶塞密封、容器内封、输液口、外包装、给药附件和容器标签。预灌封注射剂产品的主包装组件包括预灌封注射器（不带注射针）、胶塞，次级包装组件包括泡罩壳、外盒包装等。在评估预灌封注射剂产品的包装材料关键质量属性前，应先确定它们提供的预期用途适用性：保护性、相容性、安全性，以及容器密封系统的性能、药物传递等方面均应经过验证或者确认。

通过对各主、次级包装组件质量指标与产品关键质量属性的分析，运用风险评估的判定原则和方法，评价其物料质量的风险水平，最终判定某项物料的质量属性是否关键。预灌封注射器组合件关键物料属性（CMA）评估，见表 5-5。

表 5-5　预灌封注射器组合件 CMA 评估

项　　目	导致不合格因素	是否 CQA	可 采 取 措 施	风险程度	是否 CMA
外观	护帽歪斜、针管壁划痕	否	确认供应商制订的过程控制措施 成品逐支检查	低	否
规格尺寸	设备模具尺寸不符	否	确认供应商设备精度 来料检验	低	否
锥头护帽的拔出力	护帽脱落	否	逐支检查；剔除	低	否

续　表

项　目	导致不合格因素	是否CQA	可采取措施	风险程度	是否CMA
活塞润滑性	硅油量不足	否	确认供应商硅油量控制参数标准 来料检验	低	否
活塞、护帽鉴别项	配方组分变化	是	确认供应商胶塞配方 供应商变更告知协议 产品相容性研究	中	是
活塞与推杆配合性	活塞硅油量 活塞螺纹与推杆匹配性	否	确认供应商硅油量控制参数标准 来料检验	低	否
针头与注射器配合性	预灌封锥头成型缺陷	否	供应商生产过程控制 来料检验	低	否
玻屑	注射器玻管生产过程产生	是	供应商生产过程控制 成品逐支检查	高	是
硅油量	供应商硅油加入量控制不准	是	供应商过程控制硅油加入量是否符合标准 来料检验	中	是
不溶性微粒	注射器生产过程产生	是	供应商生产过程控制 来料检验	中	是
细菌内毒素	生产、储存、转运、使用过程被污染	是	生产、储存、转运、使用过程控制	高	是
无菌	生产、储存、转运、使用过程被污染	是	生产、储存、转运、使用过程控制	高	是

在对关键物料属性进行评估后,可以发现预灌封组合件作为关键物料,其玻屑、硅油量、不溶性微粒、细菌内毒素和无菌等质量控制要求,对预灌封注射剂产品的质量起到关键影响作用。

(二) 处方工艺变量

1. 无菌控制　对于预灌封注射剂而言,质量风险首先来源于对产品无菌的控制。对最终灭菌或非最终灭菌工艺的选择,需要结合产品的稳定性特点设计灭菌或除菌工艺。选择何种工艺首先取决于被灭菌或除菌产品的无菌保证水平以及药物的热稳定性。

(1) 最终灭菌:在允许的条件下,应首先考虑过度杀灭灭菌工艺。其对工艺的无菌保证安全性高,并对工艺全过程的控制要求相对较低,可确保无菌保证值小于等于 10^{-6},而且不用担心装载的生物负荷和耐热性。残存概率灭菌工艺则是从灭菌前微生物污染控制和灭菌过程控制,这两个方面使灭菌 F_0 值在较低的情况下也能确保达到药典要求的无菌保证水平。

(2) 非最终灭菌:一般采用过滤法去除液体中的细菌,并采用过程无菌控制保障,达到无菌灌装工艺要求。在这种工艺条件下,对除菌滤芯的选择尤为重要,美国材料测试协会(ASTM)对除菌级过滤器的定义是:在不超过 30 psi(2.07 bar)的压差下,每平方厘米的有效过滤表面能 100% 截留不低于 10^7 CFV 缺陷假单胞菌的过滤器。根据生产商的习惯,这种除菌过滤器的孔径一般定义为 0.22 μm 或 0.2 μm。

除菌过滤器的质量对无菌工艺产品的无菌保证水平和质量稳定性至关重要,过滤器根据规格和生产材料分为多种类型,通过过滤器与产品之间的影响关系、化学兼容性、对产品的吸附试验、细菌截留挑战试验、滤芯完整性检查、滤芯灭菌的选择等方面来考虑滤器的选择。常用于生产除菌的过滤器材质包括聚偏氟乙烯（PVDF）、聚醚砜（PES）、聚砜（polysulfone）、尼龙（nylon）、纤维素酯（cel-lulose esters）、聚偏二氟乙烯（polyvinylidene fluoride）、聚四氟乙烯（PTFE）和聚丙烯（polypropylene）等。

　　2. 产品稳定性　　对产品的稳定性考察是预灌封注射剂质量风险的另一个主要来源。在溶液状态下对热稳定的药物，确定其工艺处方相对容易；而对于在溶液状态下不稳定，或易受 pH、光照等因素影响的药物，一般可通过分析处方、pH、辅料种类和含量等，结合药物的化学和理化性质分析影响其降解的因素。例如：溶液的 pH 条件、含氧量、温度或其他因素，并进一步分析可能会采用何种灭菌工艺，以及在处方中工艺采用何种的保护措施。例如，在处方中加入 pH 调节物料、使用稳定剂、改变物料的加入方式或时间、改变设备的搅拌形式等。在处方工艺设计以及包装容器选择得当的情况下，一些不稳定性药物可以采用过度杀灭的灭菌工艺。对于上述的药物 X，可根据关键质量属性对处方变量和工艺变量进行风险评估。见表 5－6、表 5－7。

表 5－6　对某热不稳定药物预灌封注射剂有处方变量引入的风险评估

项　　目	处　　方　　变　　量			
	原　料　药	pH 调节剂用量	稳 定 剂 用 量	注 射 用 水
制剂含量	低[a]	高	高[b]	高[b]
降解产物	低[a]	高	高[b]	高[b]
微生物	中[c]	中[c]	中[c]	中[c]
热原或细菌内毒素	低[d]	低[d]	低[d]	低[d]
外源性杂质	低[d]	低[d]	低[d]	低[d]

注：a. 可通过对原料药进行质量控制，在制剂中该变量引入的风险较小。
　　b. 该药物 X 易氧化，应注意考察抗氧稳定剂的使用量，以及注射用水中氧的不同含量对药物稳定性的影响。
　　c. 细菌等微生物可通过膜过滤以及灭菌工艺除去，原辅料风险因素通常较低，但是本药物对热不稳定，较难采用过度杀灭法，应采用残存概率灭菌法或无菌生产工艺。风险程度为中。
　　d. 对原辅料、注射用水等物料进行质量控制，风险程度低。

表 5－7　对某热不稳定药物预灌封注射剂由工艺变量引入的风险评估

项　　目	工　　艺　　变　　量			
	配　　液	过　　滤	灌　　装	灭　　菌
设备	配液罐	过滤器	灌装机	不同设计原理使用不同的灭菌器[c]
工艺及参数	温度、搅拌、溶液、空间氧含量	时间、压力、温度	灌装时间、灌装气体压力及纯度	水浴中氧含量；灭菌温度、时间、压力
制剂含量	高[a]	低	高[b]	高[c]
降解产物	高[a]	低	高[b]	高[c]
微生物	低[d]	高[e]	低	高[e]
热原或细菌内毒素	低[d]	低	低	低
外源性杂质	低	中[f]	中[f]	中[g]

注：a. 该产品不稳定，配液的温度、时间、注射用水中的含氧量对药物稳定性影响较大。
　　b. 预灌封注射液容器上方空隙中气体的氧含量可能对注射液稳定性有较大影响，灌装过程中应使用惰性气体，如氮气等。
　　c. 如果注射液不是采用预灌封的包装形式，而是传统塑料袋包装，灭菌过程中，塑料袋通透性增加，可能导致注射液中氧含量增加，在高温高压下促使产品降解。因此对一些不稳定的产品，其灭菌柜的选择需要结合产品特点以及不同灭菌原理设备的特点。

　　d. 可通过对原辅料、注射用水、空气系统等进行控制得以实现，该工艺步骤影响较小。

　　e. 细菌等微生物可通过过滤或灭菌等工艺进行去除，上述工艺是影响微生物的关键工艺。

　　f. 某些过滤器的滤膜耐酸碱条件较差，对某些有机溶剂的适应性也较差，如果滤膜类型选择不恰当，可能由过滤设备引入外源性杂质。如果输液玻璃瓶或者安瓿的干热灭菌温度过高，可能导致灭菌管道中产生微粒，在灌封时引入外源性杂质；灌封时药液溅起在瓶壁上，封口时形成碳化点等。在使用预灌封灌装的注射液，其包装容器不需要进行清洗和灭菌处理，且预灌封设备多采用抽真空压塞加药液灌装方式，故其风险较小。

　　g. 如果注射液采用塑料袋包装，灭菌过程中，塑料袋及其表面印字中的化学成分可能迁移而进入药液中，引入外源性杂质。预灌封注射器包装形式的产品，一般在产品最后包装工序进行贴签等操作，故无论是最终灭菌工艺还是非最终灭菌工艺，均不存在此类风险。

四、确定控制策略

　　依据 QbD 理念，运用科学管理和质量风险控制两大核心工具，建立有效的药品质量管理系统，该系统的目标是获得符合目标产品质量属性要求的产品、建立并维持产品的受控状态以及促进产品质量的持续改进。质量系统主要包括：工艺性能和产品质量的监控管理系统、校正和预防措施维护系统、变更管理系统以及工艺性能和产品质量回顾。在产品的整个生命周期：研发、技术转移、商业化生产和产品退市等各个阶段均需贯彻实施上述要素。

（一）总则

　　控制策略是源于对当前产品和工艺的理解、确保工艺性能和产品质量的一系列有计划的策略（ICH Q10）。每种药物的制造工艺，无论是通过传统方式开发还是通过加强方式，都有相关的控制策略。一般控制策略的类别和内容见表 5-8。

表 5-8　药品生产过程中一般控制策略

类　　　别	内　　　容
对物料属性的控制	原材料、起始物料、中间体、试剂、内包材等
隐含在制造工艺设计中的控制	精制步骤顺序、试剂加入的顺序等
中间控制	中控检测、工艺参数等
质量控制	放行检测等

　　1. 制订控制策略的方式　　控制策略采用各种形式相结合，对于一些关键质量属性、关键步骤或单元操作使用传统方式，对其他方面可使用加强方式。用传统方式制订的制造工艺及控制策略，在确保制造一致性的监测数据基础上，进而设定的控制范围通常很窄。用传统方式时，更关注对最终成品阶段的关键质量属性的评估。传统方式在解决工艺变化上，其操作范围是有限的。

　　相比传统方式，使用加强方式对制造工艺可以更好地获得对工艺以及产品的理解，可以用更加系统的方式识别发生变化的根本原因。可制订更具有意义的有效参数、质量属性和过程控制范围。在产品生命周期内，可以用不断增加工艺理解水平的方式来制订控制策略，基于加强方式的控制策略可为工艺参数提供灵活的操作范围来解决工艺变化。

　　2. 开发控制策略的考虑事项　　为确保产品的质量，控制策略应保证每种药物的关键质量属性处于适当的范围内。药物的质量标准是控制策略的一部分，但不需要将所有的质量属性都列入质量标准，可以通过上游过程控制进行确认。上游过程控制，例如：工艺中的检测，分析技术（PAT）强化过程控制、过程参数的控制，通过工艺中的物料属性预测关键质量属性等。无论采用传统的还是采用强化的工艺制订策略方式，评估及理解关键质量属性来源的基础都是上游工艺过程控制。工艺开发中，应考虑可能影响质量的下游因素，例如温度变化、氧化条件、离子含量等。

开发控制策略时，应根据关键质量属性相关的风险，探索潜在问题，可以在工艺中，对某个特殊的关键质量属性实行单点或者多点的控制。例如，对无菌化学药物或者生物制品的原料药，在检测低水平细菌或病毒污染能力下，检测原料药不能充分保证质量，可以采用在控制策略中增加中控检测的控制力度的方法。生产工艺中的每种物料都应符合其预期用途，接近生产工艺末端的物料比上游物料更可能将杂质引入原料药中。因此，应评估是否需要对此类物料的质量控制采取比上游物料更加严格的控制方式。

（二）基于风险方法中的关键工艺参数

许多步骤都与质量风险管理有关：识别可能的事件或失败模式、事件发生概率。在关键工艺参数（CPP）评估中，第一阶段是识别那些可能影响药物质量的 CQA 的潜在 CPP（如严重性）。在这个阶段中不考虑工艺能力或耐用性。评估的第二个阶段是估计参数影响药物质量的可能性（如风险），需要考虑工艺耐用性和设备能力。我们常常会发现越接近最后的合成会发现越多的潜在 CPP。这种趋势与 Q7A 理念"越靠近 API，GMP 的水平越要增加"一致。

1. 识别 CPP　第一阶段是确定潜在的 CPP，一般来说，特定的工艺参数可能影响特定 CQA。这项操作是建立在对现有工艺和使用的工艺设备的理解上的。如果杂质 A 是关键，具体问题就是确定哪些因素影响杂质 A 的形成或去除。通过工艺知识掌握和深层次的理解，来找到这些因素。一个很难执行的操作流程和一个包含可能影响药物属性的潜在关键参数，这两者操作之间是有区别的，只有那些有潜在 CQA 或质量影响的参数才进行进一步的 CPP 分析。

此外，一些基本的规则可以帮助潜在 CPP 的评估。假设所有的参数影响质量的结果是安全的，如果采取极端不可能的假设。例如，考虑一个反应可能日常操作在 30~50℃，可以在 50℃ 以上的温度不影响质量。但是如果加热到 150℃，物料会分解，反应溶液会变成黑色，质量就会受到影响。由于这种很大的温度偏移在生产过程是不太可能出现的，而且没有工艺文件中会将温度受影响的情况进行描述，故进行这种假设的可能性是没有意义的。

确定潜在 CPP 合理的方法是：关注被合成步骤影响的 CQA；避免荒谬和极端的猜想和假设情境；假定每个过程的步骤是有原因的，它将以书面的形式执行；避免考虑由 GMP 质量体系控制的项目的影响力。这些步骤构成的合乎逻辑的方法来选择是下一阶段的评估重点潜力 CPP。

2. 评估 CPP　经由操作范围的 CPP 风险评估。一旦潜在的 CPP 在风险评估过程的第一阶段被确定（严重性和可接受性与药物的质量相关），将评估它们影响质量的可能性（即发生的可能性）。要做到这一点，需要证明常规工艺操作范围和工艺参数的控制能力是在已验证的范围内。

一个工艺参数的已验证的范围是指某个显示的可接受的产品参数范围。已验证范围代表已知工艺失败边际的区域。最终得到的已验证范围一般不得接近失败的边缘范围。一个工艺参数的关键性是没有操作范围来定义的。如果定义的操作范围是宽的和接近已证明的范围为潜在的 CPP，那么根据这个定义，它就会被认为是 CPP，工艺仍必须严格控制在规定范围内，尽管有宽的范围。同样，为了使工艺没有接近一个潜在 CPP 的确认范围，为一个操作范围设定一个不切实际的窄的范围是不恰当的。在这种情况下，发生重复的工艺偏差的可能性就会增加。这种做法不能代表工艺控制是有效的，是一个有问题的 GMP 式的方法。

建立一个已证明的范围并不意味着超出已验证范围的漂移会导致失败，因为已证明的范围不一定是失败边际。工艺研发过程应提供已经证明的工艺参数范围，以尽量减少超出范围的可能性。因此减少关键参数的数目，这种方法大大降低了不利因素影响质量的机会。我们需要建立的是一个耐用的工艺，可能有极少数与 CQA 有关的 CPP。操作范围仅一端是潜在的 CPP，也是可能的。举例来说，一个关键的杂质可能会在反应温度过高时形成，在这种情况下，上限是一个潜在的 CPP；而较低温度仅仅会导致更长的反应时间，从而降低生产力，能耗浪费。故我们不认为下限是一个潜在的 CPP。如果操作限制的上限接近已验证的限度，那么上限是关键的。如果工艺是具有较高的工艺能力（即操作限制接近已验证的限度），设备能力是足够的，那么这个工艺参数是不关键的。

3. CPP 的确定　　适当的质量体系风险管理，与在产品生命周期指定的"关键"因素是同样重要的。后来数据可能显示已验证的范围比最初预期宽或窄。因此，关键可能改变为潜在的 CPP。未来的工艺优化或设备变化可能带来的操作范围接近或远离已验证的范围，从而改变了已确定的关键。操作范围可能因为一个纠正重复偏差的措施而发生移动。同样，这也可能会影响关键的确定。因为杂质分布上的改变增加了从前非关键工艺参数的严重性，可能发现新的潜在 CPP。

操作范围的最终确定，取决于包括药物质量在内的诸多因素。已验证的范围代表已知的可接受的质量。最后的操作范围可以在已证明范围内的任何地方优化工艺，确保操作者的可操作性和设备的安全使用，并减少对环境的影响、对能源的浪费，减少生产周期，提高产量。操作范围必须考虑到的设备性能和使用到的控制系统的类型。

虽然操作参数给定了范围，但参数本身可以控制在范围内的某一个设定点。因此，批记录目标温度可能定在 35℃，在过程中的温度可能在 32～38℃波动。该规定的操作范围的目的不是提供一个范围内的目标设定点，而是要确保在设定点附近的漂移可以被检查、评估和控制。设备能力或其他因素对特定设定点的、在范围内的选择或任何调整必须考虑操作中正常的波动，以确保在操作范围内保持适当的控制能力。

4. CPP 和关键合成步骤中杂质的形成和去除　　一般来说，大多数 CQA 受合成最后步骤以后出现的影响（即最终的结晶和原料药处理）。例如：包括颗粒度，晶型，微生物限度和残留溶剂。后期步骤的中间体和粗品 API，如果分离，形成最终 API 的潜在杂质分布，这时会存在有机杂质、无机杂质或光学杂质。在某些情况下，杂质的形成在工艺中是完全独立的。例如：不管工艺条件如何变化，相关物质都可以与原料一起进入反应并生成杂质。在这种情况下，原料的质量控制可能是关键的，但是没有潜在 CPP 会在合成步骤中确定，除非这些步骤偶然降低了杂质的水平。如果工艺不影响某个杂质在最后的步骤中的最终含量，则对影响这个杂质的 CPP 的工艺进行进一步的评估是没有必要的。在大多数情况下，至少有一个工艺参数（如温度、时间或摩尔比）会影响杂质的形成或去除。

5. 风险降低　我们已经识别了工艺中的关键工艺参数，以及这些参数影响的关键杂质和关键质量属性。因此，在定义的操作范围下进行工艺操作（可接受的范围和验证），是可以得到一个可以接受的药物质量。从质量角度看，验证 CQA 在整个合成工艺的过程中，这些控制点已被确定，并证明其控制住。这些控制措施可以确保减轻和降低产品风险。风险管理过程的这个阶段可以结合：原料、中间体和最终产品正式的质量指标和检测；中控检测；工艺限度（操作范围）；包含适当的 PAT 的工艺监测和控制；质量体系管理，例如批准、供应商审计、偏差处理、工艺验证和变更控制。

最后的药物质量可能会被认为是关键控制点，因为是最终产品放行的证明。所有 CQA 都应当在最后的药品检测时确定。同样，起始原料的质量可能被认为是关键，因为它确认"适合用于"合成的开始。对于起始原料之前的，一般将其工艺风险控制在起始原料这一步。在起始原料质量上的控制上必须确保质量需要的相关 CQA。

6. 关键工艺数据的法规适用

（1）注册：在 CTD（通用技术文件）格式"关键步骤和中间体的控制"的信息提供了一个预留位置。在这个信息中包含的是与 API 工艺相关的 CQA 定义的那些关键中控或工艺参数。因此，在工艺描述开发的 CPP 中，可能包含在原始注册文件中形成产品批准和注册变更管理批准的基础。技术文件的其他部分（即技术数据、工艺历史和经验）将作为背景资料。

（2）验证：根据 ICH Q7，关键步骤（即与潜在影响 CQA 的合成步骤）应该验证。对中间体而言，这些步骤可以是关键杂质形成或除去的步骤，对 API 没有影响的合成步骤并不需要验证。在任何情况下，满足 CPP 应该是验证实施的一步。在增加新的关键步骤、增加新的或潜在的 CPP、潜在 CPP 的操作范围的变更、CQA 指标增加或变更、起始原料变更或起始原料来源的变更等情况下需要进行既定的合成工艺的再验证。

7. CPP 与质量体系整合　CQA 核心策略的最后一部分是将科学和基于风险的决策融入公司的质量体系，以确保其全面遵守和适用。产品生命周期中对工艺知识的运用，是风险评估的重要因素。这些为质量体系提供了日常检查的基础，并确保批与批之间质量无差异，运用适当的变更、偏差等控制系统和产品质量回顾进行体系的管理和回顾。识别潜在 CQA 和 CPP 的两个阶段方法为维持正在使用的工艺提供了准则。这种方法很好地结合了验证和再验证，变更控制，偏差处理和年度产品回顾的评估。

用科学和基于风险的方法来决定哪些工艺参数和控制对质量是关键的。主要要点是：① CQA 必须根据具体药品的需要进行定义（例如剂型、剂量等）；② 有些 CQA 是合成工艺影响的，有些则由全面质量体系管理控制；③ 最后真正解决前的最后步骤，一般是影响杂质分布而不是物理性质。因此，对于这些步骤的工艺参数一般需要确定其降低对最后关键杂质的影响；④ CPP 必须符合风险评估的两个标准：工艺参数和它对 CQA 的影响；⑤ 在合成中关键点的控制策略确认了 CQA 的质量。这些形成了对中间体进行控制的基础，而最终产品质量是一切过程控制的目标。

（三）进行处方工艺设计，明确 CPP 后确定控制策略

在识别关键物料属性、对产品进行风险评估后，可根据上述分析结果，对某预灌封注

射剂药物采用单变量法或者多变量法等方法进行处方设计，可以设计多种处方，以不同的 pH 调节剂用量、抗氧剂用量以及溶液中不同氧含量浓度为考察变量，在不同的灭菌条件下进行考察，以确定最优处方。

在设计和优化生产工艺时，需要深入理解各步生产工艺，考察关键工艺参数的范围，并对工艺参数进行验证，以确保产品的关键质量属性满足要求。通常需考虑的因素有：① 工艺放大时，受灌装速度等因素的影响，大生产样品在配液罐中的保温时间要远远长于小试样品，对于热不稳定产品，配制、保温温度以及时间是影响产品质量的关键工艺参数。② 工艺放大时，过滤器与保温状态下药液的接触时间也远远长于小试样品，因此必须进行能体现商业化规模的药液过滤系统适用性验证试验。工艺放大时，对辅料投料量以及溶液中氧含量的控制精确度往往低于小试规模。③ 由于设计以及控制等因素影响，生产规模灭菌柜腔室内的热分布水平可能低于小试规模的灭菌柜。

因此，在小试规模摸索处方和工艺条件时，需要考虑到中试规模和生产规模的情况，建立设计空间，在预定的参数基础上寻找可接受的参数上下范围。以上述产品 X 为例，由于氧的存在对药物稳定性影响较大，在配液时，须对溶液和注射液瓶内空间中的氧含量进行考察和控制；在灌封时，须对灌封时所用的氮气纯度和压力进行考察和控制，并对注射液瓶内的残余氧气进行控制；在灭菌时，须对不同设计原理的灭菌器进行选择，并对水浴中的氧含量进行考察和控制。其次，该注射液为酸性溶液，须考虑滤芯的选择，如果选择不当，在酸性条件下过滤时可能引入外源性杂质。在实际生产中，也发现滤膜选择不当，容易造成溶液澄明度无法满足要求。采用经筛选和优化的处方工艺，该产品最终能够耐受过度杀灭的灭菌工艺。

在选择包装材料容器方面，USP 同品种明确建议采用 I 型耐水玻璃瓶。目前，国内多采用钠钙玻璃安瓿瓶或低硼硅玻璃安瓿瓶，两种玻璃容器耐酸碱能力相对较差，应注意所选用的玻璃安瓿是否存在脱片的可能性，并采用恰当方法对相容性进行研究，推荐采用耐酸碱性更好的预灌封注射器等形式的玻璃容器。遇光易破坏，可考虑使用着色玻璃安瓿，并避光保存。如果选择塑料包装材料容器，需注意到半透性材料存在透光性和透湿性，易使产品氧化变色；如采用内外袋组合包装形式，则需考虑内外袋之间是否需填充氮气、内外袋之间在灭菌后水蒸气渗透，以及外袋是否影响灭菌热穿透能力等因素。

第二节
预灌封注射剂的验证和确认

一、验证与确认的意义

验证是 GMP 法规的要求，是制药企业的质量管理体系的重要一环。验证能够确保产品生命周期内的活动均得到有效控制，确保产品的质量符合要求，从而保障患者的用药安全。验证在 GMP 中所体现的价值和所发挥的作用有：① 符合法规要求，降低患者用药风险。基于当前法规的要求，全面实施 GMP 且必须经过验证是毋庸置疑的。验证能使药品生产企业生产出高质量的药品，保证患者用药安全有效。② 优化工艺，保证药品质量。在完善健全的质量管理体系中，经过控制的工艺需要较少的工艺支持，较少的时间，并产生较少的失败，操作会更加有效，质量更加有保证。验证的工艺为产品的质量提供了可靠的保障。对配方和工艺条件的优选是工艺开发的内容，它为工艺验证提供了基础，验证促使工艺优化。③ 验证能够证明质量是建立在工艺基础上的，而工艺是受控的。工艺验证是 GMP 和制药企业质量管理体系的基础，没有验证也就没有有效的质量保证体系。④ 降低质量成本，提高经济效益。验证活动能够降低系统故障发生的概率，减少产品报废、返工和复检的次数，并大大减少用户投诉以及产品召回的概率。验证将对项目过程中的重要节点进行确认和评估，并根据这个评估来确定后续过程。验证是制药工艺中十分重要的环节。

二、验证生命周期

通过系列化的研究来完成的过程称为生命周期，验证生命周期是以制订用户的需求说明为起点，经过设计阶段、建造阶段、安装确认、运行确认，最终通过性能确认来证实用户需求说明是否完成的一个周期。验证生命周期 V 模型如图 5 - 2。

(一) 用户需求说明(URS)

URS 是指制药企业对设备、厂房、硬件设施设备、系统等提出的自己的期望使用需求说明。ISPE 基准指南第 3 卷《无菌生产设施》指出："用户需求说明一般是系列技术说明中的第一个，它是用户对项目范围的预期情况进行的高层次说明，重点强调产品参数和工艺性能参数。"从这句话中可以看出，URS 在整个验证中是起点，是基础。

1. 用户需求说明的作用　① 用户需求说明是用户对设备、系统的具体输出要求的详

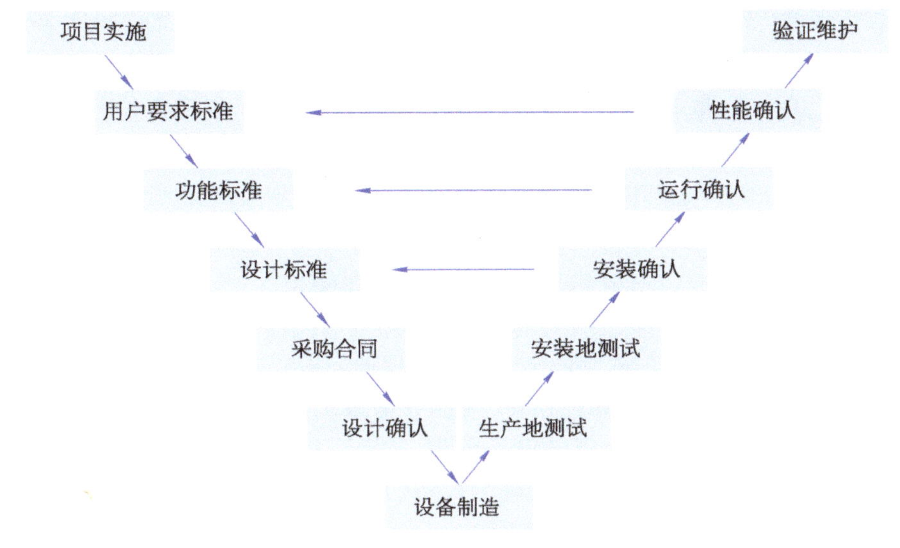

图 5-2　验证生命周期 V 模型

细描述;② 用户需求说明是设备、系统设计建造的基础依据,决定了设备、系统的性能;③ 用户需求说明是验证活动的起点,同时也是性能确认的最终依据。用户需求说明需要使用符合技术设备的语言,其中对设备功能、技术指标、运行参数做到详细而明确的描述,它将作为采购合同、设备设计制造、安装调试,直至最终验收的技术文件。要通过考虑投资成本、技术能力、设备使用可靠性来评估用户需求说明的可行性及可能存在的风险。

2. 用户需求说明的内容

(1)项目介绍:通常对使用该设备、系统的项目背景做介绍,明确设备、系统使用的目的和范围。

(2)项目标准:用于描述本用户需求说明参考的法律、法规、指南、行业规范、公司文件等名称。

(3)设备/系统描述:用于描述设备/系统功能、结构、性能、原理和安装区域等。

(4)术语和缩写:用于本用户需求说明中所涉及的专业术语、缩略语进行解释和说明。

(5)需求内容:用于描述设备/系统需求的具体内容,需要根据设备具体情况确定,但一般包括如下内容:① 设备工艺或性能、产能要求;② 安装环境要求;③ 技术要求;④ 外观及材质要求;⑤ 设施/公用系统要求;⑥ EHS 要求;⑦ 仪表/电气元件要求;⑧ 清洁、灭菌、润滑要求;⑨ 验证/确认要求及文件要求等。

(二) 设计阶段

1. 功能说明　功能说明(FS)描述了如何来实现用户需求说明中所描述的要求和目标,明确说明了系统预期的实现方式。功能说明通常由供应商来完成,但需要用户审核、批准该文件。功能说明将用户需求说明所描述的功能在设备的设计、材料的选用、附件的设计或选用等方面做出详细的描述,是对用户需求说明做出的一一对应的策略。

功能说明的内容包括但不限于:① 操作模式;② 过程状态;③ 报警;④ 密码权限;⑤ 系统数据及其他控制系统所具备的功能等。

2. 设计说明　设计说明(DS)通常由供应商来完成,并且供应商拥有该文件的所有权和保密权,但需要用户审核、批准该文件。设计说明需说明如何满足功能说明和用户需求说明的详细的、具体的要求,需要详细和准确。通过设计说明,使用者能够知道设备的正确安装、测试和维护。

设计说明的主要作用是用详细的技术语言定义如何开发设备才能够提供需要的功能。一般设计说明的内容包括机械、电子、软件等方面的具体描述或选择;对可能产生污染和失败的可能性要进行风险分析和评估。其内容包括但不限于:① 管道和仪表图、工艺流程图;② 控制系统硬件说明;③ 控制系统软件说明;④ 工作环境要求;⑤ 电气工艺要求;⑥ 输入输出说明;⑦ 系统数据说明及程序功能原理等。

3. 风险评估　系统影响性评估(SIA)是指评估系统的运行、控制、报警和故障状况对产品质量影响的过程。SIA 用于评估设备设施、系统是否对产品质量有影响,确定验证的范围,并且对因质量无影响而不进行验证的设备、系统提供文件支持。SIA 分为:直接影响系统、间接影响系统、无影响的系统。

部件关键性评估(CCA)用于确定单独部件的潜在危险及其对产品的影响,并对其进行评估。通过对"直接影响系统"的关键性部件进行风险评估,确定其在整个系统中的风险程度,并建议控制措施降低其风险。

在判断出关键部件/功能后,对关键部件/功能继续进行风险评估,采取失败模式和影响分析(FMEA)或其他风险评估工具找出关键部件和功能中可能失效的影响。

4. 设计确认　设计确认(DQ)是指用文件证据证明厂房、支持系统、公用系统、设备和程序为按照 GMP 的要求设计。新的厂房、设施、设备确认的第一步为设计确认,通过有文件记录的方式证明所提出的厂房、系统和设备设计适用于其预期用途和 GMP 的要求,用科学的理论和实际的数据证明设计结果满足用户需求说明。完善的设计确认是保证用户需求以及设备正常发挥功效的基础,经过批准的设计确认报告是后续确认活动的基础。

设计确认是确认所有涉及的设备符合用户和 GMP 要求。在此阶段,将认真审核最终设计文件,通过审核决定暂停或批准设计。同时考虑在下一阶段所必须考虑的问题。

(1) 进行设计确认前,应先确认:① 确认设计方案和报告模板已经确定;② 成立设计确认验证小组,并确定人员分工与职责;③ 收集编写所需的法规、文件信息;④ 确定设计确认的范围;⑤ 起草设计确认方案,并确定文件编号等信息。

(2) 设计确认方案内容结构如表 5-9 所示。

表 5-9　设计确认方案内容

步　　骤	内　　容
确认前条件	确保 URS 已经经过质量负责人批准 供应商的设计文件应描述设备的功能和设计规格,已提交并确定为最终版本 供应商提供图纸、材料材质文件 确定起草设计确认报告所需的文件为现行版文件 成立设计确认小组,确定人员职责分工 对参与设计确认的人员进行培训

续　表

步　骤	内　容
设计确认实施	DQ实施程序 设备工艺或性能、产能要求的确认 安装环境要求的确认 技术要求的确认 外观和材质要求的确认 设施/公用系统要求的确认 EHS要求的确认 仪表/电气元件要求的确认 清洁、灭菌、润滑要求的确认 文件要求的确认
设计确认报告	报告所需的记录、数据应真实、清晰、正确、完整,并及时进行整理、汇总和分析 报告中测试结论需明确写出测试的结果是否符合要求 报告需对测试结果提出评价和建议 发生的偏差按方案规定的偏差处理要求处理

设计确认报告审批：根据总结报告的内容数据,并确认执行完成及偏差评估之后,需要对设计确认执行批准/验收,确认已执行设计确认方案的签收正式设备/系统的设计确认已完成,从而正式授权相关的设计文件得以批准并发布,以用于设备/系统的制造。

5. 需求溯源性矩阵　ISPE GAMP 5《良好自动化生产实践指南——遵从 GxP 计算机化系统监管的风险管理方法》提到："在系统生命周期的早期就应该识别并纠正系统缺陷,设计审查和可追溯性有助于保证系统符合预定用途,并且可以通过在早期识别缺陷并解决问题来降低总体项目成本。"需求追溯性矩阵可与标准、要点和成果进行比较,对特定问题点提出必要的纠正措施。需求追溯性矩阵的作用有：① 设计需求经过了验证,并可以追溯到表明需求得到满足的测试或验证活动；② 使得风险管理和设计审查流程更有效率；③ 判断所提交的变更需求会产生什么样的影响；④ 有助于对所提交的变更进行风险评估；⑤ 确认对变更进行测试的范围；⑥ 可在检查和审查时快速准确地反应。

(三) 调试

调试是一个集检查、记录、测试于一身的,有计划,重合作的系统过程,用于确认厂房及其中分系统按照他们的功能运行。调试活动的主要依据是《良好的工程建设规范》(GEP),在工程技术方面对调试对象进行测试和检查,主要关注工程学方面的要求。

1. 工厂验收测试(FAT)　FAT 是涉及系统兼容性的重要活动,生产厂商核查系统或者操作设备的正确安装和功能,以便及时检测并纠正可能的错误。这项活动在厂家的工厂实施,由关键人员见证,如：系统业主,项目组的 QA 代表,验证工程师等。FAT 的准备及测试工作如表 5 - 10 所示。

2. 现场调试　调试的执行在机械完工和交付给操作、维护部门或验证组之间进行。调试工作应由设备/系统供应商进行,并由用户指定的人员进行协调、批准和见证。调试方案应由设备/系统供应商进行编写,并在开始测试之前由用户审核、批准。由调试结果中所挑选出的符合 GMP 文件要求的数据可以用于支持设备/系统验证,在进行验证时不需要重复测试。

表 5-10　FAT 实施内容

步　　骤	内　　容
FAT 计划编写前确认	供应商已完成内部测试,且测试报告已完成 系统影响评估应已执行,并记录在案 供应商审计应已执行,并记录在案 必须有充分的设计详细资料,所有系统定义(包括详细的图纸,P & IDs,适用的情况) 应确定项目团队的范围、人员和职责,包括承建商和供应商。职责还应包括谁将编写、审阅、批准和执行计划,在公司内谁将协调 FAT 和谁将核实必需的测试的完成 验证主计划已制订
FAT 测试	功能测试 性能测试 稳定性测试 文件确认 图纸的确认(P & ID、布置图、电气图) 材料和表面处理的检查 控制系统图形界面的检查 报警和联锁

调试工作一般包括:① 确认系统部件的合格安装;② 确认设计文件,如用户需求说明和功能说明等;③ 确认图纸和部件标识的准确性;④ 确认设备手册和技术数据单;⑤ 确认建造材质;⑥ 确认合格的公用工程连接、标识和参数,如启动、运行、关闭、报警和互锁等功能测试;⑦ 确认空调系统测试、平衡和高效过滤器检定;⑧ 确认管路和风管的压力、泄露测试等。

用户还需对供应商提供的工程交付包进行检查,一般包括:① 工程说明文件;② 采购文件;③ 图纸;④ 设备手册和技术数据单;⑤ 焊接文件;⑥ 校准证书;⑦ 由供应商所进行的测试报告。

3. 现场验收测试(SAT)　当设备达到设备的使用场所后,就要进行现场验收测试。现场验收测试工作是为了促进调试工作进行,并进一步提高验证成功的可能性,其可以与现场调试一并进行。与工厂验收测试类似的是,现场验收测试的目的也是为了保证设备已经按要求完成了组装和调试,所以有些测试项目与工厂验收测试相同。所不同的是,工厂验收测试是由设备的制造商在制造工厂进行测试,而现场验收测试是由设备的使用方在设备的使用场所进行的测试,所以更偏向于一些在制造工厂无法进行的测试。

现场验收测试由供应商在设备/系统到达使用现场后进行检查以保证其文件、安装和功能的正确性,并由用户指定的人员进行见证。现场验收测试方案应由设备/系统供应商进行编写,并在测试开始前由用户进行审核、批准。由现场验收测试结果中所选出的符合 GMP 文件要求的数据可以用于支持设备/系统验证,在进行验证时不需要重复测试。

（四）安装确认（IQ）

安装确认将核实相关新建/改建设备的安装文件的适用性，安装确认的目的是确保按照要求完成的安装是被审核过的以及相应文件是正确的、可用的，并且是有效批准的。

1. 安装确认的作用　安装确认的目的是证实设备或系统中的主要部件被正确地安装，以及和设计要求一致。应有相关支持的文件，并且仪器应该经过校准。

2. 安装确认的步骤及内容　如表 5 - 11 所示。

表 5 - 11　安装确认实施步骤及内容

步　　骤	内　　容
安装确认前	系统影响评估应已执行，并记录在案 必须有充分的设计详细资料 每个系统必需的调试和确认应完成 应确定项目团队的范围、人员和职责 验证团队在安装确认中使用的程序的培训应该是规范的 验证主计划已制订
IQ 方案文件清单	验证主计划 用户需求说明 供应商图纸和文件
安装确认方案执行	管线仪表图和图纸 仪器清单 设备清单 材质证明 备用部件清单 更换部件清单 安装检查表 润滑剂附表 校准检查
安装确认报告	报告所需的记录、数据应真实、清晰、正确、完整，并及时进行整理、汇总和分析 报告中测试结论需明确写出测试的结果是否符合要求 报告需对测试结果提出评价和建议 发生的偏差按方案规定的偏差处理要求处理
安装确认报告审批	根据总结报告内容数据，并确认执行完成及偏差评估之后，需要对执行批准/验收，确认设备/系统的安装确认已完成，运行确认可以进行

（五）运行确认（OQ）

运行确认是通过有文件记录的形式证明所安装的厂房、设施设备在其整个预期运行范围之内可按预期形式运行。

1. 运行确认的作用　运行确认是确立可信的范围，确认设施/设备/公用设施在既定的限度和容许范围内能够正常运行。在系统执行时，核实是否在规定的参数内运行，例如温度、压力、转速等；运行确认的执行包括检测参数，参数来调节工艺或产品质量；核实控制者合理的运行、显示器、记录、报警及联锁装置，这些需要在运行确认检测期间执行并记录。

2．运行确认的内容　进行运行确认前，需要确认系统安装确认已完成，且符合要求；用于运行确认的测试设备和仪器已进行确认和校准；所有参与运行确认的人员均完成相关培训等。运行方案和报告的内容如表 5 - 12 所示。

表 5 - 12　运行确认方案及报告内容

步　　骤	内　　容
运行确认方案	目的 范围 参考文件 术语 设备/系统描述 运行确认内容：① 先决条件；② 人员确认；③ SOP 确认；④ 培训确认；⑤ 仪器仪表校准确认；⑥ 功能测试
运行确认报告	报告所需的记录、数据应真实、清洗、正确、完整，并及时进行整理、汇总和分析 报告中测试结论需明确写出测试的结果是否符合要求 报告需对测试结果提出评价和建议 发生的偏差按方案规定的偏差处理要求处理
运行确认报告审批	根据总结报告内容中的数据，并确认执行完成及偏差评估之后，需要对执行批准/验收，确认设备/系统的运行确认已完成，性能确认可以进行

（六）性能确认（PQ）

性能确认是"为确认已安装连接的设施、系统和设备能够根据批准的生产方法和产品的技术要求有效稳定（重现性好）运行所作的试车、查证及文件记录"。性能确认应当证明厂房、设施、设备在正常操作方法和工艺条件下能够持续符合标准。而只有要求通过性能数据来检查确认其正常操作的系统才将进行 PQ。PQ 将综合考虑规程、人员、物料、设备和工艺。

1．性能确认的作用　性能确认是提供文件证据证明，系统能基于批准的工艺方法和产品标准，作为组合或分别进行有效重复的运行。性能测试应在真实生产条件下进行，应收集确认数据并记录在附件的测试报告上。性能确认是测试的最后步骤。当最终性能确认报告批准后，系统可以用于正常生产操作。

2．性能确认的步骤及内容　如表 5 - 13 所示。

表 5 - 13　性能确认步骤及内容

步　　骤	内　　容
性能确认前	系统的运行确认已完成且符合要求 用于性能确认的测试设备和仪器已进行确认和校准 性能确认测试中所有的非药典分析方法已完成验证 所有涉及的实验室仪器和设备都已完成确认或者校准 所有参与性能确认的人员均完成相关培训 有关标准操作规程等文件均批准并为现行版本 系统的风险评估已执行，且报告已批准
性能确认方案的内容	目的 范围 参考文件 设备/系统描述

续　表

步　　骤	内　　容
性能确认内容	先决条件 人员确认 SOP 确认 培训确认 仪器仪表校准确认 性能测试
性能确认报告	报告所需的记录、数据应真实、清晰、正确、完整，并及时进行整理、汇总和分析 报告中测试结论需明确写出测试的结果是否符合要求 报告需对测试结果提出评价和建议 发生的偏差按方案规定的偏差处理要求处理
性能确认报告审批	根据总结报告内容数据，并确认执行完成及偏差评估之后，需要对执行批准/验收，确认设备/系统的性能确认已完成，可以开展后续的清洁验证和工艺验证

（七）验证总结报告

所有的验证活动完成后均需要完成验证总结报告，该报告是一个对所有验证方案内提到的与验证活动相关的验证工作的详细总结。验证报告通过对所有的验证活动进行总结，对验证过程和结论有清晰的理解。

未完成的工作：需列明有无方案中要求的未完成的工作。这些工作必须是微小的或者与 GMP 无关的。应描述所有未完成的工作的实现计划和这些未完成的工作对目前验证结论没有影响的理由。

偏差和变更情况：列出在执行验证方案过程中所有发生的偏差和变更情况，并总结这些偏差和变更是否已经关闭，并建立纠正预防措施。

（八）验证状态维护

项目的完成并不是验证的结束，对设备/系统、工艺等的验证，应密切关注与验证状态相关的事项，如：设备的预防维护保养、仪器仪表的校准、变更和偏差情况、生产过程监控结果和产品年度回顾的输出结果等，并根据实际情况采取有效的措施保持验证的状态。

三、验证主计划

验证主计划是为了整个项目及总结生产者全部的观点和方法而建立的保护性验证计划，是一份验证总策略，用来保证验证执行的充分性。

（一）编写验证主计划的前提条件

编写验证主计划之前，需要进行一系列资料和信息的收集，一般流程与内容如图 5 - 3 所示。

（二）验证主计划的内容

1. 验证主计划的类型　　验证主计划有多种类型，一般按项目、设施设备、分析方法、清洁工艺、计算机系统等分成不同的类型。根据公司的规模和产品的种类，一般可以制订一份验证主计划和若干份验证计划，对于一些大型的项目、新建厂房等可以单独建立验证主计划。验证主计划是一个概述性的文件，内容应清晰、明确、易懂。

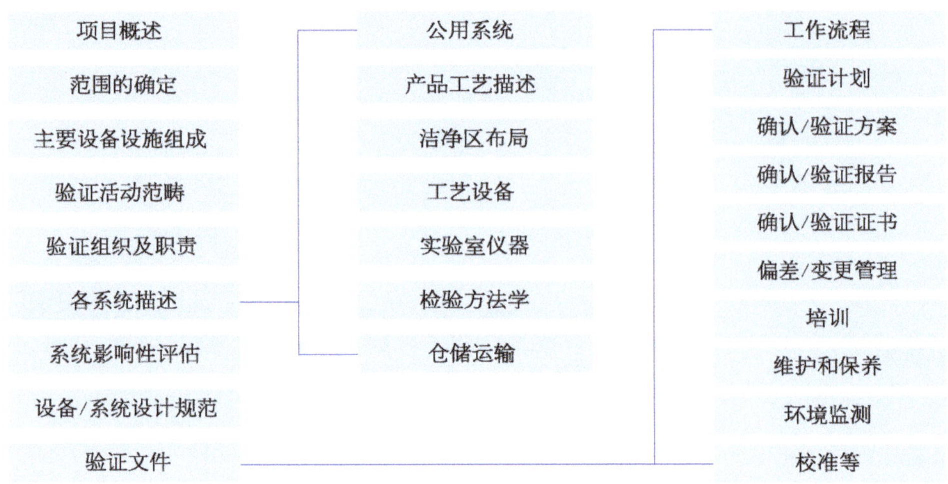

图 5-3　验证主计划前提条件

2. 验证主计划的内容　根据药品生产质量管理规范附录《确认与验证》中关于验证主计划内容的要求，根据各公司的实际情况，制订的一份完整的验证主计划一般包括如下几个方面。

（1）项目名称编号及批准页：一般包含验证主计划的名称，编号（根据文件规定的编号原则），主计划编写、审核、批准人员的职位和签名。验证主计划由公司的主管总经理批准。还应涉及主计划的修订记录，对周期较长的项目，验证主计划可能需要修订历次版本，可在修订记录上对每次修订的内容进行概述，以便追溯。

（2）基本介绍：主要包括该主计划所遵循的基本原则；项目概况；本次验证主计划所包含的范围，根据项目的规模和涉及的设备设施、工艺情况，进行验证范围的罗列；参考文件和缩略语是对本验证主计划中涉及引用和参考的法规、指南、行业规范、企业文件等进行——说明，并对惯用缩写或者专业词汇进行解释。

（3）验证组织及职责：一般包括组织机构构成和关键人员的职责：① 验证委员会的构成；② 验证委员会各组成部门的职责；③ 验证管理职能机构职责；④ 验证小组及其成员职责；⑤ 第三方职责。为了使各职能部门人员责任分工清晰明确，现常使用职责矩阵的格式进行编写，使之更加清晰，一目了然。

（4）系统描述主要包括：① 概述；② 公用系统；③ 产品工艺流程简介；④ 洁净区布局描述；⑤ 工艺设备；⑥ 实验室仪器和设备；⑦ 检验方法学；⑧ 计算机化系统；⑨ 仓储运输等。

（5）验证策略：验证策略是用来评估验证工作的概述，确定验证的内容和界限，以及每个步骤的衔接节点。包括验证的前提、验证方法和验证程度以及标准判断。一般根据验证策略的不同，分为厂房设施的硬件验证策略、实验室用仪器的验证策略、分析方法验证策略和计算机化系统验证策略。以上验证活动完成后，进行产品的工艺验证。

1）厂房设施、公用工程验证（确认）策略：首先依据系统影响性评估的原则，对设备及系统进行 SIA 评估，评估结果由各相关部门审核和质量负责人批准，以此作为验证的一个基础，确定验证的程度。输出的直接影响的系统、设备设施一般进行 DQ、IQ、OQ、PQ 确认，间接影响和无影响的设备设施按照 GEP 的要求进行安装和调试。

2）实验室用仪器的验证策略：对于某个仪器的准确分类必须通过使用者对其结果功能的具体要求（例如：对于检测的影响程度；或是该检测结果的重要程度等）来确定，另外还将考虑具体仪器的复杂程度。按照仪器复杂程度和预期使用目的将 QC 分析仪器划分为三个大类（A 类、B 类和 C 类），同时根据实际使用情况和专业经验对仪器分类进行确定，从而实现基于风险的实验室仪器设备验证方式。

A 类包括没有测量功能或是严格校准要求的标准设备，其中制造商对基本功能的标准被接受为用户需求。A 类设备为低风险级别的分析仪器设备，与用户需求的符合性可以通过视觉观察其操作来确认，并以文件记录，不需要独立的确认过程。通常 A 类仪器设备执行调试即可。此类仪器/设备的例子如超声波清洗仪、磁力搅拌器、漩涡混合器等。

B 类为中等风险级别的分析仪器和设备，包括提供测量数值结果的标准设备和仪器，以及控制条件包含需要校准的物理参数（如温度、压力或流量）的设备，其中用户需求通常与制造商的功能标准和操作限度相同。B 类仪器应进行 DQ、IQ 和 OQ，如果需要也应执行 PQ。B 类仪器或设备对用户需求的符合性是按照该仪器或设备的标准操作程序来测定的，并在 DQ、IQ 和 OQ 中以文件记录。此类仪器包括天平、熔点仪、光学显微镜、pH 计、稀释仪、生化培养箱等。

C 类为高风险级别的分析仪器和设备，包括高度复杂的仪器和计算机化分析系统，其中用户对功能、操作、性能限度的需求针对特定的分析用途。C 类仪器对用户需求的符合性通过具体的功能测试和性能测试来测定。安装这些仪器是一项复杂的任务，此类仪器例如高效液相色谱仪（HPLC）、气相色谱仪（GC）、溶出度仪、原子吸收光谱仪、红外光谱仪与紫外/可见光光谱仪。C 类仪器一般是高度专属、复杂的仪器，应进行完整的 DQ、IQ、OQ、PQ 确认。

3）分析方法验证策略：产品放行和稳定性试验的分析方法应经过正确选择和验证以确保数据的准确性和稳定性。针对方法来源、适用范围、预期使用目的、产品属性及实验室能力进行风险识别，从而执行分析方法的确认、验证或转移程序。分析方法将在使用前进行适当的验证和确认，必须有证据证明所用的分析方法是符合准确度和可靠性标准。分析方法验证是论证某一分析方法使用于其用途的过程。

当国内外标准委员会有公布的标准方法时，应选择标准方法，例如各国药典等。当替代分析方法相当于或优于法定分析方法时，才可以应用验证过的替代分析方法。而当没有可选的标准方法时，可以使用知名机构或者个人发布的方法，并进行适当的验证，以证实其可用于产品检验。分析方法应遵循相关的操作流程，一般包括：定义方法范围；确定验证参数的限度；验证测试；制订常规分析质量控制计划。

4）计算机化系统验证策略：所有药品生产质量管理过程中应用的计算机化系统均应进行验证。计算机化系统验证应根据 GMP2010 附录《计算机化系统》《确认与验证》美国 FDA 指南（含联邦法规 21CFR 第 11 部分，电子记录和电子签名）、ISPE"优良自动化制造规范"（GAMP）第五版《遵循 GxP 计算机化系统监督的管理方法》实施。

计算机系统的性质属于建立的独立软件系统，例如包含上位机的设备设施自控系统、实验室 LIMS 系统、仓储物流 ERP 系统等，需要单独建立计算机系统验证文件。属于设备集成 PLC 系统的，如 CIP、水系统、冻干机等，与设备设施的确认一并实施。系统设备设施的操作软件系统一般由供应商和进行配置的专业 IT 人员与使用人员共同进行测试，供应商应提供测试服务和资料。计算机化系统分类与验证范围程度见表 5-14 所示。

表 5-14　计算机化系统与验证范围分类

计算机化系统分类	验证范围程度
第一类	记录软件版本号、检查版本正确性，并按批准的程序安装
第三类	记录软件版本号、检查版本正确性，并按批准的程序安装调试，根据 URS 进行 DQ、IQ、OQ 确认或验证
第四类	记录软件版本号、检查版本正确性，并按批准的程序安装调试，根据 URS 进行 DQ、IQ、OQ、PQ 确认或验证
第五类	记录软件版本号、检查版本正确性，按批准的程序安装调试，根据 URS 进行 DQ、IQ、OQ、PQ 确认或验证，并进行设计与源代码审查

5）清洁验证策略：清洁验证表明了与产品直接接触的设备、系统或设施的标准清洗程序能保证活性成分和上一批产品可能的残留物或潜在的微生物污染在预先规定的可接受范围内，并防止出现能够对下一批生产产品的安全性和质量带来交叉污染的物质，证明了设备的清洗标准操作规程的适用性。

清洁操作规程的验证应反映设备的实际使用情况，如果多个产品共线，采用相同操作规程进行清洁，则可以选择有代表性的产品作为清洁验证的参照物。应当根据溶解度、难以清洁的程度以及残留物限度来选择清洁参照物，而残留物的限度则根据活性、毒性和稳定性确定。通常，只需要对接触设备表面的产品进行清洁验证，而对于非直接接触，但产品有可能会移动进去的部位，也需要考虑，如封口、法兰、搅拌轴、加热元件等。

清洁验证中需要对清洁周期进行考察，并对清洁前设备的最长保留时间和清洁后干燥设备最长的保留时间进行确认。一般清洁验证需要连续验证成功 3 次，这样才能认为此清洁验证是合格的。

6）工艺验证策略：工艺验证是"为证明工艺在设定参数范围内能有效稳定地运行并生产出符合预定质量标准和质量特性药品的验证活动"。生产工艺的验证方案应描述在工艺验证过程中所要执行的规程。验证方案必须包括测试方法的细节和接受标准。工艺验证完成后，进行工艺验证报告的审核批准。

执行工艺验证前需要满足以下条件：工艺验证过程中用到的设备和仪表均进行确认或校准，并在效期内；工艺验证过程中用到的关键公用工程经过验证；所有用于工艺验证的分析方法已完成验证；测试工艺验证样品之前，用于工艺验证的所有实验室设备和仪器已进行确认或校准；所有参与工艺验证的人员均完成培训；有关标准操作规程等文件均批准并为现行版本；工艺验证使用的所有物料均放行，系统风险评估已执行，且报告已批准。

7）其他：企业根据验证主计划的范围，可能还包括消毒灭菌程序验证、无菌工艺模拟验证、除菌过滤验证、冷链运输验证等，这些也均需要在验证策略中详细地描述其验证方法。

（6）验证文件：验证过程的所有管理流程应参照公司已有管理制度执行，制订每个验证活动的详细规定，如文件准备、执行、方法和接受标准等。所有验证文件的内容及描述如表 5-15 所示。

表 5 - 15　**验证的文件分类及要求**

步骤/类别	要　　　　求
确认/验证实施前	首先起草确认/验证方案,方案须在质量负责人批准后方可实施
验证结束后	应编制确认/验证报告,确认/验证报告应对验证结果进行统计和分析并形成验证结论,并经质量负责人批准
验证计划	包括验证主计划、分项或年度的验证计划,是对某个项目或者某个年度的验证工作的规划和要求
确认/验证方案	一个完整的项目验证方案通常由三大部分组成:一是验证项目概述,阐述需要检查、校正及测试的具体内容;二是对需要验证的关键点设定可接受标准和验证方法;三是记录格式,即检查及测试应记录的内容、结果及评估意见
确认/验证报告	对验证方案及已完成验证测试的结果、验证实施过程发生的偏差、变更等进行回顾、审核并做出评估的文件
确认/验证证书	一般由质量部门颁发验证/确认证书,以证明对某个项目通过验证,存放于项目的档案中。验证证书应包括验证方案和验证报告的编号、有效期以及验证结论输出的内容
文件控制	验证文件的编号、归档等规定均应有文件进行规定
偏差管理	在方案的执行过程中,任何背离可接受标准的偏差将在偏差报告中记录调查,并在验证报告中回顾
变更控制	在已批准的确认/验证方案发生可能影响产品质量、工艺再现性和系统/操作设备等变更时,应进行评估,并根据评估结果采取控制措施
标准操作规程	包括设备标准操作规程、设备清洁规程及过程控制程序等。标准操作规程的制订及执行是设备正常运转,保证产品质量的基础,也是验证有效实施及验证状态保持的前提条件
预防性维护保养	预防维修不同于故障维修,预防维修是旨在持续保持现有的设备处于最佳运行状态,在出现故障之前预先进行的一项设备维护工作。它包括清洁、调整、润滑、状态检测、性能检验以及更换部分接近时效的零部件
校准程序	校准程序用于保证公司内生产过程控制、产品质量检验以及公用设施监测,计量用的所有测量设备在使用中工作状态完好可靠,所提供的测试数据准确无误
培训	所有参与验证活动的人员需要接受其工作的相关培训。所有的培训记录均附在相关验证报告中保存

（7）再验证：指一项工艺、过程、系统、设备等经过验证并在使用一个阶段以后进行,旨在证实已验证状态没有发生漂移而进行的验证。关键工艺、设施、设备需要进行定期再验证,发生变更的部分需要进行再验证,法规要求强制执行的部分要再验证。验证主计划中的每项验证报告中应该包括再验证的周期,所有验证内容全部完成后,可投入生产;如果有因为变更发生的再验证,则按照变更管理要求执行,周期性的再验证在下年度的验证主计划中提出。

（8）验证状态的保持：对设备/系统、工艺等的验证,应密切关注与验证状态相关的事项,如：设备的预防维护保养、仪器仪表的校准、变更和偏差情况、生产过程监控结果和产品年度回顾的输出结果等,并根据实际情况采取有效的措施保持验证的状态。

四、预灌封产品的设备验证

（一）设备概述

根据预灌封注射剂产品的特点及生产工艺流程,设备主要有真空压塞灌装机、混合蒸汽灭菌柜、辅助工器具灭菌的脉动真空灭菌柜以及无菌制品生产配套的屏障和隔离设备系统等。

1. 真空压塞灌装机 真空压塞灌装系统由真空压塞灌装机和撕纸机械手组成，主要构成有解包工位，自动撕纸工位（包括轨道、智能机械手、废料箱）、灌装工位（包括轨道、X-Y台面、灌装站和胶塞系统）、真空系统、配电柜、操作屏等。注射器巢盒通过滑轨进入指定区域后，通过机械手将注射器巢盒、盖纸撕去后并移动至X-Y平台。在进行灌装之前，对配液罐抽真空、去气泡，药液通过360°旋转柱塞泵将药液泵到注射器中。灌装前先对空注射器抽真空，后加液，胶塞被送到线性轨道的正确位置上，并转移到插塞站，注射器通过真空腔封闭抽真空，胶塞在注射器管中正确定位。在最终封闭周期结束后，转移台将完成灌装和封闭的注射器转移，回到起始位置。装有经灌装和封闭的注射器的孔板，通过机械手从台子上移开，并将一个新的装有空注射器的蜂巢板放在X-Y控制台上开始新的灌装周期。

灌装过程中，将无菌过滤产品装入预灌封注射器中，灌装后的容器随即进行加胶塞密封。灌装机主要用于液体产品料液的灌装，而采用灌装后直接加塞的方式密封，可以进一步降低产品被污染的可能性，并可以尽可能地使用从物料传递到药液灌装加塞的联动生产线。

2. 蒸汽灭菌设备

（1）混合蒸汽灭菌柜：混合蒸汽灭菌柜设备主要由腔体、进出料门（压缩空气密封与电机传动）、冷凝盘管、循环水泵、触摸屏、打印、压力联锁装置、温度联锁装置、灭菌车等组成。

热力灭菌设备因其工艺特点，设备多与产品流直接接触，或对产品的灭菌效果具有直接影响，混合蒸汽灭菌柜的原理为蒸汽进入腔室后，利用风扇将其与空气混合，对产品和空气同时灭菌，使压力大于饱和蒸汽压力。与饱和蒸汽灭菌相比，热传递效率较低，一般使用风扇使灭菌腔中产生湍流，以确保热介质分布均匀。分布均匀是为了防止灭菌器中形成冷点，而且使混合气体中的蒸汽和待灭菌产品充分接触。

（2）脉动真空灭菌柜：脉动真空灭菌柜设备构成主要包括以下几个部分。① 容器：由主腔体、密封门、管路、控制系统，其功能主要有真空、灭菌和干燥。探头功能说明：设备配置有自动运行和手动运行控制程序，一般设置有两个温度探头，一个位于冷凝水出口管道处，用于灭菌程序的控制；一个位于腔室中，用于灭菌温度、时间及压力（打印）。当设备自带有打印机，灭菌程序执行时，相关参数可用设备自带的打印机打印。管路：管路全部采用不锈钢卫生管道，包括真空管路、进蒸汽管路（分内室进汽和夹层进汽）、排气管路、泵进水管路和疏水管路，门的充气与真空管路采用合金管连接方式。电气控制系统：设备采用PLC控制、彩色触摸屏显示和打印机数据记录方式控制。灭菌物堆放：物料堆放为不锈钢网孔板形式，网孔板材质为SUS304不锈钢/3只。

脉动真空蒸汽灭菌器的工作原理是采用设备自身的真空系统在灭菌阶段开始前，强制抽出灭菌室内的空气。如图5-4

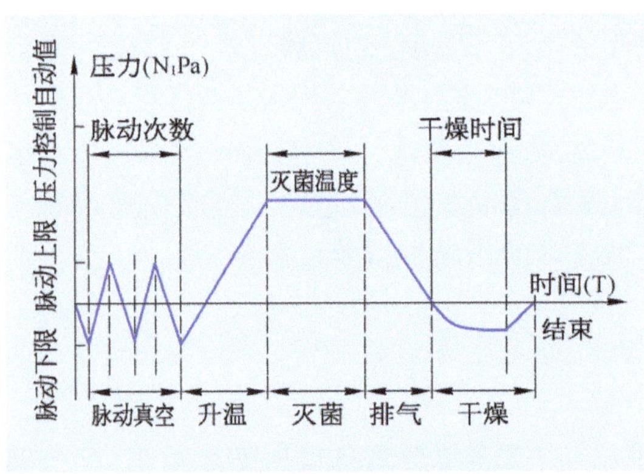

图5-4 脉动真空灭菌循环示意图

所示,通过一系列抽真空加蒸汽脉冲,有效移除被滞留的空气,并使装载适应相应的热度和湿度。基于灭菌器的设计,正压脉冲也可以用来避免在此阶段装载遭受外部空气侵入灭菌器的风险。脉冲的数量取决于待灭菌的物品或产品,再导入饱和纯蒸汽并维持一定的时间和温度(压力)。当饱和纯蒸汽与被灭菌物接触时利用散热原理导致细菌微生物的蛋白质变性死亡,从而达到灭菌消毒的作用。当灭菌过程结束后,再排出灭菌室内的蒸汽,启动真空系统对内室抽真空,抽出内室的蒸汽及灭菌物品(布类)内水分,补充经加热、过滤后的洁净空气,从而达到使灭菌物品(布类)干燥的作用。

3. **屏障和隔离设备系统**　从进入 21 世纪以来,屏障技术与预灌封技术同样迅速发展,人的操作与制品的隔离程度越来越高,对无菌药品的保证程度越来越好。图 5－5 引用了 ISPE 基准指南第 3 卷《无菌生产设施》,显示了屏障和隔离系统的发展趋势。

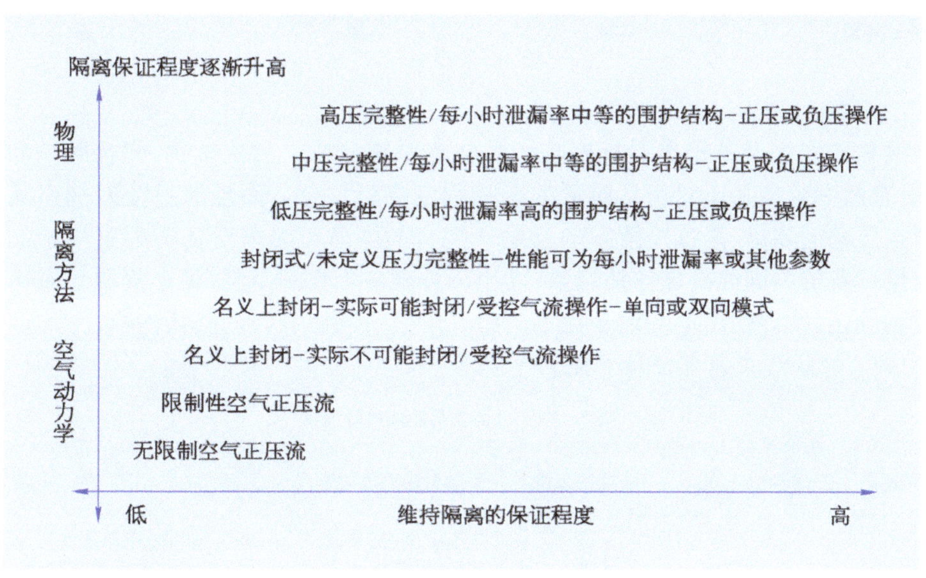

图 5－5　屏障和隔离系统的发展趋势

RABS 分为开放式的 RABS(oRABS)和封闭式的 RABS(cRABS)。其中 oRABS 与传统的洁净技术要求基本一致,只是采用 RABS 手套或部件传递口。cRABS 的气流方式、物料传递方式与隔离器比较接近,都可以采用消毒剂熏蒸的方式密闭进行消毒,物料传递使用 RTP 接口。RABS 的结果包括舱体、手套、舱门、简易空气过滤系统(或者利用现场的层流)、层流传递仓(用于双层袋/自净/去外袋/进入等)。与常规的 B＋A 相比,起到了明显的"隔离"作用。背景区域内的人员无法正常进入 A 级生产区域;使用 RABS 手套进行操作,操作人员产生的污染风险被隔离,污染药品的可能性大大降低。

隔离器与 RABS 要求的不同在于其空间完全密闭,隔离器内的空气质量为 A 级,背景环境最低为 D 级。本身具有 HVAC 系统,拥有自己的压力调节装置,可以根据不同的需求在各个隔离室工作间形成不同的工作气压做生产保护。隔离器的结构组成包括:密封的舱体、HVAC、回风系统(温湿度调节)、HEPA、压差控制系统、控制系统、密封及泄漏测试程序、去污染系统、手套、物料传递系统等。使用的消毒方式为过氧化氢或者定期蒸汽消毒。

各种隔离技术特点比较见表 5 - 16。

表 5 - 16　隔离技术特点比较

项　目	oRABS	cRABS	Isolator
与外界的隔离	非密闭	密闭	密闭
保护对象	产品	产品和操作者	产品和操作者
气流方式	单向流	单向流	单向流或湍流
内部压力	正压	正压或负压	正压或负压
回风方式	房间排风	自循环	自循环
压力控制	不控制	控制	严格控制
灭菌	手动灭菌	自动 VHP	自动 VHP
外部环境	B 级	B 级	D 级

（二）风险评估

　　预灌封注射剂设备根据系统影响性评估将系统分成了直接影响、间接影响和无影响三类，所有的判定均基于对产品质量的影响程度进行划分。而预灌封注射剂产品生产所用的真空压塞灌装机、蒸汽灭菌设备及生产配套的屏障和隔离设备均为直接影响系统类别。根据设备的关键性部件评估结果，缩小设备确认工作的范围，集中资源对关键部件进行调试和确认，所评估出不同设备在不同验证阶段所需要进行的确认内容。

　　1. 安装确认检查内容评估　见表 5 - 17。

表 5 - 17　设备安装确认风险评估

设备名称	关键部件/功能	可能的失败	可能引起失败的原因	风险评估	控制措施
真空加塞灌装机	灌装	设备无法操作	压缩空气、氮气、电力等公用系统供给不足；点动、触摸屏、自动操作系统失灵	低	确认公用系统供给、控制开关、点动、触摸屏、自动操作系统能否正确响应，系统密码是否正确
	阀门、密封圈、软管、呼吸器、软塞、垫片、气动开关、滤芯、空气管道、插杆	设备无法操作	零部件破损或变形	中	确认零部件完好，无变形
	压力表	氮气压力控制不能确认	仪器仪表过效期或损坏	低	确认仪表效期内使用且无异常
	灌装	装量不准	氮气压力不稳定	中	确认公用系统供给
	插杆	产生气泡	密封件损坏	高	确认密封软塞是否破损
蒸汽灭菌设备	灭菌柜	设备无法操作	压缩空气、纯蒸汽、工业蒸汽、电力等公用系统供给不足	低	确认工艺用气、纯蒸汽、工业蒸汽供给
	温度探头	灭菌实际温度偏离工艺参数要求	温度探头失准	高	确认探头校准效期，并在性能确认时在设备探头位置放置温度探头比对
	灭菌	污染	纯蒸汽质量超标	低	对纯蒸汽质量进行确认

续　表

设备名称	关键部件/功能	可能的失败	可能引起失败的原因	风险评估	控制措施
蒸汽灭菌设备	密封圈	污染	密封圈损坏	中	确认密封圈完整性,运行确认时做真空泄漏测试
	过滤器	密封不好,洁净服污染	过滤器损坏	中	确认过滤器完整性
RABS 系统	手套	污染环境	密封性被破坏	高	运行确认进行手套密封性检查
	主体材质	材质不符合要求	不耐受清洗消毒	中	确认材质与 URS 及 DQ 中一致
	层流小车	物料传递失败	层流小车尺寸不符	中	确认层流小车对接口尺寸
	高效过滤器	洁净度不达标	高效过滤器泄露	高	确认高效过滤器材质与报告
隔离器	主体材质	材质不符合要求	不耐受清洗消毒	中	确认材质与 URS 及 DQ 中一致
	高效过滤器	洁净度不达标	高效过滤器泄露	高	确认高效过滤器材质与报告
	温湿度传感器	温湿度超标	传感器失准	高	确认传感器校准效期
	微压差传感器	压差不符合要求	传感器失准	高	确认传感器校准效期
	H_2O_2 传感器	消毒浓度达不到要求	传感器失准	高	确认传感器校准效期
	密封圈	物品传递被污染	快速传递门(RTP)不密封	高	运行确认检查密封圈完好性

2. 运行确认检查内容评估　见表 5-18。

表 5-18　设备运行确认风险评估

设备名称	关键部件/功能	可能的失败	可能引起失败的原因	风险评估	控制措施
真空压塞灌装机	灌装	装量不准	真空度不稳定	中	确认真空泵是否完好
		压塞合格率低	胶塞锅故障	中	确认报警项
			胶塞轨道故障	中	检查有无卡塞、倒塞,加塞工位 X-Y 轴位置
	插杆	压塞合格率低	传感器故障	中	确认报警项
	灌装	注射器破碎	机械手提起放下蜂巢板的位置参数不正确	中	确认调节 X-Y 轴位置
	真空	产生气泡	真空度不够	中	确认真空范围
			药液含气泡多少	高	确认灌装前抽真空时间
	撕纸	撕纸失效	机械手动力系统故障	中	确认报警项,排除机械手电机传送系统故障
			传输带不运行	低	确认报警项
	灌装撕纸	报警	光感异常	中	确认报警项
			机械手未准备好	中	确认模拟干预
			传送系统无法归位	中	确认报警项
			压缩空气低	中	确认报警项
		产品交叉污染	保护门打开	高	确认保护门打开报警

续　表

设备名称	关键部件/功能	可能的失败	可能引起失败的原因	风险评估	控 制 措 施
蒸汽灭菌设备	触摸屏	设备不能执行运行、参数设定功能	触摸屏设定无法响应	低	对触摸屏运行内容,参数设定进行确认
RABS系统	手套	不能正常操作	手套影响 RABS 内正常操作	中	使用手套对 RABS 内的操作进行确认
	层流小车	不能正常操作	与 RABS 不能转运对接	中	对层流小车与 RABS 对接的运行进行操作确认
	RABS 门	不能正常打开关闭	关合不顺畅	中	对正常打开和关闭操作进行确认
	洁净度维持	不符合洁净要求	空调系统故障	高	确认空调机组维护和运行情况
隔离器	洁净度维持	不符合洁净要求	空调系统故障	高	确认空调机组维护和运行情况
			密封性泄露	高	确认压差
	灭菌	无菌不合格	设备灭菌失败	高	检查灭菌气体发生器与隔离器管路连接密封性
					确认灭菌运行及气体浓度
	触摸屏	设备不能执行运行、参数设定功能	触摸屏设定无法响应	低	对触摸屏运行内容,参数设定进行确认

3. 性能确认检查内容评估　　见表 5-19。

表 5-19　设备性能确认风险评估

设备名称	关键部件/功能	可能的失败	可能引起失败的原因	风险评估	控 制 措 施
真空压塞灌装机	撕纸灌装	压塞灌装合格率	自动撕纸工作站、提取工位、灌装、压塞工位联动动作控制不能正常响应	中	与生产灌装批同步进行,按预灌封注射器的规格运行 1 小时,分别对撕纸效果、联动运行压塞灌装合格率、装量进行确认
		装量	装量精度控制不准确	中	
蒸汽灭菌设备	风机	灭菌器内温度不均匀	风机故障	高	确认空载满载温度均匀性
	灭菌	物品未能达到灭菌效果	蒸汽空气混合比未达到要求	高	难穿透区的微生物指示剂挑战
		污染	装载方式不正确	中	按文件规定确认包装方式
RABS系统	洁净度维持	洁净度不达标	气流流型不符合要求	高	确认关键操作区域的气流流型
			风速不足	高	确认各区域风速
			静压差超标或不足	中	确认静压差数据
			温湿度超标	中	确认各区域温湿度
			高效过滤器堵塞或泄露	高	进行高效完整性检漏确认各区域悬浮粒子、沉降菌、浮游菌、表面微生物

续　表

设备名称	关键部件/功能	可能的失败	可能引起失败的原因	风险评估	控 制 措 施
隔离器	洁净度维持	洁净度不达标	气流流型不符合要求	高	确认关键操作区域的气流流型
			风速不足	高	确认各区域风速
			静压差超标或不足	中	确认静压差数据
			温湿度超标	中	确认各区域温湿度
			高效过滤器堵塞或泄露	高	进行高效完整性检漏 确认各区域悬浮粒子、沉降菌、浮游菌、表面微生物
	灭菌	物料传递不合格	灭菌程序失败	高	确认过氧化氢浓度 确认灭菌阶段过氧化氢分布均匀性 生物挑战试验
		包装完整性被穿透	残余的过氧化氢穿透产品或器具的包装	高	进行灭菌后包装完整性检测
		交叉污染 人员被消毒剂伤害	过氧化氢残留超标	高	确认过氧化氢排空效果

（三）工艺设备验证实施及要点

1. 验证前确认　内容包括：① 仪器仪表校准确认；② 参与验证人员的培训确认；③ 该设备操作规程和维护保养规程、相关岗位操作规程的文件版本确认；④ 公用系统供给确认符合工艺使用要求；⑤ 逐一检查零部件，进行确认；⑥ 逐一确认设备参数与工艺一致。

2. 安装确认　安装确认内容主要从公用系统供给、仪器仪表、电气噪声、标识、设备安装等方面进行确认，详见表 5－20。

表 5－20　安装确认表

电、工艺用气供给	➤ 目的：确认公用系统供给正常 ➤ 确认方法：现场确认，压缩空气、电源供给、纯蒸汽、水源压力 ➤ 接受标准：压缩空气：0.5～0.7 MPa，纯化水 0.15～0.3 MPa；冷却水源压力：0.2～0.4 MPa；电源：380/220 VAC，三相五线制，50 Hz；纯蒸汽压力：0.25～0.35 MPa；水源压力：0.15～0.3 MPa
仪器仪表校准	➤ 目的：确认仪表有效性 ➤ 确认方法：现场确认仪表校准信息 ➤ 接受标准：压力表有出厂报告或校准报告，纳入计量管理，使用时无异常
检查电气、噪声	➤ 目的：确认动态工作环境、操作安全符合要求 ➤ 确认方法：设备运行时使用噪声仪确认噪声，接地电阻值使用万用表测试 ➤ 接受标准：GBZ/T 189.8－2007《工作场所物理因素测量 第 8 部分：噪声》和 GB 50457－2008《医药工业洁净厂房设计规范》中 11.4 静电防护及接地噪声＜75 dB；接地电阻≤1 Ω
标识	➤ 目的：确认清晰可辨 ➤ 确认方法：现场检查，逐一检查元件标识、设备标识、危险警告标识 ➤ 接受标准：《安全标志使用导则》元件标识、设备标识、危险警告标识齐全
零部件完好确认	➤ 目的：确认清晰可辨 ➤ 确认方法：现场检查，逐一检查设备各主要部件完好性 ➤ 接受标准：现场检查，各部件完好

续　表

设备安装	➤ 目的：确认工艺设备安装环境，及现在安装空间匹配 ➤ 确认方法：现场检查设备安装位置是否平整；安装到位后确认安装操作、检修、拆卸等空间设置不合理；设备部件外表有无保护罩 ➤ 接受标准：GB 50591－2010《洁净室施工及验收规范》安装地平稳，设备安装后便于操作、维修、清洁、拆卸，当靠墙安装时，与墙间的缝隙应密封，设备部件外表有保护罩

3. 运行确认

（1）真空压塞灌装机：按灌装机标准使用操作规程对系统进行运行，运行过程中对急停、报警、触摸屏、真空泵等自动运行逐一进行确认。具体内容及标准见表 5-21。

表 5-21　真空压塞灌装机运行确认表

确　认　项　目	确　认　内　容
控制开关	➤ 确认方法：现场操作，开启控制柜总开关、压缩空气开关、控制面板上开启机械手、灌装机 ➤ 接受标准：打开控制柜总电源开关，压缩空气开关响应，在控制面板上开启机械手、灌装机能正确响应，触摸屏上进入"start screen"
真空泵	➤ 确认方法：现场操作设备运行时，观察真空泵叶轮旋转方向 ➤ 接受标准：真空泵能顺时针正常运行
密码管理	➤ 确认方法：现场操作，逐一对操作人、维修人、管理员进入触摸屏权限进行确认 ➤ 接受标准：操作员能实现开机关机、停机、可调节灌装速度、锁振荡锅；管理人员能进入计数器、计时器、日期时间、规格选择、规格复制、规格输入、服务、操作者、信息、批次、系统、打印机等界面进行确认，且能实现规格输入中真空压塞设定（真空、充气、胶塞设定泄漏测试）、外盒传输；规格参数输入中能设定柱塞泵、真空灌装曲线、外盒传输、执行、菜单；规格输入中能设定提起工位、外盒传输批号设置
报警	➤ 确认方法：现场操作，模拟干扰 ➤ 确认内容 ● 灌装机报警：防护门打开、急停按钮触发、无控制电压、无法回到初始位置、真空未打开、压缩空气缺失、凹轮运转过载、光感异常、针管套筒异位、胶塞量最小监测、伺服电机异常、马达保护开关触发、灌装针管导管无气体、蜂巢盒提取放下没有到达最终位置、蜂巢板没有准备好、灌装针过载、胶塞导管过载、连续灌装压塞错误、胶塞监视传感器、振荡锅没有锁、振荡轨迹堆积、变频器错误、泵未激活、Y 轴输入参数错误、蜂巢板中注射器、灌装针、胶塞插杆、导管翻转臂软限开关、XY 轴不能移动到位置、灌装针、胶塞插杆、导管翻转臂轴不能回原点 ● 机械手报警：最终没有达到横向进给位置锁、电机保护开关触发、等待下游机器、等待 I/O 通信、等待针管盒传输带等 ➤ 接受标准：故障指示
点动运行	➤ 确认方法：现场操作，点动模式运行 ➤ 确认内容：在点动模式运行设备，LED 闪亮。几秒后，机器为运行准备就绪 当按下开始按钮时，机器开始运行。放开安全开关或者按压安全开关太重，则红色 LED 闪亮 ➤ 接受标准：按下开始按钮时，机器开始运行。放开安全开关或者按压安全开关太重，则红色 LED 闪亮
触摸屏记录参数设置	➤ 确认方法：现场操作，触摸屏参数设置有效 ➤ 确认内容 ● 灌装机：逐一确认触摸屏主菜单，设置密码响应；计时器、日期时间、规格选择、规格复制、规格输入、服务、操作者、信息、批次、系统、打印机等界面进行确认，且能实现规格输入中真空压塞设定（真空、充气、胶塞设定泄漏测试）、外盒传输；能复位计数器、计时器，但不能复位总计数器、总计时，规格参数输入中能设定柱塞泵、真空灌装曲线、外盒传输、执行、菜单；规格输入中能设定提起工位、外盒传输、批号设置 ● 机械手：传输带速度、系统速度可调、可进入报警面查阅报警内容、可进入计数器、计时器、日期时间、规格选择、规格复制、规格输入、服务、操作者、信息、打印机、系统等界面进行确认，能复位计数器、计时器，但不能复位总计数器、总计时，能实现规格选择、规格复制、规格输入、服务、操作者、信息、系统等项下的控制参数设置 ➤ 接受标准：可进入不同界面，操作员能实现批号参数设定

续　表

确　认　项　目	确　认　内　容
自动撕纸工作站	➤ 确认方法：现场操作，在触摸屏上按灌装机 ➤ 确认内容：在触摸屏上按灌装机，通过确认机械手（TRR）的运行角度来确认撕纸准确率，在灌装界面可实现忽略上游工作 ➤ 接受标准：撕纸位置准确，系统速度可调节，且能正确响应，能实现忽略撕纸工作
急停	➤ 确认方法：现场操作，按急停按钮 ➤ 确认内容：按急停键 ➤ 接受标准：故障显示急停按钮被按下
自动操作	➤ 确认方法：现场操作，各工序准备就绪，分别对预灌封注射器规格，操作界面的自动运行模式进行确认 ➤ 确认内容：自动模式下，所有的设备是被激活的，在自动模式下机械手和灌装机是自动同步 ● 同步机器人-灌装机：信号在灌装机和机器人之间交换屏幕上"信息-灌装机"；机器人信号正确给灌装机，触摸屏显示"信息-机械手"；灌装过程中根据灌装压塞合格率、有无气泡产生调整真空度，微调真空调节时观察操作面板示数变化，参数能响应 ➤ 接受标准：灌装压塞联动能实现，灌装时无差错出现，胶塞运输中未出现堆积

　　（2）蒸汽灭菌设备：混合蒸汽灭菌柜与脉动真空灭菌柜等湿热灭菌设备，视其设备配置等因素，运行确认的内容不尽相同，在此对其通用内容进行简要概括。按设备操作手册进行试运行，对电源开关、触摸屏、门操作、设备运行、报警、打印、互锁、断电、风扇转速等响应情况进行逐一观察记录，要求各单元能够根据操作指令正常响应。具体内容及标准见表 5 - 22。

表 5 - 22　蒸汽灭菌设备运行确认表

电源开关	➤ 目的：确认电源开关通电 ➤ 确认方法：现场操作，电磁阀开，电源接通 ➤ 接受标准：打印、触摸屏均通电有响应
门操作	➤ 目的：开关门操作能正确响应 ➤ 确认方法：现场操作，按前门操作按钮 ➤ 接受标准：内室无压力，开前门、关前门时指示，显示屏上已开状态为空心圆，关闭时为实心圆
触摸屏	➤ 目的：确认触摸屏参数设置能正确响应 ➤ 确认方法：现场操作，进入起始画面，点击程序工艺员、管理员用户名和密码后，进行常规程序参数、液体、器械、自选设定，保存确认。现场操作点击"退回、返回"等键，观察响应 ➤ 接受标准：触摸屏响应迅速、定位准确
运行确认	➤ 目的：确认设定的参数下运行设备，各工序运行无异常 ➤ 确认方法：现场操作，在工艺员界面分别点击常规程序、器械、液体、自选，进入点击常规程序参数设定，灭菌温度、灭菌时间或 F_0 值、冷却温度、干燥温度、干燥时间，旋转频率 ➤ 接受标准：设备按预设程序运行，且画面显示实时工作情况，设备运行时无异常噪声
互锁	➤ 目的：确保操作的安全性和灭菌后的产品不被污染 ➤ 确认方法：现场操作，运行前门未关操作程序、运行时打开门、程序结束后前门不能开启、内室有压力，自动运行时上一步未执行完毕，启动下一步操作 ➤ 接受标准：运行过程中前门不能开启；前后门未关闭到位，灭菌程序不能够启动；程序结束后，内室有压力时、温度过高门不能开启；自动运行灭菌程序时，上一步未执行完毕，不能够进行下一步操作
风扇转速确认	➤ 目的：确认转速准确性 ➤ 确认方法：现场操作，使用转速仪测试对准风扇上的荧光测试纸确认转速 3 次 ➤ 接收标准：3 次测得值一致

续　表

打印装置	➤ 目的：确认打印装置能正确运行 ➤ 确认方法：现场操作，在工艺员界面点击打印机设置，可选择 30 秒、60 秒、90 秒开关及打印机开关 ➤ 接受标准：打印间隔时间选择设置且按打印开，打印可响应
报警	➤ 目的：确认报警项能正确响应 ➤ 确认方法：现场操作，前门未关到位、电源切断；压力过高；灭菌温度高、低温；内室温度高；风机过载（风扇不转动）、电源切断，请退出程序等观察报警项响应 ➤ 接受标准：以上项均能报警
电气确认	➤ 目的：确认设备运行时电磁阀、气动阀、温度传感器、压力传感器等能响应 ➤ 确认方法：现场操作，开启设备，确认电磁阀、气动阀、温度传感器、压力传感器等能否响应 ➤ 接受标准：以上均能响应
泵	➤ 目的：确认泵运转方向正确，无异常声音，无漏油 ➤ 确认方法：现场操作，开启设备检查真空泵运行方向正常，有无异常声音、有无漏油 ➤ 接受标准：泵顺时针运转，无异常声音，无漏油现象
断电	➤ 目的：断电后设备能正确响应 ➤ 确认方法：现场操作，在柜内无压力或低压，停电后立即来电，设备可继续运行，高压高温时运行设备，停电后立即来电可继续运行设备，长时间断电后内室压力、温度高不能强行开启设备 ➤ 接受标准：断电重新开机时，整个灭菌设备处于"准备"状态
权限管理	➤ 目的：确认管理人员、工艺员、操作人员进入不同操作界面 ➤ 确认方法：现场操作，进入管理人员、工艺员、操作人员界面，每个界面赋予相应权限 ➤ 接受标准：输入每个等级的正确/不正确密码然后检查是否可以进行/拒绝相关访问；要求系统可进行三级密码设定，并能根据密码正确与否做出接受或拒绝相关访问的响应

（3）RABS 系统：检查依据空调机组的年度和日常维护的要求，确认空调机组的维护情况；根据洁净区设施年度和日常维护的要求，逐个确认 RABS 区域的内表面、门板、照明系统（图 5-6），是否符合要求，确认的项目和接受标准如表 5-23。

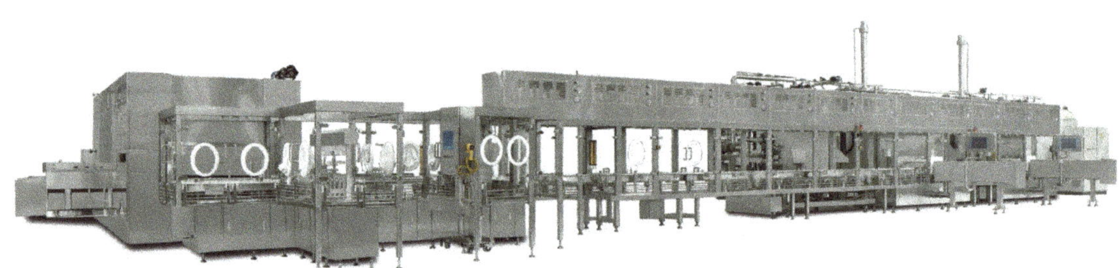

图 5-6　RABS 系统

表 5-23　RABS 系统运行确认表

安全措施	➤ 确认内容/方法：检查电源接地情况 ➤ 标准：有接地
额定转速	➤ 确认内容/方法：检查 RABS 系统各空调机组 ➤ 标准：与文件规定一致
额定转速运转情况	➤ 确认内容/方法：在额定转速的情况下，观察风机运行情况 ➤ 标准：要求风机运行平稳，无异常响声
运行情况	➤ 确认内容/方法：查看运行情况 ➤ 标准：设备及主要部件的联动必须协调，动作正确，无异常现象

续　表

防倒灌	➤ 确认内容/方法：在空调机组运行、停止时，检查新风、回风、排风管路电动阀的开启状态 ➤ 标准：要求系统开启时新风、回风、排风管路电动阀处于开启状态；系统停止运行时，新风、回风、排风管路电动阀处于关闭状态，排风管路上止回阀动作正确
初效过滤器压差	➤ 确认内容/方法：查看微差压表示数 ➤ 标准：＜150 Pa
中效过滤器压差	➤ 确认内容/方法：查看微差压表示数 ➤ 标准：＜300 Pa
自动控制	➤ 确认内容/方法：手动控制 ➤ 标准：机组上可以实现自动、手动控制 ➤ 确认内容/方法：风机电源与火警系统联锁 ➤ 标准：要求风机电源与火警系统联锁，发生火警时风机电源自动切断 ➤ 确认内容/方法：风机与防火阀联锁 ➤ 标准：要求风机与防火阀联锁，防火阀关闭时风机电源自动切断 ➤ 确认内容/方法：排烟口与排烟风机联锁 ➤ 标准：排烟口打开时，排烟风机自动开启，排烟温度达到 280℃时，排烟风机关闭 ➤ 确认内容/方法：断电、过载报警 ➤ 标准：外接电源断开、空调断电或故障短消息通知人员
厂房维护	➤ 确认内容/方法：RABS 区域逐个进行内表面、门禁、照明系统检查 ➤ 标准：内表面光滑，无死角；RABS 门板耐受清洁和消毒，表面光滑无污染；各关键区域照度不低于 300 lx

　　通过系统运行，确认风机运转情况，应无异常振动和杂音；操作前确认 RABS 手套的完整性；操作过程中确认 RABS 的对接和使用情况，并对开关门是否顺畅进行确认。

　　（4）隔离器：隔离器相对于 RABS 系统，其空调机组和设施的维护确认内容一致（图 5-7），需要在运行前检查确认快速传递门（RTP）与隔离器之间的密封是否完好，确认密

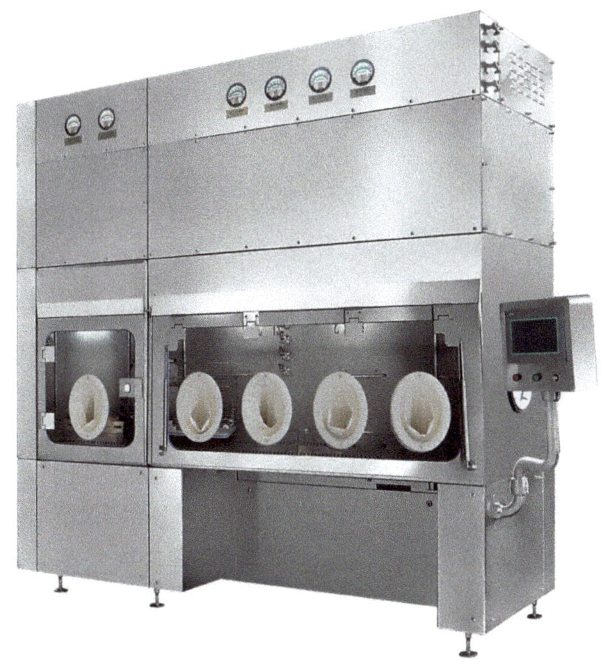

图 5-7　无菌检验隔离器

封圈的状态以及压差显示；检查灭菌气体发生器与隔离器管路连接密封性是否完好，在灭菌运行过程中确认气体浓度，见表 5-24。

表 5-24　隔离器运行确认表

密封性检查	➤ 目的：确认快速传递门（RTP）与隔离器之间的密封性完好 ➤ 确认方法：检查密封圈及压差 ➤ 标准：密封圈完好，无歪斜和破损；压差在规定范围内 ➤ 目的：确认灭菌气体发生器与隔离器管路连接密封性完好 ➤ 确认方法：检查管道 ➤ 标准：管道连接严密，无泄漏
参数设定	➤ 目的：确认隔离系统能按照说明书要求操作，运行正常 ➤ 确认方法：按照说明书描述控制方法运行系统，执行一个操作周期 ➤ 标准：隔离系统能正常运行并且各项功能控制均能正常实现
参数断电保护	➤ 目的：确认隔离器的参数设定在断电之后有保护功能，重新上电参数不会发生更改 ➤ 确认方法：开启隔离器，进入参数设定界面，在参数设定范围内任意设定一组参数，点击工艺参数保存，同时将设置值记录于工作表中，断电 10 秒，再重新上电，重复 3 次 ➤ 标准：断电之后参数设定界面上显示的值应与断电之前设定参数一致
进/排风机	➤ 目的：确认进/排风风机的运行情况与设计是否一致 ➤ 确认方法：目测，手动进入除湿、调节、灭菌、排残、通风保压各个阶段，观察进风风机和排风风机的开关情况 ➤ 标准：进/排风风机的运行情况与设计一致
报警	➤ 目的：确认报警功能正常、有效 ➤ 确认方法：通过人为误操作，观察确认报警是否正常：设备高低压报警，在保压或通风状态下，修改超压报警下限和上限值，使其超出设定值，应有声光报警；在自动运行结束和手动运行的每一步骤结束，应有声光报警；设备发生故障时，应有声光报警 ➤ 标准：报警功能正常、有效

4. 性能确认

（1）真空压塞灌装机：与生产灌装批同步进行，按预灌封注射器的规格运行 1 小时，确认自动撕纸工作站、提取工位、灌装、压塞工位联动动作控制能正确响应。分别对撕纸效果、联动运行加塞灌装合格率、装量进行确认。下图 5-8 所示为灌装机进行性能确认的操作。装量测试时抽取 95 支，加入 5 支装量不合格的样品，共 100 支测装量，目的是通过确认最差条件的干扰称量装量这种方式是可接受，来证明设备采用此方法测量装量精度的方法可信。

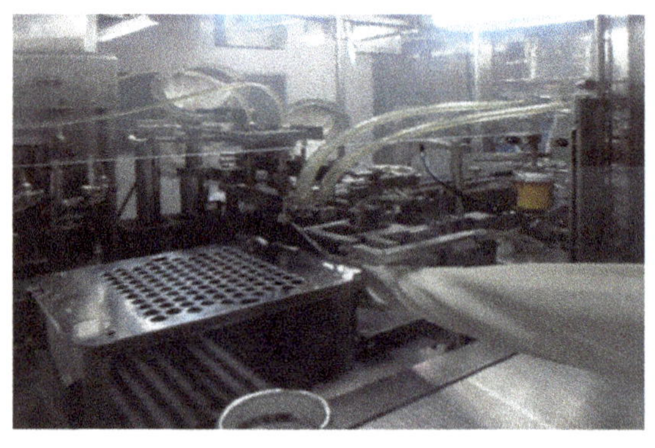

图 5-8　真空压塞灌装机性能确认

（2）蒸汽灭菌设备：性能确认通常使用"最差条件"挑战，包括降低工艺温度；减少循环时间；挑战微生物负荷等。性能确认首先需要明确工艺参数，温度、F_0 值和旋转频率。执行前后需对温度验证仪所有探头进行三点校准，要求每个探头（探头精度 0.1℃）与标准探头（探头精度 0.01℃）之间比对偏差不超过±0.5℃。

1）空载热分布确认测试方法：通过一组经过校正的标准热电阻测定灭菌器腔室内各

不同部位温度变化值并根据所测定的温度变化值得到温度分布图和其热力学特征，热分布使用的热电偶在整个灭菌器中有代表性的水平和垂直平面上按照几何分布。灭菌器的几何中心与角落应该作为代表点，安放 15～20 只热电偶。用于负载腔热分布研究的热电偶的安放应与空腔热分布研究中的位置相同，监测灭菌介质的均匀性和稳定性。因此，探头应悬挂以避免接触固体表面，并且不应安放在任何容器内，同时必须在整个特定的正常生产周期内按固定时间间隔获得温度数据。

按照试验中使用热电阻 15 支，探头对应的编号及布点分布的位置见表 5-25 和图 5-9。

表 5-25　探头位置编号

探　头　号	探　头　位　置	探　头　号	探　头　位　置
1	1-A-V	9	2-E-II
2	1-E-V	10	2-C-III
3	1-C-III(t2)	11	3-B-V
4	1-E-I	12	3-D-V
5	1-A-I	13	3-A-I
6	2-B-V	14	3-D-I
7	2-E-IV	15	3-C-III(t1)
8	2-A-II	—	—

确认标准：空载三次程序均在保温时间内，空载温度均匀度均≤2℃，最冷点及腔室内各点 $F_0 \geq 8$［标准来源：GB 8599-2008 大型蒸汽灭菌器技术要求自动控制型、PDA Technical Report No.1（Revised 2007）］。

2）热穿透确认：热穿透的目的是确认在特定的负载内最慢加热物体可以达到所需的杀伤力，冷点源于整个负载的不同传热率。仅此必须通过热穿透试验，来确定一个装载模式内的慢热物体，保证这些物体在确认过程中进行了温度测定，以确保它们能一直地接触到足够的热致死力。热穿

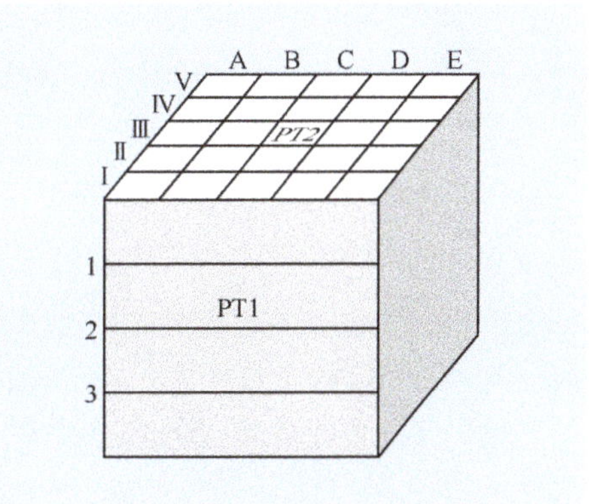

图 5-9　温度探头分布图

透试验中的热电偶应放置在工艺设备最难被蒸汽热穿透的位置，对于均一负载物，在负载中放置的热电偶应覆盖灭菌柜的整个剖面，包括几何中心、角，以及靠近灭菌器腔体的顶部和底部。通过 3 次试验来证明冷点区域的最小 F_0 值能够达到规定要求。计算 F_0 值，对打印的数据进行统计分析，并与验证数据比较升温速率，$F_0 = \Delta t \sum 10^{(T-121)/10}$。

合格标准：三次程序均在保温时间内，温度均匀度均≤2℃，最冷点及腔室内各点 $F_0 \geq 8$［标准来源：GB 8599-2008 大型蒸汽灭菌器技术要求自动控制型、PDA Technical Report No.1（Revised 2007）］。

3）微生物挑战试验：因为热穿透试验仅仅能确认温度，而不能确认有效的湿热灭菌

所需要的其他条件（如均匀性），因此需要使用微生物挑战试验。经过校准的生物指示剂通过生物负载模型提供的数据，可用于计算 F_0 或证明并补充从热电偶获得的物理温度测量数据。通常用来挑战湿热灭菌周期的微生物是嗜热脂肪芽孢杆菌以及产芽孢梭状芽孢杆菌，因为产芽孢厌氧菌具有相对较高的耐热性。

将 12 支嗜热脂肪芽孢杆菌的生物指示剂试剂瓶置入灭菌物内，其中 6 支放在灭菌柜的"最冷点"灭菌物内位置，另 6 支放入灭菌物内，通常微生物挑战试验与热穿透同步进行，在使用生物指示剂时，应注意将它们放置在热电偶探头相邻处，便于标记和识别，见图 5-10。在灭菌周期完成后，回收芽孢条，置于 56～60℃ 培养 24～48 小时，继续培养 7 天，并另取 2 支未经灭菌的指示剂一起培养，作为阳性对照。

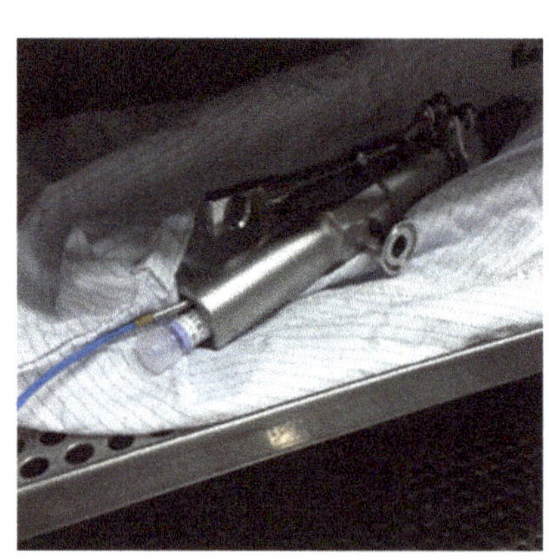

图 5-10　生物指示剂与探头位置

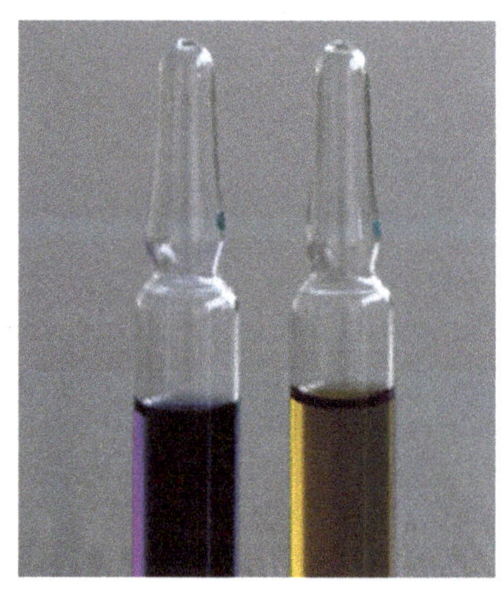

图 5-11　生物指示剂阴性阳性对照图

合格标准：负载模式下，三次程序所有挑战性实验后的指示剂经培养均不变色，仍显蓝色，且阳性对照均显黄色（图 5-11）〔标准来源：GB 8599-2008 大型蒸汽灭菌器技术要求自动控制型、PDA Technical Report No.1（Revised 2007）〕。

4）灭菌器的过滤器确认：大多数的灭菌器上都安装微生物截留过滤器，以确保在通风冷却或干燥时，负载不受到空气的污染。产品负载通过主包装容器（瓶、袋）保护不受污染，很多非产品负载通过包裹来提供一个微生物壁垒，而由于在冷却或真空干燥时，腔与灭菌物品之间可能存在压差，此时若没有过滤器的保护，则易造成污染。

过滤器的无菌性与完整性是关注的重点，过滤器通常在负载灭菌过程中被灭菌，应当用热电偶探测过滤器膜上游和下游的温度。过滤器也应进行适当的微生物挑战试验。因为过滤器耐热，可以使用类似于过度杀灭周期的挑战试验，如果负载使用微生物负荷周期，可能需要在周期的独立阶段进行过滤器灭菌。生物指示剂可用于过度杀灭周期挑战，过滤器的完整性也需要按照过滤器供应商的建议进行评价，为确保过滤器在所有预定的条件下保持功能，应当在标准操作规程允许的最大周期时间内以及最高温度下进行完整性测试。

（3）RABS 系统：根据洁净区环境监测操作的要求，对 RABS 系统进行综合性能确认。

1）风速测试：依据《洁净室施工及验收规范》中附录 E 洁净室综合性能检验方法，逐个对 RABS 区域的 A 级区域检测，重复进行三次测试。标准应符合 $0.45\pm20\%$ 的标准要求。

2）高效过滤器检漏：依据《洁净室施工及验收规范》中附录 D 高效过滤器现场扫描检漏方法执行，对高效逐个检测。接受标准：泄漏率≤0.01%。

3）压差：依据《洁净室施工及验收规范》中附录 E 洁净室综合性能检验方法，对 RABS 压差进行确认，接受标准：与 RABS 相邻的不同洁净级别压差≥10 Pa。

4）气流流型测试：静态确认（确认依据：GB 50591－2010《洁净室施工及验收规范》）垂直单向流区域选择横剖面和纵剖面各一个，在静态条件下，用水雾发生器逐点记录观察并记录气流的流向，将测试过程制作成视频。接受标准：气流流型显示应为垂直单向流，低级区域的气流不应反流向高级别区域。

动态确认：垂直单向流区域选择横剖面和纵剖面各一个，在动态条件下，用水雾发生器逐点记录观察和记录气流的流向，将测试过程制作成视频。接受标准：气流流型显示应为垂直单向流，低级区域的气流不应反流向高级别区域。

干预操作和异常情况确认：垂直单向流区域选择横剖面和纵剖面各一个，依据评估后的模拟动作，用水雾发生器逐点记录观察和记录气流的流向，将测试过程制作成图片或视频（图 5－12）。接受标准：气流流型显示应为垂直单向流，低级区域的气流不应反流向高级别区域。

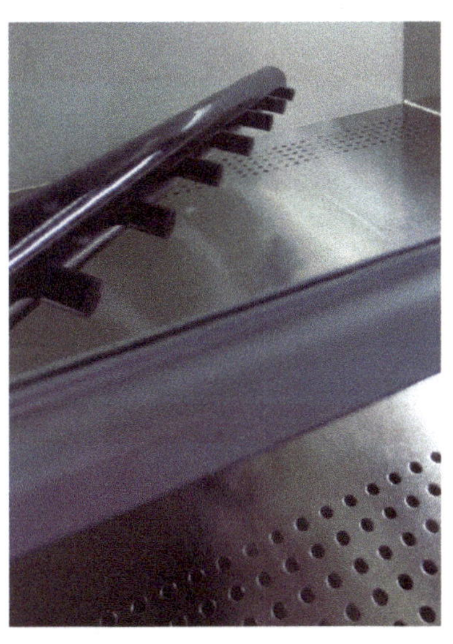

图 5－12　某一区域气流流型测试图

5）温度和相对湿度：依据洁净室温湿度范围要求，对 RABS 的温湿度进行检测，重复进行三次测试。确认标准：温度 18～26℃，相对湿度 45%～65%。

6）悬浮粒子：依据《洁净室及相关受控环境》"悬浮粒子"规定的方法执行 RABS 的悬浮粒子进行检测，重复进行三次静态测试、三次动态测试。确认标准见表 5－26。

表 5－26　RABS 系统悬浮粒子性能确认标准

级　　别	悬浮粒子最大允许数（m³）				最少单次采样量（L）	
	静　　态		动　　态		静态	动态
	≥0.5 μm	≥5 μm	≥0.5 μm	≥5 μm		
A	3 520	20	3 520	20	1 000	1 000

7）沉降菌：依据《医药工业洁净室（区）沉降菌的测试方法》"沉降菌测试"规定的方法执行 RABS 的沉降菌检测，重复进行三次静态测试、三次动态测试。确认标准应＜1 CFU/4 小时。

8）浮游菌：依据《医药工业洁净室（区）浮游菌的测试方法》"浮游菌测试"规定的方法执行 RABS 浮游菌检测，重复进行三次静态测试、三次动态测试。确认标准应＜1 CFU/m³。图 5－13 为洁净室环境监测常用浮游菌采样仪。

9）表面微生物：依据 GMP2010 版无菌附录中"表面微生物"规定的方法对 RABS 进行表面微生物检测，重复进行三次静态测试、三次动态测试。确认标准应＜1 CFU/碟。

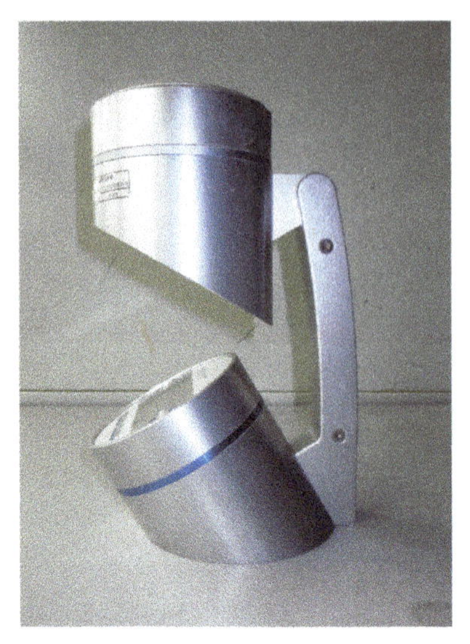

图 5-13　浮游菌采样仪

（4）隔离器

1）确认过氧化氢浓度：通过对隔离系统内过氧化氢蒸汽浓度进行测试，确认隔离器是否满足灭菌要求。在测试之前，要对隔离器相关参数进行预先测试，将会提供测试灭菌效力的环境条件，例如：温度和相对湿度的测试，隔离器的温度和相对湿度应与其生产和工艺条件相适应；还可以实施隔离器压差维持能力测试等。

集成的汽化过氧化氢灭菌器在正常运行情况下，舱内起始灭菌环境在 30% RH 的情况下，考虑其舱内过氧化氢气体浓度在 20 分钟内升至 300 ppm，并在 300～600 ppm 阶段能够维持灭菌时间 60 分钟。

2）灭菌阶段的过氧化氢均匀性：通过对隔离系统内过氧化氢蒸汽分布状态进行测试，确认隔离器是否满足灭菌要求。在测试之前，要对隔离器相关参数进行预先测试，将会提供测试灭菌效力的环境条件。

VHP 灭菌化学指示卡（CI）布点方式的风险评估主要考虑两个因素，一个是 VHP 蒸汽分布情况，另一个是操作所接触的关键暴露区域。测试过程中，在布点位置各放一份化学指示卡，设定隔离器的运行参数，确认并开机运行，灭菌过程观察其变色情况，并对各点颜色进行对比。最终化学指示卡由蓝色变为粉红色，且各个化学指示卡之间变色效果无明显差异，视为汽化过氧化氢分布均匀。

3）生物挑战试验：灭菌验证隔离器表面、隔离器内的设备及进入隔离器的各种物料都应经过处理以降低微生物负载。用于隔离器、实验物品的灭菌方法应能达到或超过使生物指示剂下降 6 个对数值的效果。可使用嗜热脂肪芽孢杆菌片来验证，置于隔离器舱内的三个不同位置，阳性对照置于超净工作台。在隔离器内放置三支已灭菌额 TSB 培养基试管，设隔离器的运行参数，开机运行。将湿度降至 30% RH 以下的预先设定值，根据舱体大小，设定适当的加药量，当过氧化氢浓度达到预期值时，以恒定的加药量维持隔离器内过氧化氢浓度。灭菌结果后，开启隔离器的排残程序，进行过氧化氢排残，同时开启隔离器的通风系统，采用送排风管道将过氧化氢蒸汽排除。过氧化氢浓度降至 10 ppm 以下时，将嗜热脂肪芽孢杆菌生物指示剂菌片接种至 TSB 培养基试管中，留一支试管不接种作为阴性对照，以证明培养基本身的无菌性。并在超净工作台上将阳性对照的嗜热脂肪芽孢杆菌生物指示剂菌片接种至 TSB 培养基内，将所有培养基一起置于 55～60℃ 恒温培养箱中培养 7 天后观察结果。

最终试验组中接种生物指示剂的 TSB 培养基均未长菌，阳性对照管有菌生长，阴性对照管无菌生长，判定灭菌合格。若试验组培养基变浑浊，需要在排除外源性污染等因素后，重新测试。阳性对照组无菌生长或阴性对照组有菌生长，试验组结果无论如何，均判定本次试验无效，需重新测试。

4）过氧化氢排空效果确认：灭菌循环验证运行一个灭菌循环，以确认灭菌循环各阶段实际运行值与其设定值是否相符。在灭菌气体灭菌完成后，通过监测灭菌气体的浓度，保证在隔离器内的灭菌气体残留量低于可接受值。在确认时,控制程序中,设定通风时间,待自动运行程序中"灭菌"完成时,设备自动进"通风"程序,通过在线过氧化氢浓度探头进行测试,按照上述测定条件,记录通风初始阶段舱内过氧化氢浓度读数及通风时间设定值,然后每间隔 15 分钟记录一次过氧化氢浓度及相对湿度的变化值。注意当过氧化氢浓度降至 100 以下时,采用过氧化氢低浓度测试仪进行检测。最终接受标准为通风后,隔离系统内过氧化氢浓度应≤10 ppm。

　　5)隔离器内部洁净度验证:隔离器内部的洁净环境应进行验证,其悬浮粒子(静态的)和微生物应达到我国现行 GMP 中 A 级空气洁净度的要求,基本方法与 RABS 系统一致,不再详细描述。

　　5. 验证报告　保存验证记录,并确保记录的可追溯性在 GMP 管理中是非常重要的。经过验证的设备记录包括:① 确认参考文档;② 运行确认的方案与记录;③ 经批准的确认方案;④ 原始校准与验证数据;⑤ 经过审批的验证报告。

　　验证报告是维护一个经验证的设备的指南,它描述了已经经过证明并有足够无菌保证的灭菌周期及运行条件,报告中包含的内容有:① 执行验证的概述;② 运行条件范围以及控制过程操作概要;③ 对文件的影响性评估;④ 对验证结果的总结与分析;⑤ 验证过程中偏差与变更的总结描述。

　　最后,也是最重要的,在经过过程确认或验证研究后,确定的可接受范围或条件应在文件 SOP 中进行输出和明确,在设备或工艺在日后执行发生变化时,判断是否需要进行重新确认。在灭菌器的验证维持程序中,会包含:① 所有对灭菌器运行以及其支持系统关键仪器的日常校准程序;② 其他系统部件的预防性维护计划;③ 对生物负荷日常监测以及定期的生物指示剂挑战;④ 良好的维护和容易被理解的操作文件及记录;⑤ 工艺及设备变更控制。

五、工艺验证

(一)预灌封无菌制剂工艺概述

　　预灌封注射液产品无菌工艺分成两种:最终灭菌工艺和非最终灭菌工艺。最终灭菌工艺是在控制各个工序生物负荷的基础上,在药品灌装后,通过湿热灭菌的方式除菌。非最终灭菌工艺是在无菌系统环境下,通过除菌过滤法或无菌操作法,以防止污染为目的,消除导致污染的各种可能性来保证无菌水平。

　　以某一液体预灌封注射剂产品为例,如表 5 - 27,通过从产品、容器、密封件、操作背景环境等因素对最终灭菌与非最终灭菌工艺的不同之处进行比较。

表 5 - 27　最终灭菌与非最终灭菌工艺比较

内容 \ 工艺	最 终 灭 菌	背 景 级 别	非 最 终 灭 菌	背 景 级 别
药液	非无菌	C 级	无菌	B 级
容器	非无菌	C 级	无菌	B 级
密封件	非无菌	C 级	无菌	B 级
产品	无菌	C 级	无菌	B 级

预灌封注射剂生产的各个工艺步骤包括物料的流动、洁净分区原则、必要的操作工序以及生产单元等。其中关键的工艺步骤及验证内容见表5-28。

表5-28　预灌封注射剂产品非最终灭菌关键工艺步骤及验证内容

工　艺	步　骤	验　证　内　容
非最终灭菌	配料	工艺验证、培养基模拟试验
	药液除菌	除菌过滤验证
	容器具的清洗和灭菌	灭菌器验证
	已灭菌设备的贮存和转运	工艺验证、培养基模拟试验
	容器及密封件的准备	物料传递解包验证、密封性验证
	无菌灌装	工艺验证、培养基模拟试验

（二）最终灭菌工艺

使用湿热的最终灭菌处理预灌封注射用产品的灭菌验证活动，在对灭菌设备的安装运行和性能确认方面，与前述的蒸汽灭菌设备基本一致，在此仅对产品最终灭菌工艺的开发设计、生物指示剂选择原则、容器热分布、产品耐热性及容器密封完整性的内容进行介绍。

1. 灭菌器设计及灭菌周期的开发　当一个新的预灌封注射液制剂被开发时，必须伴随一个有组织的连续流程的活动，并且在随后生产设施中被实施。蒸汽灭菌周期的验证与所选的设备相关。灭菌器及其支持系统的设计和建造要与待灭菌产品相适应，所有蒸汽灭菌周期是以产品与饱和蒸汽、蒸汽空气混合物或过热水接触为基础。饱和蒸汽是水汽与液态水保持平衡状态的蒸汽，饱和蒸汽只存在于液态水和气态水的相分界线上，也就是说，它的温度和压力之间的关系是固定的。饱和蒸汽的温度上升或下降必然导致相应压力的上升或下降，反之亦然。当需要用超压保持产品性状或溶液完整性时，可以使用蒸汽-空气混合物。过热水周期需要空气超压，并且水被直接注入蒸汽加热或通过热交换器间接加热。一般产品的灭菌是使用过热水或是蒸汽-空气混合工艺。

蒸汽-空气混合气体工艺与过热水工艺相比，主要优点是产品不直接接触水，而与水直接接触在某些情况下可能导致容器外观出现异常。蒸汽-空气混合气体工艺常用大型循环风扇，防止在灭菌器中形成冷点。蒸汽-空气混合气体工艺通常利用间接冷却法，如夹套冷却或冷却盘管冷却。这种间接冷却方式，使得产品的冷却速度与产品容器直接暴露于冷却水中相比，明显更慢，效率也较低。蒸汽-空气混合气体工艺部分特殊灭菌器设计要点包括：① 夹套和隔热：在周期的加热和暴露阶段，夹套使用蒸汽加热，在工艺的冷却阶段，冷却水被注入夹套中。② 一个有效地从腔室中去除冷凝水的恒温疏水阀：当冷却时（与空气或冷凝物接触），疏水阀是打开的，当与蒸汽接触时，它是关闭的。当冷凝物收集时，由于温度轻微降低阀门打开，冷凝水被排出。也需要蒸汽疏水阀，从夹套中去除蒸汽冷凝水。③ 在加热和暴露过程中，风机不断的循环蒸汽-空气混合气体，在冷却过程中不断循环空气。④ 冷却空气/产品的冷却部分（如冷却盘管）。

灭菌周期的开发见表5-29所示，列举了与注射剂产品开发过程中相关的灭菌工程和微生物活动。确定用特殊容器构造包装的注射液制剂是否能使用目前周期灭菌或是否需要开发一个新的周期。当评估一个在LVP或SVP容器中的新注射用产品时，可参考第一章的图1-5。在灭菌器中进行灭菌可行性研究，以确定周期对所讨论的产品的物理效果。受到灭菌周期影响的产品属性包括密封完整性、产品效价、pH、颜色、储藏期稳定性、可见异物、不溶性微粒、成品无菌性。一旦确立了基本的工程学参数，如温度、时间和 F_0，就可以进行热分布研究。

表 5 - 29　与注射剂开发过程相关的灭菌工程和微生物活动

灭菌开发活动	活　动　情　况
周期开发	开发初步的有工程参数的容器灭菌标准，如温度、时间和 F_0
容器热分布	确定冷点，评估在成品容器中的热穿透
制剂开发	在产品方法验证结束前，应进行分析方法的可行性研究
注射用溶液微生物学的评估	
湿热 D 值和 z 值分析	对每一个注射用制剂在三个温度下，比如在 112℃、118℃ 和 121℃ 时进行三次 D 值分析，然后计算 z 值
APE	如果成品含有防腐剂或对容器有多剂量要求，用成品进行
中间生物负荷分析	用微生物平板进行研究，以验证过滤工艺有 70% 回收率
加样保留时间研究	用生物负荷和药典促生长微生物接种注射用产品，以评估产品支持微生物生长的能力
容器密封性评估	
微生物密封性失活	使用生物负荷和 BI（芽孢）接种到最差情况下的密封点，做致死曲线动力学
容器完整性	暴露在容器应力最大灭菌条件下执行染料渗入试验，微生物挑战试验或者物理完整性测试
稳定性运行	按照 ICH 或是药典要求，在不同温度和时间下进行分析化学和微生物学的评价

2. 生物指示剂选择原则　一般执行验证需要使用生物指示剂来确认整个装载的杀灭情况。生物指示剂代替生物负荷，并且它的失活能确认在同一位置任何自然生物负荷通过灭菌工艺已被杀灭。一般选择标准有：① 随时间变化，均一的耐热性；② 不致病；③ 易于生产、使用和测试；④ 经过评估高度符合灭菌工艺。

典型的灭菌指示剂是嗜热脂肪芽孢杆菌或嗜热脂肪芽孢杆菌芽孢的有机体。孢子是相对独立的状态，其微生物新陈代谢被无限期的暂停，确保其特有的稳定性和对灭菌方式的抵御性。

最常用的蒸汽灭菌生物指示剂是嗜热脂肪芽孢杆菌（ATCC7953 或 ATCC12980），它在实际中被用于所有的部件灭菌工艺。嗜热脂肪芽孢杆菌较少用于终端灭菌，因为杀灭它相比其他的孢子实际需要更多热量，比如细小的嗜热脂肪芽孢杆菌 ATCC5230、杆菌凝结剂和生孢梭菌，而这些孢子因其耐热性较低，被用于生物负荷/生物指示剂（BB/BI）的验证。

使用生物指示剂的基本原理是明确的，它们的失活确保待灭菌物上耐热性低得多的生物负荷被杀灭。对于部分特殊的灭菌工艺，典型的生物指示剂由 BI 生产商提供，它的数量和耐热性在灭菌研究中不会改变。当它接种在物品上或里面时，必须确认产品上或产品里生物指示剂的 D 值。鉴于此，灭菌工艺验证的结果是可以预测的，而且能够支持生物负荷的失活。

3. 容器热分布验证　容器热分布研究通常在产品开发阶段进行，目的是找到容器内

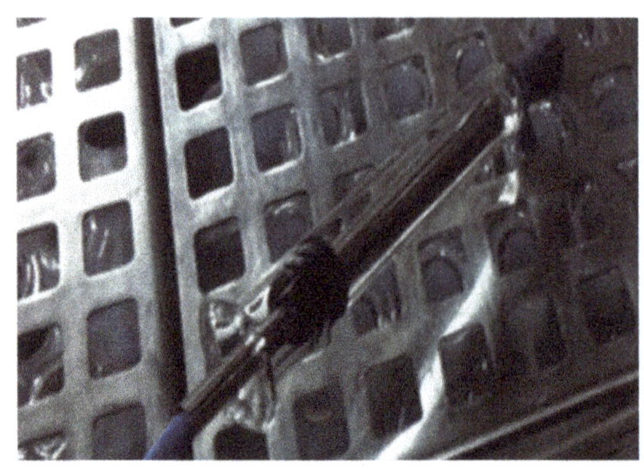

图 5 - 14　热电偶探头在预灌封注射剂产品中的位置

最冷点,确定容器最冷区域与监控位置的关系,并得到适用于大生产的灭菌过程控制参数。影响热分布的因素一般有：① 容器的类型；② 容器的位置、大小和装载体积；③ 周期类型和温度；④ 产品的黏度；⑤ 高压灭菌器的结构设计；⑥ 灭菌的喷射形式/水流量。

在此试验中应用的热电偶探头 16 支,其中 9 支温度探头插入针管内底部(图 5 - 14)设定灭菌参数,按设备操作规程执行自动模式,每 30 秒打印一次数据,当灭菌程序结束时,停止记录,独立重复本程序三次,计算 F_0 值,并确定冷点 $F_0 = \Delta t \sum 10^{(T-121)/10}$ 。

4. 产品耐热性 D 值和 z 值分析　按照 AAMI 开发和出版的美国国家标准,BIER(生物指示剂抗力检测仪)容器可以满足生物指示剂评估的具体性能要求,对 BIER 蒸汽容器的一个重要的要求就是能够监测方波加热分布。D 值是微生物数量降低一个对数或降低 90% 所需要的时间,以分钟计。z 值为使 D 值变化 10 倍所需要的温度变化值。

5. 容器密封完整性验证　带有注射密封系统的最终湿热灭菌产品,都需要进行容器密封完整性验证。从这个验证证明容器的密封系统能够在产品整个保质期内,药液或药品处于无菌状态。

预灌封注射液产品采用预灌封注射器包装,包装密封性验证根据产品有效期限,贮存 6、12、24、36 个月……进行微生物侵入挑战实验。挑战铜绿假单胞菌菌悬液浓度为 1×10^6 cfu/ml,浸泡 4 小时,擦干表面后,用含 0.5% 过乙酸的 70% 异丙醇消毒表面,放置于消毒好的塑料袋中,取 10 支未经微生物侵入样品,用 0.5% 过乙酸的 70% 异丙醇消毒表面,作为阳性对照,一并置于 30～35℃ 下培养 7 天,并观察有无菌生长。铜绿假单胞菌促菌生长能力：若所有微生物侵入试验中未长菌则随机取微生物侵入试验的注射器 50 支用于接种 0.1 ml 铜绿假单胞菌(浓度均为 10～100 cfu/0.1 ml),于 30～35℃ 下培养 7 天,并观察菌生长情况。6、12、24、36 个月每次取样品 300 支用做微生物侵入试验检查气密性。阳性对照和促菌生长、微生物挑战实验应均符合要求。

(三) 除菌过滤验证

1. 除菌过滤验证的概述　在非最终灭菌药品生产工艺中,药液的无菌过滤是最为关键的步骤之一。除菌过滤验证包含除菌过滤器本身的性能验证和过滤工艺验证两部分。

过滤器验证是无菌工艺中保证无菌及效率的重要内容,过滤器验证的目的是确保该过滤器可重复地除去不需要的成分(例如：微生物负载),同时允许所需要的成分通过。但是需要注意的是,在实施过滤器验证之前,必须满足两个前提条件：① 过滤器批次与批次之间必须保持一致性和可重现性；② 药品的批次与批次之间必须具有一致性和可重现性。主要的确认项目包括除菌级滤膜级别、化学、物理与热兼容性、无纤维脱落、细菌内毒素测试及完整性测试数据等。过滤工艺验证是指针对特定药品的流体结合特定的工艺条件,对除菌过滤工艺进行充分验证,以确保除菌过滤工艺在预定的工艺条件下可靠地运行。这两种验证不能互相代替。

2. 细菌截留　细菌截留验证的目的是模拟实际生产过滤工艺最差条件参数,过滤含有一定量挑战微生物的产品溶液或产品替代溶液,以确认除菌过滤器的微生物截留能力。在预灌封注射液产品的药液过滤过程中一般选择全尺寸的工艺过滤器,级别为亲水性 $0.2\ \mu m$ 聚醚砜滤芯,这种情况下,可选择缺陷型假单胞菌作为除菌过滤验证中细菌截留试验的标准挑战微生物。在模拟工艺条件下,评价药品的物料和化学属性对过滤器性能及过滤有效性的影响。表 5-30 列出了有关的物料和化学条件。

表 5-30　**药品的物理化学属性**

物　理　属　性	化　学　属　性
压差	
流速	黏度
持续时间	渗透性
温度	离子强度
批量	表面张力
表面积	
过滤器类型与系列	

　　细菌截留试验中所用的滤膜必须与时间生产所用的过滤器材质完全相同。应包括多个批次的滤膜(通常为 3 个批次),其中至少应有一个批次为低泡点(低规格:完整性测试的数值符合但非常接近过滤器生产商提供的滤器合格规格限值,例如 10% 以内)滤膜,以在微生物挑战试验中作为用最差条件的滤膜。细菌截留试验应选择 $0.45\ \mu m$ 孔径的膜作为每个试验的阳性对照,挑战微生物的尺寸需要能够穿透过 $0.45\ \mu m$ 的滤膜以证明它培养到合适的大小和浓度。三个不同批号的 $0.2\ \mu m$ 测试滤膜和 $0.45\ \mu m$ 的对照滤膜都需要在一个试验系统中平行在线进行挑战试验。

　　在工艺过滤系统上针对具体产品进行测试,每单位表面积的流速(ml/min)是比例因子,将生产工艺按比例缩小至 $13.8\ cm^2$ 的有效过滤面积(47 mm 圆片过滤器)。工艺温度、时间与压力就是用于实尺工艺中的参数。典型试验示意图见图 5-15。

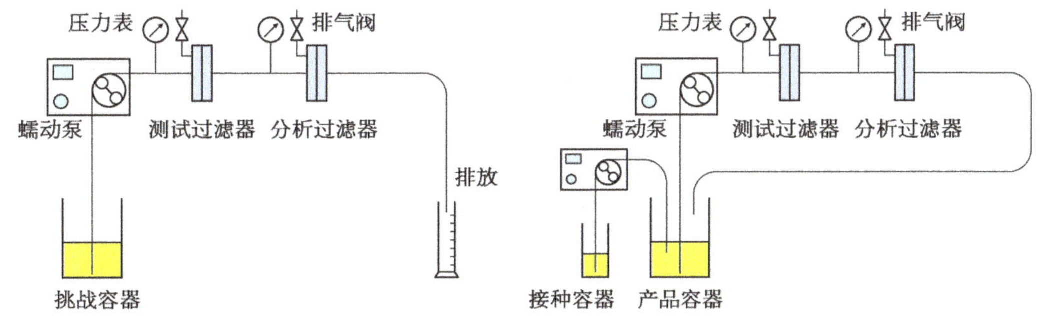

图 5-15　**细菌截留试验示意图**

3. 可提取物和浸出物　浸出物存在于最终药品中,通常为可提取物的子集,但由于分离和检测方法的限制以及浸出物的量极小,很难被定量或定性。首先应获得最差条件下的可提取物数据,将其用于药品的安全性评估。可提取物反映了浸出物的最大可能,无论是否要做浸出物验证,可提取物的验证和评估都非常重要。

在选择模型溶剂之前必须对产品配方进行全面的评估,用于测试的模型溶剂必须能够模拟实际的药品配方,同时与过滤器不应有化学兼容性方面的问题。通常应具有与产品相同或相似的理化性质,例如:pH、极性及离子强度等。可提取物验证影响因素包括:① 灭菌方法;② 过滤流体的化学性质;③ 工艺时间;④ 工艺温度;⑤ 过滤量与过滤面积之比等。使用最长过滤时间、最高过滤温度、做多次蒸汽灭菌循环、增加 γ 辐射的次数和剂量都会增加可提取物水平。可提取物试验应使用灭菌后的全尺寸工艺过滤器来完成,可以用静态浸泡或循环流动的方式,但不能进行预冲洗。可提取物和浸出物的测试分析方法包括非挥发性残留物、紫外光谱、反相高效液相色谱法、傅立叶变换红外光谱法、气相色谱-质谱、液相色谱-质谱、总有机碳分析以及电感耦合等离子体质谱等。为了保证分析方法的可靠性,分析方法需进行验证。

4. 化学兼容性　过滤工艺化学兼容性研究的目的是用来评估在特定工艺条件下过滤装置与料液的化学相容性,以避免可能的过滤器受损或变形,以防止料液受到浸出物或颗粒物的污染。化学兼容性试验应涵盖整个过滤装置,而不仅仅是滤膜。试验的设计需要考虑的因素有料液性质、过滤温度、接触时间等。按照最差条件选择要求,化学兼容性试验过程中过滤时间应达到或超过实际生产过程的最长时间,试验过滤温度应达到或者超过生产过程的最高工艺温度。化学兼容性试验检测项目包括:① 接触料液前后对过滤器的目视检查;② 过滤过程中流速变化;③ 滤膜重量/厚度的编号;④ 过滤前后起泡点等完整性检测数值的变化等。

5. 吸附研究　吸附是所过滤的料液中的某些成分黏附在滤膜上的过程,可能影响料液的构成和浓度。过滤器中吸附性的材料包括滤膜、硬件和支撑性材料,吸附试验条件可以根据实际生产条件确定,流速、过滤时间、料液浓度、防腐剂浓度、温度和 pH 等因素都可能影响吸附效果。吸附试验中的检测方法可以直接采用产品质量标准中所确定的相关检测方法,如过滤前后产品中目标成分的浓度变化是否在可接受标准范围内。

6. 完整性测试　应明确过滤器使用后完整性测试的润湿介质。如果采用的润湿介质为药液,则应进行相应的产品相关完整性数值标准的验证来支持该标准的确定。实验室规模下按比例缩小的研究是产品完整性验证的一部分。第二部分是在实际生产条件下定期监测实验室产生的最低产品泡点或者最大产品扩散流的趋势,作为性能确认的一部分。

完成过滤工艺的验证后,应定期评估产品性质和工艺条件以确定是否需要进行再验证,以确保其始终能够达到预期结果。当产品、过滤器、工艺三个变量中任何一个发生改变时,均需要评估是否需要再验证,评估通常包括:① 单位面积的流速高于已验证的流速;② 过滤压差超过被验证压差;③ 过滤时间超过被验证的时间;④ 过滤面积不变的情况下提高过滤批量;⑤ 过滤温度变化;⑥ 产品配方改变;⑦ 过滤器灭菌条件或者灭菌方式改变;⑧ 过滤器生产商改变或者过滤器生产商改变了过滤器的膜材或过滤器的结构性组成材料。

（四）物料解包传递验证

预灌封注射剂产品的生产工艺多为非最终灭菌，为了保障生产过程的无菌操作，对于不能灭菌的物料其传递环节，多使用多层逐级解包的传递方式进行物料的净化和使用。下面对预灌封注射剂相关物料传递的验证流程进行简介。

1. 预灌封注射器传递的流程　预灌封注射器针管的包装多为一层透析袋包装，在非最终灭菌的工艺产品生产时，为了配合自动灌装和解包生产线，保证和控制洁净区内微生物和颗粒的产生，可将预灌封注射器的包装形式增加为双层包装，在原包装的透析袋（聚乙烯袋－带有特维强纸）之外，再增加一层透析袋，见表5－31，以保证传递过程减少无菌风险，控制微生物和颗粒的产生与发散，但是这必须要求物料的供应商能够提供双层包装形式的生产条件和密封性验证报告，以证明其能满足非最终灭菌工艺产品的过程控制要求。

表5－31　预灌封注射器双层包装形式（由外向内）

层次	最外层	第二层	第三层	最内层
包装方式	瓦楞纸箱	聚乙烯袋（带有特维强纸）	聚乙烯袋（带有特维强纸）	蜂巢盒
级别	一般区	C级区	C＋A级区	B＋A级区

预灌封注射器进入洁净区的传递使用流程为：在拆外包间脱去外箱，检查聚乙烯外包装有无破损和异常，用75%乙醇表面喷淋消毒，经气闸室传入C级区生产区平台存放。生产前，用75%乙醇对聚乙烯袋表面消毒后传入上料区待用，将预灌封注射器脱去第一层除透析袋（聚乙烯袋－带有特维强纸）通过滑轨传入灌装机附属的解包RABS，通过RABS手套，将针管盒放于卡槽内，剪开外袋后，将外袋放入废料收集桶中，取出针管盒，通过滑轨传入RABS轨道进入撕纸灌装工序。预灌封注射器针盒撕去封口的透析纸后，取出针管，待灌装完毕后重新放入针盒，传出灌装RABS。如图5－16所示。

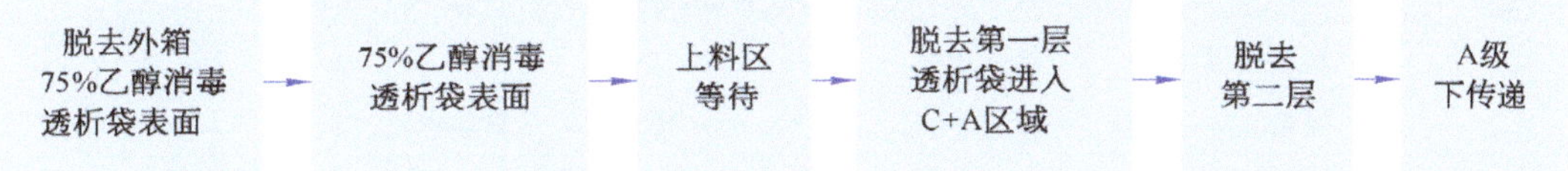

图5－16　预灌封注射器针管传递方式

2. 风险评估　见表5－32。

表5－32　风险评估表

工艺/功能	可能的失败	可能引起失败的原因	风险评估	验证措施
验证前准备	验证失败	人员错误操作	低	● 验证前确认相关岗位操作人员的上岗培训 ● 验证前对验证方案的内容，进行培训 ● 确认传递的过程符合文件的规定
		相关文件非现行版本	低	● 验证前确认相关文件是否为现行版本
		人员未经培训上岗	低	● 验证前确认相关岗位操作人员的培训和考核情况
		采样过程对生产造成污染	低	● 对包装表面采样后立即脱去该层包装 ● 直接在器具的外表面取样，取样后用无菌消毒剂和无纺布进行擦拭

续　表

工艺/功能	可能的失败	可能引起失败的原因	风险评估	验　证　措　施
针管脱外箱	外箱未经过处理,积尘较多	外箱积尘较多	低	• 确认外箱的清洁状态和透析袋表面的清洁状态透析袋密封情况
透析袋表面消毒	表面消毒不彻底	未按照岗位操作进行操作	低	• 对现场操作进行监控,确认相关操作符合文件规定要求 • 确认消毒后透析袋表面的微生物
上料区等待	针盒污染	物料堆叠过高,有微粒集聚	低	• 确认最高堆叠状态,处于不同层次的针盒透析袋表面的微生物
脱去透析袋	针盒污染	拆除透析袋的环境洁净度不足	低	• 确认设备的验证状态 • 对区域的洁净度进行检测 • 确认拆除透析袋的针盒的表面微生物
导轨传递	针盒污染	导轨层流洁净度不足	低	• 确认灌装完毕传出的针盒的表面微生物 • 对区域的洁净度进行检测

3. 物料表面消毒后效果确认　预灌封注射器根据文件规定进行解包和传递,根据取样计划,见表 5-33,在传递的不同阶段,用 ϕ55 mm 的 TSA 平皿取样。取样结束,将样品送至 30～35℃下培养 48 小时并计数。

表 5-33　取样计划表

物　料	取样阶段	取样位置	取样数目	编　号	接受标准(CFU/皿)
针盒	针盒 C 区消毒后	透析袋表面	ϕ55 mm TSA * 2	日期 + 01、02	<20
	上料区等待	堆叠最上层	ϕ55 mm TSA * 2	日期 + 03、04	<1
		中间层	ϕ55 mm TSA * 2	日期 + 05、06	<1
		最下层	ϕ55 mm TSA * 2	日期 + 07、08	<1
	脱去透析袋	针盒表面	ϕ55 mm TSA * 2	日期 + 09、10	<1
	灌装完毕的针盒	针盒表面	ϕ55 mm TSA * 2	日期 + 11、12	<1

4. 验证结论　通过传递过程的验证,确认按照既定的文件要求进行物料的传递,能够满足微生物和颗粒的控制要求,满足日常生产需求。

(五)预灌封注射液产品工艺验证

1. 工艺验证概述

(1)工艺验证与产品质量属性的关系:有效的工艺验证是产品质量的重要保证。无菌生产的基本原则就是保证生产的产品符合其预期的用途,而工艺验证恰恰是这种保证的证明。预灌封注射剂产品相关的各个方面,包括生产过程、材料控制、环境监测、无菌检查以及人员培训等内容都将通过工艺验证的方式得到证明,从而证明整个无菌工艺系统是稳定的,生产工艺的每一步均予以控制,确保成品符合所有的质量属性,所有的因素都得到有效的控制和预防,无菌工艺能够始终如一地生产出符合预期用途的产品。

(2)工艺模拟试验:评价一个无菌工艺操作能力的最有效的方法之一就是工艺模拟试验(培养基灌装)。其以一种促进微生物生长的培养基代替无菌产品,完全模拟无菌配制和灌装工艺。工艺模拟试验提供了一种用于评价可能影响最终产品无菌的无菌工艺操作变更的方法。工艺模拟试验的目的是证明采用无菌工艺生产无菌产品的能力，无菌工艺人员的资格和保证水平，以及符合现行 GMP 法规的要求。

工艺模拟试验通常考虑以下两个因素：

1）试验的次数和频率：在无菌生产工艺中，新增或者变更新的设施或者生产工艺，均应进行工艺模拟。应该在设备确认、灭菌工艺验证、人员培训已经全部完成，且充分的环境监测数据能够证明新的设施已经在预期的受控状态后，进行工艺验证。如果没有之前这些支持性的工作，若工艺模拟试验失败，将很难确定失败的原因。新的设施或生产线的验证应当进行三个连续成功的模拟工艺试验，通过连续的可接受的结果，以证明工艺的可重复性。

对于已有的设施或生产线，应至少一年进行两次日常的工艺模拟试验。注射剂的无菌灌装工艺的工艺模拟试验一般间隔 6 个月，虽然间隔时间会因为历史的经验和法规要求不停变化，而且没有科学的推论，但是仍可以适用于在 6 个月的操作期间没有因为预计的预防性维护保养而有意停止生产的无菌工艺区域。

2）最差条件：采用"最差条件"是有意对工艺、系统、设备在更高的挑战条件下进行验证。最坏的情况并不意味着人工创造条件环境或超过允许的操作条件和能力的系统故障。最坏的情况取决于操作或可能出现的风险。例如：使用的原料、组件和密封在无菌工艺区域保留时间超出范围；增加灌装人员的数量，超过正常所需的人员数量；在特殊的生产线上，以最快的速度灌装最少的数量，以最慢的速度灌装最大的数量；在工艺模拟试验中使用促生长培养基，而不是使用有抑菌性或保护性的处方。

无菌工艺模拟试验必须包含生产工艺的各个步骤，非最终灭菌的预灌封注射剂产品生产工艺流程一般为：原辅料→配液→灌装→灯检→内包→外包→入库。预灌封注射液配液、灌装工序的工艺过程中，采用相适宜的措施降低和去除微生物，以保证达到无菌的要求，包括：用于配制、输送的容器和管路进行灭菌、使用冗余的除菌过滤、控制各步骤的时间、A 级层流保护下进行器具的转移和安装对接等。详细的无菌保证识别见表 5－34。

表 5－34　无菌保证识别表

工　序	步　骤	无菌保证措施
配制	配制前	无菌配液罐、管路使用前灭菌
	配制	控制投料时长 开口时层流保护
	配制后	控制除菌过滤前存放时限 除菌过滤（冗余过滤） 氮气保压 取样阀使用前纯蒸汽灭菌 控制配液后的存放时限
灌装	灌装前	零部件使用前灭菌 零部件、工具层流保护下转移 针管层流保护下拆封、转移 零部件层流保护下对接、安装
	灌装	灌装层流保护 控制灌装总时间

（3）工艺模拟试验设计因素：设计一个模拟试验方案，需要从以下几个方面考虑：

1）培养基的选择：培养基选择的基本原则是低选择性、澄清、适当的浓度以及可过滤性。选择的培养基应进行促生长试验，证明其能够促进少量微生物的生长。如果生产过程使用了除菌过滤器，那么培养基应该使用同样的过滤器过滤。一般在预灌封生产线上使用胰酪胨大豆肉汤培养基（TSB）进行培养基模拟试验。灌装结束后，培养基产品在温度可控并可连续监测的条件下培养，温度在 20～35℃，培养时间不得少于 14 天，如分开两个温度培养，应先低温后高温，如 20～25℃ 和 30～35℃ 各培养 7 天。培养 14 天后，培养基还应再进行阳性对照试验，以证明培养对微生物生长的支持能力。

2）设备无菌安装：预灌封的产品灌装生产线的组装通常是手动装配设备。设备装配时对关键表面的处理要求比后面的灌装操作过程更高。涉及工艺模拟试验时应考虑有利于发现安装活动时的潜在污染。组装的设备作为一种固有干预措施，应在无菌模拟过程中有体现。

3）容器尺寸：对一个特定的产品灌装线来说，工艺模拟试验应该选择灌装最大和最小的容器。在同一个灌装设备上进行规格差别较大的产品生产时，由于灌装机的适应性及设定参数不同的原因，可能造成比做一套最大和最小规格容器更多的试验。如果最后灌装容器大小会影响结果的话，应对容器大小的选择进行研究。对于新的设施，其中两次试验应使用最大的容器，一次使用最小的容器。之后的周期性灌装试验应按不同规格尺寸轮转。

4）灌装速度、容积、时间：对于同一个尺寸的容器，灌装速度设定在灌装速度范围的最低端。在选择灌装速度的快慢时，应当考虑灌装的最差条件，如产品暴露的时间等。如果灌装高速会造成更多干扰，那么在进行工艺模拟试验时应加以考虑。

无论实际的灌装体积是多少，工艺模拟试验应包括所有的装量调节，且使用的方法应与生产过程使用的方法一致。一般在进行灌装时准确的灌装体积不重要，关键的是在容器内的培养基要有足够的体积，当进行翻转和漩涡的时候能完全接触到容器和密封的内表面，且容器内的培养基数量能够满足微生物生长的条件。

工艺模拟试验必须要有充分的持续时间，满足所有的灌装产品有足够的容器承装。正常的无菌操作例如：开始前的安装活动、装量调整、设备维修等都应该在工艺模拟试验中体现。工艺模拟试验还必须包括干扰持续的时间，这些干扰在正常产品灌装操作中可能都会发生的，如更衣、暂停、换班等。工艺模拟试验 3 000～5 000 支一般被认为可以充分证明传统的无菌灌装操作过程是可控的。

5）灌装批的数量：合适的工艺模拟试验的批量大小是与生产批量大小相关的，不同的批产量范围，其模拟试验的批量是不同的。一般情况，我们认为 5 000 以下为小批量，建议模拟灌装量至少全批量；5 000～10 000 时，灌装量应与批量差不多；当大批量（＞10 000）时，应根据情况分析。

大批量选择灌装量时考虑的原则：必须要有足够的量，确保灌装的培养基必须能模拟整个生产过程（从开始要结束），以保证在灌装过程各项干扰措施与正常灌装相同的执行；在用注射用水和培养基交替灌装时，要考虑培养基稀释对培养基培养条件的影响；在正常批结束进行的培养基模拟灌装且未进行过清洗、灭菌，应确保将设备管道清洗、灭菌，并用培养基进行冲洗，将剩余药品冲洗干净，并在方案中明确规定冲洗量，模拟过程要确保模拟设备的设置、启动、灌装，灌装的时间应保持为正常灌装的时间。

6）干预事件的设计考虑：干预措施的选择，应采用风险管理的方法，评估干预措施对产品生产过程微生物污染的风险。对于在生产中很少出现的高风险干预，在模拟过程中应增加该干预的频率。干预措施的评估还应包括在正常生产过程中可能出现的被允许的干预，如更换零部件、挑出破碎的容器、调整容器、容器的补给等。

操作员/人员的微生物污染的最大来源是无菌过程。无菌工艺模拟过程中干预措施的执行是对过程能力的验证。为了证明能力，过程模拟要包括无菌灌装过程中发生的所有的过程和纠正措施。在模拟过程中发生的正常的被允许的干预措施都要具体记录，包括干扰频率、暂停灌装等都要记录在生产记录中，任何的一个干预都会增加污染的风险。通过操作人员和相关文件，识别干预措施和频率。不同的产品类型会有不同的干预措施，但所有的干预措施必须记录。

固有的干预是正常的无菌灌装过程中发生的和计划的活动，如设备安装、装量的调整、环境监测、抽样等。固有的干预是整个干预记录的一部分，在模拟计划中规定频率和时间点。虽然这些活动可能不会具体记录在常规生产记录内，但应该被记录为一个无菌模拟的干预过程。

无菌工艺在其执行过程中涉及需要调整的情况，需要通过制订纠正措施进行纠正。纠正措施包括：容器破损、容器的调整、堵塞、针头的变化、灌装机的变化、调整剂量、自动清除不合格等，这些应该清楚地识别和记录在相关记录中。方案中应规定纠正措施，以及可预期发生的数量。在实际生产中，如果出现新的纠正措施，应对其进行评估，评估其是否可接受。如果可以接受，就可以纳入以后的干预措施中。干预措施的审核，应该确定哪些干预措施在日常偏差中可以被接受。

在干预设计中，应根据对微生物污染的评估，以及实际生产中允许出现的次数，设计干预的频率。经常出现的干预应定期进行模拟，频率较少的干预可以周期模拟。干预的模拟应由专业的人员进行模拟（如设备维修由维修人员进行），通常是由培训合格的人进行操作。如果这些纠正措施类型不在过程模拟过程中自然发生，必须模拟验证其在日常操作的性能。在实施干预的样品，除去未密封或未到装量的样品以外，均应隔离培养和确认。

7）容器和密封性检查：因预灌封容器一般为透明玻璃材质，有利于发现污染，故预灌封容器密封性验证在培养基模拟试验中一并进行，通过配制不低于 10^5 CFU/ml 的菌液，使用细菌侵入法，在培养完成后的灌装培养基的预灌封注射器中，选取灌装前中后三个阶段的一定数量的样品，完全浸没在菌液中，保持 4 小时以上，取出后进行培养，并进行培养基灵敏度测试。

8）人员因素：在无菌灌装房间，每个人（如运营、工程、质量等）有可能造成微生物污染；然而，对产品的风险可能与特定的工作职能的变化有关。在洁净室工作人员应能够充分履行工作职能，在工作中完成适当的培训。工作职能包括对无菌工艺的了解，在洁净室的实践，无菌技术的掌握，以及具体的操作功能。操作功能包括过滤和灌装系统设置、调整、修复、维护、清洗、消毒、操作、组件和产品处理、转换、采样、监测以及其他固有的纠正措施。洁净室的人员的资质确认应记录。

9）环境监测：工艺模拟试验期间应进行持续、完整的环境监测，包括悬浮粒子、沉降菌、浮游菌和表面微生物。

10) 其他：工艺模拟试验的全过程应进行影像记录，如照片、视频等，便于监测员工的操作是否规范以及日后偏差调查分析和查找原因。

（4）模拟试验结果分析：无论批次量的大小，只要培养基灌装批次中存在污染，就意味着无菌保证可能存在问题。正常情况下培养基试验应当无污染。污染数的增加与培养基灌装批的支数并不直接成正比关系。建议评估无菌生产线状态的标准：① 灌装数低于 5 000 时，不得检出污染。当有 1 支污染时，需进行调查，并在调查进行再验证。② 灌装数在 5 000～10 000 时，当有 1 支污染时，需进行调查，并应考虑重复培养基灌装。当有 2 支污染时，需进行调查，并应考虑再验证。③ 灌装数超过 10 000 时，当有 1 支污染时，需进行调查。当有 2 支污染时，需进行调查，并应考虑再验证。发现任何污染样品均应进行调查。随着调查的深入，基于科学的评价和风险评估采取适当的纠正措施。即使符合可接受标准，对于出现的阳性样品也应进行调查和解决。

（5）工艺验证的统计方法与工具：对预灌封注射剂产品生产工艺数据的分析采用统计学的方法和工具，可以使数据更加便于分析，也令报告层次丰富。常用的统计学工具包括：① 直方图；② 控制图；③ 过程能力；④ 失效模式影响分析；⑤ 时间序列图等。下面通过过程能力分析和控制图为例，简要介绍其使用方法。

过程能力分析常用来衡量一个工序的能力，看其是否能够始终如一地满足预期的要求。过程能力分析通常在某些阶段重复取样，每次取样的样品作为一组，计算其平均值和波动范围，可用 minitab 软件制作成控制图，需要注意的是使用软件进行统计方法分析前需要对软件进行确认。如果数据显示稳定，则将所有小组的数据合并，考察全部时间的工艺稳定性以及偏差波动范围是否足够小。最常用的工具是工序能力指数 C_{pk} 和 C_p。图 5-17 表明了正态分布与工序能力的关系。

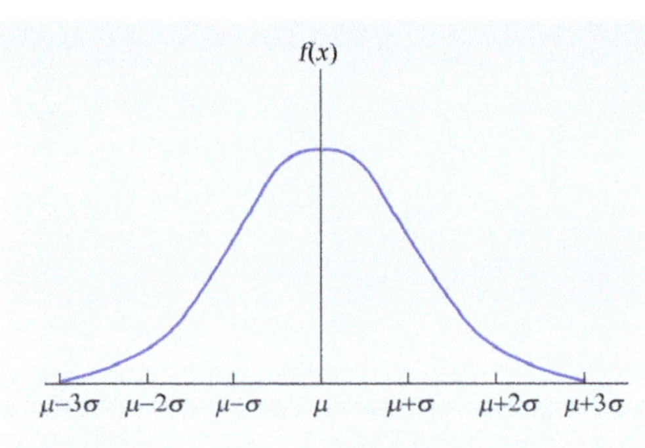

图 5-17　正太分布与工序能力的关系

正态分布标准偏差 σ 的大小反映了参数的分散程度，绝大部分数值集中在 $\mu \pm 3\sigma$ 范围内，其比例为 99.73%。通常 6σ 称为工序能力。6σ 范围越小，表示该工序加工的工艺参数越集中，则生产出成品率高，可靠性好的产品的能力越强，即固有能力越强。工序能力指数 $C_p = T/6\sigma$，$C_{pk} = (1 - k)C_p$，$k = 2|X - X_0|$。通常，工序能力指数 $1.33 < C_{pk} < 1.67$ 表明工序能力良好，状态稳定；$1 < C_{pk} < 1.33$ 则说明工序能力一般，有变坏的可能；$C_{pk} < 1$ 表明工序能力差。

控制图一般用来检测工艺的变化。图 5-18 是反映灌装装量的控制图，从图中可以看出装量控制的变化趋势。一旦数据

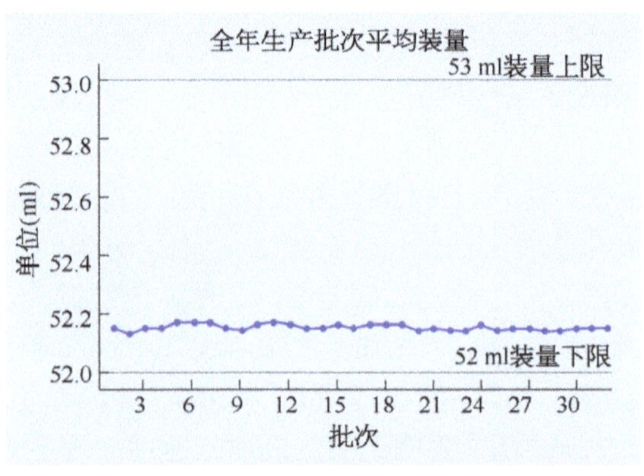

图 5-18　灌装装量数据的控制图

有变坏的趋势，或连续出现超越警戒线的情况，应立即采取措施，查找原因并制订纠正和预防措施。

2. 工艺验证风险评估　为了确保生产出符合质量要求的产品，生产企业应对生产各工序进行风险评估，确定潜在的风险并采取措施降低或消除风险。

每一种生产工艺都可以分解成许多步骤，每一步骤的操作运行都是由多种因素共同决定的。组织不同部门的专业人员，对产品和工艺进行深刻理解，采用头脑风暴的方法，分析每一步骤潜在的、可能的失效方式，并进行评估，是保障产品质量和患者安全的重要手段。针对每一个工艺步骤，使用 FMEA 的方法进行风险评估，并采取措施降低较高等级的风险。表 5 - 35 是风险评估的举例。

表 5 - 35　预灌封注射剂无菌产品工艺风险评估（节选）

工艺/功能	可能的失败	可能引起 失败的原因	风险 评估	风险降低、风险控措施
缓冲液配制	内毒素超标	设备清洁不彻底	高	设备和管道使用前用碱液洗涤 监控除菌前缓冲液的微生物水平 检测缓冲液除菌后的内毒素水平
	pH 超标	设备碱洗后清洁不当，有碱液残留	中	检测最终淋洗水的 pH 检测缓冲液的 pH
	渗透压超标	物料和注射用水计量错误	低	确认相关计量设备的校准情况 确认各物料的加入量 确认缓冲液的渗透压 确认缓冲液配液罐的验证状态 确认缓冲液配置过程中的搅拌时间和频率
	无菌超标	除菌前缓冲液负载过高	中	对除菌后的缓冲液取样检测无菌 确定过滤前后的滤芯完整性
		罐体和管道灭菌不彻底	高	监控罐体和管道灭菌的时间和温度
配液	质量指标超标或不均匀	搅拌不充分	中	确认配液罐的验证状态 确认搅拌的频率和搅拌时间 灌装的成品检查含量均匀度
	细菌内毒素超标、无菌不合格	配液区环境不符合生产工艺要求	高	配液过程中对配液环境进行全过程监控 控制配液投料时间
		配液工具配件灭菌不彻底	高	确认灭菌柜的验证状态 确认工器具的灭菌参数
		氮气保护失败	中	确认搅拌最终时的氮气保压压力
		取样过程污染	中	取样前后对取样阀进行消毒，确认消毒过程
灌装	细菌内毒素超标、无菌不合格	灌装区环境不符合生产工艺要求	高	灌装过程中对灌装环境进行全过程监控 控制灌装时间 确认灌装前、中、后的产品无菌和细菌内毒素
		罐体和管道灭菌不彻底	高	确定罐体和管道灭菌的时间和温度
	装量不合格	装量调整失误	中	灌装过程中确认装量和灌装针间差异
灯检	可见异物超标	灯检台照度不合格，灯检控制失败	中	确认灯检台照度
贴标包装	有效期、批号打印错误	操作人员操作错误	中	确认贴标机的性能确认报告 确认首张标签打印内容

无菌工艺的风险评估是一个反复迭代的过程。采取控制措施进行风险控制后，应进行回顾评价，以确定没有产生新风险，之前识别的风险确实消除或降低至可接受水平。

3. 工艺验证实施　预灌封注射剂的工艺验证是一项复杂的系统工程。全面的工艺验证既包括厂房设施、公用系统和工艺设备等硬件确认，也包括人员培训、时限控制、无菌检测等软件确认。其内部各系统之间有着千丝万缕的联系。

（1）厂房设施：预灌封注射剂生产的关键区域是产品暴露或已灭菌部件或直接接触产品的部分暴露的区域，如无菌配液、灌装区域；灭菌后部件的转移等区域，会直接影响产品的质量、纯度、效力和安全性，是工艺中的关键区域。进入关键区域的空气要经过除菌过滤或高效过滤器，气体质量符合使用区域的要求。无菌生产的关键区域应符合 ISO5 级的标准，验证数据符合要求。

（2）人员培训和确认：预灌封注射剂生产的无菌操作区域应尽量减少人员的操作或干预，人是洁净区内最大的污染源，人员所受的培训、无菌操作技能和工作责任心对无菌产品的生产至关重要。良好的培训包括无菌操作技术、洁净室行为规范管理、微生物学知识、环境监测知识等与生产操作息息相关的程序学习，并通过培训评价体系评估人员的培训效果，合格后上岗操作，并定期再进行培训和考核。

（3）部件和接触产品的包材：直接接触产品的部件和内包材应经过适当的灭菌程序或其他处理方式，以确保无菌性。使用的预灌封注射器、胶塞应采用适当的方法抽样进行密封性检测。

（4）内毒素控制：对于预灌封产品的无菌控制不等于内毒素控制。在无菌生产的各个工艺步骤必须严格控制生物负荷水平，并最终采取措施去除内毒素（如干热法、吸附法等），保证产品中不含有内毒素。这是工艺验证的重点内容。

（5）时限控制：预灌封注射剂的非最终灭菌产品，其无菌工艺生产的全过程每个阶段均应建立时限控制，如灭菌后/除菌过滤后药液最长保留时间、灭菌后设备/部件最长保留时间、使用后至清洁的时限、清洁后至灭菌的时限、灭菌后至使用的时限等。对除菌过滤工序，其总时间必须控制在一个经验证确认的固定时限内，以防止微生物污染。

（6）实验室控制：实验室控制主要包括环境检测、微生物培养及鉴别、菌种保留、过滤降低微生物负荷、检验方法开发与分析等。

（7）无菌检测：无菌检测包括微生物实验室控制、取样和培养以及无菌阳性的调查。

预灌封注射剂产品的工艺验证是药品无菌性的证明和保证，通过对连续 3 批的工艺验证，使用规定的原辅料和设备，依据预灌封注射液产品生产工艺规程进行生产，生产的产品均符合预定用途和注册要求。全过程基于对产品和工艺的深刻理解，实施科学的、基于风险评估的确认和验证活动，建立完善的质量管理体系，促进药品质量的稳步提升。

<h1 style="text-align:center">第三节
包材相容性</h1>

药包材即直接与药品接触的包装材料和容器，系指药品生产企业生产的药品和医疗机构配制的制剂所使用的直接与药品接触的包材材料和容器。作为药品的一部分，药包材本身的质量、安全性、使用性能以及药包材与药物之间的相容性对药品质量有着十分重要的影响。药包材是由一种或多种材料制成的包装组件组合而成，应具有良好的安全性、适应性、稳定性、功能性、保护性和便利性，在药品的包装、贮藏、运输和使用过程中起到保护药品质量、安全、有效、实现给药目的（如气雾剂）的作用。

药包材与药物的相容性研究是选择药包材的基础，药物制剂在选择药包材时必须进行药包材与药物的相容性研究。

一、产品的特征

（一）产品组成

预灌封部件组成见表5-36。

表5-36　预灌封部件组成

部　　件	部件名称	材　　料
玻璃针管	带注射针 不带注射针	Ⅰ类中性玻璃、314不锈钢 Ⅰ类中性玻璃
护帽	针头护帽 推头护帽	PP/聚异戊二烯橡胶 丁基橡胶
胶塞	—	氯化丁基橡胶、溴化丁基橡胶

（二）主要鉴别方法

1. 鉴别　中性玻璃与低硼硅玻璃、钠钙玻璃的主要区别是其具有很好的热稳定性和化学稳定性，在线热膨胀系数和三氧化二硼的含量上与高硼硅玻璃也不相同。据此，鉴别的项目定为：

（1）线热膨胀系数：是玻璃的主要物理性能之一，它决定了玻璃的热稳定性，即玻璃能承受温度剧变的能力，而且线热膨胀系数主要是由玻璃的化学成分决定的。因此，线热膨胀系数作为鉴别的项目，即可控制玻璃的使用性能，又能反映出玻璃成分的类型。现将中性玻璃的线热膨胀系数定为不大于 $5×10^{-6}$ K-1（20～300℃）。

（2）三氧化二硼的含量：它是提高玻璃热稳定性和化学稳定性的主要成分，而且在一定的范围内，随着其含量的提高，玻璃的性能越好。因此，把三氧化二硼含量的测定作为鉴别的项目，既可控制玻璃的使用性能，又能反映出玻璃成分的类型。

2. 121℃颗粒法耐水性　方法采用玻璃颗粒在 121℃ 耐水性的测定法和分级（YBB00252003－2015），指标根据材质性能定为 1 级。控制玻璃材质的化学稳定性。

3. 98℃颗粒法耐水性　方法采用玻璃颗粒在 98℃ 耐水性测定法（YBB00362004－2015）进行测定。98℃颗粒法耐水性是国际上广泛应用于检验玻璃耐水性能等级的重要方法，分级细，范围广。中性玻璃材质应符合 HGB1 级的要求。控制玻璃材质的化学稳定性。

4. 内表面耐水性　方法采用 121℃ 内表面耐水性试验方法和分级（YBB00242003－2015），指标要求达到 HC1 级。控制玻璃瓶的化学稳定性。

5. 耐酸性　主要检验玻璃对酸浸蚀性所能承受的程度，以定量确定耐酸的等级。第一法为重量法，方法按照玻璃耐沸腾盐酸浸蚀性测定法（YBB00342004－2015）第一法测定，根据玻璃单位表面积的失重多少来确定级别。中性玻璃应符合 1 级的要求。第二法为火焰光谱法，按照玻璃耐沸腾盐酸浸蚀性测定法（YBB00342004－2015）第二法测定。根据玻璃单位表面积所析出的碱性氧化物的量来判定是否合格。中性玻璃应小于等于 $100\ \mu g/dm^2$。控制玻璃瓶的化学稳定性。

6. 耐碱性　主要检验玻璃对混合碱浸蚀所能承受的程度，以定量确定玻璃耐碱的等级。方法按照玻璃耐沸腾混合碱水溶液浸蚀性测定法（YBB00352004－2015）测定，中性玻璃应符合 2 级的要求。控制玻璃瓶的化学稳定性。

7. 砷、锑、铅、镉浸出量　方法采用砷、锑、铅、镉浸出量的测试方法（YBB00372004－2015），砷、锑、铅、镉浸出含量极限定为：砷 As≤0.2 mg/L；锑 Sb≤0.7 mg/L；铅 Pb≤1.0 mg/L；镉 Cd≤0.25 mg/L。

二、包材相容性

（一）药物相容性

药品包装材料伴随药品从生产到销售，终点是最终使用者，是一个很长的过程。在这个过程中，药品包装不但是包装的容器和载体，而且对药物提供有效的保护性，因此必须很好地保证药品的稳定性和有效性，使其安全有效地到达使用者手中。如果企业选用不合适的药品包装材料，可能会导致药物失效、变质，甚至对使用者产生严重的毒副作用。因此，选择合适的药包材是制药企业一项很重要的工作和职责。药品包装材料的相容性研究为选择合适的药物包装材料的科学依据和严谨的基础。近年来，随着科学技术的发展，法规的逐步完善，对相容性研究的要求也越来越高。

《药包材通用要求指导原则》中明确规定：药包材与药物的相容性研究是选择药包材的基础，药物制剂在选择药包材时必须进行药包材与药物的相容性研究。药包材与药物的相容性试验应考虑剂型的风险水平和药物与药包材相互作用的可能性，一般应包括以下几个部分的内容。

（1）药包材对药物质量影响的研究，包括药包材（如印刷物、黏合物、添加剂、残留单体、小分析化合物以及加工和使用过程中产生的分解物等)的提取、迁移研究及提取、迁移研究结果的毒理学评估,药物与药包材之间发生反应的可能性,药物活性成分或功能性辅料被药包材吸附或吸收的情况、内容物的逸出以及外来物的渗透等。

(2)药物对药包材影响的研究,考察药物包装后药包材完整性、功能性及质量的变化,如玻璃容器的脱片、胶塞鞍裂、胶塞起皮、胶塞变形等。

(3)包装制剂后药物的质量变化(药物稳定性),包括加速试验和长期试验药品质量的变化情况。

相容性研究是为考察药包材与药物之间是否发生迁移或吸附等现象进而影响药物质量进行的一种实验,根据包装材料和药物的特性,选择科学合理的实验方案,进行可提取研究和迁移研究。使用多种分析技术联合,建立有效的分析测试方法,包括完整的方法学验证,对目标浸出物进行监测。对研究结果进行安全性评估,并做出结论。相容性研究为选择合适的包装材料提供了方法和依据。

美国 FDA 发布的包装系统的指导原则《人用药物和生物制剂包装容器密闭系统》中指出"每个预期的包装系统都应该展示其预期的适用性",其包括 4 个方面:保护性,相容性,安全性和功能性。其中的相容性就是指"包装系统与内容物的相互作用不足以使药品或者包装材料发生不可接受的改变"。该指导原则对按照药品给药途径的风险程度及其与包装材料发生相互作用的风险分级。可以看到注射制剂被列为与包装材料发生相互作用可能性较高的高风险,这是由于给药后将直接接触人体组织或进入血液系统,这些制剂必须进行药品与包装材料的相容性研究,以证实包装材料与制剂具有良好的相容性。因此必须保证包装材料的成分不会产生有潜在风险的浸出物,或者浸出物的含量低于导致潜在风险的水平。关于预灌封注射器的不相容的报道中,EPREX 是人重组促红细胞生长素,在预灌封注射器包装的 EPREX 发生了不良反应,经调查发现是由于注射器使用的未镀膜胶塞的硫化剂相关浸出物与蛋白发生反应而引起的。经过研究,使用含氟聚合物涂层的胶塞代替原胶塞解决了硫化物浸出的问题。所以预灌封注射器包装系统药物必须进行完整的相容性研究,不同给药途径制剂与包装系统发生相互作用的风险分级见表 5 - 37。

表 5 - 37　不同给药途径制剂与包装系统发生相互作用的风险分级表

给药途径的剂型影响风险程度	药品包装和剂型发生相互作用		
	高	中	低
最高	吸入气雾剂及喷雾剂 注射液和注射用混悬液	无菌粉针剂及注射用粉针 吸入粉雾剂	—
高	眼用溶液及混悬液 鼻吸入气雾剂及喷雾剂 透皮软膏及贴剂	—	—
低	局部用溶液及混悬液 局部及舌下用气雾剂 口服溶液及混悬液	局部用粉剂 口服粉剂	口服片剂 胶囊等固体制剂

相容性研究就是研究短期和长期稳定实验过程中包装材料和药物的相互作用。包装材料的设计和生产都必须满足安全这一最终目的。药品和包装系统的接触可能发生相互作用,并导致药品有效性和稳定性发生改变。例如迁移作用使药物的组分发生变化,影响

预期的治疗作用。包装材料对药品可能产生很多方面的不良质量影响,如降低药物的稳定性,降低活性成分的活性,产生不明颗粒物,产生气味、颜色,影响药物的澄明度。还可能发生吸附作用,药物有效成分或者辅料被包装材料吸附,不能达到药品的预期有效性。药品和包装系统相互作用不但包括材料对药物的影响,而且还有药物对包装材料的影响。如材料被药品侵蚀,不能达到密封性。因此药物包装有必要进行相容性研究,证明包装材料与药品之间没有发生严重的相互作用,不会导致药品有效性和稳定性发生改变,或者产生安全性风险,保证其包装适用于其预期的临床用途。

药品与包装材料的相容性研究始于药品研发初期或是包装材料的选择起始阶段,并贯穿于药品的生命周期。在选择材料之前,研发人员对包装组件所用材料以及添加剂等进行充分的调查和分析,初步选定材料。然后对材料进行快速地提取研究,进行预测分析,评估潜在的影响。然后通过加速试验和长期稳定性试验进行迁移研究,考察包装材料对药品稳定性的影响,包括包装材料中成分迁移进入药品的浓度,包装材料对制剂中活性成分或功能性辅料的吸附程度,确认包装材料可以保证药品质量稳定,与药品相容性良好。在确保材料有良好的相容性前提下,药物完成研发和注册阶段。当药品上市后,仍然会继续研发新的更好的包装的材料和形式,进行包装材料升级或变更。在变更之前,必须要评估这种变更对药品质量可能产生的影响,并根据变更的程度开展相容性试验,进行药物质量影响评估研究。必须证明这种变更不会影响药品质量以及包装材料的功能性,安全性,有效性产生影响。

当涉及:① 新药研发、仿制药研究;② 产品工艺变更;③ 包装材料材质发现变化(如成分比例变化、成分种类变化等);④ 产品处方变更;⑤ 新增包装材料供应商,且质量标准非法定统一标准的等上述条件之一时,必须对直接接触药品的包材进行包材相容性研究,以保证药品的质量、安全、有效。

选择预灌封注射器作为包材材料的注射剂药物,进行包材相容性试验时应重点考察以下项目(不限于):外观色泽、含量、pH、澄明度、有关物质、不溶性微粒、紫外吸收、胶塞的外观。

(二) 预灌封注射器组成材料特点

在进行包装材料预灌封注射器与药物的相容性研究实验前,首先研究人员必须充分了解包装系统的和包装材料的组成。从结构上分析,橡胶和玻璃占药物包装主要部分,因此需要重点关注和研究。

1. 弹性体　弹性体是热固性材料,是一种聚合物,它的独特能力就是可以从被拉伸或者变形状态复原。它的单体由碳、氢、硅元素组成。热固性材料通过使用硫化剂交联形成。在其生产过程中加入了填充剂、橡胶助剂、硫化剂、硫化活性剂、硅油等。在下游处理工艺的产品应加入润滑剂、增粘剂等助剂来控制胶料的流动特性。丁基橡胶具有耐热性好、透气率低、耐老化性好、内在洁净度高和耐酸碱性好等优良特性,而且具有良好的弹性,耐磨性,适合用做活塞,护帽部位。

橡胶原料必须加入其他加工助剂加工之后才能达到预期的用途和功能,例如对医用胶塞的可提取物要求达到无毒,非致癌,耐辐射或蒸汽灭菌,抗老化等,并符合药典的要求。因此,橡胶组分是多组分的。为了防止货架期内的产品老化,弯曲,分解,需要加入抗氧化剂。常用的抗氧化剂有:2,6-二叔丁基对甲基苯酚(BHT),亚磷酸三(2,4-二叔丁基苯基)酯(Irgafos 168)四[3 -(3,5 -二叔丁基- 4 -羟基苯基)丙酸]季戊四醇酯(Irganox 1010),3 -(3,5 -二叔丁基- 4 -羟基苯基)丙酸十八酯(Irganox 1076)。

胶塞的加工过程主要包括原材料的混炼、出片、硫化、冲边、清洗、包装。硫化的作用是使橡胶变得富有弹性,改善橡胶在高温下发黏、低温发硬变脆等性能。该工序应根据橡胶的性能选择适宜的硫化体系。常用的硫化剂包括：硫、含硫促进剂、树脂、过氧化物、金属氧化物等。清洗工艺包括清洗和硅化。清洗的作用是清除胶塞表面污染及清除胶塞内部杂质。硅化是指在胶塞的表面涂一层硅膜,作用是提高胶塞的润滑性,减少胶塞因摩擦从自身剥落产生粒子。硅油一般比有机脱模剂贵,但它们的脱模效果很好,热稳定性也很好,所以现在也获得了广泛的应用,一般是以喷洒剂、水溶性乳状液及溶液。另一方面,硅油会使硫化橡胶的表面具有良好的防摩擦特性,并能形成一层釉层外膜。但硅化在药品经高温灭菌后,硅油微粒可能迁移至药液导致不溶性微粒增加。迁移硅油可能依附至玻璃针管壁,产生挂壁现象。过量的硅油还会吸附药物成分,形成可见异物。因为硅油不溶于水,会出现遇水混浊难溶现象,影响药品质量和药效。

胶塞在配方中添加入了复杂的成分的添加剂,这些加工助剂与聚合分子之间的作用力几乎都是分子间的弱的范德华力。当胶塞与药品接触时,这些成分复杂的加工助剂成分就有可能缓慢地迁移至药品,影响药品的安全性有效性,导致药效降低,甚至产生毒副作用。包装设计者必须慎重选择胶塞,否则可能造成严重的药品质量问题。如 Cubis 公司在注射用抗生素中发现巯基苯并噻唑。炭黑作为弹性体的填料,可能有潜在的有危害性的可提取物,包括多聚芳烃(PAH)和亚硝胺。

覆膜丁基胶塞是用良好阻隔性的高分子覆盖在胶塞表面,作用是隔离胶塞与药物,减少了胶塞内部物质的迁移,从而改善胶塞与药物的相容性。膜层的材料有：聚四氟乙烯,偏氟乙烯-四氟乙烯共聚物,聚对苯二甲酸乙二醇酯等。覆膜胶塞虽然比普通丁基胶塞有更好的药物的相容性,但是缺点是覆膜后会改变胶塞的厚度及硬度,可能会影响其穿刺性能及密封性能。

2. 玻璃针管　玻璃针管是预灌封注射器的主要组成。玻璃生产是将玻璃生产原料与助溶剂、改性剂混合,加热使其达到熔融状态,在冷却过程中对其塑型。助溶剂的作用是降低熔点,如碳酸钠,碳酸钾。改性剂可以改善其耐水性,如氧化钙、氧化镁、氧化铝等。如果加入金属氧化物,会改变玻璃的颜色。如钴产生蓝色,锰产生紫色,亚铁产生蓝绿色,三价铁产生黄色。这些改性剂是无机提取物的来源。

药物与玻璃包装容器可发生物理或化学反应。例如某些药物对酸、碱、金属离子等敏感,如果玻璃中的金属离子在存放期间迁移进入药液,药物可能会发生某些降解反应,导致溶液颜色加深,产生沉淀,出现可见异物,药物降解速度加快等现象;玻璃中的钠,钾离子迁移后,导致药液 pH 发生变化,某些毒性较大的金属离子或阳离子基团迁移进入药液也会产生潜在的安全性风险。用耐水等级偏低的低硼硅玻璃容器灌装偏碱药液容易导致药品在有效期内出现脱片、白点等可见异物,而细微的玻璃脱片容易堵塞血管形成血栓或肺肉芽肿隐患。在药品长期贮藏条件下,膜层材料可能被药物侵蚀,膜层材料及玻璃成分均可能迁移进入药物中。

注射器针管内壁可能喷涂硅油,减小橡胶活塞在玻璃针管内壁摩擦力,使活塞推拉顺滑。硅油可能在药品里聚集或迁移,硅油微粒可能迁移至药液导致不溶性微粒增加。硅油可能依附至玻璃针管壁,产生挂壁现象。过量的硅油还会吸附药物成分,形成可见异物。因为硅油不溶于水,会出现混浊难溶现象,影响药品质量和药效。

另外玻璃注射器针尖的孔隙是用钨针来形成的。虽然钨很稳定,而且制备工艺要求其耐高温,但是在高温时,钨在空气中被氧化,残留在注射器的针孔间隙。已有钨导致干扰素药物发生聚集的不相容现象的报道。因此,加工工艺过程的残留物也是需要关注的。

(三) 溶出物

溶出物指从药品直接接触的包装材料上迁移进入药物制剂的一类物质。溶出物被认为是析出物的一个子集。这些杂质成分来源于容器、密封组件及包装材料等。

可提取物通常是使用剧烈提取条件使用溶剂从材料中提取,这些物质来自包装材料的添加剂、加工助剂、降解物等,他们中的部分物质可能迁移至药品中。进行这个研究的试验叫作提取研究,目的是确认哪些物质可以被提取出来,并对可提取物进行初步的风险评估,确定潜在的目标浸出物,并依据提取试验研究中获得的可提取物种类和水平信息,建立灵敏的、专属的分析方法,以指导后续的浸出物研究。

(四) 析出物

析出物一般是指在实际药品存储条件或稳定性实验条件下可能从包装材料迁移至药品中的物质。析出物研究的实施是通过迁移试验完成的,即通过对加速和长期稳定性样品的测试,得到的从包装系统中迁移或新产生的进入药品中的物质。

另外,也可指在苛刻条件下,可能从任一产品接触材料上迁移的一类物质,如原材料在"最差条件"灭菌后,在特定温度下长时间地浸泡于模拟溶剂中。"最差条件"的建立是通过改变药物制剂的物理化学性质(pH、黏度、组分等)、接触时间、温度和灭菌条件,以得到最大量的潜在析出物成分。

(五) 吸附试验

吸附试验是对活性成分或辅料是否会被吸附或浸入直接接触药品的包装材料,进而导致制剂质量改变所进行的研究。通常,吸附研究与药物稳定性实验同时进行,可通过在制剂的稳定性试验中增加相应的检测指标进行。如活性成分、防腐剂、抗氧剂含量等。吸附试验中应注意扣除降解的含量降低部分,以及抗氧剂、防腐剂的常规消耗量。

提取试验和迁移试验的目的是为了鉴别可能与药物发生潜在不良反应或对终端患者产生安全影响的可提取物和浸出物,为安全评估提供数据依据。

在开展包材相容性试验研究之前,需要搜集全面的关于包装材料和制剂应用的信息。首先从包装材料供应商那里询问得到包材的配方、组分、工艺、所用到的添加剂、加工助剂以及其特殊的工艺。有的供应商会提供完整的提取物列表,这非常有助于开展相容性研究工作,分析和鉴别可提取物。关于药物的信息,可能在研发的初级阶段并没有确定制剂最终的工艺参数等全部信息,但是至少要了解制剂的处方、溶剂、辅料、制剂特点、灭菌方式、存储、使用剂量等信息,这些信息有助于实验者设计合理的实验条件。

三、方法的建立

(一) 研究方案设计

从供应商拿到包装材料预灌封注射器样品(含玻璃针管、护帽、胶塞),一般先确定包装材料的配方和最终药品上市的包装材料配方是否一致。

在进行预灌封注射器考察时，应选用三个不同批号的预灌封注射器对拟包装的一批药品进行相容性试验；针对药品考察时，应选用三个不同批号的药品用拟上市包装的一批预灌封注射器包装后进行相容性试验。当进行预灌封注射器与药物的相容性试验时，可参照药物（被研究药品的）的质量标准及选用的预灌封注射器注册标准和国家标准，评估确定需要考察项目和建立相应项目的测试方法。必须时，需对检验方法进行方法学的研究。

1. 光照试验　采用避光或遮光包装材料或容器包装的药品，应进行强光照射试验。将供试品置于装有日光灯的光照箱或其他适宜的光照装置内，照度为 4 500～5 000 lx 的条件下放置 10 天，于第 5 天和第 10 天取样，按包材相容性试验方案制订项目进行逐项检测。

2. 加速试验　将供试品置于温度 40±2℃、相对湿度为 75% ±5% 的条件下放置 6 个月（所用设备应能控制温度 ±2℃、相对湿度 ±5%，并能对真实温度和湿度进行监测、记录、归档），分别于 0 个月、1 个月、2 个月、3 个月、6 个月末取出，按包材相容性试验方案制订项目进行逐项检测。对温度敏感的药物，可在温度为 25±2℃、相对湿度为 60% ±10% 条件下放置 6 个月，按照上述考察试验时间点取样进行检测。可根据加速考察试验 6 个月的质量指标数据推算研究药物的有效期。

3. 长期试验　将供试品置于温度 25±2℃、相对湿度为 60% ±10% 的恒温恒湿箱内，放置 12 个月，分别于 0 个月、3 个月、6 个月、9 个月、12 个月取出，进行检测。12 个月以后，仍需按有关规定继续考察，分别于 18、24、36、48、60 个月取出，按包材相容性试验方案制订项目进行逐项检测。以确定预灌封注射器包材对药物有效期的影响。对温度敏感的药物，可在 6±2℃ 条件下放置考察，按照上述考察试验时间点取样进行检测。最终可根据已经完成的长期考察试验研究得到的药物质量指标数据算出符合药物质量标准的被研究药物的有效期。

4. 溶出物的实验方法设计需要考虑以下因素　药物溶剂的性质-亲水性或疏水性；药物包装-体积和浓度；存储方式-常温或低温；给药方案-最大次数和剂量；预灌封注射器包装材料的信息-化学组成、原料、添加剂、加工助剂等信息。这些信息有助于我们确定提取方法、提取溶剂、提取温度、提取时间、分析方法等。提取研究应使用与药物具有类似的提取特性的溶剂，并在加速试验的（但是不会改变实际产品性质）的条件下实施。

5. 针对目标析出物的检测方法必经过完整的方法学验证　其验证内容应包括专属性、准确度、精密度（重复性和中间精密度）、检测线、定量限、线性和范围，保证此方法能够灵敏，准确，稳定地检测到药物中的目标浸出物。

（二）试验方法

1. 提取试验　提取试验主要针对预灌封注射器进行，应对预灌封注射器包装材料中的不同包装组件分别进行提取试验。试验采取不同溶剂进行一定程度的提取，以了解在不同条件下材料可能产生的可提取物，进行安全评估，初步筛选目标浸出物，为下一步的迁移研究检测目标物建立完整的方法验证。

（1）制备提取液：为了尽可能全面地得到可提取物信息，设置相对剧烈的提取条件是可行的,但是不能过于剧烈,甚至于将包装材料完全分解,这样会产生大量的可提取物,超出了实际可能发生的最严格的情况,不能接近真实的生产,运输和存储状态。而且不利于鉴别和分析目标浸出物。一个好的提取试验的设计需要达到:提取足够的材料用于分析和鉴别,方法简单直接,重复性好,能够最接近产品的真实状态,便于仪器分析的提取液。

根据需要将包装材料清洗干净,如有必要可切成小块,作为供试品,放入密闭容器内,加入提取溶剂浸没供试品进行提取。根据实际药品包装条件下的材料表面积和药品溶液的体积比,设置合理放大的试验品表面积和提取溶剂的比例,当样品的表面积不能确定时,可以按供试品重量与提取溶剂的比例进行试验。

选择合适的提取溶剂是提取试验的关键要素。提取溶剂通常根据药物制剂的极性特征进行选择,依据"相似相溶"的原理,选择合适的模拟提取溶剂。除了考虑提取溶液的极性之外,还需要考虑溶液离子强度,pH 等。一般常用的常可选择的提取溶剂有注射用水、0.9%氯化钠注射液、酸性缓冲液、碱性缓冲液、乙醇/水、异丙醇、正己烷等。优先选择使用最接近制剂的提取溶剂,使用不含药物活性成分的模拟液。如果使用酸性或者碱性提取液,需要考虑提取液能包含到药品的最高或最低的 pH 的范围(参考产品的质量标准)。

提取一般在较高的温度条件下进行,有利于快速高效地进行提取试验。通常的提取方法有:加热浸提、索氏提取、回流或超声等,考虑实际生产的情况设置合理的提取时间。另外可以进行提取时间和提取物浓度的动力学研究,找到最合理的时间条件。提取液制备可以使用灭菌的方法,将放入预灌封注射器和胶塞的提取液放入密闭容器进行灭菌处理,参考药品生产工艺条件设置灭菌温度和时间,同法制备空白提取液。

(2) 提取液分析:对提取液的分析,需要多种检测技术相结合,也需根据不同的提取溶剂的性质使用不同的检测技术。对可提取物测定方法无需进行全面的验证,仅需进行简单的检验方法确认,包括灵敏度和专属性等。红外、紫外吸收光谱(UV - Vis),总有机碳(TOC),pH,电导率,不挥发物(NVR)用于对可提取物整体性质的分析。

对于可提取物的定性定量则使用检测灵敏度高、专属性强的仪器。气相色谱质谱(GC/MS/FID)用于可挥发或半挥发有机物分析;液相色谱质谱(LC/UV/MS)用于半挥发及不挥发有机物分析。离子色谱(IC)用于无机或有机阳离子和阴离子分析以及有机酸、碱分析;电感耦合等离子体原子发射光谱法(ICP - AES)、电感耦合等离子体发射光谱-质谱法(ICP - MS)可用于测定无机元素类提取物(如微量元素和重金属等)。

为了有利于检测达到较低的检测限度,可对提取液进行浓缩,交换溶剂以及萃取分离等进一步的处理。例如蒸发有机溶剂可以使用氮吹浓缩仪或旋转蒸发仪等等。萃取可使固相萃取或有机溶剂液液萃取。对可提取物分析,应适当考虑提取和分析技术的不确定度。考虑 AET 和分析技术的灵敏度,试验可以控制的条件包括:材料的表面积/提取液体积,提取的条件。对于高于 AET 的可提取物进行分析鉴定,评估得到目标浸出物。

胶塞的可提取物多为有机物,常见的有酚类抗氧剂如 2,6 -二叔丁基对甲基苯酚(BHT),四[3 -(3,5 -二叔丁基- 4 -羟基苯基)丙酸]季戊四醇酯(Irganox 1010)和其降解产物,脂肪酸等。少量的常见无机可提取物包括 Zn、Ca、Mg 等。玻璃针管的可提取物多为无机盐,常见元素包括 S、Na、K、Li、Al、Ba、Ca、Mg、B、Fe、Zn、Mn、Cd、Ti、Co、Cr、Pb、As、Sb 等。

2. 迁移试验　在加速稳定性和长期稳定性的实验条件下进行迁移试验,检测得到的从包装系统中迁移进入全药品中的目标浸出物水平，以及是否有新的浸出物产生。测试加速稳定性和长期稳定性的样品，可以在检测药物稳定性试验考察时间点加入浸出物的检测项目。根据 ICH Q1A（R2）或者《中华人民共和国药典》稳定性试验考察要求，结合药品的要求设置存储条件。选择最小的表面积体积比的样品，样品的制备存储考虑实际生产存储的情况。注意加速稳定性和长期稳定性试验考察，必须包含开始考察时间点和结束考察时间点，各考察阶段取样时间应按文件规定执行。

用于检测目标浸出物的检测方法，应经过方法开发，优化完整的方法验证来评估方法是否能满足预期的要求，确认方法的可操作性。根据 ICH Q2（R1）化学药物质量控制分析方法验证技术指导原则，《中华人民共和国药典》等要求设计合理的方法学验证方案。应根据不同的目标浸出物开发不同的检测方法。用于目标浸出物的常见检测方法包括：气相色谱（GC/FID）用于可挥发或半挥发有机物分析，液相色谱（HPLC）用于不挥发有机物分析，电感耦合等离子体原子发射光谱法（ICP/AES）、电感耦合等离子体发射光谱-质谱法（ICP/MS）可用于测定无机元素类提取物。

3．**吸附试验**　在对加速试验以及长期稳定性样品进行吸附试验考察，通常可选择加速试验和长期试验的考察时间点，按照药品的质量标准进行检验或研究方案，吸附是被包装的药物与胶塞之间存在着交互作用。这种交互作用通常是药物先被吸附于胶塞的表面，然后是药物在胶塞的基体内扩散。根据已有专业报道，药物中的某些稳定剂和抑菌剂（如梳柳汞、三氯叔丁醇等）可被胶塞吸附，影响药物的稳定性；胶塞还可吸附部分含蛋白质的药物（如胰岛素），从而导致药物失效或降低药效。因此研究者需要重点关注胶塞对药物是否有吸附作用。

4．**对玻璃针管内表面的影响**　玻璃针管如果受到药液的侵蚀，其内表面和药液会发生相应的变化。因此对玻璃针管内表面及药液进行检测分析，评估药品对玻璃针管内表面的影响。可使用亚甲蓝对玻璃针管内表面染色，观察玻璃针管表面是否出现侵蚀。另外，也可以采用表面分析技术对玻璃针管内表面的化学侵蚀进行检测，观察药液中的可见异物。测定药液中的不溶性微粒，以及试验液中 Si 元素浓度增加量、Si/B 或 Si/Al 比值变化以及其他金属离子的变化趋势等进行考察。如果检测到以上结果，玻璃针管内表面可能会因受侵蚀，增加产生脱片和产生微粒（玻屑）的风险。

考察药品对玻璃内表面影响的分析方法，可参照《中华人民共和国药典》方法进行不溶性微粒、可见异物检查；可选择粒径分析仪、扫描电子显微镜-X 射线能量色散光谱仪（SEM-EDX）对微粒进行检查；也可选择微分干涉差显微镜（DIC 显微镜）、电子显微镜（EM）以及二次离子质谱仪（SIMS）以及原子力显微镜（AFM）、电子探针（EPMA）等方法对玻璃表面的侵蚀程度以及功能层的化学组成进行检测。

5．**对药品的影响**　针对药品需要进行考察项目至少包括，外观色泽、有效或主要成分含量、pH、澄清度、有关物质（如重金属等有害物质）、不溶性微粒、可见异物、紫外吸收、红外光谱、胶塞的外观等。

（1）常规检测方法

1）外观色泽：通过肉眼在自然光线下进行观察，观察药液是否与最初外观色泽一致。

2）含量：使用现有产品含量的检测方法进行药液的含量检测（注：如该方法检测时对检测产生影响，应使用其他适宜的方法进行检测），与最初药液有效成分结果进行比对，分析包装材料是否对药液的有效成分产生吸附。

3）pH：使用现有产品 pH 的检测方法进行药液的 pH 的检测或参考《中华人民共和国药典》2015 年版四部 pH 测定法（0631），与最初药液 pH 进行比较分析，分析玻璃中碱性离子的释放对药液 pH 的影响。

4）澄清度：参考《中华人民共和国药典》2015 年版四部澄清度检查法（0902），与最初药液的澄清度进行比较分析，分析包装材料是否对药液的澄清度产生影响。

5）有关物质（如重金属元素）：通常采用原子吸收分光光度法，对采用的包装材料中含量的金属元素进行药液中金属元素的分析，与最初药液中金属元素量进行比较分析，确认金属元素是否存在转移情况。

6）不溶性微粒（光阻法）：除另有规定外，取供试品至少 4 个，分别按下法测定。用水将容器外壁洗净，小心翻转 20 次，使溶液混匀，静置 2 分钟或适当时间脱气泡，小心开启容器，直接将供试品容器置于取样器上，开启搅拌或以手缓缓转动，使溶液混匀（避免产生气泡），由仪器直接抽取适量溶液（以不吸入气泡为限），测定并记录数据，弃第一次测定数据，取后续测定数据的平均值作为测定结果。显微计数法除另有规定外，取供试品至少 4 个，用水将容器外壁洗净，在洁净工作台上小心翻转 20 次，混合均匀，立即开启容器，用适宜的方法直接抽取每个容器中的全部溶液，沿滤器内壁缓缓注入经预处理的滤器（滤膜直径 13 mm）中。静置 1 分钟，缓缓抽滤至滤膜进干，再用微粒检查用水 25 ml，沿滤器内壁缓缓注入，洗涤并抽滤至滤膜进干，然后用平头镊子将滤膜移置平皿上（必要时，可涂抹及薄层的甘油使滤膜平整），微启盖子使滤膜适当干燥后，将平皿闭合，置显微镜载物台上。调好入射光，放大 100 倍进行显微测量，调节显微镜至滤膜格栅清晰，移动坐标轴，分别测定有效滤过面积上最长粒径大于 10 μm 和 25 μm 的微粒数。计算供试品测定结果的平均值。

7）可见异物：除另有规定外，取供试品 20 支，除去容器标签，擦净容器外壁，必要时将药液转移至洁净透明的适宜容器内，将供试品置遮光板边缘处，在明视距离（指供试品至人眼的清晰观测距离，通常为 25 cm），手持容器颈部，轻轻旋转和翻转容器（但应避免产品气泡），使药液中可能存在的可见异物悬浮，分别在黑色和白色背景下目视检查，重复观察，总检查时限为 20 秒。供试品装量每支在 10 ml 及 10 ml 以下，每次检查可手持 2 支。供试品溶液中有大量气泡产生影响观察时，需静置足够时间至气泡消失后检查。

8）紫外吸收：按照《中华人民共和国药典》2015 年版四部紫外-可见分光光度法（0401），对药液进行 190～900 nm 全波长光谱图谱扫描，与最初药液光谱图谱进行比对，分析包装材料是否对药液产生物质析出。

9）红外光谱：按照《中华人民共和国药典》2015 年版四部红外分光光度法（0402），对药液进行红外光检测，与最初药液红外光谱图谱进行比对，分析包装材料是否对药液产生物质析出和对药液产生吸附。

10）胶塞的外观：在自然光下，观察胶塞外观情况，有无龟裂、起片、颜色变化。

（2）其他检测方法：分析析出物常用的几种方法有：不挥发性残留物（NVR）、总有机碳含量（TOC）、电感耦合等离子体-质谱（ICP－MS）、反向高效液相色谱法（RP－HPLC）、傅立叶变换红外光谱（FT－IR）、液质联用（LC－MS）、气质联用（GC－MS）和核磁共振。

6. 安全评估　在对可提取物和浸出物分析时，高于分析评价阈值（analytical evaluation threshold，AET）水平的可提取物进行鉴别并预测潜在的可浸出物，包括单体、起始物质、残留物、降解物质、添加剂等。分析评价阈值（AET），产品质量研究学会（PQRI）给出定义，它是根据人每日允许最大暴露量（PDE）或安全性阈值（SCT）/限定阈值、用药剂量以及制剂包装特点等计算每单个包装容器中特定的可提取物和（或）浸出物含量，当一个特定的可提取物和（或）浸出物水平达到或超过这个量值时，需要开始对这个可提取物/浸出物进行分析，并需要报告给相关部门以便开始进行安全性评估。应分析汇总浸出物的种类及含量水平，进行必要的化合物归属或结构鉴定，并根据其结构类型归属浸出物的毒性风险级别；通过文献及毒性数据库查询相关的毒性资料，换算成人每日允许最大暴露量（PDE）；评估浸出物是否存在安全性风险，即根据测定的浸出物水平计算每日暴露量，并与毒理学评估中得到的 PDE 进行比较，做出包装系统是否与药品具有相容性的结论。

如果文献及毒性数据库无相关浸出物的毒性资料，则可对相应的浸出物进行安全性研究，得到毒性数据，并换算成人每日允许最大暴露量 PDE，评估浸出物水平是否存在安全性风险，做出包装系统是否与药品具有相容性的结论。也可按照推荐的安全性阈值（当浸出物水平低于这个值时，其致癌和非致癌的毒性作用及安全性影响可忽略不计）和限定阈值（当一个特定的浸出物水平低于这个值时，不需要对这个浸出物进行安全评价，除非这个浸出物的构效关系显示它可能存在安全风险），评估浸出物是否存在安全性风险，做出包装系统是否与药品具有相容性的结论。

四、总结

综上所述，药品包装材料与药物相容性实验是指为考察药品包装材料与药物之间是否发生迁移或吸附等现象，进而影响药物质量而进行的一种实验。为了从根本上保证用药的安全性、有效性、均一性，相容性研究主要是针对包装材料对药品的影响进行。相容性研究主要包含几个部分：首先确定药品的包装形式和材料，进而收集各种相关信息，如包装材料的组成、包装与药品的接触方式、接触条件、生产工艺过程等。然后对包装组件进行提取试验，得到可提取物后，进行初步安全评估并确定潜在的浸出物。再对加速稳定性试验和长期稳定性试验的样品进行制剂与包装容器系统的相互作用研究，包括迁移试验和吸附试验，获得包装容器系统对原辅料的吸附及在制剂中出现的浸出物信息之后对制剂中的浸出物水平进行安全性评估。必要时还包括药液对玻璃内表面的影响。综合提取研究，迁移试验和吸附试验，对药品与所用包装材料的相容性进行评价，做出结论。

预灌封注射剂产品临床安全有效性评价

一、临床范围背景

（一）临床给药特点

预灌封的包装形式一般多用于化学药品、冻干、生物药品的注射剂产品上，此类产品，多用于静脉注射、手术或急诊危重病患，用药风险大。预灌封产品在包材的原料生产上使用高品质的玻璃、塑料和橡胶，并遵照药包材标准生产，符合药用要求。在临床使用上具有免清洗、免消毒、免灌装的特点，临床使用上免除了药液从玻璃包装到针筒的转移，因此减少药物因吸附造成的浪费，预灌封注射器包装采用定量加注药液的方式，比医护人员手工配注药液更加精确，并且能预防在注射过程中的交叉感染或二次污染。一般在预灌封注射容器上注明药品名称、规格和有效期至，可以减少临床上使用发生差错的概率。所以，预灌封产品的临床范围一般是注射剂，因其操作简便，临床中比使用传统的安瓿瓶节省近一半的时间，特别适合急诊危重患者。

（二）药代动力学研究

随着药物化学的发展及人类对健康水平的不断提高，药物的药代动力学研究越来越受到关注。判断一个药物的市场前景，不单纯是疗效强，毒副作用小，更要具备良好的药代动力学性质。

药代动力学的一般包括：吸收、分布和消除。一般参数包括：溶出度、生物利用度、绝对生物利用度、最大血药浓度（C_{max}）、达峰时间（T_{max}）、表观分布体积（V_d）、药物浓度-时间曲线下面积（AUC）、消除速率、半衰期（$t_{1/2}$）、清除率等。药物的相互作用表现为药物的药理作用或毒理作用，决定于化学结构，机体对药物的吸收、分布，生物转化和排泄作用主要取决于药物的理化性质。根据药物的剂型和特性，进行药代动力学研究。

（三）药品稳定性

产品稳定性信息以及保质期和贮存条件说明作为评估制剂产品的稳定性质量标准。制剂的稳定性质量标准中，有可能随时间变化的产品性能将被保留测试，如外观、含量、杂质等。与原料药相同，制剂的稳定性实验也包括影响因素试验、加速试验和长期试验三类。各项测试的标准限度基于制剂的加速试验和长期试验的数据。

药品包装容器的密封性检查也是评估药品稳定性的标准之一。这种密闭系统包装是否适合于此种剂型。都是需要评估的,而包装材料是否符合法规药典的标准也应进行评估。常用的包装材料评价标准是 USP⟨660⟩、USP⟨661⟩、USP⟨671⟩和 21CFR 中的法规。另外也应评估选用的包装材料是否符合产品说明书标明的一些功能和保证药品稳定性。

二、药品不良反应

药品不良反应是指合格的药品在正常的用法用量情况下出现的与用药目的无关的或意外的有害反应。它不包括无意或故意的超剂量用药引起的反应以及用药不当引起的反应。药品不良反应是药品的固有属性,服用药品出现不良反应是正常现象。只要是药品就有可能存在不良反应,只要使用药品,就有发生不良反应的可能。

产生药品不良反应的原因有多种,在产品的研究开发、生产、流通、使用等过程中都存在着一定的影响。

(一)研究开发

从"药品的质量是检验出来的"到"药品的质量是生产出来的",再到最后"药品的质量是设计出来的",药品的质量理念一直在不断地改变。药品在研发设计时,由于当时大环境的因素：科技、设备、科研人员的技术与知识等水平的局限原因,药品会带有一定的安全风险与自身缺陷。所以,在研发时要对其生产的处方工艺、物料的控制、临床应用都要进一步的深入研究,根据积累的充分详细且有效的试验数据,才能确定最佳的产品处方和生产工艺,以减少患者在使用药品时的风险,最大限度地保障患者的用药安全。

(二)生产

药品的生产过程对生产环境、生产设备、工序、操作人员、检测方式等都有严格的要求标准,生产中每一个过程环节都直接影响了产品的性能和质量,对患者的生命安全带来隐患。因此,药品的生产都必须严格按照国家法定要求与批准的注册标准,加强对生产环境、生产设备、工序、操作人员、检测方式的标准化管理,所有操作人员都必须通过严格的培训,生产设备及生产工序都需经过验证与确认,保证每一个设备、每一道工序的正确操作,建立和完善产品质量管理体系,确保产品的整个生产过程安全可控。

(三)流通

药品、医疗器械从生产到使用都需经过运输流通,而不同的药品对温湿度、光照等贮存于运输都有特定的需求,如疫苗。当运输流通的条件不符合需求时,药品的质量会发生变化,直接威胁使用者的生命。因此,药品的生产企业、销售机构、接收使用机构都应建立和完善贮存流通制度,并对产品的出入库有详细的记录,以保证产品的质量安全。

(四)应用

药品研发生产最终是用于患者身上,起到预防和治疗疾病的作用。在此过程中,研发和生产过程中的一些潜在的缺陷和隐患也会体现出来。同时除了产品自身存在的风险外,终端使用者的错误使用方式以及不符合要求条件(说明书中阐明的)的使用环境都直接或间接地给患者带来风险。因此,在使用前,应在说明书详细写明使用方式及使用量,并对实际操作人员进行相应的指导与培训,同时还需建造合格的使用操作环境。此外,还应建立完整的反馈机制，一旦发生不良反应或事件应第一时间按国家法律法规要求书写报告及反馈，及时发出风险警示并做出相应处理，保护患者的权益。

预灌封注射产品的定量灌装、精确用量、操作简便、减少污染等临床给药特点，更大限度地保障了患者的用药安全。

三、预灌封注射用药物的处方与不良反应

以上四个方面中，预灌封注射剂药物在研究开发时的处方是可能引起药品不良反应的关键。预灌封注射剂的处方是药品从开发到使用过程中最关键最具有挑战性的项目，必须考虑在临床使用时的生理限制和药物的治疗特点。药品处方的开发需要药品研发人员充分考虑特定的治疗需求，如适应证、给药途径、治疗条件、目标患者人群、药物的药代动力学和药效学（表5-38）。而这些治疗注意事项又必须与药品本身的要求保持平衡，如：剂型（溶液剂、混悬剂、乳剂）、溶解度、稳定性、与药包材的相容性、注射量和黏度等。最后，在优化处方时，必须考虑与注射用相关的临床生理限制，如注射的方式和部位、注射剂量、注射频率、注射速度和注射局部反应（即注射疼痛的组织损伤）。图5-19为注射剂产品在处方优化时的注意事项。

表5-38　药品处方开发的注意事项

药品处方需求	生　理　条　件	治　疗　条　件
剂型	注射路径/位置	治疗适应证和使用
溶解度	注射量	实施路径
稳定性和兼容性	注射速度	患者数量
注射量	注射频率	药品处方释放度
黏度	注射部位反应	药代动力学和药效动力学
	组织损伤	曲线
	疼痛	

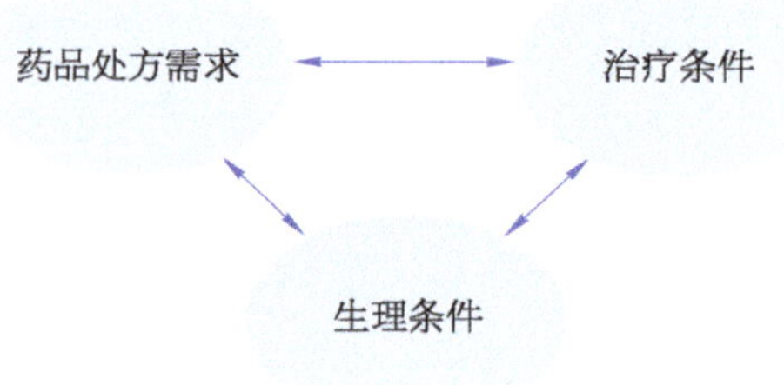

图5-19　注射产品处方优化注意事项

（一）注射组织损伤和注射痛的定义与关系

理解注射痛和注射组织损伤的关键定义是非常重要的。组织损伤可以被定义为一个由药品处方在注射部位诱发的，在解剖学、生物化学、生理学上一个可逆或不可逆的变化。组织损伤的类型包括通过静脉给药造成的溶血或静脉炎与肌内注射给药造成的肌肉毒性。而皮下注射造成的损伤可能与注射部位的空间结构有关。相对来说，肌内或静脉注

射造成的组织损伤的程度评价更容易一些。表5-39为目录中各种可用于评估组织损伤的体外和体内指标。

表5-39　评估组织损伤的体外和体内指标

体外指标	体内组织指标
血红蛋白-红细胞	蛋白质/胞质成分的释放
胞内细胞成分	肌酸激酶同工酶
肌酸激酶	乳酸脱氢酶
血清乳酸脱氢酶	肌红蛋白
钾	醛缩酶
组织学评价	碳酸酐酶Ⅲ
细胞外膜的破坏	中性粒细胞-过氧化物酶指示
细胞内膜的破坏	N-乙酰基-b-氨基葡糖苷酶-指示单核细胞
细胞内细胞器的变化	钾
	盲法检查
	病灶大小
	严重程度
	坏死/变性的存在
	炎性细胞的存在
	水肿
	出血

　　注射剂处方引起的注射痛是一种不愉快的感觉。这受限于正常愈合时间或中和诱发因素所需的时间。因此注射痛通常是急性的，由于注射痛与注射部位疼痛受体的激活有关，目前已经发现药品处方引起疼痛的潜在的可能性更难以通过量化实验来评估。疼痛的感觉是由外围多套被称为疼痛感受器的特殊的传入器产生的。

　　有三个不同的关系连接组织损伤和注射痛。最可能的关系是药品的处方造成了组织损伤，进而导致可激活痛觉感受器的细胞内分子的释放，导致疼痛作为一种外在行为指标而表现。如提示患者注射部位受到了伤害等。第二种，药品处方能在没有任何特定的组织损伤的情况下直接刺激疼痛感受器产生疼痛。第三种潜在的关系是，组织损伤与药品处方有关，但药品处方可能会抑制疼痛感受器的激活路径。最后的这种关系可能是最难被筛查出来的，除非评价时有特殊的组织损伤的标记方式。图5-20为考虑肌肉组织损伤与肌内注射后疼痛的关系和注意事项的一个简单的方法。

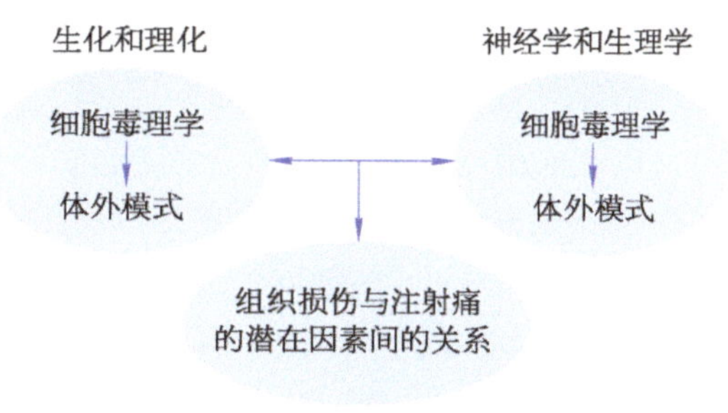

图5-20　肌肉组织损伤和注射痛之间的联系与注意事项

（二）动物体内外研究对评价组织损伤和注射痛的重要性

　　使用动物体内外实验法来评估和筛选药品处方对组织损伤和注射痛可能会被质疑。

　　但在理想的情况下，这种方式是有利的并且是具有经济效益的，因为这可以在注射剂药品处方的临床试验前确定任何潜在的组织损伤和注射痛。而且，动物体外研究实验可

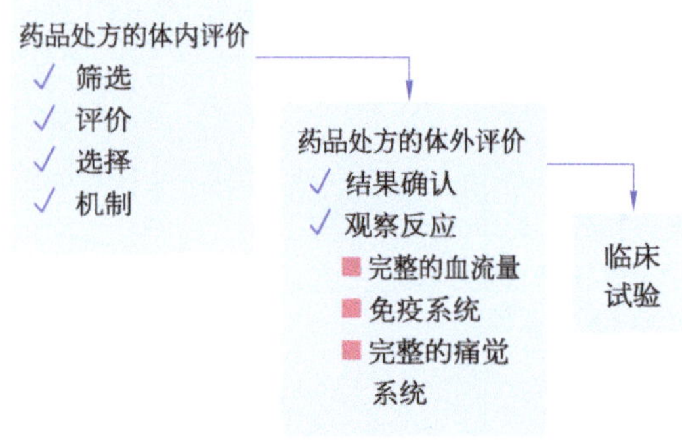

图 5 - 21　体内及体外方法优化处方的重要性

以提供筛选药品处方中各种辅料的机会，这可以评价不同的配方组成和输送系统，以及评估急性组织损伤的机制以优化配方的初步选择。体内研究不仅提供了进一步证实体外机会的结果，也可以允许调查人员观察对血流量的影响、免疫系统和完整的疼痛系统。

因此，鼓励药品处方的设计者在开始任何临床研究前先考虑体外和体内的研究以彻底优化注射剂配方。图 5 - 21 表示了体内及体外方法优化处方的重要性。

（三）概述组织损伤的机制

在考虑组织损伤或注射痛时首先要明确的是一些关键术语的定义。刺激物是可以将刺激源与疼痛或组织损伤连接起来的一种分子。另外，发泡剂是一种高活性分子与DNA，蛋白质或其他细胞成分结合，导致可逆或不可逆的细胞病变。此外，有一点很重要的是在了解和描述出注射用药物处方中的化学分子之后，就可以知晓化学分子的结构是否能与注射部位的细胞产生反应。因此，对处方中化学分子结构的充分认识，能够提供一个关键性的问题，那就是注射药物处方中的辅料或药物是否会引起刺激或疱疹症状。这突出了在系统筛查处方中所有成分时，避免使用其化学结构显示或文献中已记载的以及先前的实验结果显示的，可能会引起组织损伤或注射痛的这类特异性成分的重要性。

研发阶段必须从病理的角度考虑注射药品的处方，特别是所研究的注射剂成分是否会引起炎症、疼痛、过敏，同时也必须从生理的角度考虑，这个化合物是否会导致诱发病变的器官或组织的活动或反应。这使得研究人员必须要熟悉这些可能导致注射部位组织损伤的各种类型的机制。通过向一些毒理学家沟通咨询，得到一些重要的见解，以识别潜在的注射部位的组织损伤的机制。例如，当评估配方是否可能造成组织损伤时，有一些机制可以首先考虑。

可能会导致肌肉损伤的潜在机制包括以下几种：① 中断的肌纤维膜（肌膜），这可能会破坏细胞内的平衡；② 负责维持细胞内钙稳态的机制的中断或改变，因为这对肌肉的运作是至关重要的，而增加胞质钙则与组织损伤有关；③ 干扰线粒体功能，从而破坏稳态过程；④ 增加氧化应激导致反应性分子的形成，从而破坏细胞功能；⑤ 细胞内或细胞外pH 或肌肉的急剧变化，从而导致细胞病变。

（四）概述注射痛机制

注射痛与注射部位痛觉感受器的激活有关。有三种类型的与注射痛有关的痛觉受器主要涉及注射剂的化学物、热量或机械敏感度。这包括被质子激活和钠亲和的酸敏感离子通道，热（＞45℃）、辣椒素、非选择性阳离子激活的受热控的辣椒素受体、当细胞暴露于低渗溶液或高渗溶液中时机械感应或牵张激活离子通道响应膜压力和机械力。

（五）组织损伤模型选择的思考

评价可能造成组织损伤的药物、辅料以及处方的体外或体内模型的选择要求时，研究者需精通这些特定方法的特定方面。这些方面包括：模型的优点和缺点；评估组织损伤的参数；关键实验假设；重要的实验注意事项，限制和数据分析的需求或方法。一个研究者如果没有考虑到这些方面，而最终得到的实验结果不得用于筛选、评估和选择与注射组织损伤无关的注射药物的配方。

（六）在体外评估组织损伤的方法

体外方法在辅料的选择或开发和比较各种注射用药物的处方时可以发挥重要作用。这些方法一般来说，在任何实验室环境下都可以很容易地开发和实现，可以提供建立特定的辅料和制剂的相关数据库的方法，用于未来的研究，同时应考虑到实验的假设和限制。

1. **红细胞溶血法**　利用红细胞溶血现象，将血红蛋白的释放作为评估处方诱导刺激的标记，这是开发和优化注射剂处方，特别是用于静脉注射剂的重要方法。两种类型的实验系统已经实现，已有研究团队的报告中做出了对试验处方和红细胞间的急性作用的一个静态评价或动态评价，此团队在使用红细胞溶血作为组织损伤的指标做出了巨大的贡献。在静态评价红细胞与处方的相互作用时，有几个需要解决的关键问题。这些关键问题包括限制血红细胞的来源和保证处方与红细胞之间的作用时间是否足够和一致，因为这将使变化减到最少。

此外，关键要保持试验辅料的比例，在研究设计中加入适当的阴性或阳性对照，并加入血红蛋白量化提取方法，可以用分光光度分析标准的矩阵，尽可能地避免血红蛋白最大吸光值的变化。并确保有一个一致的流量通过实验系统，保证两者充分混合，供试品溶液和红细胞之间的互动动态流动实验系统的一个优点是，它允许研究者通过不同的注射速度来观察对药品处方和血红细胞间相互作用的稀释效应和影响。

2. **细胞培养法**　使用肌肉细胞培养是评估注射组织损伤的一个重要方法。已有两个肌细胞系被发现了有助于观察注射剂诱导的组织损伤，特别是肌内注射剂。这些细胞是市售的大鼠 L6 成肌细胞和小鼠 C2C12 细胞。细胞培养方法的优势是易在实验室中进行，这是一个能够更快速地评估供试液急性效应的方法。

评估组织损伤的细胞培养方法可以采用细胞内成分的释放（通常是细胞内的酶，如肌酸激酶或乳酸脱氢酶）进入培养基中，在除去的介质或评估的细胞活力或治疗所造成的细胞死亡后的细胞内剩下的细胞成分的浓度。如果组织损伤的是根据细胞内的酶释放到培养基中来测量的，研究者还必须进行必要的初步研究以表明治疗不会干扰存在特定的酶的活性。评估治疗处方会减少细胞的数量的程度是至关重要的，特别是如果是用来分析细胞内元件的释放或保留。同样，对研究者来说，蛋白质、DNA 或其他有用的特征细胞群的标记标准化是至关重要的。此外，在实验设计中，加入适当的阴性和阳性对照治疗作为评价组织损伤程度的基准也同样十分重要。细胞培养法的局限是研究者必须了解特定的细胞系统的传代次数。其次，实验结果可能与药品处方不等渗而引起的并发症混淆，因为这可能导致细胞在低渗溶液中涨破或在高渗溶液中皱缩。评估组织损伤参数的细胞内元件浓度，可受到细胞数量和活性的影响，从而干扰实验结果。另一个关键问题在于肌肉细胞培养方法是利用成肌细胞（未成熟的肌肉细胞）还是细胞分化为成熟的肌肉细胞（肌管），这可能影响用于的筛选过程中标记的细胞内元件的浓度。通过增加细胞内的酶和形态学变化，L6 成肌细胞和小鼠 C2C12 细胞系均可以分化成肌管。表 5 - 40 为 L6 和 C2C12 细胞系中肌酸激酶活性的区别。

表 5-40　在 L6 和 C2C12 细胞系中肌酸激酶活性（U/L）[a] 的区别

细　胞　系	成　肌　细　胞	肌　　管
L6	132.2 ± 19.8	73.6 ± 11.6[b]
C2C12	$2\,905 \pm 46$	$3\,599 \pm 308$[c]

注：a. 数据从细胞初始密度为 6×10^6 的细胞/样品中获得；b. 显著低于成肌细胞（$P < 0.05$）；c. 显著高于成肌细胞（$P < 0.05$）。

3. 组织反应性模型　组织反应性模型可用于观察注射剂处方或输送系统与生物材料的生物相容性或毒性反应。L-929 细胞生长成近似于汇合在一起的单层细胞，然后用琼脂培养基与中性红色活性染色剂（用于细胞活力的标记）代替培养液。琼脂凝固后，将细胞与对照组（在滤纸上）一起处理，在 37℃ 条件下培养 24 小时。根据培养结果可以在显微镜下对治疗进行评估，并用活性染色剂的减少程度来衡量毒性。研究人员能够通过计算区指数（ZI）来评估生物活性（细胞变性、溶解、畸形和脱落），ZI 通常指治疗反应范围（从未检测到样本的指数 0 到涉及整个平皿的指数 5）和对照品与供试液的共同特性的溶解指数[从没有到严重（80% 及以上受到影响）]。关键是要在这个模型中加入适当的阴性和阳性的对照。

4. 骨骼肌分离系统　啮齿动物分离肌肉也可以用于筛选使用肌内和皮下注射方式造成组织损伤的处方。该方法包括直接于趾长伸肌（EDL）肌和比目鱼肌（SOL）处注射小容量（15 毫升）的药品溶液。使用这两种肌肉的原因为：① 他们可以在不直接接触或破坏各自的肌肉的情况下，很容易从后腿被分离且易与肌腱间断开连接；② 该方法易用气相色谱小注射器注入肌腹部位；③ 肌肉可以保存至组织学评价实验的最后。建议在研究中同时利用这两种肌肉，因为 EDL 和 SOL 肌肉能够提供的潜在的组织损伤的指示：快速抽搐糖酵解肌肉或缓慢抽动肌氧化肌肉，而且，大多数人类骨骼肌主要是这两种肌肉纤维组成的混合物。实验设计可以在一个特定的治疗中使用两个 EDL 和 SOL 肌肉，从而可以多重记录每个动物的两块肌肉。另外，实验设计可以对一侧 EDL 或 SOL 注射实验药品，而另一侧的肌肉可以用作对照（无处理或注射对照溶液）。

一般来说，这个实验应该使用雄性大鼠或一群一致的大鼠：6 周大，150～200 g，在使用麻醉后脱颈处死。在仔细分离和解剖出 EDL 或 SOL 肌肉（其重量为 200 mg 左右的成年大鼠）后，研究被纵向注入的肌腹。最佳注入量为 15 ml，因为这可以使研究人员直接观察到被注射肌肉的泄漏情况。更大的体积（25 ml）与被注射肌肉的泄漏情况更难相关联，而较小的体积（5 ml）可能不足以阐明在骨骼肌的响应。

一旦肌肉被注射，它会悬浮在培养容器中，通过将肌肉放入一个小篮子（一个狭长的有孔的，四周为聚四氟乙烯的管道中，防止因肌肉浮动或曝气过程被中断），放入 8 到 10 ml 的平衡盐溶液并在 37℃ 条件下通过沸腾的混合氧（95% O_2 - 5% CO_2）。这个平衡盐溶液由 116 mM 氯化钠，5.4 mM 氯化钾，5.6 mM 葡萄糖，262 mM 碳酸氢钠调整 pH 至 7.4 配制而成。溶液中不含钙，因为钙已被证实会加剧骨骼肌肉损伤。

组织损伤的程度可以根据在的单位时间中胞质酶的释放到培养基中的浓度来测量。最有效的评估组织损伤的标记是肌酸激酶、乳酸脱氢酶等酶的释放，这些酶易用光谱光度测量的动态分析来量化。最有用的方法是肌内注射后每 30 分钟测量一次释放酶的活性。

每 30 分钟排出培养液并用新鲜平衡盐溶液代替。这些分离的肌肉试验表明，组织的生存力会保持 90～120 分钟，90 分钟或 120 分钟后酶释放会显著增加。因此，在实验期间，组织损伤是由酶的累积释放（如活动测定）量化的。有一个值得注意的地方，虽然它可能是轻微的，但是在本研究设计中除了给定的测试制剂的注射量（15 ml），肌肉的大小（200 mg），和培养基（8 至 10 ml），始终要考虑药物处方中是否具有潜在干扰酶活性或这种酶活性测量的可能。在有或没有治疗处理的情况下这个问题可以很容易地通过酶活性的简单的初步研究来解决。

这个实验系统总体的优势之一是它涉及直接注入肌肉组织像肌内注射。此外，由于往往是与注射部位相邻的肌肉组织可能会损坏，它还可以提供用于评估皮下注射剂可能引起组织损伤的依据。用于筛选药品处方潜在的组织损伤的这种类型的实验系统的另外的优点是，该方法是相对快速的，易于观察，实验的再现性较好，且变化小，实验结果的变异系数范围为 10%～20%。该系统也被证明与动物体内实验结果和临床试验相关。本实验系统的一个限制是，它只能用于评估由注射药品处方引起的对肌膜（肌纤维膜）直接影响或快速生理变化而造成的急性组织损伤。

另一个关键点是，在该研究设计时应具有适当的阴性和阳性对照，以作为评估所测处方引起组织损伤程度的基础。有用的阴性对照（不会引起组织损伤的药品处方）可以是未注射的肌肉、单独的穿刺针、生理盐水和 5% 的葡萄糖，阳性对照（已知的可造成组织损伤的药品处方）可以是将肌肉直接切片或破坏、将肌肉切开，或是其他的处方如高浓度的表面活性剂，其他溶剂如浓度为 40% vol/vol 或更高浓度的丙二醇，或已知的可造成组织损伤的注射处方。本实验的注意事项如前所述在选择阴性或阳性对照时必须考虑肌肉孤立的可行性，并确保没有对测量测量酶释放量或被作为评价组织损伤的标记的其他细胞内成分的干扰。

（七）评估组织损伤的体内方法

1. **输液相关的血栓形成**　已有相关研究报道输液相关的血栓的形成；然而，这似乎常归结于是由不恰当的给药用方式造成的。如：白介素－2 的连续注入和全肠外营养输注。

2. **兔模型**　兔子病变模型是预测下列肌内注射造成肌肉损伤的以被普遍接受的方法。这是因为损坏的面积易见且可使用组织学方法定量。如果损坏的面积足够大，它通常会被认为是病变。自 1949 年以来这个模型已被广泛引用，目前仍然是预测人体对药物的耐受性的"黄金标准"。兔子作为一个善良温和的动物模型在筛选那些人类可能无法忍受的处方时，相较于人类兔子对肌内注射导致的炎症更敏感。

兔损伤评估的典型方法是给动物组分别注射 1 ml 的供试液和对照品，用 23 号无菌针头刺入骶棘肌约 0.6 cm。动物经过一段时间后，如 1、2、3、6、12～24 天后安乐死处理，并监测出血病灶、病灶体积、组织学。此方法有利于注射后 7 小时的血液样本中的肌酸激酶的测量。结果通常转化为肌酸激酶曲线下的面积，用于比较配方和对照治疗或其他治疗。

由于动物的固有变异，通常建议每次治疗试验每组六个动物，这样可以在不同的配方和药物浓度的影响之间有良好分化。方法的主要优点包括其广阔的可接受性、每个动物测试多个治疗的机会、可以交叉比较相关的历史测试数据或已发表数据、监测病变的大小的能力。方法的缺点是有些动物模型固有的,如相对于体外模型费用更加昂贵,并且需要对动物的处理进行训练,包括测试物的定量和用于肌酸激酶测量的耳静脉的血液抽样。

　　3. 兔和鼠静脉模型　　虽然兔子模型在评估组织损伤与肠外注射的关联性是非常有用的,但是成本,时间和使用这种动物模型时的一些困难可能会限制研究者使用这种方法的积极性。另外,考虑到成本的降低、时间和实验设计简易度,老鼠模型可以用于评估注射药品处方。啮齿类动物模型已被证明是有效的,此外还可以补充肌肉分离模型的结果。在这个特定的实验设计,啮齿动物的中空的颈静脉血管和可以恢复至研究开始之前的至少 12 小时。在以前的研究中,这 12 小时的时间足以使血清肌酸激酶水平(组织损伤的标志)回到颈静脉插管手术后基线处。

　　供试液(200～500 ml)可以注入腓肠肌(小腿两个主要的肌肉之一位于 SOL 附近的腓肠肌)或臀中肌(在骨盆内的背侧)。相较于兔子使用大鼠的优点是测定血清肌酸激酶水平需要利用实验的持续时间短。作为组织损伤的标记,测定肌酸激酶水平的时间,根据经验可能只需要满足 72 小时,在大多数情况下,只需要 24 小时(相对来说使用兔子平均需要 7～10 天)。基于颈静脉插管的开放性这将使研究者能够轻松地设计交叉研究。

　　研究表明啮齿动物系统的一个额外的优点是在肌酸激酶水平在注射 2 小时候到达峰值,并且这与注射引起的组织损伤的程度无关(兔模型研究中肌酸激酶水平峰值根据组织损伤的严重程度不同而不同,相较于破坏性较小的处方,大多数具有破坏性的处方其肌酸激酶水平更早达峰)。这将使调查人员能够将血清肌酸激酶水平的评估结果作为组织损伤的第二测量方法。另一个优点是鉴于它们的大小差异、培养和住房成本,相较于兔子,啮齿动物更易于操作。使用大鼠的一个限制是,每天或在研究过程中采取的血液样本的体积和数量有限。

(八) 体内注射疼痛评估的方法

　　注射疼痛可能发生在局部用药(如皮下和肌内注射)以及输液,像在静脉或动脉内的注射。经常在选择评估注射痛的模型时会根据注射途径,频率和持续时间来选择。三个动物模型已成功地应用于评价局部注射与输液引起的注射痛。

　　1. 兔和鼠静脉模型　　在这些模型中,相应的动物被用于静脉输注测试和样品比较,其结果通常是可视的,能明确地评估局部用药反应和相关的变化。一般来说注射用药部位可视的变化最少的可以被认为对动物造成的痛苦是也最少的。

　　兔耳静脉被用来评估注射疼痛。在这个模型中,3～5 个动物组用一个固定的药物浓度(如 1～10 mg/ml)和一组总剂量(如 1～10 mg)以超过预定输注率通过他们的耳静脉(如 1 ml/min)。使用的设置剂量参数可以比较不同配方组之间以及与阴性对照如生理盐水或葡萄糖的结果。给药至少 24 小时或 48 小时后,仔细检查每只动物注射部位的肿胀、瘀伤以及注射部位和周围的组织的变色情况。通常,注射后没有变化的是相对良好的注射处方。该模型已被用于已知的许多药物注射痛评估,如克拉霉素模型的注射痛将转化为注射部位及其周围的可视性变化。

　　在比较大环内酯类抗生素克拉霉素及其乳剂制剂和葡萄糖控制乳糖酸盐溶液时,兔静脉刺激性试验已被证明是有效的:阴性对照(右旋糖)不会引起局部的变化。本试验组中，第一组动物注射药物后，在注射部位用约 24 小时后出现瘀伤。而第二组中，乳剂配方旨在减少疼痛注射痛，应不引起注射部位的局部变化，对这个测试组中的动物立即进行注射，其中一个表明给药后至 24 小时无变化，在此期间的其他动物显示出有限的瘀伤。第三组动物注入后立即显示出一些瘀伤，并在二十四小时的观察期内一直持续。相比基于从来自其他模型结果的相关溶液配方，根据该动物模型的结果显示实验动物对乳液配方耐受性高。

大鼠尾静脉试验补充并提供的数据与兔耳静脉模型相当。因为尺寸较小的原因，在这个模型中通常每个测试组使用六个动物。输液率保持较低，例如 0.3 毫升/分钟，其结果可以针对一个或多个给药后对照进行比较。同样的，在研究比较乳剂配方的大环内酯类克拉霉素时，针对溶液形态，阴性对照葡萄糖在本组其他五只动物附近显示紫色、粉红色斑点。而在使用药物乳糖酸盐溶液后，本组六只动物均表现出粉红色、红色、紫色区域覆盖在注射部位周围大部分尾巴。作为比较，乳液配方更少有动物在注射部位体现出斑点。这两种动物模型的结果的相似性，一般认为是对人体临床试验将会有相似的临床表现的良好预测。

2. **有意识的大鼠模型**　该模型是基于的前提是，大鼠在注射后的嘶喊和在约束管中的挣扎，而这些迹象在完成注射后消失，表明疼痛是由注入动物体内的产品引起的。该模型以经过使用等渗和高渗性配方的验证，增加诱导疼痛的化学品浓度，被证实其结果具有良好的相关性，这包括市场上销售的已知会引起注射痛的产品。

虽然该模型已经显示出辨别与注射不同疼痛诱导能力的制剂，但是在具体加强临床前的药物开发的快速筛选是此模型相对较为复杂。

3. **老鼠舔爪模型**　这个模型的理论依据是，如果一种物质注入一只老鼠的爪子，其舔爪的频率与动物在注射部位的痛苦成正比。换一种说法就是，不引起疼痛的注射液，例如，生理盐水或葡萄糖不会刺激动物舔爪，然而，在同一部位注入会引起疼痛的化学物质会引发动物舔爪的行为。该模型最初用在开发测试局部注射疼痛，如皮下注射。已有研究证明在注射后 12 分钟的时间间隔内疼痛诱导药物头孢西丁和头孢唑啉的浓度与动物舔爪行为之间具有良好的相关性。此外，实验证明注射局部麻醉药物包括利多卡因后，动物舔爪频率降低。模型似乎也与注射后的疼痛标志——肌酸激酶水平有密切关联。同时，注射样品的 pH 以及助溶剂的浓度也与大鼠舔爪行为相关。最后，试验已证实可以引起疼痛的大环内酯类的克拉霉素的配方和其相对痛苦较少的乳剂与大鼠舔爪行为有良好的相关性，其结果被证实与其他模型像兔耳静脉和鼠尾静脉结果同样良好。这个模型的主要限制是给药部位局限和注射量小。虽然这些限制可能不会对测试用于局部注射的样品有影响，但该模型可以通过舔爪行为识别那些由于被稀释而不会引起相同生理反应的静脉注射疼痛。

（九）现在和未来使用分子遗传学方法评估组织损伤和注射痛

随着分子和基因技术领域的持续进步，注射用药的构建将有机会使用筛选技术来鉴别发生组织损伤和注射痛时出现的特定生物标记，以及这些生物标记物是否随着给定的辅料、药物或处方的变化而变化。具体的定量聚合酶链反应（QPCR）基因阵列系统的实用性是通过评估特定的生化途径使研发人员能采用实验系统，从细胞培养方法到动物研究，甚至是简单的可以通过初始临床试验以快速筛选出被认为是刺激细胞的物质，即引起组织损伤或注射痛的处方。还有至关重要的一点是，在临床研究中，有人担心重复注射可导致组织损伤的发展。此外，这些实验方法将使研发人员能够识别和量化作为衡量给定的处方或类似物引起组织损伤或疼痛而出现的特定的生物标志物。

四、预灌封产品引起不良反应的其他因素

除药品处方外，预灌封产品引起不良反应的其他因素主要为不溶性微粒、细菌内毒素、细菌污染、针头粗细及注射方式。

（一）不溶性微粒

不溶性微粒是指输入液体中的非代谢性颗粒杂质，其直径在 $1\sim15\ \mu m$ 者占多数，少数可在 $50\sim300\ \mu m$。1955 年，Bruning 根据 201 例实验结果首先提出纤维在输液过程中进入人体会造成肺部肉芽肿。随后，研究人员们对输液微粒可能造成危害的进行了大量研究。大量临床数据表明大量的微粒进入人体就会不同程度地造成血管栓塞、静脉炎、肺内肉芽肿、血小板减少、热原反应、变态反应等。预灌封注射器中微粒的主要来源有注射器的硅油量、胶塞的稳定性、玻璃碎屑等。以硅油量为例，已有试验数据表明注射器所用硅油润滑剂，以微粒的形式经静脉进入机体，可对肺组织造成损伤，且硅油量越大，对肺组织及功能的损伤越严重。

（二）药品与预灌封注射器的相容性

包装材料直接影响药品的稳定性和安全性，由于注射液给药后直接进入血液系统，且其处方中除活性成分外还含有一些功能性辅料（助溶剂、防腐剂和抗氧剂等），与包装材料发生相互作用的可能性较大，因此 FDA 将注射液列为可能与包装材料发生相互作用的高风险制剂。在 $1998\sim2002$ 年，有多名患者在注射阿法依泊汀后出现红细胞发育不全等症状。其可能原因之一为辅料中的吐温 80 加速了橡胶活塞中芳香化物的浸出，引发一系列用药安全问题。此外，使用预灌封包装形式的多为生物药物，这类药物的特点之一就是不稳定性，所以药品与包材的相容性研究就显得更加重要。

（三）细菌污染

预灌封注射产品在生产包装时药液直接装入针管内，通过活塞将药液密封储存，使用时用推杆推出。这一包装形式在很大程度上能降低原来从安瓿瓶或西林瓶中转移药液时可能造成的二次污染的概率。然而如果药品本身在生产时未能灭菌完全、包装材料不密封（漏液、破损等）或使用时未按无菌操作注射，仍然会导致注射液被细菌污染，从而引起一系列热原反应，直接威胁患者的生命安全。

当药液被细菌污染，药液中含有热原，患者将在注射后的 $0.5\sim1$ 小时内出现冷战、高热、出汗、昏晕、呕吐等症状，高热时体温可达 $40℃$，严重者甚至会休克。热原的致热量因菌种而异，如革兰阴性杆菌致热能力最强，由于注射途径不同，引起发热的程度也有所差异。

污染的防治措施：① 生产时严格按照已验证的灭菌或除菌过程生产药品；② 灌装前，应对包装材料进行严格的密封性检验，保证包材的密封性，使药液与空气隔绝，避免污染；③ 注射时，操作者要加强无菌观念，尽可能避免因操作不规范引发不必要的感染；

④ 对一些特殊部位要在注射前加强清洁护理，并对患者加强注射后注意事项的宣讲，如保持清洁干燥等；⑤ 必要时，治疗后可预防性使用抗生素。

（四）注射针的型号

使用预灌封注射器进行注射时，注射针直接接触并刺入患者体内，除了由注射药物处方引起的组织损伤或注射痛外，注射针本身刺入患者体内这一过程就会引起注射痛。目前，市售的注射针从 4 号到 16 号，共有 12 个不同规格，其针管内外径、针管管壁厚度、针管长度均不相同。不同的型号引起的注射痛程度也有差异。

以皮下注射方式为例，对 4.5 号针头及 6 号针头进行注射疼痛影响比较，将患者随机分成两组分别使用 4.5 号针头及 6 号针头，注射相同量的相同药液，记录对患者的疼痛程度，并对记录数据进行分析，比较两种型号注射针头皮下注射时患者的疼痛反应，结果显示两组患者感受的疼痛程度有显著差异（$P<0.05$）。所以，在临床注射时，应根据使用需求，尽可能地使用对患者注射痛影响小的针头，以减轻患者的疼痛。

五、定期安全性更新报告

由于药品研发时受临床试验的实验病例、实验时间、实验人群等方面的局限，绝大多数药品的不良反应在药品上市使用过程中才被发现的，因此，对药品上市后的安全性监测及研究十分重要。

2004 年，卫生部和国家食品药品监督管理局颁布了《药品不良反应报告和监测管理办法》，规定将发现的药品不良反应上报。但是在实际操作时，我国药品不良反应报告的数量少、质量低，上市后药品的安全监管力度明显不够。而当时美国、欧盟、日本等发达国家和地区实行了药品安全性更新报告制度（periodic safety update report，PSUR），药品监管当局能够全方位地掌握已上市药品的各项安全信息，这种制度使药品的安全监管也更为有效。2011 年 5 月国家食品药品监督管理局颁布了《药品不良反应报告和监测管理办法》（卫生部令第 81 号），其中增加了 PSUR 的相关报告要求，这意味着我国不良反应监测的监管系统地进一步发展，监管体系更加完善。

2012 年 9 月，国家食品药品监督管理局发布了《药品定期安全性更新报告撰写规范》的通知，通知中要求报告内容需包括：① 药品基本信息：药品的名称（通用名称、商品名称）、剂型、规格、批准文号、活性成分（处方组成）、适应证（功能主治）和用法用量；② 国内外上市情况；③ 因药品安全性原因而采取措施的情况；④ 药品安全性信息的变更情况；⑤ 用药人数估算资料；⑥ 药品不良反应报告信息，包括个例不良反应及群体不良反应；⑦ 安全性相关的研究信息，包括已完成的研究、计划或正在进行的研究和已发表的研究；⑧ 其他信息：疗效有关的信息、数据截止日后的新信息、风险管理计划及专题分析报告等内容；⑨ 药品安全性分析评价结果；⑩ 结论：指出与既往的累积数据以及药品说明书不一致的安全性资料；明确所建议的措施或已采取的措施，并说明这些措施的必要性等；⑪ 附件。

从报告内容中可看出 PSUR 制度是对上市后药品在不同国家发生的安全性数据进行定期总结的报告制度，也是对药品进一步进行全面安全性评价的一种方式。其目的是通过报告所有药品在上市后发现的新的安全性信息，把这些信息与患者的信息结合分析，并在总结药品在不同国家上市后所发生的情况和所有与此药品安全性信息有关的重要变化之后，对药品全面的安全性进行再评价，根据再评价结果，及时对药品信息进行相应更改，以指导医生和患者合理用药。PSUR 制度通过多方面安全性信息的收集和整理，能够进一步加强和完善药品上市后的安全监管，并且能够及时发现新药潜在的或未发现的不良反应，及时"对症下药"制订对策，保障上市后药品的安全性和有效性。

◇ 参 ◇ 考 ◇ 文 ◇ 献 ◇

［1］ 许鸣，华长江，张亮.植入性医疗器械不良反应的防范[J].东南国防医药,2010,12(2)：163-164.

［2］ 蔡荣.预灌封注射器简介[J].上海包装,2006(02)：19-20.

［3］ 国家食品药品监督管理局药品安全监督司,国家食品药监监督管理局药品认证管理中心.药品生产验证指南(2003)[M].北京：化学工业出版社,2003.

［4］ 蒋煜,杨建红,王亚敏."质量源于设计"在仿制注射剂处方工艺研究中的应用[J].中国新药杂志,2014,23(8)：921-924.

［5］ GB 8599-2008 大型蒸汽灭菌器技术要求[S].

［6］ 中国食品药品检定研究院.国家药包材标准(2015)[M].北京：中国医药科技出版社,2015.

［7］ 国家药典委员会.中华人民共和国药典(2015)[M].北京：中国医药科技出版社,2015.

［8］ 阿加洛柯,卡尔顿.制药工艺的验证[M].顾维军,译.北京：中国质检出版社,2012.

［9］ 摩登豪尔.湿热灭菌工艺的验证[M].中国医药设备工程协会组织翻译.北京：化学工业出版社,2016.

［10］ Sandeep Nema, John D, Ludwig. Pharmaceutical Dosage Forms：Parenteral Medications, Volume 3 Regulations, Validation and the Future[M]. 3rd ed. UK：Informa Healthcare, 2010：135-146.

［11］ Brazeau GA, Cooper B, Svetic KA, et al. Current perspectives on pain upon on injection[J]. J Pharm Sci, 1998, 87(6)：667-677.

［12］ Schmelz M. Translating nociceptive processing into human pain models[J]. Exp Brain Res, 2009, 196(1)：173-178.

［13］ Dussor G, Koerber HR, Oaklander AL, et al. Nucleotide signaling and cutaneous mechanisms of pain transduction[J]. Brain Res Rev, 2009, 60(1)：24-35.

［14］ Mense S. Muscle pain：mechanisms and clinical significance[J]. Dtsch Arztebl Int, 2008, 105(12)：214-219.

［15］ Andrew M, Marzinotto V, Pencharz P, et al. A cross-sectional study of catheter-related thrombosis in children receiving total parenteral nutrition at home[J]. J Pediatr, 1995, 126(3)：358-363.

［16］ Lovell MW, Johnson HW, Hui HW, et al. Less painful emulsion formulations for intravenous administration of clarithromycin[J]. Int J Pharm, 1994, 109：45-57.

［17］ Marcek JM, Seaman WJ, Weaver RJ. A novel approach for the determination of the pain producing potential of intravenously injected substances in the conscious rats[J]. Pharm Res, 1992, 9(2)：182-186.

第六章

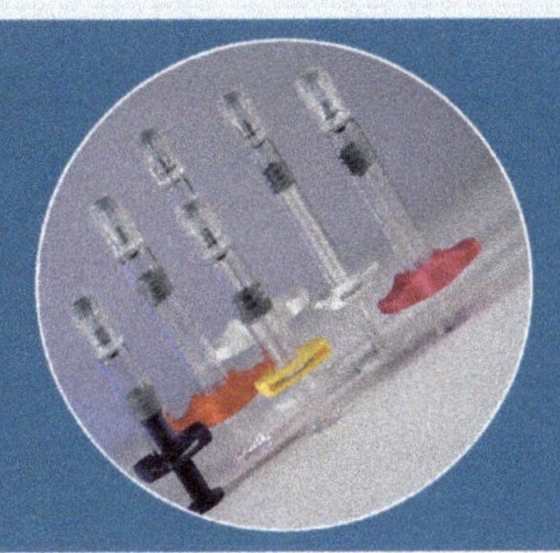

预灌封注射剂的未来发展趋势

预灌封注射剂的发展趋势

预灌封注射器的概念产生于欧美发达国家，现今在注射用药物包装领域，它把液体药物直接装入注射器中保存，医护人员使用时简单、方便、及时。注射器组件与药物具有良好的相容性，同时注射器本身具有很好的密封性，药品可以长期储存，用药更加安全，避免了用药过程中的许多不安全的因素。

预灌封注射器在临床使用时有其明显的特点和存在的合理性，预灌封注射器包装形式的特点主要体现在如下方面：

（1）包材组件玻璃和胶塞具有良好的药物相容性，可保障药物的稳定性。

（2）综合了主容器和一般的注射器的功能，应用一个装置能实现快速给药。

（3）提高药液使用率，减少药液浪费。

（4）剂量准确。

（5）减少注射前容器周转带来给药错误风险和药液二次污染风险：长期以来小容量注射用药物的包装一直采用西林瓶或安瓿瓶，在医院内使用时需要再次配药，将药液抽入注射器后再进行注射，多了一次周转就增加了药品被污染的风险。并且打碎安瓿瓶时，可能引起玻璃碎屑掉入药液中，致使血管内壁的损伤（只是每例的程度不同）或形成血栓；西林瓶橡胶活塞针刺橡胶也可造成药液污染等。每个预灌封注射器中已包含了一人份的药物剂量，直接注射，避免了常规注射时将药物注进注射器中的潜在污染。

（6）预灌封注射器在包材厂家清洗灭菌，无热原，制药企业省去了对包装容器清洁的烦琐程序。

（7）临床中操作方便，省力。

（8）可在任何地方使用。

（9）销售上的优势。

预灌封注射器包装形式具有上述的优点，但在使用中经过风险分析，仍有许多地方需要进行改进，比如包装密封性能、使用安全性能、EHS 要求等，注射器的改进方向主要体现在包装形式、包装材料、注射给药方式、注射安全性等多方面。

目前，预灌封注射器主要用于生物制品、疫苗、美容等产品，在预灌封注射器不断发展和成本的降低，必将是未来小容量注射剂包装的发展趋势，必将逐步替代安瓿瓶、西林瓶等包装形式。美国目前已经用预灌封注射器替代了一次性塑料针管，淘汰了安瓿瓶。

一、适应医药产业发展需要

随着无菌药品法规的不断更新完善和产品包装新需求，医药包装材料市场需要开发出满足无菌药品终端灭菌的预灌封注射器。

根据《药品生产质量管理规范（2010 年修订版）》附录 1，无菌药品中第 61 条"无菌药品应当尽可能采用加热方式进行最终灭菌，最终灭菌产品中的微生物存活概率（即无菌保证水平，SAL）不得高于 10^{-6}。采用湿热灭菌方法进行最终灭菌的，通常标准灭菌时间 F_0 值应当大于 8 分钟"的规定，未来无菌生产工艺产品尽可能进行终端灭菌。

普通预灌封注射器用于药品包装也有自身局限性，比如注射液灭菌过程中胶塞会发生位移和掉塞，影响产品的密封性，或者直接导致产品失效。另外，预灌封注射器前端是护帽密封，运输过程中可能会产生护帽松动，影响产品密封性。经过几十年的发展和不断完善，这些缺陷通过增加一定措施，达到避免或改善的目的。如改变预灌封注射器护帽形式，可以防止护帽松动，鲁尔锁预灌封注射器被开发出来并符合产品终端灭菌的包装需要。

PRTC（plastic rigid tip cap）中文名称为"带鲁尔锁定接头"预灌封注射器，该系统预灌封注射器适合于高黏度产品（如透明质酸）及需要终端灭菌工艺的产品。PRTC 设计的预灌封注射器具有前端硬质、直观、方便打开的注射器锥头封闭装置，起到了固定和密封的作用，降低了注射器灌装药液和灭菌后的泄漏风险，实验证明，带鲁尔锁的预灌封注射器的设计性能可确保在 121℃ 条件下 2 轮 20 分钟的终端灭菌。

（一）PRTC 预灌封注射器的发展演变

鲁尔锥头预灌封注射器经过几年的发展，经历了鲁尔锥头型、鲁尔螺口型、鲁尔锁型三代演变过程。

PRTC 系列的预灌封注射器，其发展经过 CCT（鲁尔锥头型）、LLA（鲁尔螺口型）、PRTC（鲁尔锁定接头）三代发展历程。鲁尔锥头型预灌封注射器玻管前配置磨砂锥头，护帽紧套锥头磨砂口上，依靠磨砂口密封。鲁尔螺口型预灌封注射器玻管前在鲁尔锥头型基础上外套一个鲁尔锁定适配器，增加了一层保护，但还是依靠磨砂口密封。鲁尔锁定接头预灌封注射器在鲁尔螺口型基础上，将护帽装入鲁尔锁定接头中，紧套锥头磨砂口上，依靠磨砂口和接头锁定密封。鲁尔锁型安全性最高，逐渐被客户接受，必然会成为不带针的主要预灌封形式，PRTC 预灌封注射器目前已是医务人员首选的不带针预灌封注射器，见图 6-1。

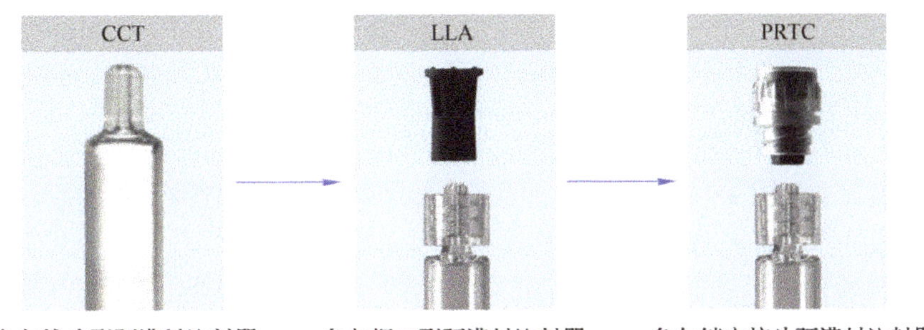

鲁尔锥头型预灌封注射器　　　鲁尔螺口型预灌封注射器　　　鲁尔锁定接头预灌封注射器

图 6-1　三代预灌封注射器

（二）PRTC 预灌封注射器的优点

PRTC 产品相比于 CCT 产品锁紧更牢固，减少了产品泄漏的风险，具有如下优点，如图 6-2 所示。

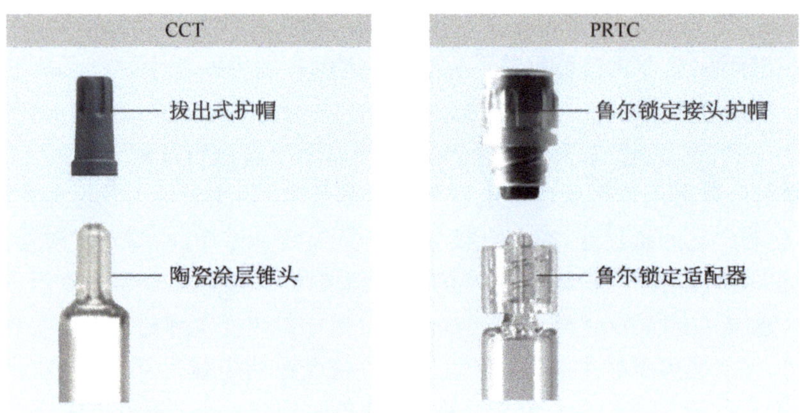

图 6-2　PRTC 预灌封注射器与 CCT 产品对比

1. **防止护帽意外脱落**　CCT 产品的护帽依靠磨砂口密封，是拔出式的，可能在贮存和运输过程中会出现意外脱落的风险，而 PRTC 产品的内部螺纹结构可确保与鲁尔锁定适配器紧密连接，具有良好的锥头密闭性，可有效防止护帽意外脱落，使产品运输和生产过程中的质量得到有效保障。

2. **防止针头意外脱落**　PRTC 预灌封注射器在临床使用时，因 PRTC 具有良好的针头连接头，内部螺纹结构可与针头旋紧，连接更为紧密，可防止注射操作时针头意外脱落。

同时，PRTC 预灌封注射器外置硬质鲁尔锁定接头，外形易拿捏，临床使用时便于锥头护帽拔出。

3. **确保注射器内药液的无菌和密封性**　PRTC 预灌封注射器固定了锥头护帽，加强了锥头的封闭性，可以防止注射器在贮存及搬运时药液漏液，避免了药品被污染风险，保证预灌封注射器中药物的无菌性。

4. **其他优点**　外部凸凹设计符合人体工程学，手感舒适且可轻松旋转移除护帽；透明的设计，可直观监测锥头与针座的连接状况，确保装针准确稳固，防止漏液。

PRTC 预灌封注射器不但可以灌封药液，经终端灭菌后可直接注射，未来必将为药品生产企业大量使用。

二、新型材料预灌封注射器

目前玻璃注射器仍是主要使用的注射器材质，但玻璃类容器在临床使用和生产中易碎、易产生"脱片"现象等，在贮存中存在影响产品质量的风险和使用安全性问题。

新型环状烯烃共聚物材料（如 COC/COP 等）的注射器面世，避免了玻璃材质的缺点，使塑料类注射器的生产成为研究热点，新型环状烯烃共聚物包装（COC/COP）改变了以往聚烯烃结晶而不够透明的情况，柔软的线性烯烃与坚硬的环状烯烃单体共聚合且可自由调节比例，故而兼顾了结晶性与非结晶性聚合物的所有优点。COP 预灌封注射器的优点为：高透明性；不易破碎；高耐热性；吸水性与透水性低；生物相容性好；低吸附性；高温灭菌后透明性不变；溶出物少和环保特性，能够有效地弥补玻璃类预灌封注射器的不足，具有广阔的应用前景，可为注射美容类产品以及蛋白抗肿瘤产品的包装储藏提供新的选择。

玻璃材料经过几十年的临床使用，没有发现影响质量的事故，安全可靠。新型环状烯烃共聚物材料注射器虽然具有许多优点，一旦准备采用这种新型材料包装，材料的相容性是我们必须首要考虑的问题。

三、环保型注射器

世界卫生组织 WHO 定义安全注射为：对接受注射者无危害、对实施注射者无危险，以及注射后的废弃物（注射器及输液管等）不会对环境和公众带来危害。

1906 年，世界上第一支玻璃注射器产生，时隔 107 年后的 2013 年 7 月 7 日，世界上第一支新型环保注射器碧宝™（merald™）正式登入中国市场。如图 6－3 所示。

全新的三件式注射器设计，与以往两件式注射器相比，具有更加卓越的气密性和更优化的推拉力，预插针尖的设计可提高医护人员护理工作的效率，锋利针尖可提高患者的满意度。

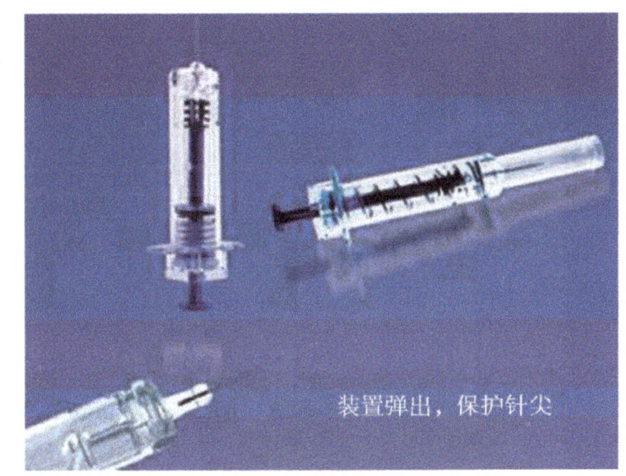

图 6－3　环保型预灌封注射器

环保型预灌封注射器配有专门的针尖保护系统，预灌封注射器的针尖保护系统是在该注射器使用之后，注射器与患者皮肤分离，医护人员触发针头保护装置，针头保护装置不可逆地弹出并自动套住针尖，保护环卫人员及医护人员免受针刺困扰风险，过程原理如图 6－4 所示。

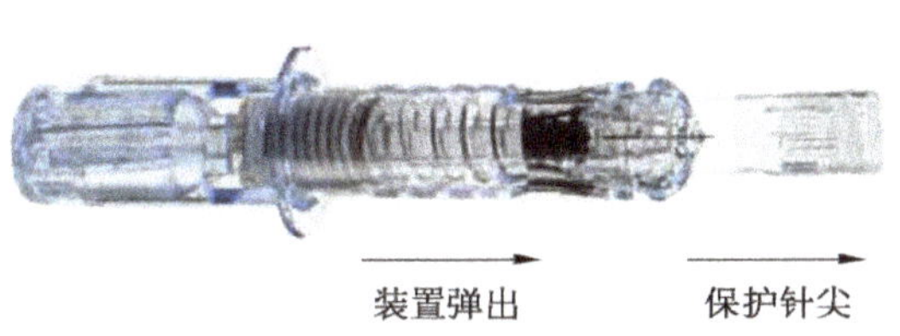

图 6－4　针头保护装置

四、预灌封注射器替代西林瓶、安瓿瓶

目前，预灌封注射器主要用于高附加值的生物制品、疫苗、透明质酸等终端不可灭菌产品，预灌封的药品包装形式的市场占有率在逐年提升，随着预灌封注射器玻璃材质的不断改良和提高，丁基橡胶质量的不断完善，以及镀膜胶塞的推广，预灌封注射器的市场空间已经越来越大。随着经济的发展及医学工程、生物工程、基因工程制药的广泛发展，加上在过去的 10 年里，药品的包装方式正在向小剂量包装方式转变，预充包装近几年的需求量明显增长，应用领域将越来越宽。

五、总结

制药行业 GMP 法规要求日趋严格，药品生产企业对内包装提出了新的需求。随着预灌封技术的发展，国内外预灌封注射器的研究方向逐步转向环保型、新型材料，同时满足药品终端灭菌及其特殊贮存需求、保护医护人员健康上，并已取得了明显的进步。

第二节
新型预灌封注射器的设计和应用

GMP等法规的实施不仅对制药企业的硬件设备提出了新的要求，同时也为制药装备生产企业的药包材产业升级提供了好的契机。新版 GMP 实施后，面对制药工业的新要求，开发高端药包材产品势在必行，包括对原有产品进行升级改造以及新产品的开发。

目前，越来越多的制药企业选择预灌封注射器而非传统的注射器，预灌封注射器已经成为制药企业的首要选择的注射给药方式。在预灌封注射器的使用和发展过程中，适用于特殊产品包装的多种新型的预灌封注射器已经研发和设计出来，这些预灌封注射器的设计更加人性化和灵活，更加适合特殊药品包装的需求。选择什么样的预灌封注射器，从设计开始，按照 QbD 的理念，首先界定目标产品的质量概况（QTPP），还要研究包材受到药品生产工艺和处方的关键质量属性（CQAs）的影响，从而选择方便使用和安全可靠的包装形式。

一、双腔预灌封注射器

在国内医药市场中出现过由一支西林瓶冻干粉针配一支预灌封注射溶酶构成的组合包装形式。使用时预灌装注射器扎入西林瓶中注入药液，然后溶解并抽取药液，注射器的针尖在此过程中可能会出现变钝情况，有的甚至可能会出现倒刺情况，在给患者注射时会引起患者疼痛的不良情况。为避免这种不良情况发生，市场上开发了粉-液双腔预灌封注射器，此种包装形式与双腔西林瓶、粉-液双室袋类似，即在同一支预灌封注射器的下半部位装配粉针剂，在上半部位装配注射溶媒，这种包装可以使药物处方中的不稳定组分被分隔开，到使用时在密闭的系统中使其混合完成无菌配剂，并可直接注射。这种无菌即配和直接注射的创新的预灌封制剂在使用时非常方便。

管体内壁设置有旁腔，旁腔和管体内腔是相连通的，管体的内腔设置有可移动的活塞。灌装后，活塞刚好覆盖旁腔，上下部分不会联通，通过可移动的活塞将管体内腔分隔成了两个部分，可以分别装入药剂和溶解液。

双腔预灌封注射器临床注射操作过程简便，医护人员压下双腔预灌封注射器推杆，通过推杆将溶解液和移动活塞推动到旁腔。当移动活塞推到旁腔一侧时，两腔形成了通路，溶解液便从旁腔流入前方粉剂腔，这样预灌封注射器中的一个腔室的注射溶酶就能与另一腔室的粉剂进行混合,充分混合过程中实现了无菌即配,再次压下预灌封注射器推杆,进行直接注射,无需用塑料注射针管转移药液,这个注射过程非常方便,只需要两次按压,一次完成溶解过程,一次完成注射过程,避免了前面讲到的针尖变钝等不良现象。

双腔室预灌封注射器生产过程需要完成两次分装、一次冻干。主要操作步骤为药液分装、冻干、压塞、再次药液分装、压塞。

二、连续式预灌封注射系统

连续式预灌封注射系统采用 SCF2.25 ml PRTC 注射器及 TSCF 胶塞,药液经过二次灌装和二次压塞包装,是针对最终用户的标准注射技术,连续式预灌封注射系统类似于液-液双腔室西林瓶,但不需要实现两种药液混合,而是连续分别注射两种药液。

(一) 连续式注射的特点

如果需要连续注射两种药液,剂量又不大,如果采用连续式预灌封注射器包装连续注射,可以减少患者一次痛苦。虽然生产过程和包装要求比较高,但患者更愿意接受这种形式的治疗。连续预灌封注射器内置两个胶塞,将内室分成两个完全密封的腔,分装两种药液,特点如下:

(1) 可以通过一支注射器连续注射两种药液。临床上连续注射 2 种药液,一般中间会采用 2 个注射器分别注射,采用连续式注射系统可减少更换注射器的操作麻烦,减少过程污染风险,同时也节省了使用的成本。

(2) 连续式注射系统采用一支注射器,注射完一种药液后再接着注射第二种药液,两种药液之间并不混合,因而不存在药液相容性问题。

(3) 注射过程中不会有药液损失,一般临床用 2 支注射器进行注射时,每支注射器中会有一定量的药液残留,若采用 1 支注射器实现两种药液连续注射,可减少一定量的药液损失。

(4) 使用简便,注射之前没有附加步骤。

(5) 注射过程中不会有药液损失。旁路注射器在注射之前需要将二种药液进行混合,在此过程中需要将前端的尖帽除去,可能会造成药液的损失,而连续式注射系统提供标准和直观方便的注射技术,药液损失少。

这种注射系统是液/液注射剂市场优先的解决方案,已用于多种治疗领域,比如两种疫苗的连续注射。

(二) 连续式注射系统的工作原理

(1) 胶塞前面的 1/3 是空隙,在储存和注射时两种不同的药物是分开的,见图 6-5。

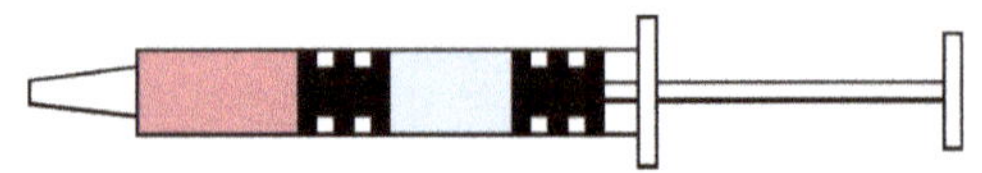

图 6-5　两种不同的药物分开储存

(2) 注射操作时,第一个腔室里面的液体保证后面胶塞的密封性(图 6-6)。

(3) 当第一个腔室药液注射完后,胶塞在推力作用下变形,打开管体内壁旁路,然后第二室中的液体就会从旁路流出来,完成第二次注射。如图 6-7 所示注射过程。

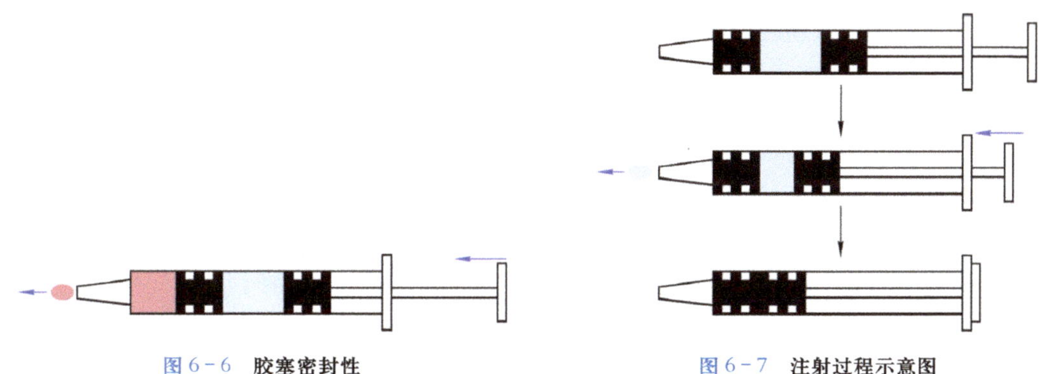

图 6-6　胶塞密封性　　　　　　　　图 6-7　注射过程示意图

三、鼻喷式预灌封注射器

有一些疫苗产品，每人每年只需注射 1 次，有些化学药品，只需在治疗时使用很有限的几次。在这些应用场合和需求下，患者使用鼻喷式预灌封注射器完成药品的喷射，替代普通喷雾剂，将非常方便易行。通过鼻喷式预灌封注射器推杆上设置的卡头，消费者可对左右鼻孔分两次完成喷射，利于均匀吸收。

传统注射液所用的钢针易造成患者肌体受损而感染，同时使用时需要对患者的皮肤表面进行消毒。为了避免上述相关问题，注射剂药品市场中出现了鼻喷式预灌封注射器喷雾剂（图 6-8），具有使用简便且易于药物吸收的特征。

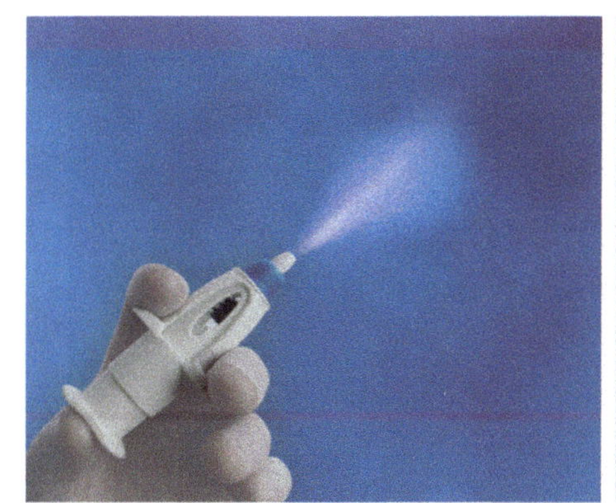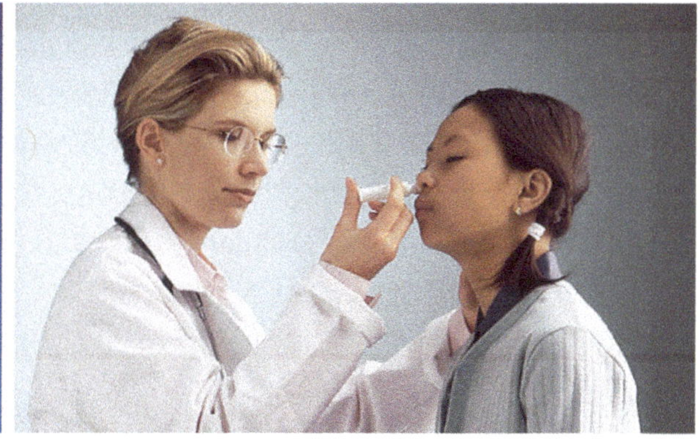

图 6-8　鼻喷式预灌封注射器

使用鼻腔喷雾装置时，药液将以雾状的形式进入患者的鼻腔深处。经过相关临床验证，这种创新方式包装的药液能够被快速、有效地吸收。这种创新的鼻腔给药方式能够方便医生为病人实施鼻腔喷射给药，同样也非常适合患者自我鼻喷式注射给药。

鼻喷式预灌封注射器喷射装置的生产原理为：制药公司先将药液灌装于预灌封注射器内，然后完成加胶塞、灯检、贴标、内外包装等生产工艺过程。

预计在未来的国内医药市场中，该药品剂型将会在更多的领域得到应用和发展。

四、微量预灌封注射系统

世界上第一支皮内注射微量预灌封注射器由 BD 公司发明，为用户带来操作简便的体验。

它是使用安全、结果可靠的皮内给药注射方案，同时也为免疫接种、药物传递开启了崭新篇章。

在医学领域，皮内注射已经有了很长的操作历史，皮肉注射需要针头注射角度为 15°，但目前皮内注射技术因为操作不够简便、剂量不易掌握、给药重复性及安全性难以评估，故而至今皮内注射技术并不适用于大规模免疫或注射给药。

微量预灌装注射系统主要用于皮内注射，较好地解决了上述操作不便的问题，微量预灌封注射器将药物封于装有针头的注射器中，即拔即用，使用非常方便。同时，针尖部分配备了保护装置，微量预灌封注射器与传统的皮内注射相比，实现了垂直注射，微量预灌装注射系统非常适于供皮内注射，如图 6-9 所示。

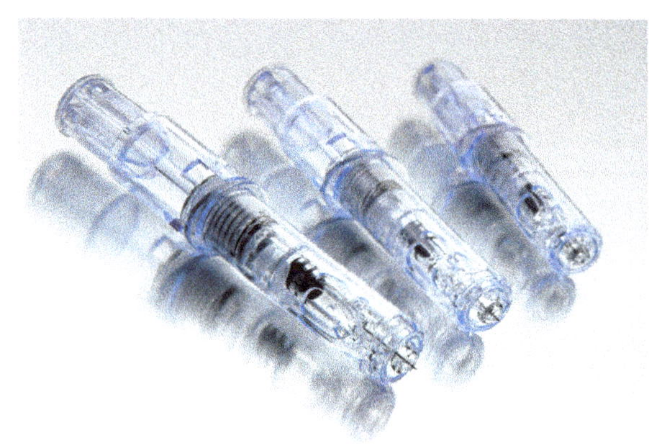
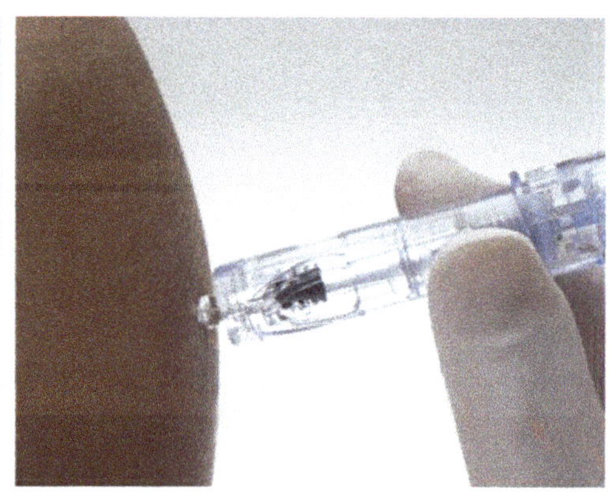

图 6-9　微量预灌封皮内注射系统

微量预灌封注射系统与传统皮内注射法相比，具有如下优势：

（1）最流行的药物包装与递释系统：预灌封注射器经过灭菌处理后为无菌状态，可实现无菌灌装，使用过程中减少了药液用注射器转移时的污染风险，是微量注射剂发展的流行趋势。

（2）最先进的皮内注射微细针头：皮内注射微细针头为 30GX1.5 mm（0.152 cm），最大程度减小注射扩散风险，1.5 mm 微细针头长度只有传统肌内注射针头的 1/10，最大程度减少了触碰静脉血管或神经的可能性。

微量预灌封注射系统最大程度满足了患者的需求，减小了注射扩散风险，适用于皮内注射，降低了患者对针刺的恐惧感。

（3）操作简便：药物封于装有针头的注射器中，同时配有针尖保护装置，微量预灌封注射系统即拔即用，无需排除空气，实现了垂直进针注射，注射操作简单易学。同时，剂量直观准确，与传统西林瓶和注射器相比，减少了注射准备时间。操作过程如图 6-10 所示。

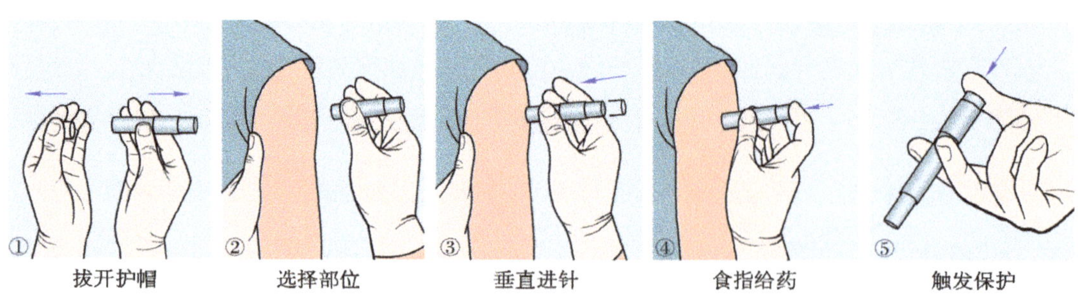

图 6-10　微量注射系统操作过程

　　微细针头皮内注射系统将有广阔的市场应用，现主要用于人用疫苗、伤口处理、美容、快速注射等用途，其中快速注射主要用于：① 利多卡因及其他麻醉药品；② 疼痛快速缓解的药品；③ 恐怖袭击迅速控制的药品；④ 胰岛素注射（加速药物达到峰值）。

五、总结

　　目前，国内外预灌封注射器的研究发展已取得了明显的进步，研究并开发出了粉-液双腔室、连续注射式、鼻喷式、微量注射式等多种新型的预灌注射器，适用于特殊的剂型和给药系统。预灌封注射器已经具有了全密封、大无菌、无缝无菌对接的特点，能够在一个容器中实现终端灭菌、无菌即配、直接注射的三位一体功能。

　　新型预灌封注射器主要是由国外企业研究和开发，国内相关公司也紧随其后并大量投入研发费用进行预灌封注射器的研究和产品改进，相信国内外企业在未来会研究开发出更多的新型预灌封注射器产品，来满足不同客户的不同需求，在预灌封注射器的质量控制上、临床使用安全性、顺应性等多方面会有大的改进，将会有许多新型预灌封注射剂面市，并被市场所接受和大量使用。

　　综上，随着医学工程、生物工程、基因工程制药的广泛发展，未来预灌封注射器及其新型预灌封注射器必将有广阔的应用前景。

◇ 参 ◇ 考 ◇ 文 ◇ 献 ◇

［1］　蔡荣.预灌封注射器简介［J］.医药保健的包装与安全使用，2014(33)：19.
［2］　唐春丽,陈科应.聚乙烯聚丙烯预灌封注药管安全性研究［J］.大众科技，2014,16(178)：143.
［3］　佚名.世界第一支新型环保注射器"扎根"中国［J］. 中国医疗设备，2013(7)：175 - 175.
［4］　D.A.迪安,E.R.埃文斯,I.H.霍尔.药品包装技术［M］.北京：化学工业出版社，2006：472 - 494.

www.ingramcontent.com/pod-product-compliance
Lightning Source LLC
LaVergne TN
LVHW071504180726
843512LV00014B/1016